Juliane Schopf

Gespräche in der Impfsprechstunde

Empirische Linguistik / Empirical Linguistics

Herausgegeben von
Wolfgang Imo und Constanze Spieß

Band 20

Juliane Schopf

Gespräche in der Impfsprechstunde

Linguistische Analysen einer Gesprächsgattung mit Anwendungsbezug für die Medizindidaktik

DE GRUYTER

Der Peer Review wird in Zusammenarbeit mit themenspezifisch ausgewählten externen Gutachterinnen und Gutachtern durchgeführt. Unter https://www.degruyter.com/view/serial/428637 finden Sie eine aktuelle Liste der Expertinnen und Experten, die für die Reihe begutachtet haben.

ISBN 978-3-11-151864-0
e-ISBN (PDF) 978-3-11-151892-3
e-ISBN (EPUB) 978-3-11-151897-8
ISSN 2198-8676

Library of Congress Control Number: 2024943785

Bibliografische Information der Deutschen Nationalbibliothek
Die Deutsche Nationalbibliothek verzeichnet diese Publikation in der Deutschen Nationalbibliografie; detaillierte bibliografische Daten sind im Internet über http://dnb.dnb.de abrufbar.

Satz: Integra Software Services Pvt. Ltd.

www.degruyter.com

Vorwort

Die vorliegende Arbeit stellt eine leicht überarbeitete Fassung meiner Dissertationsschrift dar, die im Juni 2023 an der Philosophischen Fakultät der Universität Münster eingereicht wurde.

Ganz herzlich bedanke ich mich an dieser Stelle bei Susanne Günthner und Helmut Spiekermann für die Betreuung und Begutachtung, aber auch für die vielen konstruktiven Kommentare und Hinweise im Rahmen von Datensitzungen und Kapitelentwürfen sowie das Vertrauen und die vielschichtige Unterstützung auf dem Weg in die Wissenschaft.

Besonderer Dank gilt allen Ärzt*innen und Patient*innen/Kund*innen der beteiligten Institutionen für ihre Offenheit und ihr Interesse am Forschungsprojekt sowie die Bereitschaft, ihre Gespräche aufzeichnen zu lassen. Ohne sie wäre die Realisierung dieses Forschungsvorhabens nicht möglich gewesen.

Zudem danke ich Wolfgang Imo und Constanze Spieß für die Aufnahme der Arbeit in ihre Reihe *Empirische Linguistik* sowie der Gesellschaft für Angewandte Linguistik für die Förderung meines Dissertationsprojektes durch den Nachwuchspreis „Berufliche Kommunikation" im Jahr 2023.

Dass meine Promotionszeit sehr schöne Jahre waren, verdanke ich – neben meiner Familie – lieben Kolleg*innen und Freund*innen, die mich auf vielfältige Weise unterstützt haben. Für ihre motivierenden Worte, gemeinsame Projekte und Artikel, Korrekturlesen, ihren Humor, unvergessliche (Dienst-)Reisen und zahllose kleine Gesten, die den (Arbeits-)Alltag schöner machen, danke ich von Herzen: Nathalie Bauer, Tim Bierbaum, Isabella Buck, Kristin Bührig, Marcel Fladrich, Anna Greilich, Dominic Hendricks, Sarah Kellner, Johanna Kollet, Katja Kramp, Maria Kuhn, Anna Küppers, Jens Lanwer, Hendrik Ohlenburg, Clemens Raffler, Stephanie Sauermilch, Carolin Schwegler, Janina Sensmeier, Jakob Sponholz und Beate Weidner.

https://doi.org/10.1515/9783111518923-202

Inhalt

1 Einleitung

Seit Einführung der COVID-19-Vakzine wurden weltweit bislang 13,64 Milliarden Impfdosen (WHO 2024) verabreicht – jede einzelne von diesen i. d. R. begleitet durch ein Impf- bzw. Aufklärungsgespräch. Welche immense gesellschaftliche Relevanz die Kommunikation im Zuge von Impfungen hat, zeigt das große politische und mediale Interesse diesen Gesprächen gegenüber: Wie lassen sich ImpfskeptikerInnen überzeugen? Wie nimmt man die Angst vor Impfreaktionen? Wie gelingt eine sinnvolle Abwägung zwischen Krankheits- und Impfrisiko? Während auf den artikulierten Bedarf an Aus- und Weiterbildung des medizinischen Personals in diesem Bereich von Seiten der Psychologie durch diverse präskriptive Kommunikationsleitfäden reagiert wurde (vgl. Lewandowsky et al. 2021), ist es sehr erstaunlich, dass die als so relevant erachteten Impfgespräche, die weitreichende Folgen für die Alltagswelt nach sich ziehen, bislang noch nicht linguistisch untersucht wurden. Das hier beschriebene Dissertationsprojekt setzt sich deshalb zum Ziel, die authentische Arzt-Patient-Kommunikation in der Gattung ‚Impfsprechstunde' erstmalig zu beleuchten und damit die Grundlagen für eine didaktische Aufbereitung im Rahmen der Aus- und Weiterbildung medizinischen Personals zu legen.

Impfungen gehören zu den größten Fortschritten im Bereich der globalen Gesundheit: Sie retten weltweit 2–3 Millionen Menschenleben pro Jahr, d. h. mehr als fünf Leben pro Minute (vgl. WHO 2017) – seit der Markteinführung der Impfstoffe gegen COVID-19 erhöhen sich diese Zahlen erneut drastisch (vgl. Lewandowsky 2021: 3). Auch im deutschsprachigen Raum stellen Impfungen die am häufigsten durchgeführten invasiven Eingriffe dar, allerdings bestehen in der Bevölkerung zum Teil gravierende Impflücken (vgl. Poethko-Müller et al. 2019): Das Ziel der Weltgesundheitsorganisation (WHO) und der Ständigen Impfkommission (STIKO), Krankheiten wie Masern durch eine hohe Durchimpfungsquote und die daraus resultierende Herdenimmunität eliminieren zu können, wurde bereits mehrmals verfehlt und verschoben und auch das „Herausimpfen" (Drosten 2021) aus der Corona-Pandemie erschien im deutschsprachigen Raum nicht unproblematisch.

Dementsprechend ist zu beobachten, dass das Thema ‚Impfen' aktuell gesellschaftlich, medial und politisch sehr präsent ist und einen immensen diskursiven Stellenwert aufweist, wenn beispielsweise immer wieder darüber verhandelt wird, ob in Deutschland und anderen europäischen Ländern eine Impfpflicht eingeführt werden soll oder nicht. Während Kampagnen wie „Deutschland sucht den Impfpass" mithilfe von Werbespots und Plakaten auf dynamische und humorvolle Weise an vergessene Auffrischimpfungen erinnern möchten, prägt die Frage nach verpflichtenden Impfungen auch weitreichende politische Weichenstellungen. So

https://doi.org/10.1515/9783111518923-001

gibt es in der parteipolitischen Landschaft hinsichtlich des Themas ‚Impfpflicht' eindeutige, kompromisslose und gegensätzliche Standpunkte. Auffallend ist, dass die Programme derjenigen Parteien, die gegen obligatorisches Impfen sind, den Beratungs- und Aufklärungsgesprächen eine zentrale Rolle zuschreiben. Damit gehen sie mit zahlreichen Studien d'accord, die gezeigt haben, dass das Arzt-Patient-Gespräch und die daraus resultierende ärztliche Impfempfehlung zu 85 % bestimmt, ob sich die PatientInnen bzw. ihre Erziehungsberechtigten für oder gegen eine Impfung entscheiden (vgl. u. a. Hofman 1994; Ley 1987). Dementsprechend wurden diverse Kommunikationsleitfäden für Impfgespräche entwickelt, beispielsweise Betsch et al. (2019) zur Impfberatung in der Praxis oder aktuell „Das Kommunikationshandbuch zum COVID-19-Impfstoff" (Lewandowsky et al. 2021). Auffällig ist jedoch, dass diese Materialien nicht auf authentischen Gesprächen basieren und präskriptiv singuläre Äußerungen wie „Heute ist Ihre Impfung fällig" (Betsch et al. 2019) empfehlen, die unabhängig vom sequenziellen Interaktionskontext als Ressource angeführt werden, die zu mehr „Sicherheit" und „höherer Impfbereitschaft" führen sollen (Betsch et al. 2019). Hier setzt die vorliegende Arbeit an, indem auf deskriptiver Grundlage authentischer Gesprächsdaten die tatsächlich stattfindende Interaktion daraufhin analysiert werden soll, mit welchen sprachlichen Verfahren die ÄrztInnen und PatientInnen die Impfgespräche vor dem Hintergrund institutioneller Vorgaben herstellen.

Die institutionellen Rahmenbedingungen sind auch insofern von besonderer Relevanz, als anhand dieser Gesprächsgattung erstmalig die kommunikativen Spezifika im Bereich der präventiven Dienstleistungsmedizin sowie der individuellen Gesundheitsleistungen (IGeL) herausgearbeitet werden, die sich mitunter grundlegend von jenen in der kurativen Medizin unterscheiden. Während im pathogenetischen Bereich situierte Arzt-Patient-Gespräche das Ziel verfolgen, einen vorhandenen Leidensdruck zu lindern, ist die hier thematisierte Gesprächsgattung in der recht jungen Disziplin der ‚Salutogenese' angesiedelt, d. h. die vorhandene Gesundheit soll präventionsmedizinisch möglichst lange erhalten werden (vgl. Hurrelmann et al. 2018: 23). Das Forschungsinteresse der Arbeit besteht darin, die kommunikativen Spezifika der präventionsmedizinisch ausgerichteten Gespräche zu extrapolieren. So handelt es sich bei den Impfberatungsgesprächen um eine projektive Gattung (vgl. Ayaß 2021), welche sich mit möglicherweise in der Zukunft eintretenden Risiken und Krankheiten auseinandersetzt. Zu untersuchen ist also, wie „die Akteure im Hier und Jetzt – in der lebendigen Gegenwart in Schütz' Worten – ihre Zukunft kommunikativ verhandeln" (Ayaß 2023). Zudem soll eruiert werden, wie der Dienstleistungscharakter in den Gesprächen herstellt wird, der u. a. dadurch entsteht, dass diverse Reiseimpfungen (bspw. gegen Gelbfieber oder gegen Japanische Enzephalitis) nicht von den Krankenkassen finanziert werden und von den PatientInnen als IGeL privat getragen werden müssen.

In methodischer Hinsicht kombiniert die vorliegende Arbeit die linguistische Gesprächsanalyse (vgl. Deppermann 2008) mit der Gattungsanalyse (vgl. Luckmann 1984, 1986, 1988, 2002; Günthner/Knoblauch 1994, 1996, 1997; Günthner 1995, 2000). Diese beiden Ansätze erlauben, sowohl gattungstypische, mikrostrukturelle sprachliche Ressourcen im lokalen Prozess der Interaktion als auch Makrostrukturen wie den institutionellen Kontext der medizinischen Kommunikation oder Routinewissen der Gesprächsteilnehmenden als Teil der interaktional konstituierten Wirklichkeit in Institutionen in der Analyse berücksichtigen zu können. Des Weiteren können auf diese Weise auch gattungstypische Phänomene auf der Interaktionsebene wie z. B. Redewechsel oder Interaktionspartizipation untersucht werden.

Da der Bereich der Präventionsmedizin und der Selbstzahlerleistungen stetig wächst (vgl. Zok 2019: 2) und einen nicht zu vernachlässigenden Berufszweig für (angehende) MedizinerInnen darstellt, ist es von Relevanz, deren kommunikative Charakteristika in der Aus- und Weiterbildung des medizinischen Personals verstärkt zu thematisieren und zu trainieren. Dementsprechend sollen die Ergebnisse anschließend für die medizinische Aus- und Weiterbildung didaktisiert werden, sodass Lehr- und Lernmaterialien auf Basis von authentischen Gesprächsdaten für den Bereich der Impfmedizin entstehen, welche das medizinische Personal adäquat vorbereiten und insbesondere auf der Ebene der Kommunikation mit PatientInnen bzw. KundInnen schulen. Durch diesen Anwendungsbezug ist die Arbeit auch an der Schnittstelle zur Angewandten Linguistik zu verorten. Demnach besteht zum einen eine wissenschaftliche Relevanz für die Sprachwissenschaft, indem das bislang unerforschte Feld der Präventionsmedizin bzw. der Selbstzahlerleistungen für die interaktional ausgerichtete Forschung zu medizinischer Kommunikation erschlossen wird. Zum anderen kann durch den Anwendungsbezug für die berufliche Praxis der ReisemedizinerInnen aber auch ein disziplinübergreifender Erkenntnisgewinn geleistet werden.

Obwohl die Gesprächsforschung gewöhnlich von konkreten Hypothesen und Vorannahmen absieht, kann „[d]ie Entwicklung der Forschungsfrage [...] mit der Produktion von Ergebnissen Hand in Hand“ (Deppermann 2008: 20) gehen. Dementsprechend ist die Analyse von folgenden offenen Leitfragen geprägt, welche die Auswertung der Gesprächsdaten operationalisierbar machen:

- Wie und mit welchen sprachlichen Mitteln stellen die TeilnehmerInnen das Impfgespräch interaktiv her und welche Merkmale konstituieren die kommunikative Gattung?
- Wie prägt der institutionelle Kontext die medizinische Kommunikation zwischen ExpertInnen und LaiInnen in dieser Gattung?
- Wie manifestieren sich dienstleistungs- und beratungsorientierte Charakteristika in dieser besonderen Form der medizinischen Interaktion?

- Welche kommunikativen Herausforderungen entstehen in dieser institutionell verfestigten Gesprächsgattung zwischen ExpertInnen und Laiinnen und mit welchen sprachlichen Ressourcen werden diese Probleme in der Interaktion gelöst?

Aus diesen Forschungsfragen ergibt sich die Gliederung der Arbeit: Nach dieser Einleitung (**Kapitel 1**) führt **Kapitel 2** zunächst in die Bereiche der Impfmedizin und der Impfgespräche ein und erläutert den Forschungsstand zum Thema. Dabei werden Impfungen im Bereich der Präventionsmedizin verortet, die Relevanz der Risikokommunikation für diese Gattung dargelegt und der Forschungsstand zur Arzt-Patient-Kommunikation (in der Präventionsmedizin) vorgestellt. **Kapitel 3** nimmt den methodischen Zugriff auf das Forschungsvorhaben in den Blick. Dabei wird auf die Ethnomethodologie, die Konversationsanalyse und die linguistische Gesprächsanalyse eingegangen, bevor das Konzept der Kommunikativen Gattungen und die Prinzipien der Gattungsanalyse erläutert werden. Mit Blick auf die Anwendungsorientierung im Sinne einer Ausarbeitung medizindidaktischer Lehr-Lernmaterialien wird auch das Feld der Angewandten Gesprächsforschung fokussiert. **Kapitel 4** widmet sich der Datengrundlage und dem analytischen Umgang mit diesen Daten. Das Kapitel geht dabei auf den ethnographischen Hintergrund des Untersuchungsfeldes ‚reisemedizinische Impfsprechstunde' ein, beschreibt den Prozess der Datenerhebung sowie der Datenauswahl und skizziert, wie die Gesprächsdaten aufbereitet und transkribiert werden. Die Analysen der authentischen Impfgespräche erfolgen in **Kapitel 5**, welches den empirischen Teil der Arbeit darstellt und in drei Unterkapiteln (5.1, 5.2 und 5.3) spezifische Merkmale der Gattung herausarbeitet. Kapitel 5.1 bearbeitet dabei die Frage, wie sich dienstleistungsorientierte Charakteristika in den Gesprächen manifestieren und mit welchen sprachlichen Ressourcen die Interagierenden diese herstellen. Die Bewertung von zukünftigen Infektionsrisiken wird dann in Kapitel 5.2 in den Blick genommen, indem gesprächsorganisatorische Verfahren der Risikobewertung, graduelle Bewertungsaktivitäten sowie kommunikative Ressourcen zur Einschränkung von Bewertungen untersucht werden. Kapitel 5.3 beleuchtet dann, wie die Interagierenden argumentativ das Für und Wider der präventiven Maßnahmen abwägen. Das Argumentieren wird hier sowohl auf einer faktenbasierten Evidenz-Ebene als auch auf einer illustrativen Imaginationsebene untersucht. Abschließend wird in **Kapitel 6** ein Fazit gezogen sowie Perspektiven auf anschlussfähige Forschungsbeiträge eröffnet.

2 Impfmedizin und Impfgespräche

Dieses Kapitel verfolgt das Ziel, den medizinischen Bereich, aus dem die Gesprächsdaten der vorliegenden Untersuchung stammen, zu erläutern und das Forschungsfeld zur Kommunikation in diesem Fachgebiet darzulegen. Vor diesem Hintergrund werden Impfungen als präventionsmedizinische Eingriffe eingeordnet (Kapitel 2.1) und die Relevanz der Risikokommunikation für Impfgespräche beschrieben (Kapitel 2.2), ehe auf die Motivation der Themenwahl im Forschungsfeld (Kapitel 2.3) eingegangen wird.

2.1 Impfungen als präventionsmedizinische Maßnahmen

Der Terminus *Krankheitsprävention* stammt aus der Sozialmedizin des 19. Jahrhunderts und wurde hinsichtlich der Debatte um soziale Hygiene und Volksgesundheit geprägt. Die teilweise synonym gebrauchten Begriffe *Vorbeugung, Vorsorge, Prophylaxe* oder *Prävention* subsumieren alle Ansätze, die ein Auftreten von Krankheiten verhindern, ihre Verbreitung verringern und die Reduzierung von Auswirkungen verfolgen (vgl. Hurrelmann et al. 2018: 23).

Im Unterschied zum jüngeren Ansatz der Gesundheitsförderung (*health promotion*), welcher die „Schaffung von gesundheitsförderlichen Lebensbedingungen und die Förderung von Ressourcen“ (Abel et al. 2017: 165), d. h. eine Optimierung des aktuellen Gesundheitszustands, zum Ziel hat, geht es bei der Krankheitsprävention um ein Aufrechterhalten des gesundheitlichen status quo, indem mögliche zukünftige Krankheiten bzw. eine Verschlechterung des Gesundheitszustands vermieden werden sollen.

Voraussetzung für erfolgreiche präventive Interventionen ist zunächst Wissen über pathogenetische Dynamiken, also Kenntnis darüber, wie entsprechende Krankheiten entstehen, über welche Mechanismen sie sich ausbreiten und wie sie (unbehandelt) verlaufen. Vor diesem Hintergrund können dann Kausalketten für das Eintreten von Krankheiten erkannt und die Regeln des Krankheitsverlaufs antizipiert werden, sodass das Auftreten von Krankheiten bzw. ihrer Folgeerscheinungen verhindert wird (vgl. Franke 2012). Eine präventive Intervention greift also in die Dynamik der Pathogenese ein und lenkt den Verlauf in eine andere Richtung, als er sich gemäß der Risikofaktoren und Lebensumstände der jeweiligen PatientInnen entwickelt hätte (vgl. Hurrelmann et al. 2018: 25). Die Interventionsform der Prävention basiert dadurch auf Zukunftsprognosen, die aus der Einschätzung von Eintrittswahrscheinlichkeiten und der Identifikation von Risikofaktoren resultieren, und der Entwicklung von wirksamen Ressourcen und Schutz-

https://doi.org/10.1515/9783111518923-002

mechanismen (vgl. Abel et al. 2017: 170 f.). In einem engeren Definitionsrahmen beschreibt der Terminus *Prävention* demnach „alle Interventionshandlungen, die sich auf Risikogruppen mit klar erwartbaren, erkennbaren oder bereits im Ansatz eingetretenen Anzeichen von Störungen und Krankheiten richten" (Laaser/Hurrelmann 2000: 359). In diesem Zitat klingt bereits die Unterteilung nach Caplan (1964) in drei Formen der Krankheitsprävention an, die am Zeitpunkt der Intervention und der bereits bestehenden Krankheitslast ausgerichtet ist:

– **Primäre Prävention**: Die Intervention findet zu einem Zeitpunkt statt, zu dem noch keinerlei Krankheitssymptome oder Auffälligkeiten bestehen. Sie richtet sich demnach an gesunde Menschen bzw. PatientInnen, die lediglich andere Vorerkrankungen haben als jene, gegen die sich die präventive Maßnahme richtet. Prototypische Interventionen in diesem Bereich stellen etwa Gesundheitskurse, Sportprogramme oder Ernährungsberatungen dar.
– **Sekundäre Prävention**: Die Intervention adressiert PatientInnen, bei denen eine entsprechende Krankheit bereits im Ansatz ausgebildet ist, aber sich noch im Anfangsstadium befindet. Das Ziel besteht hier in der Früherkennung sowie der Verhinderung einer Verschlechterung des Gesundheitszustands bzw. der Chronifizierung der Krankheit. Als Interventionen im Bereich der Sekundärprävention können beispielsweise Vorsorgeuntersuchungen wie Mammographien oder Koloskopien genannt werden, welche darauf abzielen, Auffälligkeiten zu identifizieren und Krankheiten frühestmöglich therapieren zu können.
– **Tertiäre Prävention**: Wenn entsprechende Krankheiten bereits manifest sind, besteht das Ziel der Tertiärprävention darin, Folgeerkrankung und Komplikationen im Krankheitsverlauf zu verhindern sowie einer weiteren Verschlechterung des Gesundheitszustands vorzubeugen. Des Weiteren sollen Funktionsfähigkeit und Lebensqualität bestmöglich wiederhergestellt bzw. erhalten werden. Als Beispielinterventionen können hier Rehabilitationen oder Kuraufenthalte für chronisch Kranke genannt werden.[1]

Mittlerweile ist mit der **Quartärprävention** (Jamoulle 2015: 1–4) auch eine vierte Form der Krankheitsvorbeuge im Gespräch. Diese verfolgt das Ziel, eine

1 Die Tertiärprävention überschneidet sich häufig in weiten Teilen mit therapeutischen Interventionen und kann – je nach Perspektive und Behandlungsansatz – sowohl präventiven als auch kurativen medizinischen Bereichen zugeordnet werden. Leppin (2018: 49) weist diesbezüglich darauf hin, dass im Prinzip auch „jede medizinische Akutbehandlung mit Blick auf das Ereignis ‚Tod' als Präventionsmaßnahme bezeichnet werden" kann. Fraglich ist allerdings, inwieweit eine solche weite Definition von Prävention hilfreich und zielführend ist.

Überbehandlung zu verhindern und einer Übermedikalisierung von PatientInnen zuvorzukommen.

Reisemedizinische Impfungen sind hinsichtlich dieser Kategorien klar im Bereich der Primärprävention zu verorten: PatientInnen bzw. KundInnen, die in der Regel gesund sind, werden im Vorfeld einer Reise gegen Krankheiten wie beispielsweise Gelbfieber geschützt, mit denen sie möglicherweise zu einem zukünftigen Zeitpunkt bzw. an ihrer Reisedestination in Kontakt kommen könnten. Die Immunisierungen sollen Neuinfektionen verhindern, d. h. die präventive Maßnahme richtet sich an Menschen, die zum Zeitpunkt der Impfung nicht von den entsprechenden Krankheiten betroffen sind, aber durch die Reise einem erhöhten Expositionsrisiko und einer größeren Infektionswahrscheinlichkeit ausgesetzt sind. Peripher wird in den reisemedizinischen Impfberatungsgesprächen aber auch die Quartärprävention relevant gesetzt, indem im individuellen Fall abgewogen wird, ob einzelne Impfungen tatsächlich sinnvoll und angemessen sind. Anstatt präventiv jeglichen PatientInnen alle verfügbaren Impfstoffe zu verabreichen wird versucht, durch entsprechende Risiko-Kalküle die Anzahl der Injektionen und die Kosten für die PatientInnen möglichst gering zu halten und so eine Überbehandlung zu verhindern.

Das beschriebene Strukturmodell der primären, sekundären und tertiären Krankheitsprävention steht insofern immer wieder in Kritik, als sowohl Krankheiten als auch präventive Maßnahmen nicht trennscharf in diese Kategorien einzuordnen sind. So ist beispielsweise unklar, wann sich eine Krankheit noch im Anfangsstadium befindet – und damit in den Bereich der sekundären Prävention fällt – oder bereits voll ausgeprägt ist und der tertiären Prävention zuzuordnen ist (vgl. Franzkowiak 2022). Des Weiteren ist schwer zu entscheiden, bei welchen Auffälligkeiten es sich um eigenständige Krankheiten handelt (tertiäre Prävention) oder ob diese lediglich Risikofaktoren für andere Krankheiten darstellen, die noch nicht ausgeprägt sind. Beispielspeise kann nach dem Raster nicht entschieden werden, ob Bluthochdruck oder Diabetes mellitus selbst Krankheitswert aufweisen (tertiäre Prävention) oder diese lediglich Risikofaktoren für einen noch nicht erfolgten Herzinfarkt (primäre Prävention) darstellen. Um diese Herausforderungen hinsichtlich des Strukturmodells zu umgehen, hat Gordon (1983) einen anderen Ansatz der Kategorisierung von präventiven Interventionen entwickelt, der sich an den verschiedenen Zielgruppen für Krankheitsprävention orientiert und universale, selektive sowie indizierte Präventionsansätze unterscheidet:

- **Universale Prävention**[2]: Interventionen, die sich an die Gesamtbevölkerung richten und für alle Menschen hinsichtlich einer Kosten-Risiko-Abwägung Sinn machen. Die präventiven Maßnahmen spielen sich dabei primär im Privat- und Berufsleben der Menschen ab. Beispiele für universale Prävention sind das Anlegen von Sicherheitsgurten im Auto, gesunde Ernährung oder tägliches Zähneputzen.
- **Selektive Prävention:** Maßnahmen, die sich nur an einzelne Bevölkerungsgruppen richten, welche bezüglich bestimmter Merkmale wie bspw. Alter, Beruf oder Geschlecht erhöhte Risiken für bestimmte Krankheiten aufweisen. Hierzu zählen etwa Vorsorgeuntersuchungen für Risikoschwangere, Schutzbrillen für Schweißer oder Untersuchungen auf Prostatakrebs für Männer ab 45 Jahren. Die jeweiligen Interventionen weisen nur für die jeweilige Zielgruppe ein günstiges Kosten-Risiko-Profil auf und finden sowohl im Privat- und Berufsleben als auch z. T. in klinischen Settings statt.
- **Indizierte Prävention**[3]: Diese richtet sich an einzelne Personen, die hinsichtlich individueller Risikofaktoren sehr gefährdet sind, bestimmte Krankheiten auszubilden. Als Beispiel für indizierte Prävention kann etwa eine prophylaktische Brustamputation bei Frauen mit mutiertem BRCA-1-Gen gelten, welches ein stark erhöhtes Risiko nach sich zieht, an Brustkrebs zu erkranken (vgl. Antoniou et al. 2003). Indizierte präventive Maßnahmen sind meist mit komplexer Diagnostik zur Ermittlung der Risikofaktoren und verhältnismäßig aufwändigen Eingriffen verbunden, die im klinischen Setting erfolgen. Dementsprechend ist die Kosten-Nutzen-Bilanz nur für ebendiese betroffenen individuellen Fälle ausgeglichen.

Impfungen, die in reisemedizinischen Beratungen besprochen und verabreicht werden, sind in diesem triadischen Zielgruppenmodell primär als universale und selektive präventive Maßnahmen zu klassifizieren. Bei Standardimpfungen bzw. Grundimmunisierungen, die von der STIKO auch für Deutschland empfohlen sind und deren Kosten entsprechend von den Krankenkassen übernommen werden, handelt es sich um universale Prävention. Sie sind darauf ausgelegt, dass die gesamte Bevölkerung gegen entsprechende Krankheiten immunisiert wird und das Ziel besteht in einer Durchimpfungsrate von 100 %. Die Strategie, die Gesamtbevölkerung mit Standardimpfungen zu versorgen, folgt dem Präventionsparadox. Dieses besagt, dass

2 Ansätze, die sich an der universalen Prävention ausrichten, werden auch als *Bevölkerungsstrategie* bezeichnet (vgl. Walter et al. 2012: 208).

3 Ansätze, die selektiver und indizierter Prävention folgen, können unter dem Terminus *Risikogruppenstrategie* zusammengefasst werden (vgl. Walter et al. 2012: 208).

> viele Personen eine präventive Maßnahme durchführen [müssen], obwohl nur wenige einen direkten Nutzen in Form verlängerter Lebenszeit haben. [...] Betrachtet man jedoch die Gesamtbevölkerung, ist der Effekt enorm: Eine große Anzahl von Personen mit individuell nur wenig erhöhtem Risiko kann bei Senkung des Risikos mehr ‚gerettete' Fälle erzeugen als eine kleine Anzahl mit individuell sehr hohem Risiko (Walter et al. 2012: 210).

Obwohl beispielsweise das Risiko für einzelne Personen, sich mit Masern zu infizieren, nicht besonders hoch ist, wird in Deutschland angestrebt, die Gesamtbevölkerung gegen Masern zu impfen. Dadurch können in der Gesamtzahl mehr Fälle vermieden werden, als wenn nur Personen mit hohem Masernrisiko geimpft werden würden. Zudem besteht durch die so erzeugte Herdenimmunität auch ein Schutz für Personen, bei denen aufgrund von Vorerkrankungen Impfungen kontraindiziert sind.

Explizite Reiseimpfungen wie etwa Vakzine gegen Cholera oder Gelbfieber, die nur bei Aufenthalten in den entsprechenden Ländern und Regionen empfohlen werden, sind dagegen als selektive präventive Maßnahmen zu verstehen, da nur (Fern-)Reisende ein entsprechendes Risikoprofil aufweisen bzw. an den Reisedestinationen ein erhöhtes Expositionsrisiko mit den jeweiligen Erregern besteht. Ebenso fallen Impfungen, die nur für bestimmte Bevölkerungsgruppen angebracht sind, unter die Klasse der selektiven Prävention. Hier wäre etwa die Influenzaimpfung für ältere Menschen oder die Tollwutimpfung für Personen mit berufsbedingtem frequentem Kontakt zu Tieren zu nennen.

Je nach methodischer Ausrichtung und Ansatzpunkt der Entwicklung von präventiven Maßnahmen werden in der Forschungsliteratur zudem fünf verschiedene Ansätze von Prävention unterschieden (vgl. Leppin 2018: 52 f.):

- **Individuell-edukative Ansätze:** Durch Informieren, Beraten und Aufklären wird einzelnen Personen ein gesundheitsförderliches Verhalten erläutert und individuelle präventive Interventionen eingeleitet. Hierzu gehören bspw. Arzt-Patient-Gespräche sowie gesundheitsorientierte Beratungsgespräche in öffentlichen Einrichtungen.
- **Politisch-strukturelle Ansätze:** Diese zielen nicht auf Einzelpersonen ab, sondern sollen die gesamte Bevölkerung bzw. bestimmte Bevölkerungsgruppen erreichen. Als Beispiel für solche Ansätze können etwa politische Entscheidungen wie die Verabschiedung des Präventionsgesetzes oder einer nationalen Präventionsstrategie (z. B. Nationaler Krebsplan) genannt werden.
- **Normativ-regulatorische Ansätze:** Präventive Ziele werden durch konkrete Gesetze, Vorschriften und Regeln verfolgt. Dies äußert sich etwa durch Rauchverbote in Restaurants oder das Verbot, Alkoholika an Minderjährige auszuschenken.

- **Ökonomische Anreiz-/Sanktionssysteme:** Solche Ansätze belohnen präventionsorientiertes Verhalten finanziell und verbinden gesundheitsgefährdendes Verhalten mit Mehrkosten, um Konsum- und Präventionsverhalten zu beeinflussen. Hierzu zählen u. a. eine Erhöhung der Tabaksteuer oder Bonusprogramme der Krankenkassen zur partiellen Rückerstattung von Beiträgen bei Inanspruchnahme von präventiven Maßnahmen[4].
- **Materiell-strukturelle Umweltveränderungen:** Diese Ansätze schaffen eine geeignete Infrastruktur, damit Menschen niedrigschwellig präventive Interventionen in Anspruch nehmen bzw. diese in ihren Alltag integrieren können. Beispiele hierfür sind etwa der Einsatz von mobilen Mammographie-Screening-Bussen in strukturschwachen ländlichen Regionen oder Angebote von Arztterminen am Abend für Berufstätige.

Dass die genannten Ansätze nicht trennscharf voneinander abgegrenzt werden können bzw. sich häufig überschneiden, wird auch am Beispiel von reisemedizinischen Impfsprechstunden deutlich: Dadurch, dass es sich bei Impfberatungen um persönliche Arzt-Patient-Gespräche handelt und jeweils ein individuelles Impfkonzept in der face-to-face-Interaktion erstellt wird sowie hinsichtlich Nahrungsmittelhygiene und Mückenschutz am jeweiligen Reiseort aufgeklärt wird, ist die Gattung primär im Bereich der individuell-edukativen Ansätze zu verorten. Politisch-strukturell und normativ-regulatorisch ausgerichtet sind Impf-Interventionen insofern, dass gewisse Länder Impfungen wie etwa die Gelbfieberimpfung als Einreisebedingung vorschreiben und auch in Deutschland ab 01. März 2020 eine Impfpflicht für die Immunisierung gegen Masern herrscht. Hier wird die Impfentscheidung dann nicht mehr durch individuelle Abwägung im Gespräch getroffen, sondern zur Einhaltung gesetzlicher Vorschriften durchgeführt. Ökonomische Anreiz- und Sanktionssysteme sind für reisemedizinische Impfungen ebenfalls relevant und prägen die Impfentscheidungen mit. Zum einen werden Standardimmunisierungen, die für Deutschland empfohlen sind und auch in den reisemedizinischen Impfsprechstunden immer thematisiert werden, von den Krankenkassen getragen, sodass den PatientInnen für diese Impfungen keine finanziellen Nachteile entstehen. Auch sind diese Erstimmunisierungen bzw. Auffrischimpfungen in den meisten Bonusprogrammen der Krankenkassen vertreten, sodass die PatientInnen u. U. sogar Geld ausgezahlt bekommen,

4 Walter et al. (2012: 211) weisen darauf hin, dass der rein gesundheitsbezogene Anreiz oft nicht groß genug ist, präventive Maßnahmen durchzuführen, da der Erfolg weit in der Zukunft liegt oder in einer graduellen Verbesserung der aktuellen Lebensqualität besteht. Um eine ‚Win-win-Situation' zu schaffen, bedarf es deshalb häufig sekundärer Motivation wie etwa finanziellen Vorteilen.

wenn sie einen aktuellen Impfschutz nachweisen können. Zum anderen werden jedoch die Kosten für explizite Reiseimpfungen, welche nur für die entsprechenden Zielregionen empfohlen werden, nicht oder nur teilweise von den Krankenkassen getragen, sodass diese von den PatientInnen privat finanziert werden müssen. Dieser Faktor prägt die Entscheidung, ob die präventive Maßnahme der Impfung in Anspruch genommen wird oder nicht, mitunter sehr stark und ist z. B. gerade für junge Reisende oft der ausschlaggebende Faktor, sich gegen eine Impfung auszusprechen. Materiell-strukturelle Faktoren prägen die Inanspruchnahme von Reiseimpfungen insofern, dass beispielsweise die Gelbfieberimpfung nicht von jedem Arzt, sondern nur von ausgewiesenen Gelbfieberimpfstellen verabreicht werden darf. Dies bedeutet für die PatientInnen einen Mehraufwand, welcher u. U. dazu beitragen kann, auf diese Impfung zu verzichten. Auch die Tatsache, dass mehrere Institutionen im Rahmen der Datenerhebung für die vorliegende Arbeit darüber geklagt haben, dass sie bei den Impfberatungen unter immensem Zeitdruck stehen, weil sie zu viele PatientInnen in einer kurzen Zeit versorgen müssen, betrifft die Gespräche in einem materiell-strukturellen Bezugssystem.

In den fünf beschriebenen Ansätzen klingt zudem bereits eine Unterteilung in **medizinische, verhaltenspräventive** und **verhältnispräventive** Maßnahmen (vgl. Klemperer 2014: 196 f.) an. Alle diagnostischen, medikamentösen oder klinischen Schritte der Prävention sind als medizinische Maßnahmen zu verstehen. Reisemedizinische Impfungen sind vor allem in dieser Kategorie angesiedelt, da sowohl das ärztliche Beratungsgespräch im klinischen Setting als auch die Injektion des Impfstoffes einen Einsatz medizinischer Maßnahmen zur Prävention darstellen. Unter Verhaltensprävention werden dagegen Interventionen subsumiert, die an den Einstellungen und Handlungen individueller PatientInnen ansetzen und darauf abzielen, dass diese ihr Verhalten und ihre alltäglichen Entscheidungen gesundheitsorientiert ausrichten und sie dazu motiviert, Vorsorgeuntersuchungen und Präventionsangebote wahrzunehmen. Im Bereich der Impfmedizin sind beispielsweise Kampagnen wie „Deutschland sucht den Impfpass" als verhaltenspräventive Maßnahmen zu nennen, da sie auf die intrinsische Motivation der Bevölkerung abzielen, sich selbständig um einen vollständigen und aktuellen Impfschutz zu kümmern. Verhältnispräventive Maßnahmen versuchen dagegen „die ökologischen, sozialen, ökonomischen oder kulturellen Umweltbedingungen zu ändern, die zur Entstehung und Entwicklung von Krankheiten führen, diese ermöglichen oder begünstigen" (Leppin 2018: 51 f.). Hierunter fallen die oben beschriebenen politisch-strukturellen, normativ-regulatorischen, ökonomischen Anreiz- bzw. Sanktionssysteme und materiell-strukturellen Umweltveränderungen, die die Motivation zur Durchführung präventiver Maßnahmen erhöhen sollen.[5] Da die politischen und ökonomischen Systeme der Reiseländer vom deutschsprachigen Raum aus kaum beeinflusst werden können, beschränkt sich die präventive Intervention der reisemedizinischen Impfungen auf die Stärkung von Abwehrmechanismen und lässt die Eindämmung von Krankheitsursachen in den Zielregionen außer Acht (vgl. Leppin 2018: 48).

Während der bislang verfolgte pathogenetische Ansatz einer „Reparaturmedizin“ vor allem diagnostische und therapeutische Kompetenzen von ÄrztInnen erforderte, wird derzeit mit Perspektive auf den stetig wachsenden Sektor der vorbeugenden Medizin die kommunikative Aushandlung und Abwägung stark individualisierter Behandlungskonzepte für Gesunde zur zentralen ärztlichen Aufgabe, welche den Erwerb entsprechender kommunikativer Kompetenzen relevant und notwendig macht. Darüber hinaus bewirkt die Kommunikation mit Gesunden im Rahmen von präventionsmedizinischen Sprechstunden auch eine Veränderung der Arzt-Patient-Beziehung, da – je nach medizinischem Fachbereich – individualisierte Konzepte entwickelt werden, die PatientInnen bzw. KundInnen mit den ÄrztInnen auf Augenhöhe kommunizieren, autonome Entscheidungen treffen und die Interaktionen einen stärkeren Dienstleistungscharakter aufweisen. Damit einher geht auch der Faktor, dass die Kosten für präventive Gesundheitsleistungen aktuell meist von den PatientInnen selbst getragen werden müssen bzw. als IGeL (individuelle Gesundheitsleistungen) angeboten werden und der Abwägungsprozess nicht mehr nur durch medizinische, sondern auch wirtschaftliche Argumente geprägt ist. Dass die aktuelle universitäre Ausbildung an dieser Stelle nicht adäquat auf die kommunikativen Anforderungen im Berufsalltag der MedizinerInnen vorbereitet, zeigt sich u. a. daran, dass momentan unzählige – zum Teil sehr hochpreisige – Fort-, Aus- und Weiterbildungen zur professionellen Beratung und Risiko-Abwägung bei Gesundheitsleistungen, die nicht von den Krankenkassen getragen werden, angeboten werden. Diese zeigen, dass der Bedarf an ergänzender Weiterbildung im Bereich der Selbstzahlerleistungen nicht im medizinisch-fachlichen Bereich, d. h. auf naturwissenschaftlich-physiologischer Wissensebene oder verfahrenstechnischer Anwendungsebene, liegt, sondern die Kommunikation einer veränderten – nämlich dienstleistungsorientierten – Arzt-Patient- bzw. Arzt-Kunden-Beziehung betrifft. Solche Veranstaltungsreihen für ÄrztInnen, die inhaltlich stark an Verkaufstrainings für

5 Die vorliegende Arbeit kann anhand der zugrundeliegenden Gesprächsdaten nur die Aushandlung der medizinischen Präventionsmaßnahmen beleuchten, da ausschließlich PatientInnen in die Impfberatung kommen, die präventiven Maßnahmen gegenüber grundsätzlich positiv eingestellt sind und Motivation haben, sich um einen (vollständigen) Impfschutz zu kümmern. Verhaltens- und verhältnispräventive Maßnahmen zur Erhöhung der Impfmotivation in der Bevölkerung sollen demzufolge in dieser Arbeit vernachlässigt bzw. nur peripher behandelt werden.

MitarbeiterInnen im Einzelhandel erinnern (vgl. Brünner 2014), sind öffentlich stark in Kritik geraten, da sie unter Verdacht stehen, Professionelle im Gesundheitswesen zu schulen, wie sie PatientInnen im Gespräch manipulieren und zum Kauf medizinisch nicht notwendiger Behandlungen überreden, um dadurch eigene finanzielle Gewinne zu erwirtschaften.

Diesbezüglich müssen m. E. zwei Punkte berücksichtigt werden: Zum einen ist das Spektrum an Behandlungen, die von den PatientInnen selbst bezahlt werden müssen, sehr breit. Es reicht von Eingriffen, die allein dem individuellen Schönheits- und Wohlgefühl von PatientInnen dienen (z. B. das Entfernen von Alters- und Pigmentflecken in der ästhetischen Dermatologie) bis hin zu medizinisch sinnvollen und von unabhängigen Expertengremien empfohlenen Maßnahmen, die die Gesundheit von Risikogruppen aufrechterhalten bzw. schwere Erkrankungen verhindern können. Reisemedizinische Schutzimpfungen gehören dabei letzterer Gruppe an. Somit muss zum anderen auch hinsichtlich des Erwerbs der für diesen Bereich notwendigen Kompetenzen differenziert werden und optimalerweise in die universitäre Ausbildung einfließen, um entsprechende Qualitätsstandards für einen professionellen und sensiblen Umgang mit der Schnittstelle zwischen Medizin und dienstleistungsorientiertem Verkauf wahren zu können.

2.2 Impfgespräche als medizinische Risikokommunikation

Reisemedizinische Impfsprechstunden sind geprägt von der Abwägung zwischen dem Risiko, sich im Zielland mit einer bestimmten impfpräventablen Krankheit zu infizieren und den Risiken einer präventiven Immunisierung wie etwa Nebenwirkungen oder Impfreaktionen. Darüber hinaus werden u. a. auch finanzielle Risiken und das Risiko einer etwaigen eingeschränkten Leistungsfähigkeit in den Tagen nach der Impfung oder während der Reise einkalkuliert. „Solche Risiken für jeden Reisenden individuell abzuschätzen sowie mögliche und sinnvolle Präventionsmaßnahmen zu empfehlen, sind das Ziel jeder medizinischen Reiseberatung" (Markwalder 2001: 331).

Da die Risikokommunikation demzufolge mithin der zentralste Bestandteil innerhalb der Arzt-Patient-Interaktion in reisemedizinischen Impfsprechstunden ist, werden im Folgenden zunächst die Termini *Risiko* und *Gefahr* definiert, bevor der Forschungszweig der Risikokommunikation in den verschiedenen wissenschaftlichen Disziplinen beleuchtet wird und Erkenntnisse zur Risikokommunikation dargelegt werden. Anschließend soll erläutert werden, warum Entscheidungsfindungsprozesse in reisemedizinischen Impfsprechstunden i. d. R. als Risiko-Kalküle angesehen werden können, bevor darauf eingegangen wird, inwiefern das Thema Risikokommunikation Einzug in die medizindidaktische Aus- und Weiterbildung im Bereich der Reise-, Präventions- und Impfmedizin erhalten sollte.

Risiko wird fächerübergreifend als Möglichkeit eines Schadens oder Verlustes definiert und tritt stets in Verbindung mit einer mangelnden Prognostizierbarkeit von zukünftigen Ereignissen auf (vgl. Covello/Merkhofer 1993: 2). Es kann als Produkt der Faktoren *Auftretenswahrscheinlichkeit* (z. B. Wahrscheinlichkeit, sich in Brasilien mit Tollwut zu infizieren) und *Schweregrad des Schadens* (z. B. Letalitätsrate nach einer erfolgten Tollwutinfektion) eingeschätzt bzw. statistisch berechnet und damit objektiviert werden. Spricht man von *Risiko,* wird implizit oder explizit auch immer eine Entscheidungssituation vorausgesetzt, die das bewusste Kalkulieren der zwei Konstituenten *Auftretenswahrscheinlichkeit* und *Schadensausmaß* beinhaltet. Damit weicht die medizinische Definition u. U. von der Alltagskonzeption von *Risiko* ab, welches primär die *Auftretenswahrscheinlichkeit* fokussiert und nicht die *Schwere des Schadens*. Dementsprechend liegt hier eine Differenz zwischen einem 1st und 2nd order concept (vgl. Schütz 1971) von *Risiko* vor.

Der Terminus *Gefahr* bezeichnet hingegen alle denkbaren negativen Ereignisse in der Zukunft, die unabhängig von eigenen Entscheidungsprozessen und Verhaltensweisen eintreten können, etwa der Einschlag von Meteoriten. Werden neue technische, wissenschaftliche oder medizinische Möglichkeiten entwickelt, die Gefahren schmälern sollen, aber gleichzeitig andere Schäden verursachen können, bedarf es einer Abwägung, warum man sich dieser Optionen bedient oder darauf verzichtet und bewusst potenzielle Schäden in Kauf nimmt. In der Epidemiologie stellte beispielsweise die Infektion mit Diphterie so lange eine Gefahr dar, bis ein Impfstoff gegen diese Krankheit entwickelt wurde, die eine Infektion nun zum bewusst eingegangenen oder durch eine Immunisierung prävenierten Risiko modifiziert. Für Beck (2007) ist dieser Übergang von Gefahren zu Risiken für die Gesellschaft aktuell so prägend, dass er sie im gleichnamigen vielzitierten Theorieansatz als „Weltrisikogesellschaft“ bezeichnet. Diese ist charakterisiert durch eine schnelle und gleichzeitige Produktion von Sicherheit und Unsicherheit sowie vielfältigen Handlungsmöglichkeiten vor dem Hintergrund von innovativen Entwicklungen.

Wer ein Risiko eingeht, setzt sich einerseits bewusst einer möglichen Gefahr aus und kalkuliert einen potenziellen Schaden in sein Handeln ein. Andererseits erwartet eine Person, die ein Risiko eingeht, auch einen Gewinn, indem er bzw. sie einen eventuellen Schaden um eines übergeordneten Vorteils willen in Kauf nimmt (vgl. Luhmann 1990: 135). Die Einschätzung eines Risikos und die daraus resultierenden Handlungskonsequenzen umfassen also immer ein Abwägen zwischen Verlust und Gewinn, Vorteil und Nachteil, Chance und Schaden (vgl. Knutsen et al. 2012: 11).

Risikokommunikation ist insofern ein konstitutiver Bestandteil eines jeden Arzt-Patient-Gesprächs, als kein medizinischer Eingriff und kein Medikament zu

100 % sicher und wirksam sein kann und das Risiko von Folgeschäden, Nebenwirkungen bzw. Wirkungslosigkeit sowie die Kosten-Nutzen-Relation in jeder medizinischen Konsultation berücksichtigt werden muss. Dies reicht von der reinen Mitteilung möglicher Risiken in eher paternalistisch geprägten Arzt-Patient-Beziehungen bis hin zu einem gemeinsamen Abwägen von Risikofaktoren als Grundlage einer gemeinsamen Entscheidungsfindung (*shared decision making*), welche den Beteiligten ermöglicht, einen informierten Konsens herzustellen.

Impfberatungen sind jedoch nicht nur von einer gemeinsamen Entscheidungsfindung bzw. einem informierten Konsens geleitet, sondern fokussieren als Teilgebiet der Präventionsmedizin darüber hinaus die Patientenautonomie sehr stark. Betrachtet man im Entscheidungsmodell der Arzt-Patient-Beziehungen (vgl. Kapitel 5.1.4) das Spektrum zwischen *Benefizienz* und *Autonomie*, richtet sich die Entscheidungsfindung in Impfgesprächen am Pol der *Autonomie* aus bzw. folgt häufig eher einem Dienstleistungsmodell (vgl. Kapitel 5.1.4). Da demzufolge die subjektiven Einstellungen und individuellen Präferenzen der PatientInnen im Entscheidungsprozess permanent relevant gesetzt werden und die Gesprächsgattung prägen, ist die Risikokommunikation ein besonders zentraler Bestandteil innerhalb der untersuchten Interaktionen.

Um eine informierte Entscheidung treffen zu können, benötigen PatientInnen bzw. ImpfkundInnen von den medizinischen ExpertInnen Risikoinformationen als Grundlage. Die Aufklärung über etwaige medizinische Eingriffe sowie deren potenzielle Risiken ist dabei nicht als fakultativ anzusehen, sondern durch § 630 Art. 2 BGB gesetzlich verankert:

> Der Behandelnde ist verpflichtet, den Patienten über sämtliche für die Einwilligung wesentliche Umstände aufzuklären. Dazu gehören insbesondere Art, Umfang, Durchführung, zu erwartende Folgen und Risiken der Maßnahme sowie ihre Notwendigkeit, Dringlichkeit, Eignung und Erfolgsaussichten im Hinblick auf die Diagnose oder die Therapie. Bei der Aufklärung ist auch auf Alternativen zur Maßnahme hinzuweisen, wenn mehrere medizinisch gleichermaßen indizierte und übliche Methoden zu wesentlich unterschiedlichen Belastungen, Risiken oder Heilungschancen führen zu können.

ÄrztInnen sollen sich dabei u. a. an der Qualität und Quantität des bereits vorhandenen PatientInnenwissens orientieren und müssen zudem ein sprachliches Format wählen, durch welches sie die Informationen verständlich an LaiInnen vermitteln (vgl. § 630 Art. 2 Abs. 2 BGB). In der Praxis können sie jedoch „nur in sehr seltenen Fällen alle Aspekte der Gefahrenquelle beschreiben und berücksichtigen“ (Renner et al. 2007: 259) und müssen deshalb kontextsensitiv sprachlich-kommunikative Darstellungsformate wählen, welche den PatientInnen effizient und wirkungsvoll die wichtigsten Aspekte der zugrundeliegenden Risiken verdeutlichen.

Linguistische Untersuchungen zur Risikokommunikation im Gesundheitssektor gibt es bislang kaum. Als eine der wenigen Arbeiten, die das Kommunizieren von Risiken in der Arzt-Patient-Interaktion als Teilaspekt beleuchtet, ist Hartog (1996: 247–271) zu nennen. Sie analysiert u. a., wie Risikowerte in genetischen Beratungsgesprächen vermittelt und bewertet werden. Im Unterschied zu den hier bearbeiteten Impfgesprächen zeigte sich für diese Gesprächsgattung, dass sowohl das spezifische Risiko als auch das Basisrisiko primär als Zahlenwerte kommuniziert werden, die aus den genetischen Prädispositionen errechnet werden. Das Risiko, dass ein Kind der PatientInnen mit entsprechenden Krankheiten zur Welt kommt, wird also beispielsweise im Wahrscheinlichkeitsformat „eins auf tausend" (Hartog 1996: 255) oder „fünf Prozent" (Hartog 1996: 267) angegeben. In der Interaktion mit den PatientInnen besteht die Aufgabe dann darin, diese Risikozahlen adäquat zu interpretieren, d. h. Werte aus Expertenperspektive richtig einzuordnen und zu bewerten. Die Nennung der Risikozahl fungiert dabei als Scharnier zwischen der Vermittlung von Hintergrundwissen und der handlungsrelevanten Risikobewertung (vgl. Hartog 1996: 271).

Mehr oder weniger fokussiert ist das Thema Risikokommunikation des Weiteren auch in linguistischen Arbeiten repräsentiert, die sich mit Daten aus medizinischen Aufklärungsgesprächen auseinandersetzten. Da Aufklärung vor bspw. chirurgischen Eingriffen zum einen die statistischen Erfolgsraten der Behandlung thematisiert und zum anderen auch immer Hinweise auf mögliche Nebenwirkungen und Komplikationen enthält, ist die Abwägung von Chancen und Risiken auch hier eine zentrale Aufgabe in der Interaktion. Linguistische Analysen medizinischer Aufklärungsgespräche haben u. a. Borowski (2018), Bührig/Meyer (2007), Ditz (2005), Günthner (2017b), Imo (2017a), Jung (2005), Klüber (2015), Pawlack (2017) und Pech (2018) vorgelegt, auf die ich z. T. in den Analysekapiteln zurückkomme.

Innerhalb der Gesundheitswissenschaften bzw. Public Health, der Gesundheitspsychologie und der Kommunikationswissenschaften ist der Bereich der medizinischen Risikokommunikation dagegen bereits vielfach bearbeitet und erforscht. Fächerübergreifend werden hier zwei Gruppen an Darstellungsformaten von Risiken – sogenannte Informationsappelle und Furchtappelle – untersucht, die jeweils mit spezifischen Vor- und Nachteilen einhergehen und nun näher erläutert werden sollen:

- Informationsappelle
  - Numerische Häufigkeitsangaben
  - Kontextbezogene/verbale Häufigkeitsangaben
- Furchtappelle

Informationsappelle

Das Darstellungsformat der Informationsappelle kann grundsätzlich in numerische und kontextbezogene bzw. verbale Häufigkeitsangaben unterteilt werden. Als numerische Häufigkeitsangaben werden quantitative Wahrscheinlichkeitsaussagen bezüglich eines statistischen Risikos bezeichnet. So kann die relative Letalitätsrate bei einer Hepatitis-B-Infektion, nachdem man als ungeimpfte Person unbeabsichtigt mit einer infizierten Person Wundkontakt hatte, auf 1 % quantifiziert werden. Diese Zahl ergibt sich durch die Multiplikation einer Infektionswahrscheinlichkeit von 25 % und der Sterberate von 5 % nach erfolgter Infektion (vgl. Renner et al. 2007: 254). Neben dieser relativen Form kann die Letalitätsrate auch als absolutes Risiko angegeben werden, indem die Information kommuniziert wird, dass von 100 Hepatitis-B-Infizierten durchschnittlich eine Person daran verstirbt. Darüber hinaus können Informationen auch als absolute Risikoreduktion dargestellt werden, indem die Differenz der Ereignisraten in einer Kontroll- und einer Therapiegruppe gebildet wird, bspw. liegt die absolute Risikoreduktion bei 0,1 bzw. 10 % als Differenz der Letalitätsrate von 0,3 ohne Behandlung und 0,2 mit entsprechender Behandlung. Dieselben Sachverhalte können dagegen anders perspektiviert auch ein positives Framing[6] erhalten, indem etwa – als relative oder absolute Häufigkeit – die Überlebenschance nach einer erfolgten Hepatitis-B-Infektion als 99 % bzw. 99 Überlebende von 100 infizierten Personen dargestellt wird.[7] Grundsätzlich können laut Gigerenzer et al. (2007: 65) absolute Häufigkeiten von der Mehrheit der PatientInnen besser eingeordnet werden als Erkrankungswahrscheinlichkeiten, allerdings wirken nach Hoffrage (2003) und Fischhoff et al. (2011: 102) relative Risikoeinschätzungen persuasiver als absolute. Aus gesprächsanalytischer Perspektive ist diesbezüglich zu fragen,

6 Herausfordernd im Bereich der Präventionsmedizin ist hier, dass keine positiv gerahmten Aussagen dahingehend möglich sind, wie viele Personen durch eine präventive Maßnahme bzw. Impfung vor einer sonst erfolgten Infektion geschützt wurden, da konstante Gesundheit zum einen dadurch gegeben sein kann, dass überhaupt kein Kontakt zu entsprechenden Erregern bestand oder zum anderen die Impfung tatsächlich vor einem Krankheitsausbruch nach erfolgtem Erregerkontakt geschützt hat.

7 In psychologischen Studien wurde dargelegt, dass unterschiedliche Framings derselben Information zu verschiedenen Risikobewertungen auf PatientInnenseite führen. Gurm/Litaker (2000) zeigten diesen Framing-Effekt dahingehend, dass PatientInnen Risiken als geringer bewerten, wenn Informationen positiv formuliert werden. Um eine objektive Entscheidung zu ermöglichen, wird deshalb empfohlen, sowohl die positive als auch die negative Perspektive auf die Wahrscheinlichkeitswerte offenzulegen (vgl. Klemperer 2014: 101). In diesem Fall muss jedoch auch bedacht werden, dass die Reihenfolge der dargelegten Perspektiven einen Einfluss auf die Risikowahrnehmung der PatientInnen hat, da die zuletzt genannte Perspektive im Sinne eines *recency effects* als stärker und ausschlaggebender wahrgenommen wird (vgl. Klemperer 2014: 100).

ob die genannten Befunde, die auf quantitativen Methoden basieren und Verstehen bzw. Persuasion als kognitive Größen ansehen, auch sequenziell im Gesprächsverlauf als interaktive Größen evident werden. Von Interesse ist hier, inwieweit in der Interaktion Divergenzen zwischen patientenseitigen Vorstellungen und statistischen Häufigkeiten entstehen bzw. diese an die Gesprächsoberfläche gebracht werden. Es soll zudem ausgewertet werden, mit welchen Mitteln intersubjektives Verstehen infolge von verschiedenen Darstellungsformaten zwischen ÄrztInnen und PatientInnen erzielt und ausgehandelt wird. Zu untersuchen ist außerdem, ob die Wahl von bestimmten Darstellungsformaten an gewisse Kontexte, Gesprächsinhalte oder Gesprächsphasen gebunden ist.

Des Weiteren können ÄrztInnen numerische Risikoinformationen auch verbal umschreiben, etwa durch Äußerungen wie „sehr häufig", „gelegentlich" oder „selten". Diese verbalisierten Häufigkeitsangaben sind u. a. in Packungsbeilagen amtlich geregelt, indem bspw. Nebenwirkungen, die 0,1 bis 1 von 100 Behandelten betreffen, als „gelegentlich" zu deklarieren sind. Problematisch an diesen verbalisierten Häufigkeitsangaben ist – wie Büchter et al. (2014) in ihrer Metastudie gezeigt haben –, dass diese oft nicht mit den Alltagsvorstellungen der entsprechenden Häufigkeiten bzw. semantischen Dimensionen der Adjektive übereinstimmen. So wird bspw. ein „gelegentliches" Auftreten von Nebenwirkungen von LaiInnen so interpretiert, dass diese bis zu 25 von 100 Behandelten ereilen können, wie Tabelle 1 zeigt:

Tabelle 1: Amtliche Kategorien für verbale Häufigkeitsangaben und LaiInnenvorstellungen über diese Häufigkeitsangaben (KVH 3/2017: 10).

Häufigkeit in Prozent	Verbale Umschreibung	Was Patienten denken
über 10 von 100 Behandelten	sehr häufig	bis zu 80 von 100 Behandelten
1 bis 10 von 100 Behandelten	häufig	bis zu 60 von 100 Behandelten
0,1 bis 1 von 100 Behandelten	gelegentlich	bis zu 25 von 100 Behandelten
0,01 bis 0,1 von 100 Behandelten	selten	bis zu 20 von 100 Behandelten
unter 0,01 von 100 Behandelten	sehr selten	bis zu 4 von 100 Behandelten

Um diese Abweichungen bezüglich der Häufigkeitsangaben zu umgehen und eine Fehleinschätzung des Risikos bzw. dessen Auswirkungen auf Bewertungen und Entscheidungen zu verhindern, wird empfohlen, zusätzlich auf Piktogramme und graphische Darstellungen von objektiven Häufigkeiten zurückzugreifen, die nachweislich besser verstanden und eingeordnet werden können als Zahlen und Verbalisierungen (vgl. Klemperer 2014: 100). Gesprächsanalytisch kann diesbezüglich im empirischen Teil dieser Arbeit (Kapitel 5) untersucht werden, wie ÄrztInnen in Impfsprechstunden Häufigkeiten darstellen und ob die verbalisierten Häufigkeiten den amtlichen Richtlinien oder der Alltagssprache entstammen. Neben einer Darstellung von Risiken betrifft dies ebenso die Frage, wie die Sicherheit von Impfungen verbalisiert und dargestellt wird. Auch von Interesse ist, in welchen Kontexten und mit welchen sprachlichen Mitteln GesprächsteilnehmerInnen auf graphisches Bildmaterial oder sprachliche Bilder zur Illustration von Risikofaktoren zurückgreifen.

Trotz einer transparenten und objektiven Darstellung von Risiken weicht die Risikowahrnehmung von ExpertInnen und LaiInnen mitunter stark voneinander ab, indem für LaiInnen neben objektiven Risiken auch eine subjektive Risikowahrnehmung im Sinne von qualitativen Merkmalen der Gefahrenquelle besteht (vgl. Renner et al. 2007: 254 ff.). Solche Faktoren, die auch für den Bereich der reisemedizinischen Impfungen relevant sind, betreffen bspw. die Freiwilligkeit, mit der sich ein Mensch einem Risiko aussetzt und die Beeinflussbarkeit des Risikos durch eigenes Verhalten. Risiken, die freiwillig eingegangen werden und die durch eigenes Verhalten modifizierbar sind, werden dabei subjektiv als geringer erachtet als Risiken, denen man unfreiwillig und unveränderbar ausgesetzt ist (vgl. Renner et al. 2007: 256). Im Gegensatz zu den impfpräventablen Risiken in Deutschland exponieren sich PatientInnen, die sich im Rahmen einer bevorstehenden Reise impfen lassen, höchst freiwillig einem Infektionsrisiko, indem sie sich bewusst für eine Reise in eine bestimmte Zielregion entscheiden. Parallel dazu hat das eigene Verhalten bis zu einem gewissen Grad Einfluss auf das Infektionsrisiko auf der Reise, da zum einen Schutzimpfungen und zum anderen verhaltensbezogene präventive Maßnahmen wie Mückenschutz, Lebensmittelhygiene oder medikamentöse Prophylaxe den Ausbruch einer Infektionskrankheit verhindern oder abschwächen können. Gleichzeitig ist hier auch der Faktor der (Un-)Bekanntheit der entsprechenden Risiken von Bedeutung, da unbekannte Risiken als gravierender eingeschätzt werden als bekannte bzw. im Alltag präsente Risiken (vgl. Slovic 2006). Wenn bei den PatientInnen bspw. keine persönlichen Erfahrungen mit Tropenkrankheiten vorliegen und diese in deren Alltag gewöhnlich keine Rolle spielen, können Infektionsrisiken bzgl. solcher Krankheiten als subjektiv größer wahrgenommen werden als objektive Häufigkeitsangaben beschreiben und ein Präventionsverhalten erwirken. Dagegen kann dieser Faktor bei frequenten und präsenten Krankheiten wie etwa Masern einem Schutzverhalten im Wege stehen, obwohl das Infektionsrisiko u. U. um ein Vielfaches höher ist als etwa bei seltenen Tropenkrankheiten. Eine solche fehlende *Complacency* (Risikowahrnehmung) bei häufigen Krankheiten stellt nach Betsch et al. (2019: 405) einen zentralen Faktor hinsichtlich der zu geringen Durchimpfungsraten bei von der STIKO empfohlenen Impfungen dar, indem die Impfrisiken von PatientInnen hier mitunter höher eingeschätzt werden als die Krankheitsrisiken.

Furchtappelle

Neben Informationsappellen sind auch sogenannte Furchtappelle (*fear appeals*) eine Möglichkeit, PatientInnen ein bestehendes Risiko zu verdeutlichen. Furchtappelle sind definiert als „Kommunikationsstrategie, die nicht auf Information und Beratung, sondern eher auf überredendes Überzeugen setzt (sog. Persuasion). Dabei wird gezielt Angst ausgelöst, um ein Schutzverhalten zu erwirken" (Betsch/Schmid 2012: 124). PatientInnen werden demnach „mit negativ-emotionalisierenden visuellen und sprachlichen Mitteln die drohenden Folgen" (Baumann et al. 2015: 207) (Krankheit oder Tod) eines riskanten Verhaltens (z. B. mangelnde Lebensmittelhygiene, Baden in Süßwasser, Streicheln von Tieren) oder des Verzichts auf Prävention (z. B. Impfung, Mückenschutz) vor Augen geführt. Der Einfluss von Furchtappellen auf Einstellungen und Verhaltensweisen wurde seit den 1950er Jahren in zahlreichen Studien und Metastudien untersucht, so u. a. von Barth/Bengel 1998, Hale/Dillard 1995 und Witte/Allen 2000. Studienübergreifend wurde die Wirkungsweise von Furchtappellen insofern evident, als RezipientInnen das bestehende Risiko und die eigene Gefährdung höher einschätzen, wenn sie mittels Furchtappellen dargestellt werden. Dies beeinflusst dann in einem zweiten Schritt auch die Vorsatzbildung und das Verhalten. Sutton (1982) und Witte (1992) zeigten einschränkend, dass sich Furchtappelle aber nur dann auf das Verhalten auswirken, wenn gleichzeitig effektive Schutzmaßnahmen angeboten werden und diese für die Rezipienten auch konkret umsetzbar sind. Diesbezüglich müssen sich die betroffenen Personen kompetent und in der Lage dazu fühlen, die Schutzmaßnahmen auch umsetzen zu können. Während die Durchführung von Impfungen von den PatientInnen – neben dem Erscheinen zum Termin und der Einwilligung zur Injektion – keine Kompetenzen und weiteren Handlungsschritte erfordert, setzt bspw. eine medikamentöse Chemoprophylaxe zur Malariavorbeugung bzw. Standby-Therapie zur notfallmäßigen Selbstbehandlung von Malaria eine gewisse Eigenverantwortung bzw. Compliance voraus: Es müssen täglich Tabletten eingenommen werden bzw. die diagnostischen Kompetenzen vorliegen, Krankheitssymptome so zu interpretieren, dass die Entscheidung für oder gegen eine notfallmäßige Selbsttherapie getroffen werden und diese ggf. auch selbständig durchgeführt werden kann.

Da ein Ziel von reisemedizinischen Impfberatungsgesprächen darin besteht, die PatientInnen im Gespräch zu diesen Kompetenzen zu führen bzw. sie in ihrer Verantwortung zu empowern, ist im Analyseteil vorliegender Arbeit (Kapitel 5) zu untersuchen, mit welchen sprachlichen Mitteln die jeweiligen Verantwortungen interaktiv ausgehandelt und Kompetenzen erwirkt werden. Von besonderem Erkenntnisinteresse für die Analyse ist auch, ob und in welchen Formaten Furchtappelle zur Illustration von Krankheitsrisiken genutzt werden, da bislang unerforscht ist, wie Furchtappelle sprachlich und interaktiv gestaltet sind. So ist für diese Arbeit bspw. von Interesse, durch welche lexikalischen, grammatischen, prosodischen, stilistischen und performativen Merkmale Furchtappelle in der Interaktion konstruiert werden und wie PatientInnen im sequenziellen Gesprächsverlauf auf solche Furchtappelle reagieren. Des Weiteren soll untersucht werden, wie im Gespräch mit unverhältnismäßigen Emotionen und Ängsten vor Impfschäden umgegangen wird, die etwa durch patientenseitige Rezeption einseitiger und affektiver medialer Berichterstattungen entstanden sind, welche ganz gezielt Furchtappelle nutzen. Zum Beispiel bedienen sich gerade impfkritische Internetseiten sehr häufig der Wirkung von Furchtappellen und werden in Impfsprechstunden zum Thema. Betsch (2010) zeigte auf, dass zwei Drittel solcher Websites aus persönlichen und emotional aufgeladenen negativen Einzelfallschilderungen bestehen, welche mit angstauslösenden Bildern und Geschichten von angeblich impfgeschädigten Kindern angereichert werden. Da demgegenüber Berichte von problemlosen und nebenwirkungsfreien Impfungen fehlen, entsteht auf entsprechenden Seiten ebenfalls ein Ungleichgewicht. Durch eine psychologische Studie an der Universität Erfurt (Betsch 2010) wurde in diesem Kontext nachgewiesen, dass bereits ein kurzer Besuch auf impfkritischen Seiten zu einer veränderten Risikowahrnehmung führen kann, indem die Impfrisiken in der Folge höher eingeschätzt werden als die Risiken des Nichtimpfens. Diese Veränderungen in der Impfeinstellung waren bei den ProbandInnen sowohl direkt nach dem Besuch entsprechender Homepages als auch noch fünf Monate danach gegeben.

Der Einsatz von Furchtappellen in der Arzt-Patient-Interaktion wird in der Literatur durchaus kritisch gesehen. So beschreiben etwa Viljoen et al. (2009: 134) und Weber et al. (2011: 423), dass Risiken, die von ÄrztInnen mit sehr starken gesundheitsbezogenen Furchtappellen kommuniziert werden, bei RezipientInnen schnell als übertrieben und unrealistisch betrachtet werden.[8] Besonders Furchtappelle, die auf Lebensgefahr und Tod referieren, sind nur eingeschränkt wirksam, da „entweder die Vorstellung der eigenen Lebensbedrohung zu starke Furcht auslöst oder aber [...] zu wenig Furcht dadurch entsteht, dass diese Bedrohung gar nicht auf die eigene Person bezogen wird“ (Baumann et al. 2015: 210). Auch die WHO-Kommunikationsrichtlinien (WHO 2012: 11) raten von Furchtappellen bzw. dem Schüren von Angst trotz ihrer nachgewiesenen persuasiven Wirkung ab, um die Glaubwürdigkeit und das Vertrauen in die Akteure des Gesundheitswesens nicht zu gefährden. Allerdings zeigt sich auch an dieser Stelle, dass zwischen einer pathogenetischen und salutogenetischen Medizin unterschieden werden muss, da Furchtappelle in der Präventionsme-

8 Bemerkenswert ist hier der Kontrast zwischen der Glaubwürdigkeit von Furchtappellen innerhalb patientenseitiger Berichterstattungen auf impfkritischen Webseiten und der als übertrieben eingeschätzten Furchtappellen ärztlicher Risikokommunikation.

dizin sehr wohl erfolgreich eingesetzt werden können, wie bspw. Klemperer (2014: 100) beschreibt:

> Während in therapeutischen Fragen eine strikte Neutralität der Risikoinformationen zu fordern ist, kann es bei bestimmten Präventionsfragen vertretbar sein, emotionale Reaktionen durch entsprechende Präsentation der Informationen gezielt zu provozieren, wie z. B. Aufdrucke auf Zigarettenschachteln zur Tabakprävention.

Entscheidungsfindung in der Impfsprechstunde als interaktives Risiko-Kalkül

Wie bereits erwähnt, wird in Impfsprechstunden die autonome Entscheidung, was wann und wo geimpft werden soll, den PatientInnen überlassen und gemäß dem Dienstleistungsmodell stark von deren individuellen Präferenzen abhängig gemacht. Deren Entscheidungsgrundlage ergibt sich jedoch nicht nur aus medizinischen Hintergründen, sondern bezieht auch den finanziellen Rahmen, der für Impfungen ausgegeben werden kann bzw. möchte sowie ein persönliches Sicherheitsbedürfnis mit in die Abwägung ein. Zahlreiche Studien wie bspw. Mata et al. 2016 und Finucane et al. 2010 konnten zeigen, dass die Risikobereitschaft bzw. das Sicherheitsbedürfnis höchst individuell ist und noch dazu vom Geschlecht, Region bzw. Kultur, Alter und den jeweiligen Lebensumständen abhängt. So gibt es Menschen, die generell sehr risikofreudig sind und Gefahren bewusst eingehen sowie Menschen, die grundsätzlich eher sicherheitsorientiert sind. Daneben wurde z. B. klar, dass Eltern mehr Ängste vor potenziellen Gefahren haben als kinderlose Personen (vgl. Eibach/Mock 2010). Diese Faktoren berücksichtigend können ÄrztInnen in Impfsprechstunden keine allgemeingültigen konkreten Handlungsanweisungen geben, sondern lediglich im Zuge eines gemeinsamen Konsenses eruieren, welche individuellen Risikopräferenzen bzw. Impfeinstellungen beim jeweiligen Gegenüber vorliegen und Optionen hinsichtlich potenzieller Impfungen aufzeigen (*option listing*). Gesprächsanalytisch kann diesbezüglich herausgearbeitet werden, mit welchen kommunikativen Strategien und sprachlichen Ressourcen sich die Interagierenden ihre individuellen Präferenzen anzeigen bzw. das Gegenüber zu einer solchen Anzeige der Präferenzen bewegen und wie ÄrztInnen im Sinne des *recipient designs* Impfempfehlungen auf die jeweiligen PatientInnen und ihre Präferenzen zuschneiden.

Doch auch wenn PatientInnen ähnliche Präferenzen hätten und ähnlich risikofreudig wären, könnten ÄrztInnen häufig keine eindeutigen Impfempfehlungen geben. Dies ist dadurch begründet, dass Entscheidungen in der reisemedizinischen Impfsprechstunde aus mehreren Gründen oftmals nicht nach einem Klassifizierungsmodell zu eruieren sind, sondern in den Bereich des ärztlichen Ermessensspielraums fallen. Das Klassifizierungsmodell beschreibt nach Mortsiefer (1996) die ärztliche Diagnosepraxis, den Fall eines Patienten sinnvoll nach bestimmten Parametern einer Klasse gleich zu behandelnder Fälle zuzuordnen, sodass diesem eine passende Behandlung zuteilwerden kann. Beispielsweise wird eine Eisenmangelanämie (vgl. ICD-10: D50) bei einem Hb-Wert unter 11,9 g/dl (Frauen) bzw. 12,9 g/dl (Männer) diagnostiziert und kann daraufhin über Eisentabletten oder -infusionen therapiert werden. Eine solch eindeutige Zuordnung zu einer Klasse von Fällen bzw. Aussprechen einer klaren (Be)handlungsempfehlung aufgrund von Grenzwerten und Richtlinien ist dagegen in reisemedizinischen Impfsprechstunden oft nicht möglich, weil jeder Fall in der Impfberatung höchst individuell ist und häufig nicht anhand eines Nachschlagens von Richtlinien zu bearbeiten ist: PatientInnen haben unterschiedlichste Vorerkrankungen und bestehende Medikationen sowie planen sehr individuelle Reisen, die wiederum – je nach Reisestil, Destination, Unterkunft, Reisedauer, Verpflegung, Tier- bzw. Bevölkerungskontakt, medizinischem Versorgungsnetz, Jahreszeit etc. – unzählige spezifische Risikofaktoren bergen. Um eine eindeutige Empfehlung aussprechen zu können, müssten ÄrztInnen sichere Informationen über den genauesten Verlauf der Reise und den Gesundheitszustand der PatientInnen erhalten, um dann von einer passenden statistischen Referenzgruppe auf einen Einzelfall schließen zu können. Problematisch ist hier einerseits, dass die PatientInnen natürlich vor der Reise noch nicht genau wissen, wie die hygienischen Bedingungen in ihrer Unterkunft sein werden, wie die medizinische Versorgung am Zielort geregelt wird, wie viel Kontakt sie zu Tieren und Menschen haben werden und wie ihre Verpflegung genau aussehen wird – d. h. eine Vielzahl von Unbekannten und Gefahren macht es unmöglich, präzise Risikowahrscheinlichkeiten zu benennen. Andererseits wäre – selbst, wenn alle Informationen über den Reiseverlauf und den Gesundheitszustand der PatientInnen vorlägen – die jeweilige statistische Referenzgruppe so klein, dass keine validen Aussagen über Risikowahrscheinlichkeiten getroffen werden könnten.[9] Mortsiefer (1996: 46) betont diesbezüglich den Ermessensbezug bei der Einschätzung von individuellen gesundheitsbezogenen Risiken:

> Jede Aussage über individuelle Risiken besitzt subjektive Anteile, weil die Entscheidung darüber, welche Fälle als vergleichbar angesehen werden können, einen arbiträren Charakter hat. Die individuelle oder auch personelle Wahrscheinlichkeit wird heute weitgehend als ein mehr oder weniger rational begründetes Maß für eine subjektive Erwartung angesehen.

Erschwert wird eine Entscheidungsfindung nach dem Klassifikationsmodell auch dadurch, dass Risikofaktoren miteinander verglichen werden, die teils medizinischer Natur sind, teils rechtliche Grundlagen haben und teils die Lebenswelt der

9 Das Phänomen, dass die empirische Basis mit zunehmender Spezifität der Referenzgruppe schmaler wird, wird „Erklärungs-Bestätigungsdilemma" genannt (vgl. Stegmüller 2013: 287).

PatientInnen betreffen. Beispielsweise müssen in Impfsprechstunden finanziellen Argumenten Infektionswahrscheinlichkeiten, rechtliche Einreisebestimmungen und Gestaltungsaspekte der jeweiligen Reise gegenübergestellt werden, wodurch eine Empfehlung durch ein statisches medizinisches Klassifikationsmodell nicht möglich ist und es sich um qualitativ sehr heterogene Aspekte handelt. Vielmehr muss *in situ* jeder Einzelfall individuell betrachtet werden und an den Präferenzen, Vorerkrankungen und Reiseplanungen der einzelnen PatientInnen ausgerichtet werden. Dementsprechend betonen auch reisemedizinische Leitfäden, dass in diesem Fachbereich meist keine Standardbehandlung möglich sind, sondern individualisierte Impfkonzepte ausgehandelt werden müssen:

> Aufgrund der großen Anzahl unterschiedlichster Reiseziele, epidemiologischer Risiken und individueller Faktoren ist eine ‚Standardempfehlung' für ein ‚Standardrisiko' für Reisende nur eingeschränkt möglich. Reiseimpfungen sind zum einen individuelle Vorsorge, zum anderen sind manche Impfungen aufgrund länderspezifischer Vorschriften im internationalen Reiseverkehr verpflichtend. (Rothe et al. 2019: 59)

In Anlehnung an Mortsiefer (1996: 90 f.) können die Entscheidungsfindungen in Impfsprechstunden deshalb als interaktive Risiko-Kalküle bezeichnet werden, welche als „Entscheidungssituationen verstanden [werden], in denen die Bewertung therapeutischer Chancen und Risiken von den Handelnden selbst vorgenommen werden muss", d. h. nicht allein durch Referenzen auf normative Grenzwerte und medizinische Klassifikationskataloge erfolgen.

Dies prädestiniert die kommunikative Gattung der reisemedizinischen Impfgespräche für eine gesprächsanalytische Auswertung, da die Aushandlung der Behandlungsentscheidung als Risiko-Kalkül interaktiv und auf der sprachlichen Oberfläche abläuft, anstatt durch Abgleichen von Laborwerten, Nachschlagen in Klassifikationssystemen oder durch eindeutige somatische Anzeichen absolut indiziert ist (z. B. Reanimationspflicht bei Herzstillstand). So kann sequenziell untersucht werden, wie der Entscheidungsprozess interaktiv ausgehandelt wird und wie die unterschiedlichen Risikofaktoren von den GesprächspartnerInnen abgewogen werden.

Risikokommunikation in der Medizindidaktik

Diverse Studien (u. a. Schüssler 2005; Gigerenzer et al. 2007; Wegwarth/Gigerenzer 2011) konnten zeigen, dass nicht nur bei PatientInnen mangelnde Kompetenzen im Bereich der objektiven Risikoeinschätzung vorliegen, sondern auch bei den MedizinerInnen selbst eine zu geringe *risk literacy* besteht. Dies betrifft zum einen das Verständnis, die Auswertung und Darstellung von quantitativen Aspekten der Risikofaktoren und zum anderen die Risikokommunikation mit PatientInnen innerhalb gemeinsamer Risiko-Kalküle. Wegwarth (2015: Abstract) fasst die Ergebnisse ihrer Studien zum ärztlichen Verständnis von statistischen Risikofaktoren in Bezug auf die Prävention bzw. Früherkennung von Brustkrebs zusammen:

> Nicht ein einziger deutscher Gynäkologe von 20 Befragten war in der Lage, die Patientin mit all jenen Informationen zu Nutzen und Schaden der Mammographie zu versorgen, die es bedürfte, um eine informierte Entscheidung für oder gegen die Früherkennung zu treffen. Von 65 deutschen Ärzten der Inneren Medizin wussten lediglich 14, dass die 5-Jahres-Überlebensrate eine invalide Statistik zur Beurteilung des Nutzens von Früherkennung ist und nur zwei konnten den dafür ursächlichen Lead-time bias richtig erklären. In einer nationalen Stichprobe von 412 amerikanischen Primärversorgungs-Ärzten nahmen 47 % fälschlicherweise an, dass mehr detektierte Tumore in der Früherkennungsgruppe meine, dass die Früherkennung mehr Leben rette und 76 % glaubten irrtümlicherweise, dass eine höhere 5-Jahres-Überlebensrate in der Früherkennungsgruppe im Vergleich zur Nicht-Früherkennungsgruppe diesen Beweis liefere.

Diese Schwächen werden zum einen darauf zurückgeführt, dass medizinische Fachliteratur sowie Broschüren statistische Informationen häufig missverständlich, intransparent und uneinheitlich darstellen und zum anderen ÄrztInnen im Studium unzureichend im Zahlen- und Wahrscheinlichkeitsverständnis ausgebildet werden (vgl. Wegwarth/Gigerenzer 2018: 212)[10]. Tatsächlich zeigt ein Blick in die aktuellen Modul-, Studien- und Prüfungshandbücher der medizinischen Fakultäten im deutschsprachigen Raum, dass das Thema Risikokommunikation – wenn überhaupt – nur sehr sporadisch Erwähnung findet. Beispielsweise sind der Umgang und das Kommunizieren von potenziellen Risiken in der Studienordnung der medizinischen Fakultät der Charité (Nr. 210 vom 08.05.2018: 1856) in Berlin nur im Modul 33 repräsentiert, welches auf die Themen *Schwangerschaft, Geburt, Neugeborene und Säuglinge* eingeht. Als Qualifikationsziele sind hier genannt:

- „die Prinzipien der medizinischen Betreuung in der Schwangerschaft sowie die Ziele und Inhalte der Vorsorgeuntersuchungen in der Schwangerschaft (Mutterpass) unter Berücksichtigung von möglichen Risiken und deren Relevanz für die Schwangere beschreiben können“
- „den Verlauf einer normalen Geburt sowie typische Komplikationen und mögliche Risiken unter der Geburt beschreiben und wesentliche Indikationen, Methoden und mögliche Risiken der operativen Geburtshilfe erläutern können“

10 Wegwarth/Gigerenzer (2018: 212) sehen die statistische Intransparenz mitunter in der Kooperation von medizinischen Journalen mit Pharmaunternehmen begründet: „Next to the fact, that more than 90 % of all medical research is financed by pharmaceutical industry – which has an obvious interest in making results look good – medical journals, even high-ranking ones, also play a role in spreading intransparent statistics.“

Vor diesem Hintergrund wird seit Längerem gefordert, das Thema Risikokommunikation stärker in die medizinische Aus- und Weiterbildung zu integrieren und einen reflektierten Umgang der angehenden MedizinerInnen mit statistischen Gesundheitsinformationen auch in unterschiedlichen Prüfungsformaten zu testen. Dass statistisches Verständnis und ein kritischer Bezug zu quantitativen Risikoinformationen schnell, effektiv und langfristig wirksam im Studium vermittelt werden kann, zeigen Sedlmeier/Gigerenzer (2001): Werden angehende ÄrztInnen im Umgang mit natürlichen Häufigkeiten, absoluten Risiken und *numbers needed to treat*[11] geschult, können sie die Inhalte länger behalten und ein langfristigeres Verständnis von statistischen Relationen aufbauen, als wenn ausschließlich bedingte Wahrscheinlichkeiten oder die Regel von Bayes[12] in der Ausbildung behandelt werden. Dementsprechend ist das kompetente Kommunizieren von Risiken und Wahrscheinlichkeiten auch im *Nationalen kompetenzbasierten Lernzielkatalog Medizin*[13] (NKLM; Medizinischer Fakultätentag 2021) an diversen Stellen repräsentiert, welche in folgender Tabelle zusammengetragen werden:

Tabelle 2 zeigt, dass eine professionelle Risikokommunikation als erforderliche Kompetenz für den ärztlichen Berufsalltag angesehen wird, indem das Thema in mehreren Kapiteln des Lernzielkatalogs angeführt wird. Des Weiteren fällt auf, dass Risikokommunikation auch im Lernzielkatalog stark mit prophylaktischen bzw. präventiven Behandlungen und sogar explizit mit reisemedizinischen Impfungen in Verbindung gebracht wird. In medizindidaktischer Hinsicht bietet

11 „Die number needed to treat bezeichnet die Anzahl der Patienten, die aufgrund einer Erkrankung oder präventiv behandelt werden müssen, um ein zusätzliches Ereignis wie (Folge-)Krankheit oder Tod zu vermeiden" (Moore/McQuay 2008: 161).

12 Der Satz nach Bayes betrifft das Verhältnis zwischen der bedingten Wahrscheinlichkeit zweier Ereignisse P(A|B) und der umgekehrten Form P(B|A) und dient in der Medizin der Bestimmung des Sicherungsgrades diagnostischer Aussagen: „Falls die Wahrscheinlichkeiten für das Auftreten des Symptoms bei den Kranken und den Kontrollen bekannt ist [sic!] und falls die Prävalenz der Erkrankung *p* (*D*) zusätzlich bekannt ist, dann kann man daraus den *Umkehrschluss* ziehen und die Wahrscheinlichkeit für das Auftreten der Krankheit bei gegebenem Symptom berechnen" (Uniklinikum Saarland: Lernprogramm Kapitel 3).

13 Dieser Lernzielkatalog wurde von einem Gremium des Medizinischen Fakultätentages und der Gesellschaft für Medizinische Ausbildung sowie mehr als 200 Experten aus Fachgesellschaften, der Bundesärztekammer, der Bundesvereinigung der Medizinstudierenden Deutschlands (bvmd) und der Medizinischen Fakultäten über sechs Jahre hinweg entwickelt und beschreibt Fähigkeiten und Kompetenzen, die angehende ÄrztInnen am Ende des Medizinstudiums ausgebildet haben sollten. Er soll den medizinischen Fakultäten in Deutschland als Orientierung für die Erstellung und Überarbeitung von Curricula dienen sowie eine bessere Vergleichbarkeit der Studienstandorte schaffen. Neben Fachwissen sind darin auch kommunikative Kompetenzen mit PatientInnen und Angehörigen, interdisziplinäres Interagieren im Team sowie ein reflektierter Umgang mit Studien vertreten.

Tabelle 2: Repräsentation von Risikokommunikation als Lernziel im NKLM.

ID	Kompetenz bzw. Lernziel	Anwendungsbeispiele
11.1.1.1	Die Erfolgsaussichten, Alternativen und Risikenprophylaktischer, diagnostischer, therapeutischer, rehabilitativer und palliativer Maßnahmen transparent darstellen.	–
14c.4.2.1	Sie sind in der Lage zu einer angemessenen Risikokommunikation und Aufklärung. Sie können diagnostische und therapeutische Maßnahmen mit deren Vor- und Nachteilen und dem zu erwartendem Erfolg mit Hilfe von Techniken der transparenten Risikokommunikation darstellen sowie Nutzen, Risiken und Kosten abwägen und kommunizieren.	Maßnahmen inklusive Screenings, Impfungen und Therapien; Techniken: prädiktive Werte, number needed to treat, number needed to harm, mittlere Lebenserwartung, absolute Risikoreduktion, Vermeidung der Fehlinterpretation relativer Risikoreduktionen/statistische Kennzahlen für Maßnahmen (Sensitivität, Spezifität, falsch positiv und negativ, positiver und negativer prädiktiver Wert, relatives Risiko)
16.1.1.16	Die Prinzipien einer Nutzen-Risiko-Abwägung erklären und bei der Therapieplanung berücksichtigen	Abwartendes Offenlassen einer aktiven Behandlung; z. B. beim geriatrischen Patienten
19.1.8.3	Auf Basis der Evidenzlage eine grobe Einschätzung der Kosten/Nutzen-Relation einer Präventionsmaßnahme vornehmen und diese kritisch reflektieren	Number needed to screen, Überdiagnose, Übertherapie
19.2.1.5	Reisemedizinische Infektionsrisiken und Prophylaxemaßnahmen benennen	Malariaprophylaxe, Nahrungsmittelhygiene; unterschiedliche Reiseformen: Treckingreise, berufliche und Langzeitaufenthalte
19.2.1.6	Impfpräventable Erkrankungen sowie Nutzen, Nebenwirkungen, Risiken, Kontraindikationen und rechtliche Grundlagen von Impfungen benennen und auf der Grundlage jeweils aktueller Informationen eine Impfaufklärung und eine fachgerechte Impfung durchführen	HPV-Impfung; RKI, STIKO, Tropeninstitute
19.2.9.3	In der Patientenberatung Risikofaktoren identifizieren und gesundheitsförderliche, präventive Angebote empfehlen.	geschlechtsspezifische, altersspezifische und kulturelle Aspekte

sich also an, den Erwerb von Kompetenzen im Bereich der Risikokommunikation thematisch mit der Präventions- und reisemedizinischen Impfmedizin zu verknüpfen und dadurch die Aneignung von fachbezogenen Inhalten, kommunikativen Kompetenzen und einem reflektierten Umgang mit Zahlen und Statistiken zu verzahnen.

Gerade der Bereich der Präventionsmedizin erfordert neue und erweiterte Kompetenzen im Bereich der Risikokommunikation, da hier gemeinsam mit gesunden Menschen abgewogen werden muss, ob eine präventive Maßnahme im individuellen Fall hinsichtlich eines Chancen-Risiko-Kalküls sinnvoll und lohnenswert ist. Zum einen müssen ÄrztInnen die Erkrankungswahrscheinlichkeiten, Häufigkeiten von Nebenwirkungen und Schutzraten objektiv und fachlich korrekt darstellen. Zum anderen müssen in einem zweiten Schritt dann auch die individuellen Wünsche, Bedürfnisse und Ressourcen der PatientInnen berücksichtigt und das subjektive Risikoempfinden dieser in den Abwägungsprozess integriert werden. Gerade, „wenn im Rückgriff auf die klinischen Regeln keine eindeutige Handlungsempfehlung ausgesprochen werden kann", erfordert „die gemeinsame Bewältigung von Risiko-Kalkülen im Sinne einer ‚Kooperation' [...] einen ehrlicheren und aufmerksameren Dialog zwischen Arzt und Patient" (Mortsiefer 1996: 146). Dies ist nicht zuletzt insofern von Relevanz, als in der Interaktion individuelle Parameter festzusetzen sind, an welchen sich die gemeinsame Entscheidungsfindung orientieren kann.

Dementsprechend sollten mit Perspektive auf eine anwendungsorientierte Didaktisierung Unterrichts- bzw. Prüfungssequenzen entwickelt werden, mit welchen die Kompetenzen bzgl. der Kommunikation von Risiken geschult und geprüft werden können sowie die angehenden ÄrztInnen hinsichtlich der spezifischen Anforderungen der Kommunikation im Bereich der Präventionsmedizin trainieren. Eingebettet in authentische Fälle könnten die Kompetenzen bewusst *in situ* erworben bzw. geprüft werden, d. h. einzelne Faktoren wie die Einschätzung von Risiken, das Verständnis von absoluten bzw. relativen Risiken, das Abwägen verschiedener Risikofaktoren und das verständliche und für LaiInnen adäquate Kommunizieren von Risiken und Wahrscheinlichkeiten würden nicht isoliert auf theoretischer Ebene vermittelt, sondern ineinander übergreifend praxisnah und in Interaktion relevant gemacht werden. Dies käme einer Anwendung im späteren Berufsalltag zum einen näher als bspw. das bloße Abprüfen von Wissen über Risiken und Wahrscheinlichkeiten in (multiple choice-)Klausuren. Neben einem sicheren Umgang mit Zahlen und Wahrscheinlichkeitsrelationen könnten auf diese Weise zum anderen auch kommunikative Kompetenzen und Strategien im interaktiven Abwägungsprozess erworben und herausgebildet werden. Somit würden auch Studierende von den Trainings profitieren, die in ihrem späteren Berufsalltag nicht im Bereich der Präventions- oder Impfmedizin tätig sein werden: Risikokommunikation eignet sich fächerübergreifen zum Erwerb von kommunikativen Kompetenzen, „weil hier besonders viele ärztliche Kompetenzen gebündelt zur Anwendung kommen müssen, um etwa bei Patienten ein angemessenes Risiko-Verständnis für ihre Erkrankungen und Behandlungsoptionen zu erreichen“ (Koerfer/Albus 2018: 138). Welche Erkrankungen und Behandlungsoptionen dabei konkret thematisiert werden, ist für die Ausbildung einer *risk literacy* sowie einer Sensibilität für kommunikative Prozesse dabei bedürfnisorientiert einsetzbar.

2.3 Motivation der Themenwahl im Forschungsfeld

Dass das Gespräch zwischen ÄrztIn und PatientIn von zentraler Bedeutung für eine erfolgreiche Anamnese, Diagnostik und Therapie ist, stellt keinesfalls eine Erkenntnis zeitgenössischer Linguistik dar, sondern reicht im Fachbereich der Medizin zurück bis in die Antike. Bereits Hippokrates (460–370 v. Chr.) wies dem Arzt-Patient-Gespräch einen besonderen Status zu, indem in der medizinischen Konsultation „zuerst das Wort, dann die Arznei, dann das Messer“ einzusetzen sei (Schwab/Germer/Lang 2019: V). Auch die Psychoanalyse verfolgt als „talking cure“ (Breuer/Freud 1937) den Ansatz der Gesundung durch heilsame Arzt-Patient-Gespräche. Im Zuge der „kommunikativen Wende“ (Koerfer et al. 2008: 121) kam in der Medizin zum Ende der 1960er Jahre ein verstärktes Forschungsinteresse an einer gelingenden Kommunikation mit PatientInnen auf, indem nicht nur somatische, sondern auch „soziale und psychische Faktoren der Patienten bei Krankheitsentstehung und Verlauf“ (Löning 2001: 1576) herangezogen wurden. In dieser Zeit widmeten sich auch Balint (1957) und eine Gruppe aus Psychiatern, Psychologen und Sozialarbeitern am *Mental Research Institute* in Kalifornien der Frage nach den therapeutischen Wirkungen von mündlicher Interaktion (Watzlawick/Bavelas/Jackson 1967).

Es folgten qualitative und quantitative Analysen in verschiedenen medizinischen Fachbereichen, die zunehmend auch auf der Auswertung empirischer Gesprächsdaten basierten. Heritage und Maynard (2006: 1 f.) erachten in ihrem Forschungsüberblick zur medizinischen Kommunikation im angloamerikanischen Raum die Studie von Byrne und Long (1976) als besonders weichenstellend, da diese – ausgehend von einem Korpus von 2500 Gesprächen – verschiedene Stile und Handlungsstrukturen in der Arzt-Patient-Kommunikation aufzeigen und weitere Untersuchungen in diesem Bereich prägen. Unter den quantitativen Analysen wurden vor allem die *interaction process analysis* (Bales 1950) und das *Roter Interaction Analysis System* (RIAS, vgl. Roter/Hall 1989; Roter/Larson 2002) bekannt und sind als Codierungsmethode bis heute im Einsatz (vgl. Heritage/Maynard 2006: 357). Als einflussreiche qualitativ ausgerichtete Arbeiten nennen Nowak/Spranz-Fogasy

(2008: 81) u. a. Meerwein 1969 und Geisler 1989, die auf Grundlage ihrer Erfahrungen und Beobachtungen in Sprechstunden-Gesprächen Leitfäden für gelingende Arzt-Patienten-Kommunikation erstellten.

In der Linguistik standen zunächst die medizinische Fachsprache (z. B. Lippert 1979; Wiese 1984) sowie die institutionellen Charakteristika[14] in der Arzt-Patient-Kommunikation im Zentrum des Forschungsinteresses. Auch im Bereich der klinischen Linguistik bzw. Patholinguistik (Hüttemann 1990; Hielscher-Festabend 2004) sowie der funktionalen Pragmatik und Diskursanalyse (Ehlich et al. 1989; Rehbein/Löning 1993; Redder/Wiese 1994) etablierte sich eine linguistische Auseinandersetzung mit medizinischen Themen. Ab den späten 1970er Jahren entwickelte sich – insbesondere nach den Pionierarbeiten von Frankel (1984), Heath (1986) und West (1984) – die konversationsanalytische Auswertung von medizinischen Interaktionen in der Linguistik, Medizinsoziologie und Medizinpsychologie zu einem intensiv beforschten Feld im angloamerikanischen Sprachraum[15], das Sarangi/Roberts (1999: 12) in der Einleitung ihres Sammelbandes zur institutionellen Interaktion sogar als „over-researched area" bezeichnen. Wie bedeutsam und populär die Konversationsanalyse als Methode zur Untersuchung von Gesprächen im medizinischen Kontext wurde, zeigt sich ebenfalls daran, dass Gill/Roberts (2013: 575) von *medical CA* als eigenem Forschungszweig sprechen. Auch im niederländischen (ten Have 1989/1991) und deutschsprachigen Raum[16] (Hein et al. 1985; Spranz-Fogasy 1987) kristallisierte sich nach dem Aufkommen der linguistischen Gesprächsforschung eine mannigfaltige Beschäftigung mit Arzt-Patient-Gesprächen heraus.

Aufgrund der großen Anzahl an Publikationen zur medizinischen Kommunikation – von Nowak (2010: 165) als regelrechter „Sumpf" beschrieben – wurden diverse Vorschläge zur thematischen bzw. strukturellen Einteilung der Beiträge anhand von unterschiedlichen Kriterien gemacht. Eine solche Einteilung soll zusätzlich auch der Tatsache gerecht werden, dass es sich bei medizinischen Gesprächen keineswegs um einen homogenen Kommunikationstyp handelt, sondern je nach Gesprächssetting und Teilnehmerkonstellation vielfältige Interaktionsformen konstituiert werden. An dieser Stelle ist eine Kategorisierung zudem hilfreich, um die Forschungsstränge und -tendenzen übersichtlich beschreiben zu können und

---

14 Einen Überblick zur institutionellen Kommunikation, u. a. im medizinischen Bereich, bieten Becker-Mrotzek 1999 und Koerfer 2013.

15 Für einen Forschungsüberblick vgl. u. a. Heritage/Maynard (2006).

16 Eine Auflistung deutschsprachiger gesprächsanalytisch ausgerichteter Arbeiten zur Arzt-Patient-Interaktion ist über die Onlinedatenbank API-on© des Instituts für Sprachwissenschaft der Universität Wien abzurufen: https://www.univie.ac.at/linguistics/florian/api-on/index.htm [aufgerufen am 25.09.2019]. Vgl. außerdem Löning (2001) und Nowak (2010) sowie die Bibliographie zur medizinischen Kommunikation von Spranz-Fogasy/Becker/Menz/Nowak (2014).

darzustellen, wo die vorliegende Arbeit in der Forschungslandschaft zur Arzt-Patient-Interaktion zu verorten ist bzw. welche Lücke sie in der bisherigen Forschung füllen soll.

So typologisiert Löning (2001: 1577) die bereits untersuchten Gesprächstypen nach vier Kategorien, indem diese ...

a) nach dem institutionellen Ort
b) nach dem Krankheitstyp
c) nach der Patientengruppe und
d) nach dem konstitutiven Handlungsziel

... gruppiert werden. Als Forschungsarbeiten, die vom Interaktionsort ausgehen und damit der Kategorie a) zuzuordnen sind, können beispielsweise Untersuchungen von Gesprächen im OP-Saal (Uhmann 2010), auf der internistischen Ambulanz (Lalouschek/Menz 1987), auf einem südafrikanischen Gesundheitsposten (Anthonissen/Meyer 2008), im Seniorenheim (Posenau 2014) oder dem klassischen und vielfach beschriebenen Setting der allgemeinmedizinischen Praxis (Löning 1993; Rehbein 1994; Ripke 1994) gelten. Beiträge, die dem Typ b) angehören, legen ihren Fokus dagegen auf einen bestimmten Krankheitstyp wie bspw. HIV-Infektionen (Groß 2018), Epilepsie (Gülich et al. 2002), Koronarerkrankungen (Menz et al. 2002) oder Aphasie (Aaltonen/Laakso 2010). Untersuchungen in der Kategorie c) widmen sich bestimmten Patientengruppen wie älteren Menschen (Posenau 2018), Kindern (Winterscheid/Spranz-Fogasy 2018), Angehörigen einer bestimmten Geschlechtsidentität (Menz et al. 2002; Menz/Lalouschek 2005) oder PatientInnen mit Migrationshintergrund (Sator/Gülich 2013; Borowski 2018). Schließlich können im Rahmen der Gruppe d) Gespräche nach unterschiedlichen konstitutiven Handlungszielen typologisiert werden, wie bspw. die Anamnese (Redder 1994; Bührig/Meyer 2009), die Aufklärung vor invasiven Eingriffen (Klüber et al. 2012; Koerfer/Albus 2018), die Mitteilung von Krebsdiagnosen (Günthner 2017b) oder die Therapieplanung (Peters 2015; Becker 2015).

Wie Löning (2001: 1577) zu ihrem Raster jedoch anmerkt, sind auch Merkmalskombinationen aus den Gruppen a)–d) wie bspw. „Visite bei Schwerkranken“ möglich. So kombinieren etwa Untersuchungen von Interaktionen im Rahmen der medizinischen Ausbildung die Bearbeitung bestimmter Krankheitstypen, Patientengruppen und Fachbereiche mit Handlungszielen auf mehreren Ebenen, indem zum einen patientenbezogene medizinische Ziele angestrebt und zum anderen ein Zugewinn an ausbildungsinhärenten Lern- und Erfahrungshorizonten verfolgt wird. Dementsprechend analysiert Peters (2015) zum Beispiel die interaktive Konstitution von Therapieentscheidungen bei idiopathischem Hypertonus vor dem Hintergrund von Reformprozessen im Medizinstudium und dem Einsatz von standardisierten SimulationspatientInnen in der ärztlichen Ausbildung. Kliche (2012) wertet – ebenfalls im

Rahmen eines medizindidaktischen Simulationspatienten-Lehrmoduls – die Aktivitäten *Erklären* und *Beschreiben* aus.

Auch die hier vorgenommene Untersuchung von Impfsprechstunden stellt nach dem Raster von Löning (2011: 1577) eine solche Mischklasse dar. So spielt der institutionelle Ort insofern eine Rolle, als die Gattung u. a. durch außersprachliche Merkmale des öffentlichen Gesundheitsdienstes geprägt ist, da es sich bspw. um dienstleistungsorientierte Erstkontakte zwischen ÄrztInnen und KlientInnen handelt oder die Kosten für die Impfungen von den KlientInnen privat zu tragen sind. Zugleich müssen aber auch die konstitutiven Handlungsziele wie etwa das Einschätzen des Infektionsrisikos oder das Abwägen zwischen Kosten und Nutzen einer Impfung berücksichtigt werden, um der Gesprächsgattung gerecht zu werden. Die daran anschließenden medizindidaktischen Überlegungen und Ausführungen erweitern das Spektrum dann schließlich um eine weitere Ebene.

Bezogen auf die bis dato erfolgte wissenschaftliche Bearbeitung von medizinischer Kommunikation sind in der Literatur vor allem zwei Kritikpunkte häufig anzutreffen: Zum einen werde ein zu starker Fokus auf das kommunikative Handeln der ÄrztInnen gelegt und patientenseitigen Beiträge – wenn überhaupt berücksichtigt – als nebensächlich erachtet: „they emerge as factors in medical decision making only in the form and to the degree that doctors permit, through their control of the interaction between them in the brief period before the doctor moves on to see the next patient" (Drew 2001: 262). Dieses Ungleichgewicht wird auch dadurch evident, dass Leitlinien und Schulungen zur Verbesserung der Arzt-Patient-Kommunikation nahezu ausschließlich für ÄrztInnen angeboten werden[17], womit impliziert wird, dass die Qualität eines Gesprächs allein von Arztseite aus statuiert werden kann. Damit werden nicht nur wichtige Merkmale der gemeinsamen Konstitution von Interaktion übergangen, sondern die dem Gegenstandsbereich ohnehin schon inhärente Asymmetrie zwischen ÄrztIn und PatientIn durch die Forschung reproduziert (vgl. Reineke/Spranz-Fogasy 2013: 448).

Ein weiterer Kritikpunkt betrifft den Faktor, dass medizinische Kommunikation in der Literatur hauptsächlich als Arzt-Patient-Interaktion betrachtet wird, obwohl diese nur einen Teilbereich der Gespräche im Gesundheitssektor darstellen. So komme etwa therapeutischer oder pflegerischer Kommunikation zu wenig Aufmerksamkeit zu, obgleich diese genauso Bestandteile des Gesundheitssystems darstellen und eigene spezifische Gesprächsmerkmale aufweisen.

17 Dies ist zu einem Großteil dadurch zu begründen, dass ÄrztInnen als Angehörige von Institutionen besser für Schulungen o. Ä. erreichbar sind als PatientInnen. Als Ansatz, PatientInnen im Sinne einer Gesundheitskompetenz (health literacy) zu mehr empowerment in der Gesundheitskommunikation zu verhelfen, kann u. a. die Patientenprojekte GmbH [patientenprojekte.de, aufgerufen am 28.09.2019] genannt werden.

Die genannte Kritik berücksichtigend gliedern Gill/Roberts (2013: 578) die bereits publizierten Forschungsarbeiten innerhalb der medizinischen Gesprächsanalyse dagegen anhand der Teilnehmerkonstellation in drei Kategorien:

a) Gespräche zwischen ÄrztInnen unterschiedlicher medizinischer Fachbereiche und Angehörigen verschiedener Patientengruppen
b) Gespräche zwischen PatientInnen/KlientInnen und nicht-ärztlichem medizinischem Personal
c) Gespräche zwischen Angehörigen verschiedener medizinischer Professionen

Groß (2018: 56) ergänzt darüber hinaus die Dimension der medial vermittelten Medizinkommunikation als weiteren Forschungszweig.

Die Kategorie a) umfasst demnach alle Untersuchungen[18], die auch im Raster von Löning (2001: 1577) geführt sind, also der klassischen Begegnung zwischen ÄrztInnen und PatientInnen im klinischen Setting (Menz 1991) oder in Praxisräumen niedergelassener ÄrztInnen (Peräkylä 1998) mit typischen Aktivitäten wie u. a. Anamnese (Lalouschek 2005), Mitteilung der (Verdachts-)Diagnose (Stivers 2002), Therapieplanung (Becker/Spranz-Fogasy 2017), Aufklärung (Klüber 2015) oder Visite (Koerfer/Obliers/Köhle 2005). Der Kategorie b) unterliegen dagegen etwa Untersuchungen zu physiotherapeutischen Interaktionen (Parry 2004; Schoeb 2009), psychotherapeutischer Kommunikation[19] (Peräkylä 2013; Birkner/Burbaum 2016), Gespräche zwischen PatientInnen und Pflegepersonal (Matic/Hanselmann/Kleinberger 2016; Weinhold 2002) oder der Hörgeräteberatung (Egbert 2016). Unter c) können bspw. Arbeiten zu Teambesprechungen (Iedema/Merrick 2016; Posenau/Peters 2016), interprofessioneller Kommunikation im OP-Saal (Uhmann 2010) oder zu Gesprächen zwischen medizinischen Professionellen im Schockraum (vgl. Guedes Correia i.V.) gefasst werden. Unter die von Groß (2018: 56) eröffnete Kategorie zur medial vermittelten medizinischen Kommunikation fallen etwa Beiträge zu Gesundheitsinformationen im Fernsehen (Brünner/Lalouschek 2010) oder zu Vermittlungsstrategien in Gesundheitssendungen (Brünner 2013).

Der hier vorherrschende Fokus auf Interaktionen in der Impfsprechstunde führt dazu, dass die vorliegende Arbeit dementsprechend nach Gill/Roberts (2013: 578) primär in der ersten Kategorie a) angesiedelt ist, da es sich um Gespräche

18 Um dieses Kapitel nicht zu überfrachten, werden hier nur exemplarisch Arbeiten angeführt, die zum einen prototypisch für die genannten Kategorien sind und zum anderen für die vorliegende Arbeit relevante Aspekte aufweisen.

19 Je nachdem, ob PsychotherapeutInnen einen ärztlichen oder psychologischen Ausbildungshintergrund haben, können Gespräche im psychotherapeutischen Setting der Kategorie a) oder b) zugeordnet werden.

zwischen ÄrztInnen und PatientInnen bzw. KlientInnen handelt. Selten kommen in den Gesprächsdaten zusätzlich Interaktionen mit weiteren medizinischen Professionellen wie Pflegepersonal oder ArzthelferInnen vor. Auch die medial vermittelte Medizinkommunikation ist – wenn auch nur indirekt und mittelbar – in machen Gesprächssituationen präsent, wenn PatientInnen Wissen oder Ängste, die sich aus der medialen Berichterstattung oder aus Online-Foren zur Impfthematik ergaben, in die Interaktion einbringen.

Insgesamt zeigt sich, dass die bisherige Forschung zur Arzt-Patient-Kommunikation ganz klar an einer pathogenetischen Perspektive ausgerichtet ist, indem primär Gespräche untersucht wurden, die das Ziel verfolgen, Krankheiten zu diagnostizieren bzw. zu therapieren und einen bestehenden Leidensdruck sowie Symptome zu lindern. Die hier thematisierte Gesprächsgattung ist dagegen in der recht jungen Disziplin der Salutogenese angesiedelt, d. h. die vorhandene Gesundheit soll durch präventive Maßnahmen möglichst lange erhalten werden. Arbeiten zu präventionsmedizinisch geprägten Interaktionen sind bislang in der Forschungslandschaft äußerst marginal vertreten. So hat beispielsweise Pech (2016) für HIV/Aids-Aufklärungsgespräche in der dominikanischen Republik dargelegt, dass die präventive Ausrichtung der Interaktionen – neben veränderten Gesprächs- und Handlungszielen – auch Auswirkungen auf die ExpertInnen-LaiInnen-Kommunikationskonstellation zeigt. Die asymmetrische Beziehung zwischen ÄrztIn und PatientIn, welche für den Bereich der Pathogenese schon intensiv erforscht wurde, soll im Folgenden beleuchtet und hinsichtlich möglicher Abweichungen in der Präventionsmedizin behandelt werden.

3 Methodischer Rahmen der Untersuchung

Dieses Kapitel stellt die methodische Vorgehensweise für die in Kapitel 5 erfolgende empirische Analyse der Impfgespräche vor. Zur Beantwortung der in der Einleitung (Kapitel 1) formulierten Forschungsfragen wird der Ansatz der linguistischen Gesprächsanalyse (Deppermann 2008) gewählt, da dieser auf die qualitative Analyse authentischer Gesprächsdaten abzielt. Angereichert und kombiniert wird dieses Vorgehen mit Elementen der Gattungsanalyse (vgl. Luckmann 1984, 1986, 1988, 2002; Günthner/Knoblauch 1994, 1996, 1997; Günthner 1995, 2000).

Da die linguistische Gesprächsanalyse auf Merkmalen und methodischen Prinzipien der Ethnomethodologie bzw. der Konversationsanalyse basiert, sollen zunächst diese beiden Forschungsansätze beschrieben werden (Kapitel 3.1), bevor in Kapitel 3.2 die Grundsätze der linguistischen Gesprächsanalyse dargelegt werden. Kapitel 3.3 erläutert dann das Konzept der kommunikativen Gattungen und die Gattungsanalyse. Aufgrund des medizindidaktischen Anwendungsbezugs, welcher darin besteht, dass die Analyseergebnisse für die Aus- und Weiterbildung von MedizinerInnen relevant sind und in Lehr-/Lernmaterialien nachhaltig nutzbar gemacht werden können, ist die Arbeit auch im Bereich der Angewandten Gesprächsforschung angesiedelt, auf die in Kapitel 3.4 eingegangen wird.

3.1 Ethnomethodologie und Konversationsanalyse

Die Ethnomethodologie befasst sich als soziologische Forschungsrichtung mit den Handlungen, Praktiken und Methoden, mittels derer Interaktionsteilnehmende soziale und gesellschaftliche Wirklichkeit konstruieren. Der von Harold Garfinkel (u. a. 1967) geprägte Ansatz beruht auf der Prämisse, „daß wir das, was wir im alltäglichen Handeln als vorgegebene soziale Tatsachen, als objektive Sachverhalte, als unabhängig von unserm Zutun existierende Realitäten wahrnehmen und behandeln, erst in unseren Handlungen und Wahrnehmungen als solche produzieren“ (Bergmann 1981: 11). In seinen Brechungs- bzw. Krisenexperimenten (*breaching experiments*) konnte Garfinkel (1967, 1973) den Stellenwert von routinierten Handlungsmustern und impliziten bzw. unbewussten Normen aufzeigen, mithilfe derer die Interaktionsbeteiligten einer Verhaltensweise intersubjektiv Sinn zuschreiben. Es handelt sich also um einen sozialkonstruktivistischen Ansatz, der Wirklichkeit als lokal erzeugte *Vollzugswirklichkeit* (Bergmann 1994: 6) auffasst. Ethnomethodologisch ausgerichtete Untersuchungen verfolgen demnach das Ziel,

> to treat practical activities, practical circumstances, and practical sociological reasoning as topics of empirical study, and by paying the most commonplace activities of daily life the

https://doi.org/10.1515/9783111518923-003

> attention usually accorded extraordinary events, seek to learn about them as phenomena in their own right. (Garfinkel 1967: 1)

Die Prämissen, dass sich die Interagierenden ihr Handeln durchgängig gegenseitig verstehbar bzw. erklärbar (*accountable*) machen und gesellschaftliche Wirklichkeit in der zwischenmenschlichen Interaktion fortwährend *in situ* konstruiert wird (*ongoing accomplishment*, Garfinkel 1967: 11), prägen auch die in den 1960er und 1970er Jahren entstandene ethnomethodologische Konversationsanalyse[20].

Dieser Ansatz geht auf den Soziologen Harvey Sacks sowie Emanuel Schegloff und Gail Jefferson (Sacks/Schegloff/Jefferson 1974) zurück und kann als empirische Umsetzung von Garfinkels ethnomethodologischem Forschungsprogramm (vgl. Bergmann 1988: 4) betrachtet werden, indem die Konversationsanalyse dezidiert das alltägliche sprachliche Handeln zum Untersuchungsgegenstand macht. Der Einsatz portabler Tonbandgeräte, welche zur Entstehungszeit der Konversationsanalyse auf den Markt kamen, ermöglicht eine Konservierung authentischer Gesprächsaufnahmen und ein wiederholtes Abspielen dieser, wodurch sprachliche Interaktionen so analysiert werden können, „wie es der verhuschten Wahrnehmungspraxis des Alltags nicht möglich" (Bergmann 2010a: 60) ist. Wie die Bezeichnung „Konversationsanalyse" bereits andeutet, wurden zunächst informelle Alltagsunterhaltungen, d. h. prototypische Konversation, untersucht. Institutionell geprägte Interaktion, wie sie auch Impfberatungsgespräche darstellen, rückte erst später in den Fokus des konversationsanalytischen Erkenntnisinteresses und wurde als modifizierte bzw. transformierte Alltagskommunikation beschrieben (vgl. Sacks/Schegloff/Jefferson 1974: 730).

Die Analyse erfolgt dabei stets aus der Perspektive der GesprächsteilnehmerInnen, d. h. auf emische Art und Weise: Die Interaktion darf nicht „von außen", also anhand von Interpretationen oder Annahmen der AnalytikerInnen ausgewertet werden, sondern muss sich durchgehend an den Standpunkten, dem Wissen, den Orientierungen und Handlungen der Gesprächsbeteiligten zu einem bestimmten Zeitpunkt im Gespräch ausrichten. Deppermann (2014: 22) merkt diesbezüglich an, dass diese Teilnehmerperspektive jedoch nicht zu verwechseln sei mit den „Absichten, psychologischen Motiven oder den Aussagen, die die InteraktionsteilnehmerInnen selbst über Sinn und Gründe ihres Handelns machen (würden), wenn man sie fragt(e)". Vielmehr geht es um die an die Gesprächsoberfläche gebrachten

---

20 Neben der Ethnomethodologie nach Garfinkel prägten v. a. auch die Arbeiten Erving Goffmans (1967; 1983) zu einer „interaction order" die Konversationsanalyse (vgl. Hutchby/Wooffitt 2010: 24–26; Bergmann 2001: 920).

> formalen Verfahren, um die „Ethno-Methoden", welche die Interagierenden lokal einsetzen, um den für ihr Handeln relevanten Kontext zu analysieren, die Äußerungen ihrer Handlungspartner zu interpretieren und die Verständlichkeit, Angemessenheit und Wirksamkeit ihrer eigenen Äußerungen zu produzieren. (Bergmann 1994: 3)

Gemäß der Maxime *there is order at all points* (Sacks 1984a: 22) ist für die AnalytikerInnen zunächst jedes noch so bedeutungslos scheinende Detail eines Gesprächs mit sämtlichen „Dialektismen, Intonationskonturen, Versprechern, Pausen, Unterbrechungen etc." (Bergmann 2010b: 266) relevant, um die Handlungsmuster der InteraktionsteilnehmerInnen aufzudecken. Ein Leitmotiv in der Analyse stellt dabei die Frage *why that now?* (Schegloff/Sacks 1973: 299) dar, um die ko-konstruierte Ordnung im Gesprächsverlauf herausarbeiten zu können. Es gilt also aufzuzeigen, welche Funktion der Gebrauch bestimmter sprachlicher und außersprachlicher Formen zu bestimmten Auftretensbedingungen in der Interaktion hat und stichhaltige Antworten auf die Frage *what is being done by that?* (Schegloff 2007: 2) zu gewinnen, d. h. zu zeigen, welches „unproblematische Problem"[21] (Berger/Luckmann 1966/1974: 26–27) durch den Einsatz des sprachlichen Phänomens kommunikativ gelöst wird.

Diese recht vage formulierten Hinweise zum methodischen Vorgehen zeigen bereits, dass die Konversationsanalyse größtenteils auf konkrete, festgesetzte methodische Leitlinien verzichtet und sich eher als „analytische Mentalität" (Schenkein 1978) oder sozialkonstruktivistische Denkrichtung versteht. Das analytische Vorgehen orientiert sich dabei eng am Datenmaterial, welches zunächst frei von Fragestellungen oder Hypothesen im Sinne der ethnomethodologischen Indifferenz (vgl. Garfinkel/Sacks 1970: 345) mit gleichschwebender Aufmerksamkeit[22] betrachtet wird, ohne sich in Bahnen vorformulierter Annahmen zu bewegen. Gerade in dieser phänomenologischen Annäherung an die Gesprächsdaten, der Nähe der Methode zum Untersuchungsgegenstand und dem streng naturalistischen Empiriebegriff sieht u. a. Deppermann (2000: 97) zentrale Stärken[23] der

---

21 Berger/Luckmann (1966/1974: 26–27) bezeichnen solche Probleme als „unproblematisch", da sie von den Interagierenden nicht bewusst als Probleme wahrgenommen werden und durch den Einsatz etablierter Handlungsmuster routiniert gelöst werden können.

22 Die Grundregel der „gleichschwebenden Aufmerksamkeit" stammt ursprünglich aus der Psychoanalyse, kann aber m. E. in weiten Teilen auf die Herangehensweise der Konversationsanalyse übertragen werden. Sie beschreibt die nötige Grundhaltung des Analytikers, frei von Neigungen und Voreingenommenheit zu sein, weil man sonst riskiere, „niemals etwas anderes zu erfahren, als man schon weiß" (Freud [1912] 1999: 377).

23 Als Limitationen der Methode werden in der Literatur u. a. das Beobachterparadoxon (Labov 1978) sowie die Tatsache genannt, dass „die Auswahl von Gesprächsausschnitten und die Durchführung einer sequenziellen Analyse selbst immer auch konzeptuelle, d. h. deduktive, Komponenten" (Groß 2018: 81) beinhaltet, obwohl die Konversationsanalyse ein induktives Vorgehen vorgibt.

Konversationsanalyse, welche auch die methodische Ausrichtung der vorliegenden Analyse von impfmedizinischen Beratungsgesprächen begründen.

3.2 Linguistische Gesprächsanalyse

Obwohl die Konversationsanalyse authentische Gespräche zum Untersuchungsgegenstand hat, liegen die Forschungsschwerpunkte des genuin soziologischen Ansatzes weniger in sprachlichen Strukturen begründet (vgl. ten Have 2007; Hutchby/Wooffitt 2008) als in den Mechanismen, mit welchen die Handelnden geordnete Interaktionen herstellen, die wiederum in Bezug zur Regelhaftigkeit gesellschaftlicher Wirklichkeit steht, indem „interactions as products of a machinery" (Sacks 1984: 26) angesehen werden. Da der konversationsanalytische Ansatz mit seiner sozialkonstruktivistischen Denkweise aber dennoch einen mannigfaltigen Mehrwert für linguistische Untersuchungen bietet, wurde er in den 1970er und 1980er Jahren verstärkt von SprachwissenschaftlerInnen aufgegriffen. Um auch linguistisch ausgerichtetem Forschungsinteresse gerecht werden zu können, d. h. im Besonderen auf „prosodische und segmentelle Phonetik und Phonologie, Morphologie, lexikalische Semantik, Pragmatik und alle Arten von Sprachvariation [regional, sozial und stilistisch] sowie Spracherwerb, -verlust und -störungen" (Selting/Couper-Kuhlen 2000: 79) eingehen zu können, wurde die Konversationsanalyse in einigen Punkten adaptiert, angepasst und erweitert. So widmet sich etwa der von Selting/Couper-Kuhlen (2000) geprägte Ansatz der ‚Interaktionalen Linguistik'[24] primär der wechselseitigen Beziehung zwischen Grammatik und Interaktion, indem der Fokus vor allem auf „den phonologisch-phonetischen und grammatisch-syntaktischen Phänomenen" (Stukenbrock 2013: 247) von Sprache-in-Interaktion liegt.

Da die vorliegende Arbeit jenseits von grammatischen Strukturen auch ergründen möchte, mit welchen lexikalischen, prosodischen und sequenziellen Strukturen die Interagierenden in Impfsprechstunden operieren und welche sprachlichen und außersprachlichen Merkmale diese Gattung prägen, fußt sie nicht primär auf der Interaktionalen Linguistik, sondern folgt dem Ansatz der Gesprächsanalyse nach Deppermann (2007), der die Konversationsanalyse u. a. mit Elementen der interaktionalen Soziolinguistik (Gumperz 1982) zusammengeführt und auch ethnographisches Hintergrundwissen der AnalytikerInnen in die Auswertung einbezieht.

24 Zum Forschungsparadigma der Interaktionalen Linguistik vgl. Selting/Couper-Kuhlen (2001), Couper-Kuhlen/Selting (2018), Barth-Weingarten (2008), Imo (2014), Stukenbrock (2013: 246–252).

Obwohl die Gesprächsanalyse – wie auch die Konversationsanalyse[25] – „weder über eine ausformulierte Methodologie noch über eine ausformulierte Theorie verfügt“, sondern „Analysekategorien und theoretische Folgerungen [...] dem betreffenden Material selbst zu entnehmen und nicht a priori festzulegen“ (Günthner 2000: 23–24) sind, trägt Deppermann (2007: 24–54) methodologische Grundprinzipien zusammen, welche für alle gesprächsanalytischen Untersuchungen relevant sind und im Folgenden – angepasst an die Gesprächssituation der Impfsprechstunde – erläutert werden.

Sinnhaftigkeit und Organisiertheit in authentischem Gesprächsmaterial

Für eine materialgestützte Analyse ist es von zentraler Bedeutung, dass die Gespräche, die als Datengrundlage dienen, aus einem authentischen Setting stammen und in all ihren Facetten in bestmöglicher Qualität aufgezeichnet und dokumentiert werden. Elizitierte, inszenierte oder arrangierte Interaktionen erweisen sich demnach als unbrauchbar, da solche Gespräche mitunter eigenen Strukturprinzipien folgen, die nicht uneingeschränkt auf authentische Gespräche übertragbar sind. Für die anschließende Transkription der aufgezeichneten Kommunikation ist „entscheidend, auch solche Details zu erfassen, deren Relevanz für die Untersuchungsfrage nicht schon a priori vermutet wird“ (Deppermann 2007: 26). Durch das genaue Transkribieren werden auch Elemente der Interaktion konserviert, deren Funktion sich den AnalytikerInnen u. U. nicht direkt erschließt, die aber gemäß der Maxime „there is order at all points“ (Sacks 1984: 22) Bestandteile einer (ko-)konstruierten Ordnung bilden. Auf diese Weise wird gewährleistet, dass der/die WissenschaftlerIn

> mögliche Untersuchungsphänomene nicht über eine Liste von im vorhinein [sic!] feststehenden Fragen lokalisiert, sondern sich ohne theoretische Voreingenommenheit mit seinem Untersuchungsmaterial befasst und seiner Beobachtung mehr als seinem Commonsense vertraut. (Bergmann 2001: 923)

Für die Erhebung und Transkription von Impfgesprächen bedeutet dies, dass Daten aus Arzt-Patienten-Gesprächen zur Analysegrundlage werden, die in ihrem natürlichen Setting stattfinden und auf identische Weise auch ohne die Aufnahme erfolgen würden, da die PatientInnen im Zuge realer impfmedizinischer Fragen bzw. einem tatsächlichen Wunsch, sich impfen zu lassen, in die Sprechstunde kommen. In der

25 In der Literatur werden die Termini ‚Konversationsanalyse‘ und ‚Gesprächsanalyse‘ mitunter synonym verwendet, „obwohl mit der Gesprächsanalyse eine zwar an die Konversationsanalyse angelehnte, aber eigenständige Tradition entstanden ist“ (Imo 2013: 72; vgl. dazu auch Kallmeyer 2005: 1213; Gülich/Mondada 2008: 24).

Transkription dieser Gespräche werden dann beispielsweise auch Elemente wie Stocken, Abbrüche, Reparaturen oder das Switchen in den Dialekt verschriftlicht, obwohl diese zunächst für das Gesprächssetting der Impfsprechstunde nicht konstitutiv erscheinen. Notizen über institutionelle Abläufe, Interviews mit den impfenden ÄrztInnen und medizinisches, institutionelles oder biographisches Hintergrundwissen eignen sich dagegen nicht als primäre Analysegrundlage, können aber als Ergänzung zu den Gesprächsdaten im Sinne eines ethnographischen Hintergrundwissens herangezogen werden (vgl. Deppermann 2000).

Rekonstruktion von Teilnehmerkategorien

Bevor allgemeine theoretische Kategorien abgeleitet und definiert werden können, gilt es zunächst, die Ordnung in konkreten Gesprächen aus Teilnehmerperspektive zu rekonstruieren und herauszuarbeiten, welche Orientierungsgrößen für die Interagierenden relevant sind. Bergmann (1994: 11) betont, dass es sich dabei aber nicht um eine einfache Paraphrasierung oder Beschreibung von Verhaltensgleichförmigkeiten handelt, sondern

> die KA vielmehr den Anspruch [erhebt], daß diese Prinzipien ihrem Status nach reale Orientierungsgrößen für die Akteure darstellen. Damit besteht eine wesentliche Aufgabe der Analyse darin, am Datenmaterial aufzuzeigen, auf welche Weise die Interagierenden sich in ihren Äußerungen und Handlungen an diesen formalen Prinzipien orientieren. (Bergmann 1994: 11)

Dies bedeutet jedoch nicht, dass die formalen Strukturmerkmale von den GesprächsteilnehmerInnen explizit thematisiert werden müssen oder sie den Interagierenden überhaupt bewusst sind. Vielmehr werden diese Prinzipien „in ihren Konsequenzen, d. h. in situierten Reaktionen, Erwartungen, Interpretationen und Urteilen greifbar" (Deppermann 2007: 28) gemacht.

Die Rekonstruktion der Teilnehmerkategorien erfolgt dabei über sogenannte *displays*, also Aufzeigehandlungen, mit Hilfe derer sich die GesprächspartnerInnen gegenseitig sichtbar machen, wie sie den vorausgehenden *turn* verstehen (vgl. Schegloff 1984: 37; 1997: 183 f.) Diese *displays* zeigen nicht nur dem Gegenüber im Gespräch, sondern auch den AnalytikerInnen an, welcher Sinn bzw. welche Funktion einer Äußerung für die Interagierenden intersubjektiv hergestellt wird. Durch die „next-turn-proof-procedure[26]" (Sacks/Schegloff/Jefferson 1974: 729) können also

26 Unter der *next-turn-proof-procedure* ist ein Vorgehen zu verstehen, „das in der Analogie zwischen dem sich Schritt für Schritt in der Zeit entfaltenden Verstehensprozess der Gesprächsbeteiligten [...] und dem Sequenzanalytischen Verstehen des Konversationsanalytikers (der vollzugsrekonstruktiven Beobachterperspektive) gründet" (Stukenbrock 2013: 231).

Schritt für Schritt die Herstellung von Sinn, Verstehen und Organisation am Datenmaterial selbst rekonstruiert und übergeordnete Prinzipien abgeleitet werden.

Form- und funktionsbasierte Analyse

Gesprächsanalytisches Vorgehen ist aus zwei unterschiedlichen Perspektiven bzw. Richtungen möglich, die beide in der Analyse von Impfgesprächen berücksichtigt werden sollen: Zum einen kann – ausgehend von einer interaktionalen Aufgabe oder einem kommunikativen Problem – untersucht werden, welche sprachlichen Formen[27] die GesprächsteilnehmerInnen einsetzen, um dieses Problem zu lösen, d. h. die Analyserichtung erfolgt vom ‚Wozu?' zum ‚Wie?'. Im konkreten Setting von Impfberatungsgesprächen stehen die ÄrztInnen bspw. vor der – für die Präventionsmedizin typischen – Aufgabe, gesunden Menschen Risiken und Gefahren potenzieller Infektionen zu verdeutlichen. Diesbezüglich gilt es, gesprächsanalytisch zu eruieren, mittels welcher sprachlichen Verfahren und Strukturen die MedizinerInnen diese aktuell für die PatientInnen nicht greifbaren Gefahren ins Hier und Jetzt holen und das abstrakte Risiko konkretisieren bzw. illustrieren. Über die Erkenntnis heraus, *dass* gewisse Formen systematisch zur Lösung fester Aufgaben eingesetzt werden, wird in einem zweiten Schritt dann bestimmt, *warum* sie sich für diesen Zweck besonders gut eignen (vgl. Deppermann 2007: 37).

Zum anderen kann die Analyse *vice versa* formbasiert gestaltet sein, d. h. man gelangt vom ‚Wie?' zum ‚Wozu?'. Beispielsweise wurden auf diese Weise die verschiedenen Funktionen der Partikel *ja* (Weidner 2015) oder des Indefinitpronomens *man* (Imo/Ziegler 2019) im Gespräch herausgearbeitet. Wechselt beispielsweise ein Arzt in der Impfsprechstunde vom Pronomen *ich* zu *wir* („natürlich is jede impfung freiwillig aber wir raten (.) SEHR dazu,"), wird dieser Wechsel gemäß der Maxime *order at all points* als sinnvoll motiviert betrachtet und die Funktion dieser kommunikativen Praxis ergründet. So kann *wir* im Arzt-Patient-Gespräch etwa eingesetzt werden, um zu kennzeichnen, dass eine Empfehlung keine persönliche Meinung widerspiegelt, sondern von einer übergeordneten Institution wie beispielsweise der STIKO oder der gesamten Ärzteschaft (vgl. Skelton/Wearn/Hobbs 2002: 487) geteilt wird. Über die Analyserichtung Form-Funktion können dann Erkenntnisse über die zugrundeliegenden kommunikativen Aufgaben in einer konkreten Gesprächssituation gewonnen werden. Im Beispiel vom Wechsel zum Pronomen *wir* könnte die zugrundeliegende kommunikative Aufgabe der objektiven Aufklärung von Patien-

27 Nach Deppermann (2008: 17) sind unter dem Terminus *Formen* verschiedene „Methoden, Praktiken, Ressourcen, Verfahren, linguistische Formen etc." zu fassen.

ten über aktuelle landesweite Impfempfehlungen zugrunde liegen. Allerdings ist zu beachten, dass eine Form meist unterschiedliche Funktionen erfüllt bzw. ein ganzes Funktionsspektrum abdecken kann. So kann ein Wechsel zum Pronomen *wir* in anderen Kontexten bspw. auch zur Herstellung von Gemeinschaft und Beziehung mit dem Patienten („wir müssen das ja NUTzen; <<lachend > dass sie DA sind >;") eingesetzt werden (vgl. Skelton/Wearn/Hobbs 2002: 487). Es zeigt sich demnach, dass es für die Auswertung von zentraler Bedeutung ist, den sequenziellen Kontext einer Form in die Funktionsanalyse einzubeziehen.

Multifunktionalität und Mehrebenenbetrachtung

Dass sprachliche Formen – wie eben beschrieben – unterschiedliche Funktionen haben können, liegt u. a. in der Tatsache begründet, dass Interagierende simultan auf verschiedenen Ebenen Sinn und Ordnung im Gespräch konstruieren. In Anlehnung an Kallmeyer (1982) führt Deppermann (2007: 43–44) sechs Ebenen an:

- die *Gesprächsorganisation*: die formale Strukturierung eines Gesprächs, bspw. Gestaltung des turn-taking oder Verteilung des Rechts, Themen im Gespräch zu initiieren
- die *Sachverhaltsdarstellung*: thematische und inhaltliche Gesprächsfacetten, die sich in Aktivitäten wie etwa ‚Aufklären', ‚Argumentieren' oder ‚Abwägen' entfalten
- die *Handlungskonstitution*: Ausrichtung des Handelns im Gespräch an individuellen oder gemeinsamen Zielen und Zwecken
- die Konstitution von *Identitäten* (bspw. als Arzt/Ärztin, PatientIn oder ExpertIn), *Beziehungen* (etwa kollegial, freundschaftlich oder professionell) und *Einstellungen* (Sympathie, Respekt etc.) der GesprächspartnerInnen
- die Konstitution der *Interaktionsmodalität*: Relation der Gesprächsbeiträge zur Wirklichkeit (bspw. Ironie, Sarkasmus, Ernst) und emotionale Involviertheit der Interagierenden (Mitleid, Wut etc.)
- die *Reziprozitätskonstitution*: Sicherstellung von Verständigung und Intersubjektivität (u. a. durch *recipient design*)

Es ist anzumerken, dass sich die sechs gelisteten Ebenen nicht gleichwertig verhalten; die Reziprozitätskonstitution ist den anderen Aufgaben übergeordnet, da sie als Voraussetzung für die Bearbeitung der übrigen Aufgaben konstant präsent ist. In der Form-Funktions-Analyse muss zudem berücksichtigt werden, dass „zwischen Formen und Funktionen keine Eins-zu-eins-, sondern eine Viele-zu-viele-Relation" (Deppermann 2007: 45) besteht und deshalb nicht monokausal argumentiert werden darf.

In der Impfberatung kann beispielsweise beobachtet werden, dass eine Kundin KW, die selbst Ärztin ist und im Zuge eines bevorstehenden Urlaubs im Krüger Nationalpark in die Impfsprechstunde kommt, durch ihre turns „RICHtich,"

(Zeile 5) und „isch bin inforMIERT,“ (Zeile 7) nicht nur auf der Ebene der Sachverhaltsdarstellung mit dem Arzt AM interagiert:

Ausschnitt 1: Impfsprechstunde_M_Südafrika[28]

```
004 AM:  krüger nationalpark is das wichtige für maLAria,
005 KW:  RICHtich,
006 AM:  [(-) KÖNnen wer gleich einmal-]
007 KW:  [(-) isch bin inforMIERT,     ]
008 AM:  oder ham se sich wahrscheinlich selbst [schon n rezept] geMACHT?
009 KW:                                         [ja;            ]
```

Sie konstituiert durch diese Äußerungen gleichzeitig ihre Identität als Expertin und modifiziert ihre Beziehung zu AM als ärztliche Kollegin. Zusätzlich zeigt sie auf gesprächsorganisatorischer Ebene an, dass AM von der standardisierten inhaltlichen Strukturierung des Beratungsgesprächs abweichen kann, da sie keine detaillierten Informationen zum Thema „Malaria“ benötigt. Hinsichtlich der Reziprozitätskonstitution signalisiert sie ihrem Gesprächspartner, dass er sein Handeln hinsichtlich des *recipient designs*[29] neu ausrichten und anpassen soll. AM reagiert in Zeile 8 darauf, indem er die Frage formuliert, ob sich die Kundin schon selbst ein Rezept für ein Medikament zur Malariaprophylaxe ausgestellt habe. Er erkennt damit die veränderte Beziehungskonstellation und die Position der Kundin als Kollegin an, da nur approbierte ÄrztInnen Medikamente rezeptieren dürfen. Zugleich reagiert er auf der Ebene der Handlungskonstitution auf das von der Standardsituation abweichende Gesprächsziel der Kundin, das nicht in der Einholung von Informationen oder dem Erhalt eines Rezeptes liegt und überspringt die – sonst an dieser Gesprächsphase übliche – Erläuterung der Merkmale und Risikofaktoren einer Malariainfektion.

28 Zur Datenerhebung und den Transkriptionskonventionen vgl. Kapitel 4.

29 *Recipient design* bezeichnet den Adressatenzuschnitt einer Äußerung. Sacks/Schegloff/Jefferson (1974: 727) definieren das Konzept des *recipient designs* als „a multitude of respects in which the talk by a party in a conversation is constructed or designed in ways which display an orientation and sensitivity to the particular other(s) who are co-patticipants. In our work, we have found recipient design to operate with regard to word selection, topic selection, admissibility and ordering of sequences, options and obligations for stmting and terminating conversations etc.“.

Kontextualität und Sequenzanalyse

Die eben aufgegriffene Frage von AM, ob sich die Kundin schon selbst ein Rezept ausgestellt habe (Zeile 8), zeigt exemplarisch auch, dass Gesprächsbeiträge nur in ihrem sequenziellen Kontext hinsichtlich der Konstitution von Sinn und Ordnung analysiert werden können. Während die Äußerung „oder ham se sich wahrscheinlich selbst schon n rezept geMACHT?" (Zeile 8) losgelöst von ihrem Kontext und der sequenziellen Abfolge in einem Arzt-Patient-Gespräch als unerwartet und unangebracht betrachtet werden würde, zeichnet sie sich eingebettet in ihre sequenzielle Umgebung, den spezifischen situativen Kontext und die Gesprächskonstellation als adäquate Lösung für die der Situation inhärenten kommunikativen Herausforderungen aus. Der Sprecher geht auf die Kontextualisierungshinweise (Gumperz 1982) seiner Gesprächspartnerin ein, interpretiert ihr sprachliches Handeln kontextsensitiv und adaptiert seinen nachfolgenden Gesprächsbeitrag passgenau an die neu ausgehandelte Konstellation. Das Beispiel zeigt auch, dass Arzt-Patient-Gespräche keinem starren Schema folgen, sondern die Interagierenden durchgehend zahlreiche Handlungsoptionen haben und zu jedem Zeitpunkt Ordnung und Bedeutung gemeinsam herstellen. Diese interaktiven Verfahren rekonstruiert die Gesprächsanalyse durch die Sequenzanalyse.

Unter Sequenzialität versteht man „das zeitliche und interaktionale Organisationsprinzip, wonach Äußerungen und Äußerungseinheiten im Gespräch in geordneter Weise aufeinanderfolgen, ineinandergreifen und sich zu größeren Einheiten verketten" (Stukenbrock 2013: 231). In der Sequenzanalyse, also der *turn-by-turn* (Silverman 1998: 50) erfolgenden Rekonstruktion aus Teilnehmerperspektive, wird demnach untersucht, wie die Interagierenden in der zeitlichen und aufeinander bezogenen Abfolge von kontextualisierten Beiträgen intersubjektiv Bedeutung generieren. Die Sequenzanalyse gilt demnach als das „Herzstück der Gesprächsanalyse" (Deppermann 2008: 53) und steht auch bei der hier durchgeführten Auswertung von Impfgesprächen im Zentrum. Die Gesprächsanalyse geht dabei – wie die interaktionale Soziolinguistik (Gumperz 1982: 130 f.) – von einem reflexiv-dynamischen Kontextbegriff aus, indem angenommen wird, dass Kontextualisierung immer in zwei Richtungen erfolgt:

> Statt, wie im Strukturalismus und der traditionellen Soziolinguistik üblich, die Beziehung zwischen Text und Kontext als unidirektional zu verstehen und Sprache als ein semiotisches System zu betrachten, dessen Gebrauch vom Kontext abhängig ist, verweist die Interpretative Soziolinguistik darauf, daß die Verwendung von Sprache zugleich auch den Kontext erzeugt, der wiederum den Rahmen für die Interpretation [...] bildet. (Günthner 2000: 29)

Trotz der Tatsache, dass Interagierende sequenziell Bedeutung generieren und sie zu jedem Zeitpunkt im Gespräch aus zahlreichen Handlungsoptionen wählen können, wird der gesprächsanalytische Ansatz der Untersuchung von Impfgesprächen insofern nicht gänzlich gerecht, da es sehr wohl sprachliche und außersprachliche Muster gibt, an denen sich die Beteiligten orientieren, wenn sie ein Impfgespräch interaktiv herstellen. Aus diesem Grund soll ergänzend auch die Methode der Gattungsanalyse herangezogen werden, auf welche im Folgenden näher eingegangen wird.

3.3 Kommunikative Gattungen und Gattungsanalyse

Obwohl die innerhalb des vorliegenden Dissertationsprojekts erhobenen Impfgesprächsdaten von sieben verschiedenen Orten innerhalb des deutschsprachigen Raums stammen (vgl. Kapitel 4) und die Interagierenden unterschiedliche ÄrztInnen bzw. PatientInnen mit sehr heterogenen Reisezielen, Vorerkrankungen und Anliegen sind, fällt auf, dass sich die einzelnen Gespräche hinsichtlich ihrer sequenziellen, stilistischen und inhaltlichen Struktur stark ähneln. Solche Ähnlichkeiten zwischen verschiedenen Gesprächen, wie sie auch hier zu beobachten sind, erklärt Bergmann (1987: 35) damit, dass die Beteiligten hinsichtlich bestimmter kommunikativer Prozesse auf einen Wissensvorrat vorgeprägter Formen zurückgreifen:

> Diese Gleichförmigkeit kann daraus resultieren, daß die Handelnden selbst ein Routinewissen haben über die Form des kommunikativen Geschehens, in dem sie sich gerade befinden, und das sie mit ihrem Tun verwirklichen, indem sie sich an diesen Formvorgaben orientieren.

Vor dem Hintergrund, dass die Interagierenden einerseits bereits mit Wissen und Erfahrungen hinsichtlich der typischen Merkmale von Impf- bzw. Arzt-Patienten-Gesprächen in die Sprechstunde kommen[30] und andererseits Kommunikation wiederum soziale Wirklichkeit konstruiert (vgl. Berger/Luckmann 1966/74), müssen auch die kontextbezogenen Muster und Verfestigungen bezüglich der institutionellen und medizinischen Kommunikation in die Analyse einbezogen werden. Dazu bietet sich an, die Impfgespräche nach dem Konzept der kommunikativen Gattungen einer Gattungsanalyse zu unterziehen, um diese Muster transparent und fassbar zu machen.

30 In den 57 zugrundeliegenden Gesprächen kam niemand mit leerem Impfpass, sondern alle KundInnen konnten mehrere dokumentierte Immunisierungen vorweisen. Da die KundInnen im Datenkorpus in der Vergangenheit bereits mehrmalig geimpft wurden, können sie auf multiple Erfahrungen bezüglich der Arzt-Patienten-Kommunikation in Impfsprechstunden zurückgreifen und haben bereits ein Wissen über die Merkmale dieser Gattung generiert.

Ausgehend von der Beobachtung, dass Kontextwissen das (sprachliche) Handeln beeinflusst und „diejenigen kommunikativen Vorgänge, die typisch wiederkehren und die von gesellschaftlicher Relevanz sind, [...] typische Muster aus[bilden], an denen sich Handelnde orientieren" (Günthner/Knoblauch 1994: 695), prägten Luckmann (1986, 1988, 2002) und Bergmann (1987) das wissenssoziologische Konzept der kommunikativen Gattungen. Günthner/Knoblauch (1994, 1996, 2007), Günthner (v. a. 1995, 2000, 2006, 2014) und Knoblauch (1995) haben dieses für den Bereich der Gesprächsanalyse weiterentwickelt und um eine zusätzliche Analyseebene erweitert. Auf die Analyseebenen wird detailliert an einer späteren Stelle eingegangen, nachdem das Gattungskonzept in seinen Grundsätzen vorgestellt wurde.

Kommunikative Gattungen sind definiert als „gesellschaftlich verfestigte und intersubjektiv mehr oder minder verbindliche Vorprägungen kommunikativer Vorgänge", wobei die „Funktion solcher Verfestigungen die Lösung eines spezifisch kommunikativen ‚Problems' ist" (Luckmann 1984: 59). Die genannten Vorprägungen können sich laut Luckmann (1984: 59) dabei auf unterschiedliche kommunikative Ebenen beziehen:

> So die Situation, in der die Gattung zur Anwendung kommen darf, soll, muß. Dann der Status (z. B. Alter, Geschlecht etc.) der Partner im kommunikativen Vorgang. Weiters der vorgangs-*interne* Status der am Vorgang beteiligten (z. B. Sprecher/Hörer, Vorsinger/Nachbeter usw.). Vor allem auch das sprachliche Repertoire bzw. überhaupt die kommunikativen (einschließlich Ausdrucks-)Repertoires und die Stilebenen, die der Gattung angemessen sind. Schließlich typische Anfänge, Beendigungen und, selbstverständlich, Verlaufsformen (z. B. Redezuweisungen).

Gattungen – also typische Verbindungen von Verfestigungen auf den verschiedenen innerhalb des Zitats erwähnten Ebenen – stellen keine gleichmäßig starren Schablonen dar. Vielmehr sind sie als Hilfestellungen für die Produktion und Rezeption sprachlicher Strukturen anzusehen, die unterschiedlich stark verfestigt sind, einen unterschiedlichen Komplexitätsgrad aufweisen, unterschiedlich weit im Sedimentierungsprozess[31] fortgeschritten sind und den Interagierenden deshalb einen gewissen Ausgestaltungsspielraum innerhalb der Gattung einräumen. Beispielsweise ist der Komplexitätsgrad und Verbindlichkeitscharakter bei Gattungen wie Bewerbungsgesprächen (vgl. Birkner 2001) als höher einzustufen als etwa bei Vorwurfsaktivitäten (vgl. Günthner 2000). Günthner/Knoblauch (1994: 703) kategorisieren nur komplexe und stark verfestigte Kommunikationsmuster als prototypische kommunikative Gattungen im engeren Sinne und grenzen kommunikative Muster (z. B. Streitgespräche) sowie Klein- und Kleinstformen wie Begrüßungen von diesen ab.

31 Zur Sedimentierung kommunikativer Muster siehe Luckmann (1992), Günthner/Knoblauch (1994, 2007) sowie Günthner/König (2016).

Aufgrund der starren Struktur von sehr stark verfestigten sprachlichen Mustern ist es nicht verwunderlich, dass diese oftmals aus einer normativen Perspektive betrachtet werden, die dazu führt, dass das Gesprächsverhalten der Interagierenden hinsichtlich der Einhaltung von Gattungsspezifika bewertet wird. Auf diese Weise wird sprachliches Handeln aus „alltäglichen, allgemeinen Sozialisierungsvorgängen ausgegliedert und verschult" (Luckmann 1995:56). Im Bereich der medizinischen Kommunikation ist hier etwa die Gattung *Anamnesegespräch* zu nennen, deren sequenzielle und inhaltliche Gestaltung sowie die typische Form des Sprecherwechsels in Form von Frage-Antwort-Schemata in medizindidaktischen Lehrveranstaltungen und -büchern vermittelt wird (vgl. Füeßl/Middeke 2018). Medizinstudierende üben ein, die Charakteristika der kommunikativen Gattung im Gespräch zu berücksichtigen, bevor dieses explizite Musterwissen (etwa in simulierten Arzt-Patient-Gesprächen) abgeprüft und anhand einer Note auf der Skala von „sehr gut" bis „mangelhaft" bewertet wird. Auch der Bereich der Notfallmedizin ist äußerst stark verfestigt, wenn man beispielsweise an das genau festgelegte Kommunikationsgefüge anhand des ABCDE-Schemas (vgl. AGNN 2015: 29) der ErstversorgerInnen am Unfallort oder die interprofessionelle Kommunikation im Schockraum (vgl. Guedes Correia i.V.) denkt. Bei solch stark verfestigten Gesprächsformen „ist es leicht, die Strukturmerkmale der Gattung zu erkennen und analytisch zu bestimmen" (Luckmann 1984: 62). Zudem wird hier der Umgang der Interagierenden mit Abweichungen von den verfestigten Formen besonders nachvollziehbar: Richtet ein(e) GesprächsteilnehmerIn sein/ihr sprachliches Handeln nicht an den gattungsspezifischen Mustern aus, kann dies als Erwartungsverletzung eingestuft und unter Umständen sanktioniert werden (vgl. Luckmann 1995: 52). Obwohl dies im Speziellen in Bezug auf stark verfestigte Gattungen gilt, können Sanktionierungen jedoch auch bei Verfehlungen hinsichtlich der Konventionen schwächer vorgeprägter Strukturen wie etwa Begrüßungen auftreten.

An den Beispielen aus der medizinischen Kommunikation werden zweierlei Dinge evident: Zum einen wird die Funktion von kommunikativen Gattungen sehr deutlich, da routinierte und rekurrente Formen des sprachlichen Handelns die Interagierenden entlasten, indem sie „von typischen Akteuren in besonderen Interaktionssituationen als Lösungen eines wiederkehrenden Problems hervorgebracht werden" (Günthner/Knoblauch 1997: 282). Diese Entlastung kommt dadurch zustande, dass „die Synchronisation der Handelnden und die Koordination ihrer Handlungsteile mittels mehr oder weniger vorbestimmter Muster in halbwegs verläßliche, bekannte und gewohnte Bahnen" (Günthner/Knoblauch 1996: 38) gelenkt werden und die Beteiligten somit auf vorgefertigte Strukturen zurückgreifen können. Auf diese Weise wird der Gesprächsverlauf zu einem gewissen Grad voraussagbar und der Fokus der Interagierenden kann auf die (außersprachlichen) Spezifika der individuellen Situation gerichtet werden, da sie die „‚Energie' nicht mehr in die sprachliche Formulierungsarbeit stecken [müssen], und [...] nicht mehr für alle Aspekte [ihres] Handelns selbst voll verantwortlich“ sind (Auer 2013: 184).

Zum anderen zeigt sich, dass der Gebrauch mancher Gattungen auf ExpertInnen beschränkt ist (Luckmann 1984: 60) und der spezifische Vorrat an Sonderwissen über die Muster und Strukturen dieser Gattungen explizit erworben werden muss, während das Wissen über andere kommunikative Gattungen im alltäglichen Sprachgebrauch der Mitglieder einer Gesellschaft verankert ist und zum Allgemeinwissen gehört. Bei letzteren Gattungen herrscht in der Regel auch kein „explizites Regelwissen“ vor, sondern die Interagierenden rufen lediglich „ein praktisch anwendbares Rezeptwissen um die Verbindung von situativen, prozeduralen und sprachlichen Bestandteilen“ (Luckmann 1984: 60) ab. Zum „kommunikativen Haushalt“ (Luckmann (1988: 284) einer Gesellschaft zählen jedoch sowohl die festen, stark institutionalisierten Formen als auch die schwach vorgeprägten sowie spontan realisierten kommunikativen Vorgänge.

Da kommunikative Gattungen jeweils in spezifischen Gesellschaften verankert sind, unterliegen diese dynamischen Wandelprozessen, diachronen Veränderungen und kulturspezifischen Unterschieden. So weisen Günthner/König (2016) darauf hin, dass die stärker werdende Medialisierung auch Auswirkungen auf Gattungen mündlicher und schriftlicher Kommunikation hat, denkt man beispielsweise an Analysen zur SMS- bzw. WhatsApp-Kommunikation (Androutsopoulos/Schmidt 2002; Hauptstock/König/Zhu 2010; König 2015). Günthner/König (2016) zeigen des Weiteren, dass kommunikative Gattungen kulturbedingten Divergenzen unterliegen, indem zum Beispiel die Gattung ‚universitäre Sprechstunde‘ im China gar nicht existiert oder Vorträge auf wissenschaftlichen Tagungen in China anders eröffnet werden als in Deutschland.

Auf diachrone und kulturvergleichende Analysen soll hier jedoch verzichtet werden, indem die Gattungsmerkmale von Impfberatungsgesprächen ausschließlich synchron und für den deutschsprachigen Raum herausgearbeitet werden.

Günthner/Knoblauch (1996: 55) betonen des Weiteren die Relevanz der Zugänglichkeit zu kommunikativen Mustern und Gattungen sowie der Möglichkeit, diese als kommunikative Kompetenz erwerben zu können. Da Gattungswissen – im Sinne eines reflexiven Kontextbegriffs (vgl. Gumperz 1982) – auch den sozialen Kontext bestimmt, die Beziehung zwischen den Interagierenden gestaltet sowie institutionelle Professionalität herstellen kann, ist es wichtig, die zugrundeliegenden Strukturen durch Gattungsanalysen transparent zu machen, bevor diese Erkenntnisse dann – u. U. in didaktisierter Form – an die entsprechenden AkteurInnen vermittelt werden können, die dieses Gattungswissen brauchen, um in ihrem spezifischen Alltag adäquat (sprachlich) handeln zu können.

Die Analyse bzw. Sichtbarmachung von Verfestigungen und Formalisierungen innerhalb einer Gattung erfolgt nach Luckmann (1986) anhand eines heuristischen Ebenenmodells, welches aus zwei Strukturebenen, nämlich der Ebene der *Binnenstruktur* und der *Außenstruktur* besteht. Günthner/Knoblauch (1994, 1996, 1997) und Günthner (1995, 2000) haben diese um die *situative Realisierungsebene* als dritte Strukturebene erweitert.

Die *Außenstruktur* bezieht sich auf die „Beziehung zwischen kommunikativen Handlungen und Sozialstruktur" (Luckmann 1986: 2014), das heißt, es wird ein Spektrum von Faktoren berücksichtigt, welches das sprachliche Handeln „in größere gesellschaftliche Strukturen einbettet" (Imo 2013: 86). Die Außenstruktur betrifft den sozialen, räumlichen und zeitlichen Kontext der Interaktion und die gesellschaftliche Funktion der Gattung sowie die Ziele der Interagierenden (vgl. Birkner 2001: 36), die durch die Lösung kommunikativer Probleme mithilfe einer Gattung als verfestigte Strukturen erreicht werden sollen. Jenseits sprachlicher Merkmale werden hier also auch die wechselseitige Beziehung zwischen den Interagierenden, soziale Rollen, die Auswahl von Akteurstypen, die kommunikative Situation und das soziale Milieu (vgl. Günthner/Knoblauch 1996: 51) untersucht, wobei Luckmann (1995: 62) Milieu als „räumlich umgrenzbare soziale Einheit" definiert, die von „verhältnismäßig feste[n] Sozialbeziehungen", von „gewohnheitsmäßige[n] Orte[n] der Kommunikation, gemeinsame[n] Zeitbudgets und eine[r] gemeinsame[n] Geschichte" geprägt ist. Des Weiteren werden auf dieser Strukturebene Makrofaktoren wie Geschlechtszugehörigkeit, Schicht, kulturelle Zugehörigkeit etc. beleuchtet (vgl. Günthner 1995: 2014). In diesem Kontext ist auch relevant, ob es sich um eine institutionelle (bspw. Polizeivernehmung, Hee 2012) oder alltagssprachliche (bspw. Tischgespräch in der Familie, Keppler 1994) Kommunikationssituation handelt, wobei die individuelle gattungsspezifische Melange aus den genannten sozialen und gesellschaftlichen Komponenten sich wiederum im kommunikativen Verhalten widerspiegelt und Institutionalität oder Alltagssprachlichkeit konstruieren kann.

Auf der Ebene der *Binnenstruktur* werden dagegen primär die sprachlichen Charakteristika einer Gattung untersucht. Diese umfassen die prosodische, syntaktische, lexikalische, phonologische, stilistische und rhetorische Gestaltung (vgl. Günthner/Knoblauch 1996: 42), welche für eine spezifische Gattung konstitutiv ist. Auch die Bestimmung des sprachlichen Kodes, also der Varietät, des Registers und lexikosemantischer Elemente wie etwa fachsprachliche Termini (vgl. Günthner/Knoblauch 1996: 42), kann Aufschluss über Gattungsmerkmale geben. Neben verbalen und inhaltlichen Gattungskonstituenten umfasst die Binnenstruktur aber auch „mimische, gestische und paralinguistische kommunikative Formen" (Luckmann 1995: 53), also beispielsweise den verfestigten Einsatz eines erhobenen Zeigefingers und hochgezogener Augenbrauen bei Belehrungen (vgl. Weidner 2015: 237–246). Günthner/Knoblauch (1996: 44) zählen daneben auch textinterne Gliederungsstrukturen und die Rahmung bzw. das *footing* (Goffman 1981) zum binnenstrukturellen Bereich. Dies betrifft die Wahl eines bestimmten Produktionsformats (Goffman 1981) sowie Formen des AdressatInnenbezugs wie etwa das *recipient-design*. Zu beachten ist auf dieser Strukturebene, dass nicht nur Gattungen Verfestigungen in den genannten linguistischen Kategorien aufweisen, sondern auch Klein- und Kleinstformen wie z. B. Sprichwörter. Diese sind im Gegensatz zu komplexen Gattungen allerdings in „größere Muster und Gattungen eingebaut [...] und in der Regel funktionsneutral" (Günthner/Knoblauch 1997: 290). Insgesamt steckt die Binnenstruktur also die „materiale Grundlage des gattungstypischen Handelns in Gestalt der verwendbaren Ausdruckssysteme" (Auer 2013: 185) ab.

Die *situative Realisierungsebene* – angesiedelt zwischen Binnen- und Außenstruktur – bezieht schließlich den Faktor in die Analyse ein, dass die GesprächsteilnehmerInnen die Kommunikation interaktiv herstellen und Gattungen deshalb nicht wie „monologisch produzierte, kontext-losgelöste Texte" (Günthner 2000: 17) behandelt werden dürfen. Demzufolge werden hier zum einen Prinzipien der sequenziellen Gesprächsorganisation wie beispielsweise Paarsequenzen (etwa Frage-Antwort-Sequenzen in Anamnesegesprächen), Prä-/Post- und Einschubsequenzen oder Strategien des *turn taking* (z. B. Zuteilung des Rederechts in Unterrichtssituationen) beleuchtet. Zum anderen gilt es, die Teilnehmerkonstellation, also die „kommunikativen Rollen der Gesprächsteilnehmer" (Auer 2013: 186), beispielsweise Lehrender-Lernender, zu untersuchen. Auch das *recipient design* sowie spezifische Präferenzstrukturen, die u. a. die sequenzielle Abfolge von Redebeiträgen betreffen, sind für den interaktiven Gattungskontext zentral.

Zusammenfassend stellt das Gattungskonzept eine geeignete Ressource dar, um kommunikative Praktiken, die sich zur Lösung gleicher gesellschaftlicher und interaktionaler Probleme sedimentiert haben, umfassend untersuchen zu können. Die Gattungsanalyse reichert den rein konversationsanalytischen Ansatz (vgl. Kapitel 3.1) um wichtige Untersuchungsparameter an, da sprachliche Routinisierungen zusätzlich auch in ihrem jeweiligen sozialen, kulturellen und institutionellen Kontext betrachtet werden müssen. Durch eine systematische Auswertung von Verfestigungen im Bereich der Außen- und Binnenstruktur sowie der situativen Realisierungsebene gelingt es, linguistische Strukturen und interaktionale Phänomene an einen größeren soziokulturellen Rahmen anzubinden und die Herstellung von sozialer Wirklichkeit transparent zu machen.

3.4 Angewandte Gesprächsforschung

Neben einer „pure Conversation Analysis" (ten Have 2007: 174), welche ihren Fokus v. a. auf die deskriptiv-rekonstruierende Analyse informeller Alltagsinteraktion richtet, etablierte sich ab den 1970er Jahren auch eine „applied Conversation Analysis" (ten Have 2007: 174), die im Deutschen als Angewandte Gesprächsforschung[32] bezeichnet wird (vgl. Imo/Lanwer 2019: 295). Diese zeichnet sich zum einen dadurch aus, dass sie auf Gesprächsdaten aus formeller institutioneller und interkultureller Kommunikation ausgerichtet ist und zum anderen die Untersuchungsergebnisse insofern an die Institutionen zurückspielt, als diese für die Kommunikation in der beruflichen Praxis nutzbar gemacht werden können, bspw. in Form von empirisch fundierten Trainings, Beratungen sowie der Entwicklung von didaktischen Konzepten und Lehr-/Lernmaterialien. Ein solcher Ansatz setzt eine Kooperation zwischen der Sprachwissenschaft und den Institutionen bzw. beteiligten Fachgebieten voraus, indem einerseits die Institutionen den Zugang zu den – mitunter heiklen – Gesprächsdaten ermöglichen, ggf. Rückfragen zu ethnographischem Hintergrundwissen beantworten und andererseits die Linguistik ihre Ergebnisse wiederum praxisnah und zugeschnitten auf die Bedürfnisse der beteiligten AkteurInnen aufbereitet (vgl. Antos 2002: 104). In diesen Kooperationen sieht Bendel Larcher (2018: 376) auch die Stärke dieser Arbeitsweise: „Die Zukunft der Angewandten Gesprächsforschung liegt ganz klar in der interdisziplinären Zusammenarbeit". Die Angewandte Gesprächsforschung kann als Teilgebiet der Angewandten Linguistik somit definiert werden als „Disziplin, die sich mit der Beschreibung, Erklärung und Lösung von lebens- und gesellschaftspraktischen Problemen von Sprache und Kommunikation befasst" (Knapp 2004: XVIII).

In dieser Definition klingt bereits an, was Bendel Larcher (2018: 377) als „chronisches Problem der Angewandten Gesprächsforschung" bezeichnet, nämlich die normative Perspektive, die durch eine Bewertung als ‚problematische' oder ‚gelingende' Kommunikation eingenommen wird.[33] Beispielsweise ist das Auftreten von Dissens in der institutionellen Kommunikation keineswegs immer problematisch (vgl. Sternberg 2011), sondern kann ein konstitutives Gattungsmerkmal darstellen und professionell gelöst werden, ohne das Erreichen des Gesprächsziels oder die Beziehung der GesprächspartnerInnen zu gefährden. Diese Kritik an der Angewandten Gesprächsforschung soll in der vorliegenden Arbeit insofern berücksichtigt werden, als keine Normen oder konkreten sprachlichen Handlungsvorschläge zur Optimierung der Impfgespräche vorgegeben werden, sondern gattungsspezifische Herausforderungen aufgezeigt werden, für welche

32 Der Terminus „Angewandte Gesprächsforschung" markiert, dass neben konversationsanalytisch ausgerichteten Arbeiten auch Studien aus der Funktionalen Pragmatik, Interaktionalen Linguistik, linguistischen Diskursanalyse oder Interaktionalen Soziolinguistik berücksichtigt werden (vgl. Imo/Lanwer 2019).

33 Fiehler (1999: 32) schlägt vor diesem Hintergrund vor, mit sogenannten „deskriptiven Normen" zu arbeiten, die aus den Daten selbst abgeleitet werden.

dann individuelle sprachliche Strategien entwickelt und institutionell eingebettet erprobt werden können.

Die Angewandte Gesprächsforschung hat sich im Laufe der vergangenen Jahrzehnte weiter differenziert und verschiedene Forschungszweige herausgebildet: Imo/Lanwer (2019: 295 ff.) unterscheiden zwischen *Workplace studies*, Interkultureller Kommunikation und Kommunikationstrainings, Antaki (2011) beschreibt mit *foundational, social-problem oriented, communicational, diagnostic, institutional* und *interventionist Applied Conversation Analysis* sechs unterschiedliche Ausrichtungen. Als *foundational* wird ein Ansatz verstanden, die Konversationsanalyse bzw. Gesprächsforschung auf wissenschaftliche Fachbereiche jenseits der Linguistik anzuwenden. So werden u. a. in der Psychologie, der Anthropologie, der Medizin und der Sprechwissenschaft konversationsanalytische Ansätze zur Bearbeitung eigener Fragestellungen eingesetzt, bspw. haben die Psychologen Edwards und Potter das Gedächtnis als kommunikativen Akt beschrieben und damit neu definiert (vgl. Edwards/Potter 1992). Innerhalb von *social-problem oriented CA* werden soziale Fragen, etwa nach Alter (vgl. Thimm 2002), Geschlecht (vgl. Günthner 2006) oder Sexualität (vgl. Kitzinger 2005) adressiert. Als *communicational CA* subsumiert Antaki (2011: 5) Arbeiten, die sich zum einen mit Erkrankungen beschäftigen, die sich auf die Kommunikation auswirken, etwa Aphasie, Autismus-Spektrums-Störungen, Demenz oder geistige Beeinträchtigungen. Als Beispiel wären hier die Arbeiten von Goodwin (1995; 2003) zur Aphasie zu nennen. Zum anderen werden darunter aber auch Untersuchungen gefasst, die sich mit Kommunikation in Zweit- und Fremdsprachen bzw. mehrsprachiger Interaktion beschäftigen (vgl. etwa Bührig/Duarte 2013 zur Mehrsprachigkeit im Unterricht). Unter *diagnostic* versteht Antaki (2011) Ansätze, mit denen aufgrund von sprachlich-kommunikativen Merkmalen zugrundeliegende organische oder psychische Störungen diagnostiziert werden können. Als Beispiele können hier die Arbeiten von Gülich/Couper-Kuhlen (2007) und Gülich/Schöndienst (1999) angeführt werden, die Formulierungsmuster anfallskranker Menschen differentialdiagnostisch auswerten. In die Kategorie der *institutional applied Conversational Analysis* (Antaki 2011) fallen zahlreiche Beiträge, die institutionelle Kommunikation beleuchten und z. T. auch als *workplace studies*[34] bezeichnet werden. Besonders die Interaktion im Bildungswesen, in öffentlich-rechtlichen Institutionen, in Service- und Beratungsstellen sowie im Gesundheitswesen sind hier bereits vielfältig untersucht worden (vgl. Bendel Larcher 2018: 368–371). Unter *interventionist Applied Conversation Analysis* versteht Antaki (2011) einen Ansatz, bei dem die Untersuchungsergebnisse insofern eine Anwendung in der Praxis erfahren, als Veränderungen bzw. Verbesserungen im professionellen Gesprächsverhalten der insti-

34 Für einen Überblick siehe Drew/Heritage (1992), Knoblauch (2000) sowie Boden (1994).

tutionellen AkteurInnen erzielt werden sollen, etwa durch Trainings und Fortbildungen. Für den medizinischen Bereich können hier exemplarisch Coussios/Imo/Korte (2019) mit einem Trainings- und Übungshandbuch für die Kommunikation mit KrebspatientInnen, Menz/Lalouschek/Gstettner (2008) mit einem Trainingskonzept zur effizienten ärztlichen Gesprächsführung in der ambulanten Versorgung oder Koerfer/Albus (2018) mit einem Lehrbuch zur Förderung der kommunikativen Kompetenz in der Medizin genannt werden.

In der vorliegenden Arbeit soll Angewandte Gesprächsforschung zunächst als *institutional Applied Conversation Analysis* verstanden werden, indem Merkmale der institutionellen Kommunikation in reisemedizinischen Impfsprechstunden herausgearbeitet werden (vgl. Kapitel 5). In einem zweiten Schritt können die Ergebnisse dann im Sinne einer *interventionist Applied Conversation Analysis* in Form von Lehrmaterialien für die Aus- und Weiterbildung von MedizinerInnen nutzbar gemacht werden. Beide genannten Schritte sind insofern empirisch fundiert, als ihnen ein Gesprächskorpus aus authentischen reisemedizinischen Impfgesprächen aus unterschiedlichen Institutionen zugrunde liegt, welches im folgenden Kapitel beschrieben und erläutert wird.

4 Datengrundlage und analytisches Vorgehen

Dieses Kapitel, welches zu Beginn des empirischen Teils dieser Arbeit steht, stellt die Datengrundlage, auf der die Untersuchung beruht, vor. Es umreißt den ethnographischen Hintergrund des Projektes (Kapitel 4.1) und beschreibt die Kontaktaufnahme mit den institutionellen Einrichtungen, die Erhebung von Gesprächsdaten an den Impfberatungsstellen sowie die Datenauswahl innerhalb des Gesprächskorpus zur weiteren linguistischen Analyse (Kapitel 4.2). Kapitel 4.3 zeichnet dann die Aufbereitung und Verschriftlichung der Daten nach. In Abgrenzung zu Kapitel 3, in welchem die methodischen Grundsätze der Gesprächsanalyse theoretisch erläutert wurden, sollen an dieser Stelle konkrete Entscheidungen und praktische Herangehensweisen im Umgang mit den Gesprächsdaten innerhalb des hier angestellten Forschungsprojekts transparent gemacht werden.

4.1 Ethnographischer Hintergrund

Laut dem Centrum für Reisemedizin gibt es deutschlandweit aktuell[35] 2.303 Impfberatungsstellen, die auch zur Durchführung von Gelbfieberimpfungen[36] lizenziert sind (vgl. https://www.crm.de/beratungsstellen/index.asp). In Österreich sind 87 autorisierte Gelbfieberimpfstellen registriert (vgl. Bundesministerium für Soziales, Gesundheit, Pflege und Konsumentenschutz 2020) und in der Schweiz 117 (vgl. Bundesamt für Gesundheit 2020)[37]. Darüber hinaus haben auch viele InhaberInnen von Arztpraxen eine Fortbildung zur Reise- oder TropenmedizinerIn absolviert und bieten Impfberatungen im Reisekontext an, müssen die PatientInnen aber ggf. an die Gelbfieberimpfstellen überweisen. Wie aus Mail- und Telefonkontakten mit dem Robert Koch-Institut, dem Paul-Ehrlich-Institut und dem Centrum für Reisemedizin hervorging, wird die Anzahl an durchgeführten Impfberatungen

35 Stand: April 2020.

36 Die Gelbfieberimpfung ist von einigen Staaten als Einreisebestimmung vorgeschrieben und bedarf daher eines offiziellen Nachweises oder einer staatlich autorisierten Befreiung (z. B. bei entsprechenden Vorerkrankungen oder immunsupprimierender Medikamenteneinnahme). Um einen missbräuchlichen Umgang mit Impfbescheinigungen oder -befreiungen zu verhindern, dürfen nur staatlich zertifizierte Impfstellen solche Dokumente ausstellen und Gelbfieberimpfungen durchführen.

37 Um eine Vergleichbarkeit zu gewährleisten, wurde innerhalb des Forschungsprojektes entschieden, ausschließlich Daten aus den drei Hauptzentren des deutschsprachigen Raums, also des D-A-CH-Raumes, auszuwerten.

https://doi.org/10.1515/9783111518923-004

derzeit nicht registriert und evaluiert, sodass keine Angaben darüber gemacht werden können, wie oft die hier behandelten Beratungsgespräche jährlich stattfinden.

Für reisemedizinische Impfungen gibt es keine Leitlinien, aber seit 2020 Empfehlungen einer ExpertInnen-Kommission:

> Die Deutsche Gesellschaft für Tropenmedizin, Reisemedizin und Globale Gesundheit (DTG) erarbeitet jährlich Empfehlungen zu Reiseimpfungen und zur Malariaprophylaxe. Die Empfehlungen und Hinweise beruhen auf Expertenwissen und sind keine evidenzbasierten Leitlinien. Sie basieren jedoch auf aktuellen wissenschaftlichen Erkenntnissen und in der Praxis bewährten Vorgehensweisen und Erfahrungen. Verantwortlich und federführend für die Erstellung der Empfehlungen ist der Ständige Ausschuss Reisemedizin (StAR) der DTG. In diesem ehrenamtlichen Gremium sind industrieunabhängige Expert*innen der Reisemedizin unterschiedlichster Fachbereiche vertreten. (Rothe et al. 2021a: 1)

Je nach Größe und institutioneller Anbindung der Einrichtung gestalten sich die Organisation und der Ablauf von reisemedizinischen Impfsprechstunden hinsichtlich einiger Aspekte durchaus heterogen. Zur Einbettung der Gesprächsdaten sollen sie aber dennoch im Folgenden in ihren Grundsätzen skizziert und auf Grundlage meiner Erfahrungen während der Datenerhebung beschrieben werden: Beratungsstellen in kleineren Städten bzw. in kleineren Institutionen wie Gesundheitsämtern vereinbaren mit den KundInnen vorab fixe Gesprächstermine, während KundInnen in größeren Städten und Unikliniken in der Regel ohne Termin erscheinen und die Reihenfolge anhand von Wartenummern geregelt wird. Nach einer Anmeldung füllen die KundInnen dann institutionenübergreifend im Wartebereich einen Fragebogen aus, der u. a. das Reiseziel, die Reisezeit und -dauer, Alter, Vorerkrankungen, bestehende Schwangerschaft und Allergien eruiert. Dieser Fragebogen bildet zusammen mit dem mitgebrachten Impfpass die Grundlage der Impfberatung. Nachdem die KundInnen aufgerufen, ins Behandlungszimmer gebeten und begrüßt werden, beginnt das Beratungsgespräch mit der Begutachtung des Fragebogens sowie der Überprüfung der im Inland empfohlenen Standardimpfungen anhand des Impfpasses. Danach werden dann dezidierte Reiseimpfungen thematisiert, das individuelle Infektionsrisiko am Zielort abgesteckt und ein Impfkonzept ausgearbeitet, bevor in einem nächsten Schritt weitere reisemedizinische Informationen und Hinweise zu Nahrungsmittelhygiene, Mückenschutz und Reiseapotheke gegeben werden. Anschließend wird das in der Beratung erstellte Impfkonzept entweder von den ÄrztInnen direkt umgesetzt, d. h. die Impfungen selbst sind noch Teil der Interaktion, oder die KundInnen werden in einen anderen Raum geschickt, in dem die Injektionen vom Pflegepersonal bzw. medizinischen Fachangestellten verabreicht werden. Während die Bezahlung in einzelnen Institutionen noch vor der Impfung erfolgen muss, gehen die KundInnen in der Regel im Anschluss an die Injektionen zur Kasse bzw. ins Sekretariat und bezahlen die in Anspruch genommene Behandlung. Dabei müssen sie zum einen eine Beratungspauschale entrichten und zum anderen die Kosten für die jeweiligen Impfstoffe begleichen. Die KundInnen gehen dabei bei allen Impfungen in Vorkasse, können die ausgestellten Rechnungen später jedoch bei ihren Krankenkassen einreichen und bekommen dann die Kosten – zumindest für die Standardimpfungen – zurückerstattet. Abschließend werden bei den Institutionen, die mit einem Terminvergabesystem arbeiten, ggf. noch Termine für erforderliche Folge- und Auffrischimpfungen vereinbart.

4.2 Datenerhebung und Datenauswahl

Die Datenerhebung erfolgte im Zeitraum Mai 2017 bis Februar 2019 an sieben unterschiedlichen Standorten im deutschsprachigen Raum: zwei Beratungsstellen in Nordrhein-Westfalen, eine in Bayern, eine in Sachsen, eine in Thüringen, eine in Kärnten und eine in Berlin. Fünf der Erhebungsorte sind dabei als Großstädte zu klassifizieren und ein Ort als Mittelstadt. An vier Erhebungsorten sind die Impfstellen an Unikliniken angesiedelt, an zwei Standorten erfolgen die Impfberatungen durch Behörden des öffentlichen Dienstes wie beispielsweise Gesundheitsämter.[38]

Während die Datenerhebung an einem Standort im Zuge des Infrastrukturprojektes „Plattform Gesprochenes Deutsch“[39] stattfand (die Einverständniserklärung sieht jedoch auch eine Nutzung der Daten zu Forschungs- und Lehrzwecken vor), wurden alle weiteren Gespräche speziell für die vorliegende Arbeit aufgezeichnet. Der Kontakt zu den beteiligten Institutionen und Ärztinnen bzw. Ärzten wurde per E-Mail aufgenommen. Die meisten der angefragten Einrichtungen lehnten eine Aufnahme ab, zum Teil aus internen Gründen wie Personalmangel oder einer laufenden Teilnahme an anderen Studien, zum Teil aber auch aus Furcht vor Vertrauensverlust der KundInnen. So werden in den Impfsprechstunden u. a. sehr persönliche biographische Aspekte und moralisch aufgeladene Einstellungen gegenüber dem Impfen besprochen. Zudem vertrauen sich die KundInnen den ReisemedizinerInnen mit zum Teil stark stigmatisierten Vorerkrankungen wie beispielsweise HIV-Infektionen an, die spezielle Impfkonzepte erfordern und Einreiseschwierigkeiten in diverse Länder wie u. a. Russland nach sich ziehen können. Hier, so argumentierten die Institutionen, muss gewährleistet bleiben, dass die Impfsprechstunde einen geschützten Gesprächsrahmen bereitstellt.

Mit den Kliniken und Einrichtungen, die einer Aufnahme gegenüber offen eingestellt waren, folgte dann meist ein Telefonat und/oder ein face-to-face-Gespräch,

38 Die Namen der Städte, Kliniken und Beratungsstellen sollen aus Gründen der Anonymität ungenannt bleiben.

39 Für eine Projektbeschreibung und Registrierung zur Plattform siehe https://dafdaz.sprache-interaktion.de.

um das Projekt genauer vorzustellen und die Rahmenbedingungen zu besprechen. Dies betraf u. a. auch die Frage, ob die Interaktionen in Video- oder Audioformat aufgezeichnet werden sollen. Audiovisuelle Gesprächsdaten haben zahlreiche Vorteile, weshalb diese in der Gesprächsforschung aktuell stark befürwortet werden (vgl. Mondada 2013: 39; ten Have 2007: 72). Sie erlauben, auch nonverbale Reaktionen (Gestik, Mimik, Proxemik und Körperhaltung), taktile Elemente (z. B. das Desinfizieren der Impfstelle oder das Injizieren des Impfstoffes) sowie die Ausrichtung der Aufmerksamkeit bzw. das Herstellen deiktischer Bezüge anhand institutionsspezifischer Dokumente (bspw. den Impfpass oder Landkarten der Reisedestinationen) in den Blick zu nehmen. Videomaterial liefert demnach über mehrere Kanäle detailgetreuere Hinweise auf interaktiv relevantes Handeln und lokale Bedeutung kommunikativer Praktiken, welche ggf. durch Audiomaterial nicht hinreichend auszuwerten sind. Ist auf der Tonspur etwa eine längere Pause zu vernehmen, kann u. U. nicht abschließend geklärt werden, ob ÄrztInnen gerade Informationen in den Impfpass eintragen, eine Spritze aufziehen oder die Akte vervollständigen. Bleiben von KundInnenseite hörbare Rezeptionssignale aus, muss dies kein Hinweis auf Verständnisschwierigkeiten sein, da Verstehen auch durch nonverbale Ressourcen wie Nicken angezeigt werden können.

Institutionenübergreifend wurde jedoch sehr schnell klar, dass Videoaufnahmen der Impfberatungsgespräche aus folgenden zentralen Gründen nicht möglich sind: Zum einen handelt es sich um relativ intime Interaktionen, in denen sich die KundInnen partiell auch entkleiden müssen. Das Einholen der Aufnahmeerlaubnis für solche Videoaufnahmen hätte die Teilnahmebereitschaft erwartungsgemäß erheblich gesenkt und auch die Anonymisierung der Daten um ein Vielfaches komplexer gestaltet. Zum anderen waren Videoaufnahmen auch aus der Perspektive der Institutionen nicht umsetzbar, da die Installation und Bedienung mehrerer Kameras einen organisatorischen Mehraufwand bedeutet hätte und die professionellen AkteurInnen in ihrem ohnehin schon dichten Arbeitsalltag beeinträchtigt hätte.

Da jedoch einige Institutionen auch telefonische Impfberatungen anbieten, funktioniert die Gesprächsgattung auch ohne gestische, mimische und proxemische Informationszugänge. Die Interaktionsteilnehmenden können die charakteristischen Gesprächsaktivitäten demnach auch ausschließlich über den auditiven Kanal problemlos durchführen. Die Entscheidung für eine Erhebung im Audioformat birgt zudem auch den Vorteil, dass die Aufnahme unauffälliger und flexibler vonstatten gehen kann. Dies ist auch hinsichtlich der Tatsache relevant, dass an drei Standorten die Institution selbst die Aufnahme übernahm. Da diese nur unregelmäßig KundInnen zu Reiseimpfungen beraten und keine festen Termine vergeben, hätte das Festlegen eines Zeitpunkts zur Datenerhebung mit Anreise meinerseits evtl. ergeben, dass an diesem Tag gar keine reisemedizinische Impfberatung stattgefunden hätte. Vor diesem Hintergrund bekamen die Ärztinnen und Ärzte ein Aufnahmegerät zur Verfügung gestellt und zeichneten nach Einverständnis der KundInnen die Gespräche selbständig auf. Bei diesen Institutionen kam es jedoch zuweilen vor, dass die MedizinerInnen das Einverständnis der KundInnen erst im Behandlungszimmer einholen konnten und die Aufnahme erst danach starteten, was zur Folge hat, dass die Gesprächseinstiege nicht dokumentiert sind.

An vier Institutionen war ich persönlich vor Ort, klärte die KundInnen über das Projekt auf, holte deren Einverständnis im Wartebereich ein und schaltete das Aufnahmegerät im Behandlungsraum entsprechend ein und aus. Das Aufnahmegerät, bei dem es sich um das Modell LS-12 der Marke Olympus handelt, stand dabei zentral zwischen Arzt/Ärztin und KundIn auf dem Tisch, sodass der Abstand von beiden GesprächsteilnehmerInnen zum Aufnahmegerät etwa gleich groß war und Lautstärkenunterschiede nicht auf eine unterschiedliche Nähe zum Mikrophon zurückzuführen sind. Den Gesprächen selbst wohnte ich jedoch nicht bei, um die Teilnehmerkonstellation nicht zu erweitern und die Interaktionssituation nicht zu modifizieren. Zwar kann auch die Anwesenheit eines laufenden Aufnahmegeräts ein verändertes Gesprächsverhalten im Sinne des Beobachter-Paradoxons (Labov 1971: 135) evozieren, jedoch wurde von den Interagierenden während der Impfgespräche an keiner Stelle auf die Aufnahmesituation referiert und bisweilen haben die ÄrztInnen auch vergessen, die Aufnahme nach einem Beratungsgespräch zu stoppen. Dies ist als Indiz dafür zu werten, dass die Aufzeichnung keine relevanten Abweichungen im Kommunikationsverhalten auslöste.

Neben der Einverständniserklärung füllten die KundInnen zusätzlich einen Fragebogen aus, welcher ethnographische Hintergrundinformationen wie Alter, Wohnort und Beruf lieferte. Des Weiteren führte ich mit einigen der ReisemedizinerInnen zwischen oder nach den Beratungsgesprächen Interviews, die zwar nicht direkt in der Analyse berücksichtigt werden, aber wichtige Kategorien und Ethno-Konzepte der ÄrztInnen über die Impfberatung und die Institutionen aufgreifen und somit indirekt in den empirischen Teil dieser Arbeit einfließen. Zudem liefern solche Metagespräche z. T. relevante Hintergrundinformationen und begründen institutionelle Entscheidungen wie u. a. die Benennung der Reisenden als ‚KundInnen', welche auch in der vorliegenden Arbeit übernommen wird.[40] Zudem waren die ÄrztInnen bereit, im Verlauf der Arbeit aufkommende Rückfragen – beispielsweise zu institutionellen Vorgaben – per Telefon und Mail zu beantworten. Dieser fortlaufende Kontakt zu den ReisemedizinerInnen wird dem Anspruch gerecht, dass Analysierende über ein breites ethnographisches Wissen über das Feld und

40 Bei verfestigten Formulierungen wie etwa „Arzt-Patient-Kommunikation" oder Referenzen auf Forschungsbeiträge zur Kommunikation in anderen – meist kurativen – medizinischen Settings wird der Ausdruck „PatientInnen" jedoch beibehalten.

seine institutionellen Vorgaben verfügen müssen, um mit den Daten aus diesem Feld adäquat arbeiten zu können. Dies ist auch zur Beschreibung des „sozialen Kapitals“ (vgl. Hanks 1996: 232) der Interagierenden relevant, welches in enger Verbindung mit den spezifischen sprachlichen Ressourcen steht, die in der Gesprächsgattung zu Tage treten.

Gemäß den methodologischen Grundsätzen der Gesprächsanalyse enthält das Datenkorpus ausnahmslos natürliche und authentische Gespräche, das heißt, die Gespräche hätten auch ohne die Aufnahme zur selben Zeit am selben Ort in derselben Konstellation stattgefunden. Um eine Vergleichbarkeit der Daten zu gewährleisten, wurden ausschließlich Gesprächsdaten aus dem öffentlichen Gesundheitsdienst erhoben und Interaktionen in Praxen von niedergelassenen ÄrztInnen wie etwa AllgemeinmedizinerInnen oder PädiaterInnen kategorisch ausgeschlossen, da diese die PatientInnen bereits länger kennen könnten, über geteiltes Wissen über die (Krankheits-)geschichte verfügen würden und unter Umständen über die Zeit bereits eine spezifische Routine der Arzt-Patienten-Interaktion entwickelt haben könnten. Dagegen handelt es sich bei Gesprächen im öffentlichen Gesundheitsdienst in der Regel um Erstkontakte und durch die Spezialisierung der Institutionen auf Impfberatungen ist die Gesprächsgattung in ihrer „Reinform“ anzutreffen.

Zusätzlich wurde das Gesprächskorpus durch einen zweiten Filter spezifiziert, indem nur Gespräche aus reisemedizinischen Impfberatungen aufgezeichnet wurden. Dieser Fokus auf Reiseimpfungen wurde ebenfalls aus Gründen der Vergleichbarkeit gesetzt, da beispielsweise Grundimmunisierungen, die für Deutschland empfohlen werden, von den Krankenkassen erstattet werden, während Reiseimpfungen in der Regel von den KundInnen selbst bezahlt werden müssen, was mitunter erheblichen Einfluss auf die Entscheidungsfindung pro/contra Impfung hat und die Interaktion zwischen Arzt/Ärztin und KundIn prägt. Auch der Faktor, dass diese auf den reisemedizinischen Sektor spezialisierten Impfberatungsstellen meist nur von KundInnen besucht werden, die auch tatsächlich in Erwägung ziehen, sich impfen zu lassen bzw. durch den spezifischen Anlass einer Reise eine intrinsische Motivation zum Impfen zeigen, unterscheidet diese Gattung von den Impfgesprächen bei niedergelassenen ÄrztInnen, bei welchen das Thema ‚Impfen‘ oft am Rande von Anamnese- und Therapiegesprächen behandelt wird und die grundsätzliche Impfbereitschaft der PatientInnen mitunter nicht gegeben ist. Als dritte Einschränkung wurde für die Analyse festgesetzt, dass jeweils ausschließlich der erste Termin der KundInnen in der Impfberatung aufgezeichnet wird, an welchem das ärztliche Beratungsgespräch und erste Impfungen stattfinden. Nachfolgende Termine, zu denen nur mehr Auffrisch- und Folgeimpfungen ohne Beratung durchgeführt werden, bleiben demnach für die Untersuchung unberücksichtigt. Dies hat den Grund, dass während solcher Folgetermine keine Risikoabwägung und keine Impfentscheidungen mehr erfolgen und die Auffrischimpfungen häufig von Pflegekräften oder medizinischen Fachangestellten injiziert werden, sodass keine Arzt-Patient-Interaktion mehr stattfindet.

Nach den Aufnahmen wurden primär Datensätze ausgewählt, die hinsichtlich der Teilnehmerkonstellation, der Gesprächsstruktur und des Gesprächsinhalts keine spezifischen Besonderheiten aufweisen, das heißt, die Gesprächsgattung „Impfgespräch" homogen widerspiegeln und als Orientierungsmuster für die Interagierenden fungieren: „Diese starke Ähnlichkeit der Gespräche untereinander, die sprecher/innenunabhängig immer wieder deutlich zu Tage trat, lässt auf eine gattungsspezifische Musterhaftigkeit und Formalisierung [...] schließen, an der sich die Teilnehmer/innen orientieren" (Franz 2015: 87). Daneben wurden aber auch fünf Aufnahmen in die Analyse einbezogen, die hinsichtlich bestimmter Faktoren untypisch sind, beispielsweise wenn KundInnen in die Impfsprechstunde kommen, die selbst ÄrztInnen sind oder wenn KundInnen Deutsch als Zweitsprache sprechen. Hier ist von Interesse, wie die Interaktionsteilnehmenden mit den gattungstypischen Verfestigungen unter atypischen Gesprächsbedingungen umgehen und diese u. U. metakommunikativ rahmen.

Diese Faktoren berücksichtigend konnten 65 Audioaufnahmen von Arzt-Patienten-Interaktionen in reisemedizinischen Impfsprechstunden erhoben bzw. ausgewählt werden, die eine durchschnittliche Dauer von 24:49 Minuten aufweisen. Die Gesprächsdauer der einzelnen Impfberatungen ist im Spektrum von 03:54[41] Minuten bis 1:04:08 Stunden angesiedelt. Das gesamte Datenmaterial weist einen Umfang von 21:33:22 Stunden gesprochener Sprache auf.

Bei 52 Gesprächen handelt es sich um dyadische Gespräche zwischen Arzt bzw. Ärztin und KundIn, bei 13 Gesprächen wohnen der Impfberatung zusätzlich noch Angehörige der KundInnen bei oder sind weitere MitarbeiterInnen der Institution im Raum. Das Gesprächskorpus besteht insgesamt aus Interaktionen mit 4 Ärztinnen, 3 Ärzten, 36 Kundinnen, 37 Kunden und 9 Angehörigen der KundInnen. Die Anzahl an Personen ist summarisch höher als die Anzahl der Gespräche, da an manchen Gesprächen mehrere Personen beteiligt waren, etwa wenn sich Lebens- oder ReisepartnerInnen gemeinsam beraten ließen oder KundInnen Begleitpersonen in die Sprechstunde mitbrachten.

41 Solche sehr kurzen Interaktionen beruhen darauf, dass bereits zu Beginn des Beratungsgesprächs u. a. aufgrund von kürzlich erfolgten Lebendimpfungen, akut vorliegenden Krankheiten oder eindeutigen Kontraindikationen entschieden wird, die Impfberatung und Impfung nicht durchzuführen oder auf einen späteren Termin zu verschieben.

4.3 Aufbereitung und Verschriftlichung der Daten

Um gesprochene Sprache detailliert analysieren zu können, bedarf es zunächst der Transkription des akustischen Materials in ein Schriftmedium, das gemäß der Grundannahme „order at all points“ (Sacks 1984a) auch die graphische Darstellung von „Formulierungskorrekturen, Wort- und Konstruktionsabbrüche[n], Interjektionen, Verzögerungen, Schweigephasen, dialektale[n] Lautungen und andere[m], was gängige, also schriftsprachliche Grammatiken als Fehler und Abweichung ansehen“ (Deppermann 2008: 39), ermöglicht. Die Transkription der Gesprächsdaten erfolgte deshalb nach den Konventionen des *Gesprächsanalytischen Transkriptionssystems 2* (GAT 2, Selting et al. 2009). Die Gespräche wurden grundsätzlich auf der Stufe des „Basistranskripts“ (Selting et al. 2009: 369–377) verschriftlicht, vereinzelt aber zusätzlich um Elemente des „Feintranskripts“ wie beispielsweise extrastarke Silben, Sprechgeschwindigkeit und -lautstärke (Selting et al. 2009: 377–382) angereichert, um spezifische Phänomene besser analysieren und aufzeigen zu können. Die Transkriptionskonventionen sind im Folgenden aufgelistet (Selting et al. 2009: 391–393):

Sprechersiglen

AW / AM	Ärztin/Arzt
KW / KM	Kundin/Kunde
BW / BM	Begleitpersonen der KundInnen
MW / MM	Medizinische Fachangestellte der Institution

Verlaufsstruktur

001	Zeilen, die Nummerierungen tragen, stehen für Intonationsphrasen
[ ] [ ]	Überlappungen und Simultansprechen
=	schneller, unmittelbarer Anschluss neuer Sprecherbeiträge

Akzentuierung

akZENT	Fokusakzent
akzEnt	Nebenakzent
ak!ZENT!	extra starker Akzent

Tonhöhenbewegung am Ende von Intonationsphrasen

?	hoch steigend
,	mittel steigend

-	gleichbleibend
;	mittel fallend
.	tief fallend

Pausen

(.)	Mikropause, geschätzt, bis ca. 0.2 Sek. Dauer
(-)	kurze geschätzte Pause von ca. 0.2–0.5 Sek. Dauer
(--)	mittlere geschätzte Pause von ca. 0.5–0.8 Sek. Dauer
(---)	längere geschätzte Pause von ca. 0.8–1.0 Sek. Dauer
(3.0)	geschätzte Pause, deren Dauer länger ist als 1.0 Sek

Rezeptionssignale

hm ja nee	einsilbige Signale
hm_hm	zweisilbige Signale
ʔhmʔhm	mit Glottalverschluss, meistens verneinend

Lautstärke- und Sprechgeschwindigkeitsveränderung, mit Reichweite

<<f> >	forte, laut
<<ff> >	fortissimo, sehr laut
<<p> >	piano, leise
<<pp> >	pianissimo, sehr leise
<<all> >	allegro, schnell
<<len> >	lento, langsam

Veränderung der Stimmqualität und Artikulationsweise, mit Reichweite

<<creaky> >	glottalisiert, „Knarrstimme“
<<flüsternd> >	Beispiel für Veränderung der Stimmqualität, wie angegeben

Ein- und Ausatmen

°h / h°	Ein- bzw. Ausatmen von ca. 0.2–0.5 Sek. Dauer
°hh / hh°	Ein- bzw. Ausatmen von ca. 0.5–0.8 Sek. Dauer
°hhh / hhh°	Ein- bzw. Ausatmen von ca. 0.8–0.8 Sek. Dauer

Lachen

haha hehe	silbisches Lachen
((lacht))	Beschreibung des Lachens

<<lachend> >	Lachpartikeln in der Rede, mit Reichweite
<<:-)> >	„smile voice“, mit Reichweite

Sonstige segmentale Konventionen

:	Dehnung, Längung, um ca. 0.2–0.5 Sek.
::	Dehnung, Längung, um ca. 0.5.–0.8 Sek.
:::	Dehnung, Längung, um ca. 0.8–1.0 Sek.
ʔ	Abbruch durch Glottalverschluss
und_äh	Verschleifungen innerhalb von Einheiten
äh ähm	Verzögerungssignale, „gefüllte Pausen“

Sonstige Konventionen

((hustet))	para- und außersprachliche Handlungen und Ereignisse
<<hustend> >	sprachbegleitende para- und außersprachliche Handlungen und Ereignisse, mit Reichweite
( )	unverständliche Passage ohne weitere Angaben
(solche)	vermuteter Wortlaut
(…)	Auslassung im Transkript
man	Fettdruck zum Verweis auf das im Text diskutierte Phänomen

Aligniert und verschriftlicht wurden die Daten mithilfe des Transkriptionseditors *FOLKER* (Schmidt/Schütte 2010; 2011), der dem *EXMARaLDA*-System angehört. Gegenüber dem *PartiturEditor* bietet diese Software den Vorteil, zwischen unterschiedlichen Transkriptansichten wechseln und eine integrierte automatische Syntax- und Zeitkontrolle nutzen zu können.

Zu jedem Gespräch wurde außerdem ein Transkriptkopf bzw. Inventar angelegt. Dort sind zum einen Informationen zum Zeitpunkt der Aufnahme, der Anzahl der beteiligten Personen, der Gesprächsdauer, dem Alter, Beruf und Reiseziel der KundIn sowie (in anonymisierter Form) zur Institution vermerkt. Zum anderen enthalten die Transkriptköpfe Angaben zum thematischen und strukturellen Gesprächsablauf sowie Besonderheiten des Datensatzes wie etwa Nebengeräusche, Änderung der TeilnehmerInnenkonstellation oder Unterbrechungen durch Telefonate bzw. Gespräche mit anderen MitarbeiterInnen der Institution. Die Datensätze wurden dann einheitlich nach folgendem Muster benannt: Impfsprechstunde_B_-Brasilien_3. Der erste Teil steht für den Gesprächstyp, welcher i. d. R. Impfsprechstunden darstellt, aber im Einzelfall auch Interviews mit den ÄrztInnen oder Interaktionen zwischen Angehörigen der Institution oder KundInnen und medizinischen Fachangestellten sein können. Als zweites Element wurde jeweils ein Buchstabe gewählt, der als anonymisiertes Kürzel für die jeweilige Institution steht. Dieser ist für die RezipientInnen der vorliegenden Arbeit nur insofern relevant, als erkennbar wird, ob Transkriptausschnitte jeweils aus derselben Einrichtung stammen oder nicht. Der dritte Part benennt dann das jeweilige Reiseland der KundInnen und die nachfolgende Ziffer trägt der Tatsache Rechnung, dass häufig mehrere Impfberatungsgespräche einer Institution zum selben Reiseland, z. B. beliebten und häufigen Reisezielen wie Thailand, aufgezeichnet wurden. Des Weiteren wurden in den Datensätzen Sprechersiglen vergeben, um die Anonymität der SprecherInnen zu gewährleisten, diese aber im Transkript eindeutig mit ihren Gesprächsbeiträgen verknüpfen zu können. In systematischer Weise stehen hier gesprächsübergreifend die Rollenbezeichnungen AW für „Ärztin", AM für „Arzt", KW für „Kundin", KM für „Kunde", BW/BM für „Begleitpersonen" der KundInnen und MW/MM für „medizinische Fachangestellte". Namen von Personen und Orten, die im Gespräch genannt werden, wurden pseudonymisiert, indem Maskierungen als Decknamen vergeben wurden. In diesem Arbeitsschritt wurde darauf geachtet, dass die Pseudonyme in der Silbenstruktur sowie der ethnischen, regionalen und altersentsprechenden Zugehörigkeit mit den Merkmalen des ursprünglichen Namens übereinstimmen (vgl. Deppermann 2008: 31).

Die Verschriftlichung der Audioaufnahmen kann nach zweierlei Prämissen erfolgen: Entweder transkribiert man die Daten analysegeleitet ausschnittsweise je nach Untersuchungsschwerpunkt, um „zeitintensive Transkriptionen, die nicht ausgewertet werden" (Deppermann 2008: 37) zu vermeiden. Dies wäre etwa für die Untersuchung einer bestimmten grammatischen Struktur oder Konstruktion relevant, bei der nur bestimmte Gesprächskontexte und einzelne Äußerungssequenzen von Interesse sind. Alternativ transkribiert man sämtliche Gespräche komplett und wählt dann für die Analyse passende Ausschnitte aus (vgl. Hutchby/Wooffitt 2008: 69 ff.). Für die vorliegende Arbeit wurde letzterer Ansatz gewählt, indem die Gespräche in ihrer Gesamtlänge transkribiert wurden. Für eine Gattungsanalyse – wie sie hier vorliegt – macht es Sinn, durch wiederholtes Hören vollständiger Gesprächsabläufe ein Gespür für die Gattung zu entwickeln und jene Merkmale herausarbeiten zu können, die diese Gesprächsgattung auf allen drei strukturellen Ebenen (Außenebene, Binnenebene, Interaktionsebene; vgl. Kapitel 3.3) konstituieren.

5 Gattungsmerkmale reisemedizinischer Impfgespräche

Das Ziel der folgenden empirischen Analysen besteht darin, gattungskonstitutive Elemente reisemedizinischer Impfsprechstunden zu identifizieren und zu beschreiben bzw. zu untersuchen, wie die ReisemedizinerInnen und KundInnen die Gattung in ihrem konkreten kommunikativen Handeln als solche erzeugen. Vor diesem Hintergrund und dem methodischen Zugriff der Gesprächs- und Gattungsanalyse wurden zunächst Handlungen und Sequenzen in den authentischen Daten aufgespürt, die rekurrent in den Impfgesprächen beobachtet werden können und wichtige Elemente der sprachlichen Aufgaben ausmachen, die die Interagierenden in den Impfgesprächen bearbeiten müssen: Die Bewertung von Infektionsrisiken (Kapitel 5.2) sowie die argumentative Aushandlung von Impfentscheidungen (Kapitel 5.3).

Die Reihenfolge der beiden Kapitel orientiert sich dabei am chronologischen Ablauf dieser Aktivitäten in den Gesprächen, indem zuerst die Infektionsrisiken an den Reisedestinationen bewertet werden und dann – basierend auf diesen Bewertungen – für oder gegen die Inanspruchnahme von einzelnen Reiseimpfungen argumentiert wird. Sowohl Kapitel 5.2 als auch Kapitel 5.3 beginnt mit einer Darstellung des Forschungsstandes, indem zentrale gesprächsanalytische Erkenntnisse zum *Bewerten* und *Argumentieren* in der Interaktion beleuchtet werden und die vorliegende Untersuchung dazu in Bezug gesetzt wird. Anschließend richtet sich der analytische Fokus jeweils auf die typische sequenzielle Einbettung und die spezifische sprachlich-interaktive Gestaltung dieser Aktivitäten in der Gattung der reisemedizinischen Impfsprechstunde, indem exemplarische Transkriptausschnitte sequenziell analysiert werden. Die Ergebnisse werden dann jeweils in einem Zwischenfazit zusammengefasst.

Kapitel 5.1 behandelt die verschiedenen Aspekte des dienstleistungsorientierten Charakters von reisemedizinischen Impfsprechstunden, die auch für das Verständnis der folgenden Kapitel (5.2 und 5.3) grundlegend und übergreifend wichtig sind. Obwohl die konstitutiven Gattungsmerkmale nach dem von Günthner/Knoblauch (1994, 1996, 1997) und Günthner (1995, 2000) (weiter-)entwickelten Strukturmodell nicht immer trennscharf einzelnen Ebenen zugeordnet werden können (vgl. Wegner 2016: 56 f.), fokussiert dieses Kapitel primär Elemente auf der Außenebene der Gattung. Es wird den Fragen nachgegangen, wie der Dienstleistungscharakter „aus der Beziehung zwischen kommunikativen Handlungen und der Sozialstruktur“ (Luckmann 1986: 204) entsteht und wie er durch den institutionellen Kontext sowie das „soziale Milieu“ (vgl. Günthner/Knoblauch 1994) der Interagierenden geprägt wird.

Alle drei Kapitel (5.1, 5.2 und 5.3) liefern nicht nur Erkenntnisse über die spezifische Gattung der reisemedizinischen Impfsprechstunde an sich, sondern ermögli-

https://doi.org/10.1515/9783111518923-005

chen auf einer übergeordneten Ebene auch eine Vergleichs- bzw. Abgrenzungsperspektive zwischen der Arzt-Patient-Kommunikation in Bereichen der Krankheitsprävention und der – bereits vielfach gesprächsanalytisch untersuchten – Arzt-Patient-Interaktion in kurativ ausgerichteten Feldern der Medizin.

5.1 Dienstleistungsorientierte Facetten reisemedizinischer Impfgespräche

Während der Datenerhebung, der Transkription und der Datenaufbereitung fiel bereits auf, dass die reisemedizinischen Impfgespräche einen stark dienstleistungsorientierten Charakter haben. Das Ziel dieses Kapitels ist es, zu analysieren, mit welchen sprachlich-kommunikativen Ressourcen die Interagierenden diesen Dienstleistungscharakter herstellten und wie dieser durch den institutionellen Kontext geprägt wird. Vor diesem Hintergrund soll im folgenden Unterkapitel 5.1.1 zunächst die Ebene der Gesprächsorganisation beleuchtet werden.

5.1.1 Manifestation des Dienstleistungscharakters in der Gesprächsorganisation

Da Gattungen sich u. a. durch Routinisierung und Institutionalisierung spezifischer Aktivitäten und Gesprächsabläufe auszeichnen (vgl. Günthner 1995; 2006; Luckmann 1986; Günthner/Knoblauch 1994), soll in diesem Unterkapitel der Frage nachgegangen werden, welche verfestigten Aktivitäten in welcher fixen Reihenfolge den typischen Gesprächsablauf reisemedizinischer Impfgespräche ausmachen und inwiefern der institutionelle Hintergrund und die Außenstruktur der Gattung die Handlungsschritte mit konstituiert.

5.1.1.1 Zwischen Arzt-Patient- und Verkaufsgespräch: Struktur der Impfgespräche

In gesprächsanalytischen Forschungsarbeiten zur Arzt-Patient-Interaktion wurden bereits mehrere Ansätze vorgestellt, die Struktur dieser Form der institutionellen Kommunikation zu beschreiben. Die Herausforderung hinsichtlich solcher struktureller „Handlungsschemata" (vgl. Sator/Spranz-Fogasy 2011: 391) besteht dabei darin, die mannigfaltigen Formen, Settings und Konstellationen[42], in denen

42 Löning (2001: 1577) klassifiziert Arzt-Patient-Gespräche nach den Kategorien „institutioneller Ort" (Praxis/Krankenhaus etc), „Krankheitstyp" (akute/chronische Erkrankungen), „Patientengruppe"

Interaktion zwischen ÄrztInnen und PatientInnen auftreten kann, abdecken zu können: Es sollte grob genug sein, um möglichst viele Varianten medizinischer Kommunikation zu inkludieren, aber auch detailliert genug, um aussagekräftige Erkenntnisse zur spezifischen Struktur der einzelnen Gesprächstypen zu ermöglichen (vgl. Peters 2015: 41). Ein vielzitiertes Handlungsschema – welches u. a. von Nowak (2010), Spranz-Fogasy (2010) und Heritage/Maynard (2006: 14) mit Modifikationen aufgegriffen wurde – stellt dabei jenes von Byrne/Long (1976) dar, welches auf Grundlage von mehr als 2500 Arzt-Patient-Gesprächen konzipiert wurde und folgende Aktivitäten in feststehender Reihenfolge im Ablauf beschreibt:

1) Opening
2) Problem presentation
3) History taking/physical examination
4) Diagnosis
5) Treatment recommendation
6) Closing

Vergleicht man diese Gesprächsstruktur mit den hier bearbeiteten reisemedizinischen Impfgesprächen, wird klar, dass das Schema – wenn überhaupt – nur sehr bedingt auf diese Gesprächsgattung bezogen werden kann. Neben der analytischen Perspektive auf die Gespräche, d. h. der Rekonstruktion spezifischer Aktivitäten und Abläufe, fällt auf, dass auch die von den Beteiligten auf einer Metaebene thematisierten Aktivitäten im Sinne relevanter Ethnokategorien bzw. ‚Konstrukte erster Ordnung' (Schütz 1971) vom oben genannten Schema abweichen. Exemplarisch soll dies anhand eines Ausschnitts gezeigt werden, in welchem der Arzt der Kundin zu Beginn der Sprechstunde einen Überblick über die folgenden Aktivitäten gibt und das Gespräch zeitlich absteckt:

Ausschnitt 2: Impfsprechstunde_J_Thailand

```
AM:  so.
     °h was müssen mer MAchen;
     wir müssen ihren IMPFpass durchgehen,
KW:  hm_MH,
AM:  wir müssen ähm kucken welche impfungen sie HAben,
     welche impfungen sie für das REIseziel brauchen;
```

(z. B. ältere Menschen) und dem „konstitutiven Handlungsziel" (z. B. Anamnese- oder Aufklärungsgespräch). Nowak (2010: 227 f.) unterscheidet dagegen zwischen den sechs Gesprächstypen Anamnese-/Erst-/Aufnahmegespräch, Visitengespräch/Hausbesuch, Aufklärungsgespräch, Befundgespräch, Entlassungsgespräch und Zweitgespräch.

```
019         °h und es (.) IS-
020         letztendlich is es so_n ABgleich-
            ((11 Sekunden Auslassung))
035         das was wir MAchen,
036         einmal aus ähm zu kucken so welche erkrankungen ham sie sowieSO
            vorweg,
037         wahrscheinlich GAR keine-
038         [ne das] IS bein jungen menschen so die reisen machen,
039   KW:   [nee;  ]
040   AM:   °h und DANN (.) kucken wer-
041         WELche empfehlungen gibt_s-
042         dass sie da keine maLAria kriegen,
043         WELche empfehlungen gibt_s-
044         dass sie (.) möglichst wenig ärger mit irgendwelchen
            DURCHfallerkrankungen haben,=ne,
045         [das HÄUfigste,]
046   KW:   [hm_MH,        ]
047   AM:   °h ähm und das ÄRgerlichste,
048         (0.7)
049         ham die MEISten und-
050         (0.6)
051         ähm UND welche impfempfehlungen gibt_s;
052         das sind die drei beSTANDteile.
053         [und] DAfür brauchen wer so:-
054   KW:   [ja;]
055         (0.6)
056   AM:   naja vielleicht ne halbe stunde wenn wer GUT sind;
057         °hh ä:hm-
058         (1.1)
059         so DANN (-) kucken wir hier mal zusammen dUrch,
```

Die Abweichungen vom Schema nach Byrne/Long (1976) sind primär dadurch zu begründen, dass es sich auf den Bereich der kurativen Medizin, d. h. die Krankenversorgung, bezieht, während in dieser Arbeit eine präventionsmedizinisch ausgerichtete Gattung beleuchtet wird, in der Gesunde im Rahmen von *well visits* (Heritage/Clayman 2010) fakultative Vorsorgeangebote in Anspruch nehmen können. Dadurch ergeben sich insofern Differenzen in der Handlungslogik, als einige Aktivitäten des Schemas in den hier vorliegenden Daten gar nicht repräsentiert sind (bspw. Anamnese akuter Symptome, körperliche Untersuchungen und Diagnosestellung, also 2), 3) und 4)) und andere Aktivitäten der Impfinteraktionen im

Schema nicht enthalten sind (bspw. Bezahlvorgänge, Überreichen von Werbegeschenken und Injektion der Impfstoffe). Damit einhergehend ist auch der Punkt „treatment recommendation“ (5) nur teilweise auf die hier bearbeitete Gattung zu übertragen, da KundInnen häufig mit einem ganz konkreten Wunsch nach spezifischen Impfungen in die Sprechstunde kommen und dieser dann – nach Aufklärung – direkt erfüllt wird, d. h. die ÄrztInnen in diesen Fällen keine Empfehlungen aussprechen.

Während der Auseinandersetzung mit der hier vorliegenden dienstleistungsorientierten Gattung medizinischer Kommunikation fällt auf, dass nicht nur die Bezeichnung „KundInnen“, mit denen die VertreterInnen der Institutionen die Personen, die in die Impfsprechstunde kommen, benennen, an den Verkaufssektor erinnert, sondern auch die Struktur der reisemedizinischen Impfgespräche in großen Teilen Parallelen zur Struktur von Verkaufsgesprächen aufweist, die nach Lacher (1989: 35) auf folgendem „Grundgerüst“ basiert:
- Mündliche Wunschäußerung
- Wunscherfüllung
- Bezahlung

Über das „Grundgerüst“ hinaus bestehen insbesondere auch Ähnlichkeiten zu den von Lacher (1989) analysierten Verkaufsgesprächen in der Apotheke, welche durch fünf aufeinanderfolgende Gesprächsphasen geprägt sind (vgl. Lacher 1989: 35):
- Wunschäußerung
- Wunscherfüllung
- Schenkung
- Bezahlung
- Abschiedsgruß

Dass ausgerechnet eine strukturelle Nähe der Impfgespräche zu Verkaufsgesprächen in der Apotheke evident wird, verwundert insofern nicht, als Impfungen aktuell, d. h. im Jahr 2022, in 28 Ländern der Erde tatsächlich auch in öffentlichen Apotheken durchgeführt werden (vgl. International Pharmaceutical Federation 2022: 4). Auch in Deutschland laufen seit 2020 Modellversuche, Grippeimpfungen in Apotheken anzubieten (vgl. Bundesapothekenkammer 2021), um u. a. den Zugang zu Impfungen niedrigschwelliger zu gestalten (vgl. Betsch et al. 2019). Zuletzt wurden auch während der Corona-Pandemie Impfungen gegen COVID-19 in Apotheken implementiert (vgl. Infektionsschutzgesetz § 20b).

Da jedoch auch dieses Schema den hier untersuchten Gesprächen nicht vollständig gerecht wird, da z. B. die Begrüßung oder das Prüfen des Impfstatus fehlen und sich der Punkt „Wunscherfüllung“ in mehrere Aktivitäten unterteilen lässt, soll keines der bestehenden Modelle für diese Arbeit übernommen werden, sondern die spezifischen Aktivitäten der vorliegenden Gesprächsgattung eigens extrapoliert werden. Mittels Exzerption und Annotation der Transkripte hinsichtlich der Gesprächsaktivitäten ergibt sich folgende Agenda von Aktivitäten, die in reisemedizinischen Impfgesprächen bearbeitet werden, als gattungsspezifisch verfestigt beschrieben werden können und den Interagierenden als Orientierung dienen:

- Gesprächseröffnung
- Anliegensformulierung: Grundlegende Beratung oder spezifische Impfungen
- Klärung von Reiseziel, Reisemodalitäten, Vorerkrankungen
- Überprüfung des aktuellen Impfstatus
- Beratung zu Standardimpfungen und Treffen von Impfentscheidungen
- Beratung zu Reiseimpfungen und Treffen von Impfentscheidungen
- Informationen zu Lebensmittelhygiene, Reiseapotheke, Mückenschutz etc.
- Durchführung der Impfungen
- Bezahlung (+ Werbegeschenk)[43]
- Gesprächsabschluss

Es zeigt sich, dass der gattungsspezifische Ablauf der Aktivitäten in reisemedizinischen Impfsprechstunden sowohl Elemente aus „traditionellen" Arzt-Patient-Gesprächen aus der kurativen Medizin als auch Bestandteile aus Verkaufsgesprächen enthält, was den dienstleistungsorientierten Charakter der hier untersuchten Gesprächsgattung prägt. Da sich dieser jedoch nicht nur im Gesamtablauf der Gespräche zeigt, sondern auch innerhalb der einzelnen Gesprächsphasen und Aktivitäten evident wird, sollen nachfolgend mit der Gesprächseröffnung/Anliegensformulierung und dem Abschluss zwei Aktivitäten detaillierter beschrieben und der Dienstleistungschararakter dieser herausgearbeitet werden.

5.1.1.2 Gesprächseröffnung und Anliegensformulierung

Dass die Gesprächsgattung der reisemedizinischen Impfsprechstunde nicht im Bereich der kurativen Medizin bzw. Akutmedizin angesiedelt ist, sondern im Feld der Krankheitsprävention fakultative Angebote für Gesunde bereitstellt, zeigt sich bereits in der Phase der Gesprächseröffnung. So sind etwa Fragen nach Beschwerden oder dem Befinden, die als typisch für die initiale Phase in Arzt-Patient-Gesprächen beschrieben wurden (vgl. u. a. Groß 2018; Spranz-Fogasy 2005; Lalouschek 2013), in den vorliegenden Daten nicht bzw. nicht zu Beginn der Gespräche anzutreffen. Vor dem Hintergrund, dass Lalouschek (2013) moniert, dass in der Forschungslandschaft bislang zu wenige Facetten von Arzt-Patient-Interaktionen beleuchtet wur-

43 Da Werbegeschenke an den meisten, jedoch nicht an allen Standorten übergeben werden, ist diese Aktivität in Klammern aufgeführt.

den und „die Motivation für den Arztbesuch auch außerhalb des aktuellen Krankheitsgeschehens liegen kann und [...] die Anliegen ein weites Spektrum umfassen können“ (Lalouschek 2013: 377), sollen im Folgenden die Charakteristika der Gesprächseröffnung innerhalb eines dienstleistungsorientierten Interaktionstyps herausgearbeitet werden, in welchem die ÄrztInnen als „service supplier“ (Heritage/Lindström 2012) fungieren und auf individuelle präventivmedizinische Behandlungswünsche Gesunder eingehen.

Bei den hier bearbeiteten reisemedizinischen Impfsprechstunden handelt es sich um Erstkontakte zwischen ÄrztInnen und KundInnen im öffentlichen Gesundheitsdienst, d. h. es kann auf keine Interaktionsgeschichte zurückgegriffen werden und es ist aus ärztlicher Perspektive kein biographisches oder krankheitsspezifisches Vorwissen über die KundInnen vorhanden. Allerdings füllen die KundInnen im Wartebereich routinemäßig einen Fragebogen aus, welcher persönliche Daten, Reisedaten, Vorerkrankungen und medizinische Befunde erfasst, wodurch diese Informationen im Gespräch als geteiltes Wissen behandelt werden können, ohne darüber explizit gesprochen zu haben. Ein solcher Fragebogen ist im Anhang dieser Arbeit beigefügt.

Es zeigt sich, dass – nach der Begrüßung und Regelung der Sitzordnung[44] – der Eintritt in die fokussierte Interaktion idiosynkratisch geprägt ist und von den einzelnen ÄrztInnen routinemäßig nach gleichlaufenden Mustern und Wendungen gestaltet wird. Dies soll am Beispiel von vier ÄrztInnen aufgezeigt werden, die deshalb ausgewählt wurden, weil von ihnen je mehr als zehn Gespräche in der Datenkollektion vorhanden sind und somit individuelle sedimentierte Muster nachgezeichnet werden können, welche aber auch für die anderen ÄrztInnen im Korpus typisch sind. Arzt 1 verwendet das Muster „so also nach X geht es“, Arzt 2 „worum GEHT_S“, Ärztin 3 „was kann ich für sie TUN“ und Ärztin 4 „was führt sie HER“, wovon hier exemplarische Belege aus den Daten abgedruckt werden:

Arzt 1 „so also nach X geht es“:
Ausschnitt 3: Impfsprechstunde_M_Kuba

```
001  AM:  so also nach (.) kuba gehts für vierzehn TAge;
002  KM:  ja (.) RICHtich;
003  AM:  ähm haben sie ihren IMPFausweis da [bei,]
004  KM:                                     [ja  ] selbstverSTÄNDlich;
005       (1.5)
```

44 Die Begrüßung und das Platznehmen ist nicht in allen Aufnahmen repräsentiert, da einige ÄrztInnen das Einverständnis zur Aufnahme zu Beginn des Gesprächs einholen und erst anschließend das Aufnahmegerät aktivieren.

Ausschnitt 4: Impfsprechstunde_M_Thailand

AM: **so (.) also nach THAIland geht_s,**
backpackerurlaub für drei WOchen.
[und sie sind] zu ZWEIT.
KW: [geNAU.]

Ausschnitt 5: Impfsprechstunde_M_Ecuador

AM: **so ALso;**
nach ecuaDOR geht es,
und für n soziales (.) JAHR.
KW: ja;
AM: ähm mit KINdern haben sie da hauptsächlich [zu tun,]
KW: [ja geNAU;=]
=und ich bin in ner GASTfamilie.

Ausschnitt 6: Impfsprechstunde_M_Ghana

AM: **also nach (.) GHAna geht_s** für n ganzes jahr;
KW: geNAU.
AM: und des is_n (.) soZIALprojekt?
KW: ja:?
AM: äh wissen sie schon WO sie dort sind?
KW: ich ((stammelt)) äh in der VOLtaregion bin ich,

Arzt 2 „worum GEHT_S“

Ausschnitt 7: Impsprechstunde_BO_Kolumbien

AM: (0.4) so;
ja (0.2) guten TAG;
worum GEHT_S;
(0.3)
KM: also es geht DArum,
ich beabsichtige nach südaMErika,
genauer koLUMbien im nächsten jahr zu fliegen,

Ausschnitt 8: Impfsprechstunde_BO_Kapverdische Inseln

AM: wunderBAR,
ja worum GEHT_S;
(1.1)
KW: ähm ja wir fahren am fünften ersten in URlaub,
AM: [hm_MH,]
KW: [und-]
da HATten wer uns (doch)-(0.5)
gedanken gemacht über diese ZIcken,
ZIkaviren,
AM: hm_MH,

Ausschnitt 9: Impfsprechstunde_BO_Peru2

AM: das mikrophon AN,
KW: ((nimmt stöhnend baby aus dem wagen))
AM: sie können HIER platz nehmen,
HW: da können se auch was ABlegen,
wenn sie MÖCHten,
AM: geNAU;
WOrum geht_s;
KM: ähm GELBfieberimpfung;
AM: ja,
von WEM,
KM: von der KLEInen; (2.4)
AM: geboren fünfter elfter ACHTzehn,
KM: geNAU;
(1.6)
AM: okee,
wäre jetz ein JAHR alt,
das geht um ne reise NACH?
KW: [peRU;]
KM: [peRU;]
AM: okee,

Ausschnitt 10: Impfsprechstunde_BO_Peru

001 AM: (1.6) das sieht doch sehr GUT aus;
002 gut.
003 ja:;
004 vielen DANK;
005 ja schildern sie mir **worum GEHT es;**
006 KW: es geht um impfberatung bezüglich peRU,
007 AM: DA:SS sie nach-
008 KW: da peRU,
009 AM: peRU fahren,

Ärztin 3 [namentliche Vorstellung] + „was kann ich für sie TUN“

Ausschnitt 11: Impfsprechstunde_B_Indien

001 (2.3)
002 AW: hallo mein name is MÜLler;
003 **was kann ich für sie TU:N,**
004 (1.2)
005 KW: ä::hm wir werden im:: JUli nach indien reisen;
006 und ich hab n (0.8) paar sachen die AUFgefrischt werden müssten;
007 erstmal diese basis tetanus dyphterie POlio.
008 (0.3)
009 AW: ?HM_hm.
010 (0.4)

Ausschnitt 12: Impfsprechstunde_B_Madagaskar

001 (2.9)
002 AW: HALlo;
003 [MÜLler] is mein name;
004 KM: [HALlo;]
005 AW: **was kann ich für sie TUN;**
006 KM: äh ich brauche eine beRAtung für (.) meine reise nach madagaskar,
007 (0.4)
008 AW: hm_MH,
009 KM: und vielleicht IMPfungen wenn-
010 (1.5)

Ausschnitt 13: Impfsprechstunde_B_Kolumbien

001 (2.4)
002 AW: HALlo;
003 MÜLler is mein name-
004 **was kann ich für sie TUN;**
005 KM: schönen guten TAG;
006 CLAAßen;
007 ähm (.) °h ich bin wegen ner IMPfung hier;
008 mein also (.) ich möchte im herbst nach koLUMbien,
009 AW: hm_MH,
010 KM: U:ND äh[m-]
011 AW: [rich]tig LANge wie ich hier sehe hm_mh,
012 KM: relativ LANge,
013 und mein ARZT,
014 bei dem ich bis jetz schon äh eigentlich fast alle notwendigen impfungen geMACHT hab,
015 KANN eine nich-
016 eine impfung und das is GELBfieber.
017 AW: hm_MH,

Ärztin 4 [namentliche Vorstellung] + „was führt sie HER“
Ausschnitt 14: Impfsprechstunde_B_Thailand

001 KM: ((räuspert sich))
002 (2.1)
003 AW: hallo mein name is HOfer;
004 (0.2)
005 AW: **was führt sie HER;**
006 (1.5)
007 KM: ä::hm JA.
008 (0.3)
009 KM: (demuss) mein NAme;=
010 =ich brauche eine TOLLwutimpfung;
011 (0.3)
012 KM: ö:h weil ich einen mOnat nach THAIland-
013 unter ANderem-
014 gegebenenfalls auch laos oder vietN[AM (0.2)] fahren möchte.
015 AW: [?HM_hm;]

Ausschnitt 15: Impfsprechstunde_B_Südamerika

001 (2.9)
002 AW: halLO:,
003 mein name is HOfer,
004 **was führt sie HER;**
005 KW: HALlo;
006 ich möchte gerne eine längere REIse machen,
007 nach südaMErika,
008 AW: hm_MH?
009 KW: °h u:nd-
010 äh geNAU;
011 und würd mich gern mal beraten lassen über (.)!IMP!fungen die
man da brauch;
012 AW: hm_MH,

Ausschnitt 16: Impfsprechstunde_B_Brasilien

001 (2.5)
002 AW: HAllo;
003 mein name ist HOfer;
004 (0.2)
005 AW: **was führt sie HER.**
006 KM: °hh ja halLO;
007 also ICH möchte gern-
008 oder ich FAHre (0.3) nächsten monat (0.1) nach brasilien;
009 und zwar an der grenze brasilien (1.0) argentinien
[paraguay] zu ner konferENZ.
010 AW: [MH_hm.]
011 hm_HM.
012 also in der nähe von den iguaZU wasserfällen;
013 KM: geNAU.
014 geNAU in dem ort.
015 AW: [AH_ja_ja.]
016 KM: [im prinZIP.]
017 AW: [ok]ee mh_HM.
018 KM: [ja.]

Ausschnitt 17: Impfsprechstunde_B_Bali

001 (3.0)
002 AW: HALlo;
003 mein name is HOfer,
004 **was führt sie HER.**
005 KM: hallo frau HOfer;
006 öhm: mIch treibt es nach BAli,
007 AW: hm_MH,
008 KM: ähm ende auGUST,
009 beZIEhungsweise-
010 also bali auf jeden FALL,
011 wir schauen mal wo_s SONST noch weiter hingeht,
012 lombOk wahrscheinlich AUCH,
013 [auf jeden fall] alles (.) ungefähr in der gleichen (.) RICHtung,=
014 AW: [hm_MH,]
015 KM: =genau ich wollt mich einmal beRAten lassen,
016 AW: hm_MH,

Die namentliche Vorstellung von Ärztin 3 und Ärztin 4 spiegelt die Tatsache wider, dass es sich um Erstkontakte handelt und die InteraktionspartnerInnen sich bis dato unbekannt sind. Der institutionelle Charakter der Gesprächsgattung wird u. a. dadurch deutlich, dass die Begrüßung und die namentliche Vorstellung hier meist unilateral von Seiten der ÄrztInnen erfolgt (vgl. Reitemeier 1994: 235) und nicht als erster Part einer Paarsequenz behandelt werden. Im Gegensatz zu informellen Gesprächen, in denen ein Gruß und eine Vorstellung einen Gegengruß und die Vorstellung der InteraktionspartnerInnen konditionell relevant setzt (vgl. Schegloff 1972; 1986), tritt kundenseitiges Vorstellen in den Daten nur in Einzelfällen (etwa Ausschnitt 13 und Ausschnitt 14) auf, zumal die Namen der KundInnen auch im vorab ausgefüllten Fragenbogen notiert sind, sodass den ÄrztInnen die Namen auf diesem Wege vorliegen. Des Weiteren zeigt sich der institutionelle Charakter der Gesprächsgattung darin, dass der Übergang in die fokussierte Interaktion von den ÄrztInnen initiiert und gesteuert wird, da sie als VertreterInnen der Institution die deontische Autorität über die Gesprächsagenda und die Auswahl von Themen innehaben, um das institutionell verankerte Ziel der Interaktion im Sinne einer *goal orientation* (Drew/Heritage 1992) zu verfolgen. Diesen Übergang in die fokussierte Interaktion gestalten die meisten ÄrztInnen mit bestimmten W-Fragen, die die ärztliche Annahme transparent machen, dass die KundInnen ein Anliegen haben und sie als ReisemedizinerInnen helfen können. Dies spiegelt die Asymmetrie zwischen den Interagierenden (vgl. Groß 2015) sowie den institutionellen Charakter der Gesprächsgattung wider. Neben den häufigsten Mustern „worum GEHT_S“, „was kann ich für sie TUN“, und „was führt sie HER“ sind in den Daten außerdem Einzelbelege von „was müssen wer MAchen“ und „wie ist denn die REIse (.) in etwa geplant“ repräsentiert. Solche Eröffnungszüge wurden von Spranz-Fogasy (2010) als „offene Fragen“ bezeichnet, welche den PatientInnen bzw. KundInnen Raum geben, ihr Anliegen selbst zu formulieren und auch Anliegen in die Interaktion einbringen zu können, die von der vorgesehenen Aktivität der reisemedizinischen Beratung abweichen.[45] Derartige Eröffnungsfragen zeigen den institutionellen Charakter der Gespräche u. a. dadurch, dass vorausgesetzt wird, dass der Arztbesuch einen spezifischen Grund hat und der Service der professionellen AkteurInnen in Anspruch genommen wird, um ein bestimmtes Anliegen, das „doctorable“ (Heritage/Robinson 2006) ist, zu bearbeiten. Es wird deutlich, dass sich die auf diese Fragen folgenden Anliegen in der bearbeiteten Gattung in zwei Gruppen teilen, nämlich zum einen ein genereller Beratungswunsch zu reisemedizinischen Impfungen (s. Ausschnitt 10, Ausschnitt 12, Ausschnitt 15, Ausschnitt 17) und zum anderen der Wunsch nach spezifischen Einzelimpfungen wie in Ausschnitt 8, Ausschnitt 9, Ausschnitt 11, Ausschnitt 13 und Ausschnitt 14. Hier zeigt sich die von Lalouschek (2013: 372) geforderte Trennung von Anliegen, Behandlungswunsch und Beschwerdendarstellung insofern sehr deutlich, als Beschwerden überhaupt nicht dargestellt werden und nicht alle KundInnen mit einem Wunsch nach konkreten Impfungen in die Sprechstunde kommen, sondern viele nur beraten werden wollen und ggf. nach der Beratung gänzlich auf Reiseimpfungen verzichten.

Eine Ausnahme stellt Arzt 1 dar, der mit dem durchgängigen Muster „so also nach X geht es“ ohne W-Frage in die fokussierte Interaktion überleitet. Dabei können die Diskursmarker „so“ und „also“ nach Blühdorn/Foolen/Loureda (2017) als „Informationsstrukturierer“ bezeichnet werden, die den Wechsel zu einer nächsten Gesprächsaktivität anzeigen und gleichzeitig als „Mittel zur Fokussierung der Aufmerksamkeit“ (Spranz-Fogasy 1987: 296) fungieren.[46] Vereinzelt sind in den Daten darüber hinaus noch Frageformate wie „sie werden verREIsen“ und „also südAFrika mit krüger nationalpark“ vorhanden, die ebenfalls ohne W-Frage in die Impfberatung überleiten. Solchen Deklarativsatzfragen (vgl. Spranz-Fogasy 2010) ist eine epistemische Sicherheit inhärent, die hier auf den Angaben im vorab ausgefüllten Fragebogen basiert. Sequenziell setzen sie eine kundenseitige Bestätigung oder Expansion der Angaben relevant. Von der gängigen Gesprächsagenda bzw. dem Hand-

45 Beispiele für solche Anliegen sind etwa Terminvereinbarungen oder die Ausstellung neuer Impfpässe nach Verlust.

46 Gleiches gilt auch für das „ja“, das von Arzt 2 routinemäßig zur Markierung des Übergangs zum Kerngespräch der Impfberatung eingesetzt wird.

lungsschema der reisemedizinischen Impfsprechstunde abweichende Anliegen werden auf diese Weise allerdings nicht direkt elizitiert bzw. müssen von den KundInnen später eigeninitiativ ins Gespräch eingebracht werden (vgl. Groß 2018: 184).

Die Gesprächseröffnungen zeigen außerdem durchgängig, dass die Reisedestination und -zeit als wichtigste Informationen und Grundlage für die Beratung behandelt werden, da sie sowohl von den ÄrztInnen als auch von den KundInnen gleich zu Beginn der Gespräche relevant gesetzt werden und – wie etwa in Ausschnitt 10 – in Form von Echostrukturen mehrfach wiederholt werden. Auch KundInnen, die nur wegen bestimmter Einzelimpfungen in die Sprechstunde kommen und keine generelle Beratung wünschen, teilen meist eigeninitiativ Informationen zum Reiseziel und -zeitpunkt (vgl. u. a. Ausschnitt 14 und Ausschnitt 13). Dadurch zeigen sie an, dass ihr Anliegen zur Zielsetzung und dem Angebot der Institution passt und die Impfung vor dem Hintergrund einer anstehenden Reise gewünscht wird, d. h. sie demonstrieren damit eine *goal orientation* (vgl. Drew/Heritage 1992) ihres Behandlungswunsches sowie eine Passung zum institutionellen Rahmen der Reisemedizin. Bleiben diese Informationen aus, werden sie von den ÄrztInnen aktiv durch gezielte Rückfragen eingeholt, wie u. a. in Ausschnitt 9 ersichtlich wird.

Auffällig ist an den Eröffnungszügen dieser Gattung, dass sie keine medizinische Färbung innehaben, d. h. keinen Bezug zu Krankheiten, Befinden oder Beschwerden aufweisen, sondern in dieser Form auch in anderen dienstleistungsorientierten bzw. institutionellen Gesprächssituationen zu beobachten sind. So leitet die Frage „Was kann ich für Sie tun?“ bspw. auch Verkaufsgespräche im Gartencenter (vgl. Weber 2014: 9) ein, „Worum geht_s?“ wird u. a. auch von HochschuldozentInnen zur Eröffnung von universitären Sprechstunden eingesetzt (vgl. Boettcher et al. 2005: 51) und „Was führt Sie her/Was führt Sie zu uns“ ist bspw. ebenso in Kundengesprächen von Rentenversicherungsträgern (vgl. Wolf 2009: 91) zu beobachten. Dies spiegelt den Charakter der vorliegenden Arzt-Patient-Gespräche wider, indem die GesprächspartnerInnen die Impfsprechstunden von Beginn an interaktiv als *well visits* (Heritage/Clayman 2010) herstellen.

5.1.1.3 Abschluss von Gesprächen und Gesprächsphasen

Neben dem Einstig in die Interaktion ist auch der Gesprächsabschluss prägend für die Gattung und Teil der „rituellen Klammer“ (Goffman 1974: 118), die den Übergang von erhöhter oder verminderter Zugänglichkeit ritualisiert und den Interaktionsmodus – etwa hinsichtlich des Grades an Formalität – bestimmt. Die Art und Weise der Gesprächsbeendigung der hier bearbeiteten Arzt-Patient-Gespräche enthält gattungsspezifische Besonderheiten, die im Folgenden herausgearbeitet werden sollen. Da sich die bisherige Forschung zur Gesprächsbeendigung in der medizinischen Kommunikation[47] vor allem auf die Bereiche „primary care, secondary care, and preoperative care“ (White 2015: 185) beschränkt, d. h. im Feld der kurativen Medizin angesiedelt sind, können die Erkenntnisse aus diesen Beiträgen nur bedingt auf Interaktionen in der Krankheitsprävention übertragen werden. Beispielsweise ist für den Bereich der *primary care* beschrieben, dass PatientInnen oft mehr als ein Anliegen haben und diese weiteren Anliegen oft am Ende der Sprechstundengespräche eingebracht werden (vgl. Robinson 2001; Lalouschek 2013: 377). Dies ist in den hier vorliegenden Daten nicht zu beobachten, was darauf zurückgeführt werden könnte, dass reisemedizinische Impfsprechstunden per se eine sehr spezifische monothematische Ausrichtung haben und somit ausschließlich entsprechende reisemedizinische Beratungswünsche oder Wünsche nach konkreten Reiseimpfungen (vgl. Kapitel 5.1.1.2) bearbeiten können und dies auch der kundenseitigen Erwartungshaltung im Sinne einer „expectable monotopicality“ (Schegloff/Sacks 1973: 307) entspricht. Auch die von Lalouschek (2005: 70) beschriebene Funktion von Gesprächsabschlüssen im medizinischen Setting als „Boden für das Gelingen der weiteren Behandlung und die Festigung des Arbeitsbündnis“ kann hier nicht nachgezeichnet werden, da KundInnen reisemedizinische Sprechstunden in der Regel einmalig aufsuchen, keine weitere Behandlung folgt und die Beziehung zwischen ÄrztInnen und KundInnen mit Abschluss des Gesprächs beendet ist.

Betrachtet man die hier bearbeiteten Gesprächsdaten sequenziell, wird auffällig, dass jeweils nicht nur eine einzige Abschlusssequenz am Ende der Interaktionen zu beobachten ist, sondern es im Laufe der gattungsspezifisch strukturierten Gesprächsverläufe zu mehreren Beendigungsphasen kommt, die Teilprojekte und einzelnen Aktivitäten innerhalb der Konsultation abschließen. Konkret werden diese routinemäßig an drei Stellen evident, nämlich am Ende der Beratung im Übergang zur Applikation der Impfungen, nach den verabreichten Impfungen überleitend zur Bezahlaktivität und nach erfolgter Bezahlung am Ende der Gespräche. Diese drei Positionen von Abschlussaktivitäten sollen nachfolgend anhand von exemplarischen Transkriptausschnitten näher beleuchtet werden:

a) Abschluss des Beratungsgesprächs und Überleitung zur Impfung

Das nachfolgende Beispiel stammt aus einem Impfgespräch, das vor der Reise der Kundin nach Südamerika (Chile, Bolivien und Peru) stattfindet. Nachdem in der Beratung die Themen Hepatitis A, Cholera, Tollwut sowie die mitzuführende Reiseapotheke bearbeitet wurden, initiiert der Arzt durch die Erkundigung nach kundenseitigen Fragen den Abschluss der Beratungssequenz:

47 Zur Gesprächsbeendigung in der medizinischen Kommunikation siehe etwa White et al. (1997); Robinson (2001); West (2006); Park (2013) und Spranz-Fogasy et al. (2012).

Ausschnitt 18: Impfsprechstunde_L_Chile_Bolivien_Peru

1300	AW:	ham SIE noch fragen?
1301		(1.9)
1302	KW:	h°
1303		nö eigentlich NICH;
1304		(6.1)
1305	AW:	gu:t.
1306		ich geb ihnen das merkblatt MIT,
1307		(1.2)
1308		sie unterschreiben dass wir das beSPROchen haben,
1309	KW:	((unterschreibt))
1310	AW:	sie müssten da noch bei hepatitis A noch grade-
1311	KW:	((unterschreibt))
1312	AW:	genau wir koPIEren uns den zettel,=
1313		=den kriegen sie im original MIT,
1314	KW:	ja,
1315	AW:	genau das is IHnen ihnen-
1316		(2.0)
1317		öh HÖhenmerkblatt,
1318		DENguefieber,
1319		(-) CHOlera,
1320		und tollwut kriegen sie dann noch DRAUßen noch;
1321		ariane (.) ja?
1322	HW:	genau [gibt_s DRAUßen;]
1323	AW:	[DAS hier is-]
1324		(.) ich glaube NÄHzeug;
1325		n kofferanhänger mit NÄHzeug-
1326		geNAU,
1327	KW:	((lacht))
1328	AW:	können sie sich auch noch mit verPAckung mitnehmen natürlich;
1329		(1.3)
1330		so:.
1331		(.) gu:t (-),
1332		wir fangen mit der hepatitis BE impfung [an,]
1333	KW:	[ja,]
1334		ja-
1335	AW:	(.) sind sie RECHTShänder?
1336	KW:	ja;
1337	AW:	dann geb ich die in ihren linken ARM,

```
1338  KW:  ja-
1339  AW:  geNAU;
1340       und da kommen sie (-) mit hierhin,
1341  KW:  ((geht zur liege))
1342  AW:  nehmen PLATZ,
1343       geNAU;
1344       das einfach n bisschen nach OBEN schieb_wer,
```

Als *possible pre-closing sequence* (vgl. Schegloff/Sacks 1973: 303) leitet der Reisemediziner in Zeile 1300 die Beendigung des Beratungsgesprächs mit der Erkundigung ein, ob die Kundin noch Fragen habe (vgl. West 2006). Damit signalisiert er, der als institutioneller Vertreter die Hoheit über die Gesprächsagenda innehat, dass seinerseits alle Aspekte zur Genüge bearbeitet wurden und das Beratungsgespräch beendet werden bzw. zur nächsten Aktivität innerhalb der verfestigten Agenda übergegangen werden kann (vgl. Spranz-Fogasy et al. 2012: 658). Das Angebot zur Äußerung von Fragen und die aktive Übergabe des Rederechts an die Kundin gibt dieser Raum zur Klärung von Unklarheiten und Thematisierung von etwaigen weiteren Anliegen und kontextualisiert durch die Eröffnung einer Frage-Antwort-Paarsequenz, dass die Beendigung der Beratung gemeinsam hergestellt werden soll. Heritage et al. (2007) und Spranz-Fogasy et al. (2012) weisen jedoch darauf hin, dass die Positionierung des Angebots am Ende der Sequenz und der Vorlauf eine Präferenz für die Antwort „nein" ausdrücken, was hier durch die Formulierung mit dem Adverb „noch" verstärkt wird, indem ungeklärte Fragen als unwahrscheinlich gerahmt werden. Die Kundin verneint das Angebot, Fragen zu stellen, nach einer 1.9-sekündigen Pause sowie einem deutlichen Einatmen (Zeile 1303), wobei sie dies durch den Ausdruck „eigentlich" abschwächt. Nach einer relativ langen Pause von 6.1 Sekunden äußert der Arzt ein gedehntes „gu:t" (Zeile 1305), welches als nicht-responsives alleininitiiertes Beendigungssignal gebraucht wird (vgl. Arens 2023: 95 ff.) und durch die tief fallende Tonhöhenbewegung ebenfalls den intendierten Abschluss der Aktivität anzeigt. Arens (2023) weist darauf hin, dass diese Verwendung von „gut" im institutionellen Setting primär von den institutionellen VertreterInnen realisiert wird, da die Steuerung von Themen und Aktivitäten der „hierarchisch höherstehenden, gesprächsleitenden Person vorbehalten [ist], der festgelegte Beteiligungsrechte und Verpflichtungen wie die Gesprächsevaluation und -organisation zukommen".

Als Scharnier zwischen dem Beratungsgespräch und der Durchführung der Impfung erfolgt die Übergabe von diversen Materialien wie Merkblättern zu verschiedenen Krankheiten, der Einverständniserklärung zur Impfung an die Kundin und Nähzeug als Werbegeschenk. Die als Deklarativsatz formulierte imperative Äußerung „sie unterschreiben dass wir das beSPROchen haben" (Zeile 1308) projiziert eine Erwartungshaltung und fungiert als „handlungsinitiierende Aufforderung"

(Bührig/Meyer 2018: 170) zur Unterschrift der Einverständniserklärung als „Verdauerung einer Willenserklärung“ (Bührig/Meyer 2018: 166), ohne die die Ausführung der Impfung nicht möglich wäre. Bemerkenswert an der Konstruktion ist, dass es sich unter syntaktischen Gesichtspunkten um keine Aufforderung handelt, aber handlungsbezogen doch als solche eingesetzt wird: Das völlig unmodalisierte Äußerungsformat der imperativen Aufforderung im Präsens rahmt die Unterschrift dabei als sicher erfolgend und die Einwilligung nicht zur Disposition stehend. Die nachfolgende, durch das Modalverb „müssten“ modalisierte Aufforderung „sie müssten da noch bei hepatitis A noch grade“ kommuniziert die aus externen juristischen Gründen bestehende Notwendigkeit einer Unterschrift (vgl. Bührig/Meyer 2018: 171) zur Durchführung der Immunisierung. Ein gattungsspezifisches Phänomen, das erneut den Dienstleistungscharakter der Gespräche verdeutlicht, ist die Übergabe von Werbegeschenken, hier eines Kofferanhängers mit Nähzeug (Zeile 1325).[48] Dass die Kundin in Zeile 1327 darauf mit Lachen reagiert, kann als Kontextualisierungshinweis darauf verstanden werden, dass insofern „unterschiedliches Wissen um den institutionellen Kontext“ (Kaufhold 2005: 21) besteht, als die Kundin das Werbegeschenk in einem Arzt-Patient-Gespräch nicht erwartet hätte.

Nachfolgend zeigt der Arzt die Beendigung bzw. den Wechsel der Aktivität durch ein IP-konstitutives gedehntes „so:.“ (Zeile 1330) an, das auch durch die fallende Intonation anzeigt, dass es zu einem „change in activity“ (Barske/Golato 2010) kommt. Verstärkt wird dies durch die erneute Äußerung eines gedehnten „gu:t“ in Zeile 1331 das ebenso einen Aktivitätenwechsel ankündigt (vgl. Arens 2023: 94 ff.). In Zeile 1332 moderiert der Arzt den Beginn der Impfung an und bestimmt gleichzeitig als deontische Autorität die Reihenfolge der Vakzine („wir fangen mit der hepatitis BE impfung an“). Das Pronomen „wir“ wird hier zur Teambildung eingesetzt und markiert, dass die Kundin als Patiens ein Teil des Agens-Teams in der Impfaktivität wird. Der Wechsel vom Beratungsgespräch zur Durchführung der Impfung wird des Weiteren durch einen Ortswechsel vom Schreibtisch des Arztes hin zur Liege auf der anderen Seite des Raumes begleitet, auf der die Kundin Platz nehmen soll (Zeile 1342), um die Impfungen zu erhalten.

b) Abschluss der Impfaktivität und Überleitung zum Bezahlvorgang

Das folgende Beispiel stammt aus einer Impfberatung, die der Kunde anlässlich einer Reise nach Laos aufsucht. Der Ausschnitt setzt ein, nachdem der Mann gegen Tollwut und Typhus geimpft wurde und ihn die Ärztin darüber informiert,

48 Die Werbegeschenke stammen von Pharmakonzernen und Herstellern von Reiseartikeln wie etwa Mückenschutzpräparaten oder Mückennetzen. Auf Nachfrage gaben die ÄrztInnen an, diese fakultativ an die KundInnen weitergeben zu können und nicht dazu verpflichtet zu sein.

dass sie die zweite Impfung in die Hautfalte injiziert hat und deshalb keine Schmerzen im Muskel zu erwarten sind.

Ausschnitt 19: Impfsprechstunde_R_Laos

```
0312  AW:  dass dann der muskel nicht (-) WEHtut bei der bewegung
           des arms;
0313       (2.3)
0314       okay-
0315  KM:  wunderBAR-
0316       (10.1)
0317  HW:  so dann ham_ma da [die RECH]nung,
0318  KM:                    [so:,    ]
0319       geNAU,
0320  HW:  für (.) TOLLwut [typhus,]
0321  KM:                  [hm_MH, ]
0322  HW:  die zwei impfungen mit beRAtung,
0323       [hundertNEUN] euro und fünfzich cent;
0324  KM:  [jaWOLL;    ]
0325       (3.8)
0326       ah jetzt hab ich_s geld schon AUSsi tan;
0327       ah nein is EH scho;
0328       (1.2)
           [34 Sekunden Auslassung]
0346       (8.8)
0347  HW:  und der beleg und die [KARte,    ]
0348  KM:                        [wunderBAR,]
0349  HW:  [vielen DANK,]
0350  KM:  [vielen DANK,]
0351       (2.8)
0352       könnt ich für meine lebensgefährtin auch gleich einen terMIN
           ausmachen;
0353  AW:  ja KLAR,
```

Nach einer 2.3-sekündigen Pause (Zeile 0313) initiiert die Ärztin mittels der Diskurspartikel „okay“ (Zeile 0313) den Abschluss der Impfsequenz (vgl. Mondada/Sorjonen 2021). Beach (1993) und Mondada/Sorjonen (2021) weisen darauf hin, dass „okay“ neben der Beendigung der vorangehenden Sequenz auch den Übergang zu einer nächsten Handlung kennzeichnet. Der Kunde ratifiziert dies durch „wunderBAR“ in Zeile 0315, was im Vergleich zu „okay“ eine lexikalisch gesteigerte Intensität aufweist. Er zeigt damit auch seine Bereitschaft an, dass die Aktivität beendet bzw. zur nächsten Interaktionsphase übergeleitet wird.

Im Anschluss daran kommt es zu einer relativ langen Pause von 10.1 Sekunden, bevor die medizinische Fachangestellte (HW) das Rederecht ergreift und die Bezahlsequenz initiiert. Beginnend mit dem Diskursmarker „so", der eine neue Aktivität einleitet (vgl. Stukenbrock 2010: 16) und vom Kunden in gedehnter Form überlappend wiederholt wird (Zeile 0318), richtet sie die Aufmerksamkeit auf die präsentierte Rechnung („dann ham_ma da die RECHnung", Zeile 0317). Der Ausdruck „dann" (vgl. Helmer 2011; Deppermann/Helmer 2013) kontextualisiert dabei zugleich die verfestigte gattungsspezifische Reihenfolge der einzelnen Schritte der Impfsprechstunde im zeitlichen Verlauf und die Bezahlung als Handlungskonsequenz aus der Verabreichung der Impfung. Dass die Bezahlung als normale Handlungskonsequenz aus der erfolgten Leistung gerahmt wird, unterstreicht erneut den Dienstleistungscharakter dieser Form der medizinischen Kommunikation. Das Personalpronomen „wir" bzw. „ma" kann nach Günthner (2021b) als „‚Pluralis Auctoris'-WIRich" bezeichnet werden: Obwohl die medizinische Fachangestellte die Akteurin ist, die die Rechnung in die Interaktion einbringt und präsentiert, expandiert sie durch das Pronomen die Referenzdomäne und „stilisiert so die [...] Handlung als Gemeinschaftsaktivität, die [den Kunden] inkludiert" (Günthner 2021b: 313). Der Kunde äußert responsiv ein „genau" (Zeile 0319), womit er seine Bereitschaft zum Bezahlen anzeigt und gleichzeitig auf epistemischer Ebene transparent macht, dass er bereits darum weiß, dass die Rechnung direkt von ihm zu begleichen ist (vgl. Oloff 2017).[49]

Die medizinische Fachangestellte zählt im Folgenden die erhaltenen Leistungskomponenten auf, nämlich „TOLLwut typhus" (Zeile 0320), was der Kunde durch ein überlappendes „hm_MH" ratifiziert. Die beiden Vakzine werden in der folgenden Intonationsphrase als „die zwei impfungen" zusammengefasst und durch „mit beRAtung" (Zeile 0322) angezeigt, dass ebenfalls eine Beratungspauschale berechnet wird. Die Summe aus diesen Komponenten „hundertNEUN euro und fünfzich cent" wird in Zeile 0323 artikuliert und vom Kunden mit „jaWOLL" (Zeile 0324) quittiert. Nach erfolgter Kartenzahlung des Kunden (nicht abgedruckt) übergibt die medizinische Fachangestellte ihm schließlich mit der handlungsbegleitenden Äußerung „und der beleg und die KARte" (Zeile 0347) seine Rechnung und Bankkarte. Dieser reagiert – wie bereits in Zeile 0315 – mit „wunderBAR".

Bemerkenswert ist in dieser Gesprächsphase zum einen, dass sich die Interagierenden gegenseitig Dank aussprechen und zum anderen, dass sie diesen

49 Es sei darauf hingewiesen, dass in einer Institution die Bezahlung außerhalb des Behandlungsraums bei der Kasse erfolgt und in einer Institution die Bezahlung erst nach der Applikation der Impfung vorgenommen wird.

gleichzeitig in Überlappung artikulieren. Vor allem ein Danken von Seiten der institutionellen AkteurInnen ist im kurativen medizinischen Setting nicht üblich, allerdings in der hier bearbeiteten Gattung regelmäßig zu beobachten. Dies trägt zum Dienstleistungscharakter der reisemedizinischen Impfberatungsgespräche bei und erinnert teilweise an Verkaufsgespräche, wie sie etwa von Lacher (1989) für Apotheken, Pothmann (1997) für den Schuheinzelhandel oder Weber (2014) für Gartencenter untersucht wurden. Während sich die institutionelle Akteurin primär für den Erhalt von Geld bedankt, signalisiert der Kunde seinen Dank in diesem Beispiel für die Übergabe der Quittung und der Bankkarte, später auch globaler für die gesamte Beratung (nicht abgedruckt). Dass die Interagierenden ihren Dank gleichzeitig[50] formulieren, zeigt, dass es für die Gattung (noch) keine verfestigte Reihenfolge des Dankens gibt, wie sie etwa Lacher (1989) für Gespräche in der Apotheke beschrieben hat, wo in der Regel der Dank der KundInnen vom Dank der ApothekerInnen in zweiter Position erwidert wird (vgl. Lacher 1989: 63).

Während sich die institutionellen AkteurInnen zum Abschluss der Bezahlaktivität gegenseitig Dank aussprechen, folgt das Danken zum Ende der gesamten Interaktion einem anderen Muster, nämlich einem einseitigen Danken von Seiten der KundInnen. Wie der endgültige Gesprächsabschluss in Impfinteraktionen vollzogen wird, soll anhand von zwei weiteren Ausschnitten analysiert werden.

c) Finaler Gesprächsabschluss

Der folgende Ausschnitt ist einem transkribierten Gespräch entnommen, das im Vorfeld einer Reise auf die Kapverdischen Inseln stattfand. Nach erfolgter Impfung und Bezahlung leitet der Arzt die Gesprächsbeendigung ein:

Ausschnitt 20: Impfsprechstunde_BO_Kapverdische Inseln

```
202  AM:  so:;
203       (2.8) gut;
204       jo;
205       das WAR_S,
206       wenn sie keine FRAgen mehr haben,
207       wünsch ich ihnen eine gUte REIse,
208       [gesunde RÜCKkehr,]
209  KW:  [ja,              ]
```

50 Ein gegenseitiges Danken in Überlappung wie in diesem Beispiel kommt nicht in allen Gesprächen vor, allerdings wird im Gesamtkorpus evident, dass es keine verfestigte Reihenfolge des Dankens gibt. In einigen Gesprächen danken die institutionellen VertreterInnen zuerst, in anderen die KundInnen.

```
ja,
hm_MH,
DANkeschön;
```

Der IP-konstitutive Diskursmarker „so:;“ (Zeile 202) mit gedehntem Vokal „marks a readiness to transition from one action/topic to the next course of action“ (Barske/Golato 2010: 247) und fungiert hier als possible pre-closing (Schegloff/Sacks 1973: 303) im Abschlussprozess der Interaktion. Nach einer 2.8-sekündigen Pause folgen mit „gut;“ (Zeile 203) und „jo;“ (Zeile 204) zwei weitere IP-konstitutive Diskursmarker, die ebenfalls fallend intoniert sind und die Bereitschaft zur Gesprächsbeendigung unterstreichen. In Zeile 205 macht der Reisemediziner auf einer kommunikativen Metaebene mit „das WAR_S“ explizit, dass alle kommunikativen und handlungsbezogenen Aufgaben bearbeitet wurden und das Impfgespräch nun zum Abschluss kommen kann.

In Form einer Konditionalstruktur thematisiert der Arzt in Zeile 206 dann insofern erneut kundenseitige Rückfragen, als er das Gespräch nur unter der Bedingung beendet, dass keine Fragen mehr bestehen. Die negative Formulierung in der Protasis „keine FRAgen“ „graduiert die Anzahl der offenen Fragen [auf] null“ (Spranz-Fogasy et al. 2012: 255), wodurch der Arzt kontextualisiert, dass er davon ausgeht, dass keine Fragen mehr bestehen und eine deutliche Präferenz für die kundenseitige Reaktion indiziert (vgl. Spranz-Fogasy et al. 2012: 257). Dies wird auch daran deutlich, dass keine Pause für eine Kundenreaktion gelassen wird, sondern direkt zur Apodosis der Konditionalstruktur übergegangen wird, die aus zwei Teilen besteht: „wünsch ich ihnen eine gute REIse“ (Zeile 207) und „gesunde Rückkehr“ (Zeile 208). Diese Varianten von *terminal exchanges* (Tsuda 1984: 89) werden in den hier bearbeiteten Gesprächen nur einseitig, nämlich ausschließlich von den institutionellen VertreterInnen, geäußert und befinden sich gattungsspezifisch im Themenfeld ‚Reise‘.[51] Im Wunsch „gesunde Rückkehr“ wird darüber hinaus der Bezug zum Gesundheitssektor hergestellt und das gemeinsam bearbeitete Ziel der (präventiven) Vermeidung von Krankheiten ein letztes Mal relevant gesetzt. Die Kundin reagiert darauf, indem sie zwei Mal „ja“ (Zeilen 209 und 210) und ein „hm_MH“ (Zeile 211) äußert, bevor sie sich schließlich in Zeile 212 für die guten Wünsche bedankt.

Da diese Aufnahme hier gestoppt wurde und der finale Austausch von Abschiedsgrüßen nicht mehr repräsentiert ist, soll noch ein zweites Beispiel herangezogen werden. Dieses stammt aus einem Beratungsgespräch anlässlich einer Reise nach Thailand und setzt ebenfalls ein, nachdem die Kundin geimpft wurde und die Rechnung beglichen hat:

51 Neben „gute REIse“ treten häufig auch „schöne REIse“, „viel SPASS“ oder „gutes JAHR“ auf, vereinzelt auch Wünsche, die nicht auf die Reise bezogen sind wie „schönen TAG noch“.

Ausschnitt 21: Impfsprechstunde_J_Thailand

2064 AM: gut-
2065 (1.5)
2066 wenn sie keine weiteren fragen HAben,
2067 hab ich sons (1.9) AUCH keine;
2068 KW: nö,
2069 alles SUper;
2070 (2.2)
2071 dann-
2072 AM: dann wünsch ich ihnen ne schöne REIse;
2073 KW: DANke schön,
2074 AM: viel SPASS,
2075 KW: und vielen DANK;
2076 (0.6)
2077 AM: GERne,
2078 (2.4)
2079 KW: TSCHÜ_üß,
2080 AM: TSCHÜ_üß,
2081 KW: [TSCHÜ_üß;]
2082 HW [TSCHÜ_üß,]
2083 (2.5)

Auch in diesem Beispiel initiiert der Reisemediziner durch die Diskurspartikel „gut" (Zeile 2064) als Beendigungsvorlauf den Gesprächsabschluss. Wie im vorangegangenen Ausschnitt folgt dann ebenfalls eine Konditionalstruktur, mit der abschließend kundenseitige Fragen zur Disposition gestellt werden. Durch die negative Formulierung „keine weiteren fragen" (Zeile 2066) wird jedoch wie in Ausschnitt 20 bereits signalisiert, dass der Arzt nicht davon ausgeht, dass noch Fragen offen blieben (vgl. Spranz-Fogasy et al. 2012). Mit der Apodosis „hab ich sons (1.9) AUCH keine" (Zeile 2067) gibt er der Kundin dann zu verstehen, dass aus seiner Perspektive alle Aufgaben zur Genüge bearbeitet wurden und das Gespräch von Seiten der Institution beendet werden kann. Die Kundin bestätigt durch die Negationspartikel „nö" (Zeile 2068), dass sie tatsächlich keine Fragen mehr hat und expandiert dies in Zeile 2068 durch ein „alles SUper". Die Formel mit dem Allquantor „alles" drückt nicht nur aus, dass keine Rückfragen bestehen, sondern entproblematisiert die gesamte Interaktion und signalisiert beschwichtigend, dass keine weitere Bearbeitung notwendig ist und das Gespräch abgeschlossen werden kann. Nach einer 2.2-sekündigen Pause setzt die Kundin mit „dann–" (Zeile 2071) zu einem Beendigungsvorlauf an. Helmer (2011: 48) weist darauf hin, dass sich „dann" in dieser Funktion nicht inhaltlich auf den vorherigen Turn bezieht, sondern anzeigt, dass die Beendigung „unmittelbar kohärent und logisch aus [...] der Proposition folgt" und die Schlussworte projizieren. Außerdem nimmt die Kundin durch das „dann" indirekt Bezug auf den Verlauf eines „Handlungsschemas, dessen Schritte im Laufe des Gesprächs von den Teilnehmern projiziert und eingehalten werden" (Helmer 2011: 48). Der Arzt greift das „dann" im Folgenden auf und überführt es in einen guten Wunsch („dann wünsch ich ihnen ne schöne REIse", Zeile 2072). Nachdem sich der Kunde für den Wunsch bedankt hat (Zeile 2073), ergänzt der Arzt noch einen weiteren guten Wunsch, der mit „viel SPASS" (Zeile 2074) deutlich informeller anmutet. Gleichzeitig unterstreicht er die in Kapitel 5.1.2 herausgearbeitete genrespezifische Facette, dass die reisemedizinischen Interventionen nicht nur bzgl. gesundheitlicher Aspekte durchgeführt werden, sondern ein Ziel auch darin besteht, dass die KundInnen ihren Urlaub bestmöglich genießen und ihre Reisepläne komplikationslos umsetzen können. Die Impfungen erhöhen unter diesem Gesichtspunkt auch die Chance, die Reise genießen zu können und Spaß zu haben. Diese Art der guten Wünsche sind gesprächsübergreifend auf die Zukunft gerichtet und zeigen an, dass die Interagierenden bis auf Weiteres keinen Kontakt mehr haben werden (vgl. Goll 2002: 310). Die Kundin bedankt sich – eingeleitet durch die Konjunktion „und" – dann erneut („vielen DANK", Zeile 2075). Aus dem Kontext kann inferiert werden, dass sich dieser Dank jedoch nicht auf die guten Wünsche zur Reise beziehen, sondern global auf die gesamte Impfsprechstunde, „which emphasises the service-driven aspect of medical consulations" (White 2015: 172). Hier fällt auf, dass sich der institutionelle Akteur an dieser Stelle nicht auch bedankt, wie es in der Abschlusssequenz der Bezahlinteraktion (vgl. Ausschnitt 19) zu beobachten war, sondern der Dank einseitig vonseiten der Kundin erfolgt und der Arzt darauf mit „GERne" (Zeile 2077) reagiert. Mit dieser Art des Dankens zeigen sich die Interagierenden gegenseitig nicht nur einen höflichen Umgang im institutionellen Setting an, sondern auch ihr „standing as beneficiaries and providers" (West 2006: 390). Dass sich die Kundin für die erhaltenen Dienstleistungen bedankt, obwohl sie sowohl für die Beratung als auch die Impfstoffe bezahlt hat, zeigt nach Lacher (1989: 63) an, dass sie die Interaktion „mehr als ein einfaches Verkaufsgespräch" ansieht. Nach einer 2.4-sekündigen Pause äußert die Kundin die zweisilbige Abschiedsfloskel „TSCHÜ_üß" (Zeile 2079) als erstes Paarglied einer *terminal exchange*-Paarsequenz (vgl. Schegloff/Sacks 1973). Dies wird vom Arzt erwidert, wobei er das zweisilbige Format mit Akzent auf der ersten Silbe und die steigend-fallende Intonation der Kundin aufgreift und wiederholt. Der Ausschnitt zeigt auf syntaktischer Ebene, dass zum Ende der Interaktion kaum mehr ganze Sätze geäußert werden, sondern die Verabschiedung aus „routinisierte[n] Verbindungen weniger Wörter oder lediglich aus einem Wort" besteht (Birkner et al. 2020: 95). Die erhöhte Rhythmisierung in der Beendigungssequenz und die Gleichschaltung des Rhythmus durch Übernahme des Rhythmus des Gesprächspartners sind für diese Gesprächsphase leitend (vgl. Birkner et al. 2020: 95) und wurden bereits mehrfach für informelle Telefongespräche (vgl. u. a. Auer 1990; Auer/Couper-Kuhlen 1994) konstatiert. Auer/Couper-Kuhlen (1994: 102) beschreiben diese rhythmische Angleichung zum Gesprächsende so, als wollten die Interagierenden „noch einmal ein Stück gemeinsam tanzen [...], bevor sie sich trennen". Es zeigt sich hier, dass die Erkenntnisse über den Gesprächsabschluss am Telefon auch auf die face-to-face-Interaktion übertragen werden können und über informelle Gespräche hinaus gültig sind. Die Produktion des zweiten Paarglieds fungiert für den Arzt außerdem als *display*, dass er einverstanden ist, das Gespräch abzuschließen und in einen „Zustand verminderter Zugänglichkeit" (Goffman 1974: 118) zu gelangen bzw. zurückzukehren und das Gespräch damit „zu einem zeitlich begrenzten und räumlich situierten Ereignis machen" (Gülich/Mondada 2008: 73). Abschließend erfolgt auch eine Verabschiedung zwischen der Kundin und der medizinischen Fachangestellten durch ein in Überlappung produziertes „TSCHÜ_üß", das ebenfalls in zweisilbiger Form mit Akzent auf der ersten Silbe sowie steigend-fallender Intonation geäußert wird. Dass Abschiedsgrüße in Überlappung geäußert werden, ist ein bekanntes Phänomen (vgl. Birkner et al. 2020: 95), das zeigt, dass das System des Sprecherwechsels am Ende der Interaktion keinem festgelegten Muster mehr folgt, sodass Überlappungen hier nicht mehr vermieden werden und völlig unproblematisch sind.

Es wurde deutlich, dass die Impfgespräche nicht eine finale Abschlusssequenz aufweisen, sondern routinemäßig an drei Stellen Abschlussaktivitäten zu beobachten sind, nämlich nach dem Beratungsgespräch, nach der Applikation der Impfungen und nach der Bezahlaktivität. Diese Aktivitäten sind gattungsspezifisch durchgetaktet und folgen einer fixen Reihenfolge, wobei nach jedem kleinen Teilprojekt sprachlich-kommunikative Marker des Abschlusses bzw. Übergangs zu einer nächsten Aktivität evident werden. Dazu zählen etwa die Diskursmarker „gut" (vgl. Arens 2023), „so" (vgl. Blühdorn et al. 2017; Bührig/House 2007), „okay" (vgl. Beach 1993; Mondada/Sorjonen 2021), „genau" (vgl. Oloff 2017; Auer 2020) und „dann" (vgl. Helmer 2011; Deppermann/Schmitt 2008: 227), die als „archetype closings" (Button 1987: 102) beschrieben wurden und IP-konstitutiv singulär oder kumulativ aufeinanderfolgend geäußert werden sowie oft mit gedehnten Vokalen realisiert werden. Außerdem fällt auf, dass sich das „Tempo der Abfolge der regelmäßig aufeinander folgenden, betonten Silben steigert" (Birkner et al. 2020: 96). Diese „themenlosen Beiträge" (Levinson 2000: 345) zeigen dabei an, dass die vorherigen Themen bzw. Aktivitäten zur Genüge bearbeitet wurden und beendet werden können. Die Initiative zur Beendigung dieser „nested projects" (Bangerter/Clark 2003: 195) geht dabei durchgehend von den institutionellen AkteurInnen aus, die die deontische Autorität über die Gesprächsagenda sowie die Auswahl von Themen und Koordination von Aktivitäten innehaben. Es zeigte sich aber auch, dass die Interagierenden die Abschlüsse und Übergänge ko-konstruieren, indem die KundInnen in Reaktion auf die Beendigungsaktivitäten anzeigen, dass sie mit der Beendigung bzw. dem Übergang einverstanden sind. Dies geschieht, indem sie in Reaktion auf ärztliche *pre-closings* ebenfalls einen Beendigungsvorlauf produzieren, keine Rückfragen mehr stellen und keinen neuen Themen ansprechen. Das Format, in welchem die institutionellen AkteurInnen etwaigen Rückfragen formal Raum geben (vgl. Robinson 2001), variiert dabei: Während im Zuge der Beendigung der Beratungssequenz, d. h. vor der Applikation der Impfungen, offene Fragen nach dem Muster „haben Sie noch Fragen?" gestellt werden und Pausen nach diesen gelassen werden, zeigte sich, dass ÄrztInnen am Ende des gesamten Gesprächs häufig Konditionalkonstruktionen wie „wenn Sie keine Fragen mehr haben" produzieren, die – „designed to elicit no-type responses" (Heritage et al. 2007) – durch die negative Formulierung bereits suggerieren, dass keine Fragen mehr bestehen sollten. Sie signalisieren eine deutliche Präferenz für die Unterlassung von Rückfragen (vgl. Spranz-Fogasy et al. 2012: 658) und bieten durch einen direkten Anschluss der Apodosis auch keinen Raum für solche. Über dieses Beispiel hinaus wird auch im Gesamtkorpus evident, dass die Apodosis innerhalb solcher Konditionalstrukturen stets realisiert wird, d. h. hier keine alleinstehenden *wenn*-Teil-sätze geäußert werden und damit durchgehend sofort zum *dann*-Teil übergeleitet wird.

Es wurde des Weiteren deutlich, dass die finalen guten Wünsche und Abschiedsfloskeln eher informellen Registers sind (z. B. „viel Spaß", „tschüss") und im Gegensatz zu Arzt-Patient-Gesprächen aus dem kurativen Setting, für die Formulierungen wie „gute und schnelle Genesung" (Walther 2005: 10) oder „alles Gute" (Klüber 2015: 214) beschrieben sind, gattungsspezifisch auf die Reise ausgerichtet sind („schöne Reise"), den Genuss dieser betonen („viel Spaß") und nur indirekt einen Bezug zum Gesundheitssystem aufweisen, etwa in „gesunde Rückkehr".

Auffällig in den Beendigungssequenzen der hier bearbeiteten Gespräche ist des Weiteren, dass diese durchgängig bereits beim ersten Preclosing-Versuch beendet werden konnten, da von den KundInnen keine weiteren Themen bzw. Anliegen angesprochen und in der Regel keine Rückfragen gestellt werden. Dies könnte dadurch erklärt werden, dass die Gesprächsgattung monothematisch auf Reiseimpfungen ausgerichtet ist und deshalb klar ist, dass die Interaktion im Sinne einer „expectable monotopicality" (Schegloff/Sacks 1973: 307) nach der erfolgreichen Bearbeitung dieses spezifischen Themas beendet ist. Es zeigte sich in diesen Gesprächsphasen auch, dass keine Unterschiede in der Erwartungshaltung zwischen ÄrztInnen und KundInnen bezüglich der Granularität, Gesprächsdauer und Informationsdichte besteht, sodass die Gespräche durchgehend beim ersten *Preclosing*-Versuch beendet werden können und die Abschlusssequenzen demnach stark von einem bestätigenden Austausch (vgl. Goffman 1974: 103) mit vielen Zugänglichkeitsritualen (Goffman 1981: 12) geprägt sind.

5.1.2 *Human Enhancement* in der Reisemedizin: Optimale Leistungsfähigkeit auf der Reise als ein Ziel von medizinischen Interventionen

Während die Krankheitsprävention über Impfungen – obwohl es sich um fakultative Maßnahmen auf private Kosten handelt – mit einigen traditionellen Zielen der heilungsorientierten Medizin wie etwa der Verlängerung des (gesunden) Lebens (vgl. Heilinger 2010: 1) zumindest in Verbindung steht[52], ist die Optimierung der Reisequalität eindeutig den Bereichen der wunscherfüllenden Medizin (vgl. Kettner 2009), der Dienstleistungsmedizin (vgl. Junker/Kettner 2009) bzw. – international gesprochen – dem *Human Enhancement* (vgl. Juengst et al. 2003; Lenk 2002; Schöne-Seifert 2007) zuzuordnen und spiegelt den von Junker/Kettner (2009: 60) beschriebenen (partiellen) „Gestaltwandel der Medizin" von der kurativen Medizin zur Dienstleistungsmedizin wider. *Human Enhancement* ist dabei als „Anwendung medizinischer Techniken und Methoden zur Verbesserung, Steigerung und Optimierung körperlicher und psychischer Eigenschaften und Fähigkeiten" (Hucklenbroich 2012: 395) definiert, wobei u. a. Biller-Andorno/Salathé (2012: 13) auf die vorherrschende Uneinigkeit bezüglich einer exakten Definition von *Enhancement* aufmerksam machen.

Wie solche Facetten von *Human Enhancement* in den reisemedizinischen Beratungsgesprächen interaktional ausgehandelt werden und sequenziell eingebettet sind, soll anhand von vier Transkriptausschnitten aufgezeigt werden, wobei nur der letzte (Ausschnitt 25) en detail analysiert wird, um Redundanzen zu vermeiden.

Ausschnitt 22: Impfsprechstunde_J_Thailand

```
303 AM:  so (.) was soll man MAchen;
304      man sollte EIgentlich-=
305      =so jetz kuckt man RAUS,
306      es is hoch SOMmer,
307      man sollte EIgentlich sie gegen (.) grIppe impfen;
308 KW:  okee-
309 AM:  ja und des liegt einfach DAran,
310      dass das mit die wichtigste REIseimpfung is,
```

52 Schöne-Seifert (2007: 184) weist darauf hin, dass auch alle präventiven Maßnahmen zum Bereich des *Enhancements* gezählt werden können, wenn der Begriff weit als „Verbesserung von Gesunden" gefasst wird. Sie führt hier als Beispiel explizit Impfungen an.

311 **ähm (-) und (.) sie werden von der grippe keinen großartigen SCHAden bekommen in ihrem alter,**
312 KW: hm_MH,
313 AM: **aber ne versaute REIse;**
314 und das risiko dass sie grippe KRIEgen im flieger,
315 is relativ HOCH;
316 KW: ja:-

Ausschnitt 23: Impfsprechstunde_L_Chile, Bolivien, Peru

330 AW: die die sache is DIE,
331 typhus äh kann man auch antibiotisch beHANdeln,
332 **aber das was sie natürlich auf so ner reise WOLlen,**
333 **sie wollen nich KRANK sein (.) ne?**
334 also sie haben definitiv äh [eine-]
335 KW: [aber man KANN] das antibiotisch behandeln;
336 AW: man KANN es antibiotisch behandeln (.) ne?

Ausschnitt 24: Impfsprechstunde_L_Chile, Bolivien, Peru

1178 KW: ja-
1179 AW: **weil durchfall verdirbt ihnen den URlaub.**
1180 das [is die] HÄUfigste reiseerkrankung überhaupt,
1181 KW: [ja;]
1182 AW: (.) ne,
1183 das heißt AUCH dass sie (-)-
1184 ((schnalzt)) in ihrer REIseapotheke was gegen durchfall (.) mitführen (.) sollten;
1185 ne?
1186 (1.4)
1187 KW: [dieses] imMODium ne,
1188 AW: [das-]
1189 m::h ÄH-
1190 immodium äh is gut geEIGnet,
1191 also das beruhigt den DARM,
1192 KW: hm_MH,
1193 AW: ich sag mal das LÄHMT den darm,
1194 **und sie können gut von a nach BEE reisen,**

Ausschnitt 25: Impfsprechstunde_M_Ghana

AM: [dann viel]leicht was mit loperaMID,
BW: [ja,]
AM: äh eine substanz die z reZEPTfrei erhältlich is,
(-) die (.) bei DURCHfällen genommen werden kann,
wenn man mal n paar stunden RUhe braucht;
[heißt NICHT] dass dadurch die der durchfall geheilt wird;
KW: [hm_HM,]
BW: ja-
AM: [sondern nur wenn sie] im BUS sitzen (-) oder so,
KW: [ja;]
AM: wo_s sehr SCHLECHT is;
[mal](.) sponTAN (.) °h auszusteigen;
KW: [hm_HM,]

Ausschnitt 25 stammt aus einer Impfberatung anlässlich eines Aufenthaltes in Ghana, wo die Kundin für ein Jahr in einem Sozialprojekt tätig sein wird. Der Ausschnitt setzt ein, während der Arzt verschiedene Utensilien aufzählt, die die Kundin aus Deutschland mitführen sollte. Neben Mückenschutz, Sonnenmilch und anderen Substanzen erwähnt er – einleitend mit dem Konnektor „dann“ in additivem Gebrauch (vgl. Helmer 2011: 20) – nun auch ein Medikament mit dem Wirkstoff „Loperamid“ (Zeile 430).[53] Das Satzadverb „vielleicht“ rahmt diese Handlungsempfehlung als optional und positioniert das Gegenüber insofern als rationale Entscheidungsträgerin, als sie „selbst für sich zu bestimmen [hat], ob sie den Vorschlägen zu folgen gewillt [ist], sie die thematischen Aspekte als sinnvoll und gewinnbringend für ihre eigene Situation“ (Wegner 2016: 296) einschätzt. Charakteristisch für die Gesprächsgattung ist hier – wie in vielen anderen Gesprächen repräsentiert –, dass der Arzt nur den Wirkstoff (Loperamid), nicht aber konkrete Produkte oder Marken nennt und somit der Kundin die Freiheit überlässt, für welches konkrete Medikament sie sich entscheidet.[54] Nachdem die anwesende medizinische Fachangestellte diesen

53 Auf Nachfrage gaben die ÄrztInnen an, dass sie ihre Vorschläge an gängigen Empfehlungen für Reiseapotheken ausrichten, bspw. denen des Auswärtigen Amtes (https://www.auswaertiges-amt.de/blob/200194/0b9ec302b101287bef542fc2ad46770f/hausapotheke-data.pdf). Diese Listen sind jedoch nicht bindend, sondern sehen explizit vor, sie an die individuellen Bedürfnisse der Reisenden anzupassen.

54 In einigen Gespräche wie bspw. Impfsprechstunde_L_Uganda, Impfsprechstunde_J_Ecuador, Impfsprechstunde_J_Thailand, Impfsprechstunde_BO_Peru_Ecuador_Galapagos weisen die ÄrztInnen serviceorientiert darauf hin, dass Generika günstiger zu erwerben sind als entsprechende

Vorschlag mit einem Rezeptionssignal bestätigt (Zeile 431), erläutert der Arzt den erwähnten Wirkstoff genauer, in dem er – nach dem Häsitationselement „äh“ – in Form einer Relativsatzstruktur darauf hinweist, dass entsprechende Medikamente frei verkäuflich sind. Damit wird klar, dass die Kundin hier nicht von der deontischen Autorität im Sinne einer Verschreibungsbefungnis des Arztes abhängig ist und der Arzt diesen Hinweis auf ein nicht rezeptpflichtiges Medikament allein als Serviceleistung anbietet. In Zeile 433 erfolgt eine „retrospektiv-paradigmatische Expansion“ (Auer 2006a: 290), indem der Arzt die Erklärung zu Loperamid in Zeile 432 um ein zweites Element erweitert, das syntaktisch von der Relativsatzstruktur in Zeile 432 abhängt. Darin geht er auf das Anwendungsgebiet des Wirkstoffes („bei DURCHfällen“) ein, wobei er durch das Modalverb „kann“ in epistemischer und normativer Verwendungsweise (vgl. Zifonun et al. 1997: 1886) kontextualisiert, dass die Einnahme des Medikaments bei entsprechenden Symptomen rein optional erfolgt.

In Zeile 434 führt er einen beispielhaftes Szenario (vgl. Kapitel 5.3.3) an, in welcher Situation die Einnahme eines solchen Medikaments von Nutzen sein kann und bezieht sich dabei auf den speziellen Reisekontext: In Form einer Konditionalstruktur mit der einleitenden Konjunktion „wenn“ entwirft er eine Situation, in der die Kundin „mal n paar stunden RUhe braucht“, wobei er das Bedürfnis nach ‚Ruhe‘ von Reisedurchfall durch das Pronomen „man“ als generisch rahmt und die rhetorische Figur der Synästhesie gebraucht, also die Übertragung der akustischen Dimension ‚Ruhe‘ auf den Bereich der Körperempfindungen. Durch die begrenzte Dauer „n paar stunden“ klingt bereits an, dass das Medikament nur temporär zur Unterdrückung von Symptomen eingesetzt wird. Dies formuliert der Arzt daran anschließend (Zeile 435) ganz explizit („heißt NICHT dass dadurch die der durchfall geheilt wird“): In Form einer Interpretationsrestriktion (Deppermann/Blühdorn 2013; vgl. Kapitel 5.2.4.2) schließt er die möglicherweise von der Kundin inferierte Interpretation, Loperamid könne Durchfall heilen und seine Ursachen beseitigen, kategorisch aus dem *common ground* aus.[55] Der Fokusakzent auf der Negationspartikel „NICHT“ verstärkt diese Interpretationsrestriktion zusätzlich. Auf diese Weise wird deutlich, dass die Empfehlungen des Arztes hier nicht im Bereich der kurativen Medizin und kausalen Therapie liegen, sondern medizinische Hilfsmittel hier

Markenprodukte. Damit positionieren sie sich als daran interessiert, dass die finanziellen Ressourcen der PatientInnen geschont werden und verzichten auf Werbung für einzelne pharmazeutische Produkte. Des Weiteren wirken sie damit indirekt der Annahme entgegen, dass AnbieterInnen von IGeL-Leistungen primär auf wirtschaftlichen Profit ausgerichtet seien (vgl. Abholz 2005: 165). Auf Rückfrage gaben die ÄrztInnen an, dass sie dafür keine Vorgaben haben und es sich um persönliche Empfehlungen handelt.

55 Die Äußerung bzw. die Art des Managements von *common ground* erinnert stark an die von Bauer/Lanwer (i. V.) beschriebene Konstruktion *nicht so, dass*.

dazu eingesetzt werden, einen individuellen Wunsch nach „Ruhe" erfüllen zu können und die Kundin durch gezieltes temporäres Unterdrücken von Symptomen leistungs- und reisefähig zu halten. Dies ratifiziert die Kundin überlappend mit „hm_MH" (Zeile 436) und auch die medizinische Fachangestellte bestätigt die Hinweise mit einem „ja" (Zeile 347).

Nachdem der Arzt die falsche Interpretation einer Heilung durch das Medikament negiert hat, verankert er in Zeile 438 nun die richtige Alternative gezielt im *common ground*: Einleitend durch die adversative Konjunktion „sondern" eröffnet er durch den *space builder* „wenn" die imaginierte Situation bzw. die „szenische Vorstellung" (Ehmer 2011: 32), dass die Kundin in Ghana im Bus sitzt. Dieser ad hoc im Gespräch aufgebaute *mental space* (Fauconnier [1985] 1994, 1997) kann mit Zima (2021: 110) genauer als „future event space" bezeichnet werden, da sich die imaginierte Busfahrt in Ghana auf der zukünftigen Reise ereignet. Durch die Fokuspartikel „nur" hebt der Arzt den singulären Einsatz des Medikaments einzig in dieser speziellen Reisesituationen hervor und verneint dadurch indirekt die Tauglichkeit des Wirkstoffs als Dauermedikation und Therapie. Durch den Approximationsmarker „oder so" rahmt er die angeführte Bussituation retrospektiv als exemplarisch und zeigt an, dass es auf der Reise auch andere Konstellationen geben kann, in denen eine kurzfristige Unterdrückung von Symptomen zur Aufrechterhaltung der Reisefähigkeit möglich ist. Nach einem Bestätigungssignal der Kundin in Zeile 439 führt der der Arzt in Form einer lokalen Relativsatzstruktur detaillierter aus, inwieweit gerade in Transportmitteln wie Bussen der Wunsch nach einer kurzfristigen Unterdrückung von Symptomen entstehen kann, nämlich weil es dort „sehr SCHLECHT is; mal sponTAN (.) °h auszusteigen;". Dies wird von der Kundin ratifiziert (Zeile 442), ehe sich in der Interaktion ein Themenwechsel zur Gelbfieberimpfung vollzieht (nicht mehr abgedruckt).

Sequenziell betrachtet zeigte sich anhand der Daten, dass Aspekte, die das Aufrechterhalten der Leistungs- und Reisefähigkeit betreffen, ausschließlich von den professionellen AkteurInnen ins Gespräch eingebracht werden und an keiner Stelle von den KundInnen eigeninitiativ erfragt oder thematisiert werden. Die MedizinerInnen lassen der Reise und der Reisequalität in den Gesprächen serviceorientiert eine hohe Priorität zukommen und stellen ihr Wissen, ihre Erfahrungen und Kompetenzen zu Verfügung, um den KundInnen eine bestmögliche Reise zu ermöglichen, was u. a. auch bedeuten kann, dass Krankheiten temporär überbrückt statt geheilt werden. Demzufolge wurde in den Gesprächsausschnitten evident, dass die ReisemedizinerInnen bei harmloseren Erkrankungen wie Grippe oder Durchfall keine Unterbrechungen der Reise zum Gesundwerden oder Simplifizierungen des Reiseprogramms empfehlen, sondern das Ziel verfolgen, dass die die Reise wie geplant durchgeführt werden kann und die KundInnen dahingehend durch medizinische Hilfsmittel leistungs- und reisefähig zu halten. Es zeigt sich gattungsspezifisch auch, dass die Interagierenden bei den thematisierten Erkrankungen weniger gesundheitliche Aspekte und eine optimale Genesung im Blick haben als die Sorge um eine „versaute Reise“ (Ausschnitt 22, Zeile 313) oder einen „verdorbenen Urlaub“ (vgl. Ausschnitt 24, Zeile 1179).

Demzufolge sind in der hier bearbeiteten reisemedizinischen Gesprächsgattung auch andere Parameter und Zielsetzungen in den Empfehlungen von Impfstoffen und Medikamenten zu beobachten als in nicht-reisemedizinischen Kontexten: Während innerhalb Deutschlands die Ständige Impfkommission die Immunisierung gegen Grippe nur Personen über 60 Jahren, Schwangeren, Personen mit entsprechenden Vorerkrankungen oder besonderem beruflichen Risiko empfiehlt, um gesundheitliche Schäden zu vermeiden (vgl. Robert Koch-Institut 2021), wird die Impfung gegen Influenza hier auch jüngeren, gesunden Menschen ohne risikobehaftete Berufe empfohlen, um die Reisequalität nicht zu gefährden. Bei harmlosen Erkrankungen wie etwa Durchfall steht in den Gesprächen nicht die Heilung oder körperliche Schonung im Vordergrund, sondern eine kurzfristige Unterdrückung der Symptome, sodass die individuelle Reise möglichst wie geplant fortgesetzt werden kann. Dieser Ansatz ist kongruent mit den für die Dienstleistungs- und wunscherfüllenden Medizin beschriebenen Zielsetzungen, nämlich der „Optimierung von subjektiv empfundener Lebensqualität, persönlicher Leistungsfähigkeit, für das Einbringen persönlicher Bedürfnisse“ (Kettner 2009: 10).

Aus einer sozialtheoretischen Perspektive betrachtet zeigt sich, dass die Interagierenden im sozialen Feld[56] (*social field*, Hanks 1996) der Impfsprechstunde z. T. andere Feldinteressen verfolgen als in bislang untersuchten, meist kurativ ausgerichteten, medizinischen Settings, nämlich nicht die Heilung oder Therapie von Krankheiten, sondern die Krankheitsprävention und der Erhalt einer optimalen Reisequalität im Sinne einer Freiheit von gesundheitsbedingten Einschränkungen. Der institutionelle Hintergrund, die Zielgruppe (gesunde Menschen mit Reiseplänen) sowie die dienstleistungsorientierte Ausrichtung konstituieren die sprachlichen Merkmale und die Handlungsschritte in der Gesprächsgattung mit. Diese konstruieren wiederum den spezifischen institutionellen Kontext der Gattung bzw. prägen den „Fingerabdruck der Institution“ (vgl. Heritage/Greatbatch 1991: 95 f.). Daneben ist für die hier bearbeitete Gattung charakteristisch, dass sowohl das „soziale Kapital“ (Hanks 1996: 232) der ÄrztInnen, welches etwa Impfempfehlungen legitimiert, aber auch „ökonomisches Kapital“ (vgl. Bourdieu 1983) im Sinne von Impfungen als Selbstzahlerleistungen von Bedeutung sind. Dies er-

56 Das Konzept des sozialen Feldes wird von Hanks (2005: 192) in Anlehnung an Bourdieu (1993: 163) definiert als „a space of positions and position-takings, in which agents […] engage and through which various forms of value or ‚capital‘ circulate“.

klärt erneut, warum die Gattung als „Zwittergattung" aus medizinischer Kommunikation und Verkaufsgespräch (vgl. Kapitel 5.1.1.1) beschrieben werden kann.

Es sei jedoch abschließend darauf hingewiesen, dass die hier bearbeiteten reisemedizinischen Beratungsgespräche auf dem Spektrum zwischen kurativer und wunscherfüllender Medizin bzw. *Human Enhancement* nicht gänzlich im Bereich des *Human Enhancement* (wie bspw. Schönheitsoperationen) liegt, da sich die hier angestellten Überlegungen zwar an aktuell gesunde Menschen richten, aber alle vor dem Hintergrund von möglicherweise auftretenden Infektionskrankheiten angestellt werden und nicht der bloßen Optimierung der Leistungsfähigkeit Gesunder dienen.[57] Die Gattung zeigt, dass kurative und wunscherfüllende Medizin durchaus Schnittstellen haben und nicht völlig getrennt voneinander gedacht werden können, was u. a. auch anwendungsorientiert für die Aus- und Weiterbildung von medizinischem Personal von Relevanz ist, indem bspw. der Umgang mit IGeL-Behandlungen oder patientenseitigen Wünschen nach Symptomfreiheit auch in traditionellen medizinischen Fachbereichen wie der Gynäkologie oder Allgemeinmedizin von Bedeutung ist (vgl. Hucklenbroich 2012).

5.1.3 Triadische Gesprächskonstellationen und der Umgang mit Konflikten zwischen den KundInnen

Während es beispielsweise im chinesischen Gesundheitswesen üblich ist, dass Arzt-Patient-Gespräche, Untersuchungen und Behandlungen in Anwesenheit anderer PatientInnen und MitarbeiterInnen durchgeführt werden und die Interaktionen mit einzelnen PatientInnen in keinen separaten Räumen stattfinden (vgl. Reisach 2017: 242), ist der Schutz der Privatsphäre und personenbezogener Gesundheitsdaten im deutschsprachigen Raum fest verankert (vgl. Schaar 2016). Vor diesem Hintergrund besteht die hiesige Standardkonstellation bei ambulanten Konsultationen aus 1:1-Gesprächen zwischen ÄrztInnen und PatientInnen, wobei diesen auch Angehörige als Begleitpersonen beiwohnen können, die aber gewöhnlich selbst keine Behandlung erfahren.

Das Besondere an der hier bearbeiteten Gattung ist die Abweichung von dieser etablierten Konstellation, indem reisemedizinische Impfsprechstunden sehr häufig von mehreren Personen gemeinsam aufgesucht werden, die auch alle beraten und ggf. geimpft werden wollen. Dies betrifft Personen, die gemeinsam verreisen möchten, also meist Paare, Familien, Wohngemeinschaften, FreundInnen und Arbeitskol-

57 Auf Nachfrage gaben die ReisemedizinerInnen an, dass sie diesbezüglich keine institutionellen Vorgaben haben und ihre Beratung an den individuellen Einzelfall anpassen.

legInnen. Auf die Anfrage nach dem rechtlichen Hintergrund dieser besonderen Beratungs- und Behandlungskonstellation hin schrieb Thomas Gutmann, Professor für u. a. Medizinrecht an der Universität Münster, per E-Mail:

> Die Anforderungen an die Aufklärung vor medizinischen Eingriffen – auch vor Impfungen – sind in § 630e BGB geregelt. Dort gibt es keine Vorschrift, die es verbieten würden, vom Üblichen abzuweichen und mehrere Patient:innen, die den gleichen Eingriff erwarten, gemeinsam aufzuklären, solange für jede einzelne Patientin die Möglichkeit besteht, individuelle Rückfragen zu stellen und Antworten zu enthalten. Eine andere, seit längerem diskutierte Frage ist, ob bei Routineeingriffen mit Massencharakter wie Impfungen eine *schriftliche* Patienteninformation, nach der dem Patienten Gelegenheit gegeben wird, Fragen zu stellen, das ärztliche Aufklärungsgespräch nicht sogar ersetzen kann. Der Bundesgerichtshof hatte dies im Jahr 2000 so gesehen (BGH 15.2.2000 – VI ZR 48/99, juris Rn. 38, BGHZ 144, 1).

Diese erweiterte Konstellation einer gleichzeitigen Beratung bzw. Behandlung mehrerer KundInnen mit ihren individuellen Beziehungsmustern und Einstellungen gegenüber Impfungen prägt die Interaktion in der Impfsprechstunde und charakterisiert das soziale Feld dieser Gattung. Darüber hinaus stellt sie auch besondere kommunikative Anforderungen an die institutionellen AkteurInnen, die neben der professionellen Beratung, Aufklärung und Durchführung von Impfungen auch damit konfrontiert sind, dass Konflikte zwischen den KundInnen entstehen können und eine zufriedenstellende Lösung für alle Beteiligten gefunden werden muss. Diesen Faktor hat auch eine Impfärztin im begleitenden Interview auf die Frage nach spezifischen kommunikativen Herausforderungen in reisemedizinischen Impfgesprächen geäußert:

> Schwierig ist, wenn Paare kommen, die sich nicht einig sind. Das ist schwierig, das ist auch relativ schnell klar. Wenn der eine bereit wäre, alles Empfohlene durchführen zu lassen und die andere Person sehr skeptisch ist oder umgekehrt oder wie auch immer. Das ist auf jeden Fall immer ne interessante Konstellation.

Im Folgenden soll dieser gattungsspezifische Faktor anhand von zwei Transkriptausschnitten beleuchtet sowie sequenziell untersucht werden, mit welchen kommunikativen Ressourcen die institutionellen AkteurInnen in den Gesprächen auf solche potenziell konfliktgeladenen Situationen reagieren.

Der erste Ausschnitt stammt aus einer Impfsprechstunde, die von einem Paar anlässlich einer gemeinsamen Reise nach Namibia aufgesucht wird. Im Gesprächsverlauf wird deutlich, dass der Kundin (KW) Impfungen sehr wichtig sind und sie konsequent auf einen vollständigen Impfschutz achtet. Ihren Mann, KM, positioniert sie im Gesprächsverlauf diesbezüglich als eher nachlässig (nicht abgedruckt). Der Ausschnitt setzt ein, nachdem der Arzt den Impfpass der Kundin überprüft hat und nun zu dem des Mannes übergeht:

Ausschnitt 26: Impfsprechstunde_BO_Namibia

AM: wollen sie mir ihren impfpass GEben?
(4.6) so da gilt dasSELbe,
tEtanus diphterie POlio,
[das is alles GUT,]
KW: [ich bin immer der überWAcher,]
und sach ihm dann was er MAchen muss;
AM: soSO okee,
dann kucken wir ob sie das auch [gut geMACHT haben,]
KM: [((lacht))]
AM: (1.0) schaun_wer AN,
(1.0) denn es kommt TEILweise auch darauf an,
dass es der richtige IMPFstoff is;
bei IHnen war das rEpevax,

In Zeile 001 fordert der Reisemediziner den Kunden auf, ihm nun seinen Impfpass zu zeigen und adressiert ihn in dem Zuge persönlich über das Distanzpronomen „sie“. Dies stellt dabei die einzige Stelle in der Sequenz dar, an welcher der Kunde – um dessen Impfschutz es hier geht – direkt angesprochen wird. Nach einem 4.6-sekündigen Prüfen des Impfpasses (Zeile 002) leitet der Arzt über den strukturierenden und aufmerksamkeitsfokussierenden Diskursmarker „so“ (vgl. Blühdorn/Foolen/Loureda 2017; Spranz-Fogasy 1987: 296) zur Bewertung des dokumentierten Impfstatus über. Dabei richtet er die Einschätzung des Impfstatus relational am zuvor besprochenen Impfschutz der Kundin aus, indem er deiktische Bezüge zu ihrem herstellt („da gilt dasSELbe“; Zeile 002). Im Folgenden expliziert er „dasSELbe“, indem er ausführt, dass der Impfschutz bezüglich der Standardimpfungen „tEtanus diphterie POlio“ (Zeile 003) als „GUT“ (004) zu bewerten ist, was durch den Fokusakzent als relvante Information gerahmt wird. In Überlappung dazu setzt die Frau des Kunden in Selbstwahl dazu an, darzulegen, wie dieser Impfschutz zustande kam, obwohl ihr Mann – wie sie bereits vorher im Gesprächsverlauf betonte – nachlässig bezüglich seiner Impfungen sei (nicht abgedruckt). Den „guten“ Impfstatus ihres Mannes führt sie hier auf sich zurück, indem sie sich in Zeile 005 als „überWAcher“ über die Impfungen ihres Mannes positioniert. Durch das generalisierende Temporaladverb „immer“ kommuniziert sie außerdem, dass dies nicht nur die aktuelle Reise betrifft, sondern in der Beziehung der beiden ein routinisiertes Muster darstellt. In Zeile 006 erweitert sie ihren Hoheitsstatus über die Impfungen ihres Mannes dahingehend, dass sie auch ein deontisches „Upgrading“ (Clift 2007: 130) vollzieht, indem sie sich nicht nur als „überWAcher“, sondern auch als Person positioniert, die bestimmt, „was er MAchen muss“. Auf diese Weise versetzt sie sich und ihr Tun in einen superioren Status und nimmt eine gewisse Experten-Perspektive für sich in Anspruch, aufgrund derer sie wissen und entscheiden kann, welche Impfungen ihr Mann braucht und bekommt. Während sie ihren epistemischen und deontischen Status (vgl. Stevanovic/Peräkylä 2014) erhebt und sich dadurch in das professionelle Territorium des Impfarztes begibt, degradiert sie ihren Mann – von dem sie in der 3. Person spricht – nicht nur als nachlässig bzgl. der Impfungen, sondern indirekt auch als epistemisch und deontisch inferior und den Anweisungen des „überWAchers" folgend. Durch die pronominale Referenz in der 3. Person als Footing des Sprechens über ihren Mann stellt die Frau lokal eine dyadische Gesprächskonstellation zwischen dem Arzt und ihr her, während der Mann „zeitweise in seinem Beteiligungsstatus eigeschränkt [wird] und dadurch interaktiv inaktiv ist" (Wiemer 2017: 55). Nach Goffmans (1981) konzeptioneller Unterscheidung der Beteiligten in einer sozialen Situation ist der Mann jedoch auch als nicht-adressierter Rezipient weiterhin ratifizierter Teilnehmer der Interaktion, wenngleich für ihn die Steuerung der Gesprächsbeteiligung erschwert ist (vgl. Mondada 2002). Während der Mann dies als nicht-adressierter Teilnehmer (verbal) unkommentiert lässt, reagiert der Arzt mit dem zweiteiligen Rückmeldesignal „soSO okee," (Zeile 007) darauf, wobei „okee" hier durch die final steigende Tonhöhenbewegung nicht als Ratifikation aufzufassen ist, sondern der Arzt die Selbstpositionierung der Kundin im Raum stehen lässt. Die Interjektion „soso" wird in der Literatur als ironische Formel (vgl. Hartung 1998: 177) sowie als Ausdruck von Zweifel (vgl. DWDS: https://www.dwds.de/wb/soso) beschrieben, was auch in diesem Kontext sequenziell nachgezeichnet werden kann: Er rahmt ihr *doing being a good patient* in ironischer Weise, indem er seine eigene Rolle nicht mehr als primärer Berater bzgl. der Impfungen deklariert, sondern nur mehr als prüfende Instanz nach ihrer bereits erfolgten Auswahl an Impfungen beschreibt („dann kucken wir mal ob sie das auch gut geMACHT haben"; Zeile 008). Obwohl klar ist, dass die Kontrolle des Impfstatus in den Aufgabenbereich und das professionelle Terrain des Arztes fällt, gebraucht er dabei das Pronomen „wir", das „eine Art Gemeinsamkeit bei der Bewältigung einer für alle Teilnehmenden relevanten Handlung" (Günthner 2021b: 313) markiert. Gleichzeitig bezweifelt er mit der Äußerung den von der Frau vorgegebenen Status einer aufgeklärten und guten Kundin und verdeutlicht auf humorvolle Weise, dass ihre Impfempfehlungen potenziell fehlerhaft bzw. nicht „gut geMACHT" seien könnten und einer Überprüfung durch ihn als medizinischen Experten bedürfen.

Auf diese humorvoll gerahmte Zurückweisung ihres vorgegebenen Expertenstatus reagiert der Kunde schließlich überlappend mit Lachen (Zeile 009), während die Frau dies (verbal) unkommentiert lässt. Das Lachen kann hier mehrere Funktionen erfüllen: Der Kunde geht auf die ironische Komponente in der Äußerung des Arztes ein, bestätigt die spielerisch-spaßige Zurückweisung des Expertenstatus und der Entscheidungshoheit seiner Frau und stellt dadurch „interaktive Gemeinsamkeit“ (Günthner 2000: 116) mit dem Arzt her, ohne einen verbalen Konflikt mit seiner Frau zu evozieren (vgl. Hartung 1998: 171).

Der Arzt reformuliert seine Äußerung „kucken wir“ (Zeile 008) in Zeile 010 durch „schaun_wer AN“, bevor er einen zusätzlichen *account* für die aus fachlicher Perspektive notwendige Überprüfung des Impfstatus durch ihn als Experten anschließt: „denn es kommt TEILweise auch darauf an, dass es der richtige IMPFstoff is“. Dadurch legitimiert er qua seiner epistemischen Autorität bzw. seines sozialen Kapitals (vgl. Hanks 1996: 232) selbst dann eine Prüfung des Impfstatus, wenn die Kundin ihrem Mann die passenden Impfungen bereits angeraten hätte. Auf diese Weise mildert er den gesichtsbedrohenden Charakter des Zweifels an ihrer Fähigkeit zur Auswahl der Impfungen für ihren Mann ab und begründet die Überprüfung durch einen zusätzlichen Faktor, nämlich verschiedener Impfstoffe auf dem Markt. Gleichzeitig positioniert er sich damit als epistemisch superior und macht kundenorientiert transparent, worauf er als Experte achtet, wenn er den Impfpass begutachtet. Auf diese Weise demonstriert er, dass die finale Bewertung des Impfstatus weiterhin bei ihm liegt (vgl. Goffman 1974: 71 f.) und führt das Gespräch wieder in das gewöhnliche Sprechstundenschema einer ExpertInnen-LaiInnen-Konstellation zurück.

Während in diesem Beispiel zwar eine Differenz zwischen den Ehepartnern hinsichtlich des Engagements um den Impfstatus besteht, beide aber grundsätzliche Bereitschaft zeigen, sich impfen zu lassen, liegt im folgenden Ausschnitt dahingehend ein Konflikt vor, dass der Kunde eine Impfung grundsätzlich ablehnt, während seine Frau einen möglichst vollständigen Schutz anstrebt. Das Beispiel stammt aus einem Beratungsgespräch anlässlich einer geplanten Reise der Eheleute auf die Kapverdischen Inseln und setzt ein, während der Reisemediziner das Paar über die Möglichkeit einer Typhusimpfung informiert:

Ausschnitt 27: Impfsprechstunde_BO_Kapverdische Inseln

```
031  AM:  die injektion würde jetz für DREI jahre schutz (.) [bieten
          nochmal,]
032  KW:                                                     [nehm ich
          AUCH;   ]
033  AM:  wollen sie mit daZU haben,
034  KW:  [geNAU;       ]
035  AM:  [wie is das] bei IHnen?
036  KW:  ALles;
037  KM:  ICH brauch das nIch;
038       das is SIcher;
```

```
039  AM:  [sie überLEgen noch;]
040  KW:  [na (.) weißt du      ][wenn] DU nachher dann krAnk bist ne,
041  KM:                         [ja- ]
042  KW:  ICH fl-
043       (0.6) ne?
044  HW:  <<smile voice> sIe fliegen dann in URlaub;>
045       (0.7)
046  KW:  ((lacht))(0.5)
          ((4 Sekunden Auslassung))
096  KW:  ((lacht))
097  HW:  bei ihnen BLEIBT_S bei der hepatitis [a   ] impfung,
098  KM:                                        [ja,]
099  HW:  oder AUCH typhus dazu;
100       (0.9)
101  KM:  ich BRAUCH des nich;
102  KW:  überLECH dir jetz dat gUt;
103       (1.1)
104  KM:  du gibst mir des daNACH mit_m (xx);
105       (1.3) aber-
106  KW:  nein,
107  KM:  naja DOCH;
108  KW:  ((lacht)) (3.6s)
109  HW:  sie sind RECHTShänder?
110  KM:  ja RECHTS;
```

Auf die Information hin, dass die – durch den Konjunktiv als fakultativ gerahmte – Impfung einen dreijährigen Schutz vor einer Typhusinfektion bietet (Zeile 031), verbalisiert die Kundin ihre Entscheidung für die Inanspruchnahme der Vakzine („nehm ich AUCH“; Zeile 032). Der Reisemediziner reformuliert die getroffene Impfentscheidung, wobei die steigende finale Tonhöhenbewegung eine erneute Bestätigung der Kundin relevant setzt („wollen sie mit daZU haben,“; Zeile 033). Die Adverbien „AUCH“ und „daZU“ kontextualisieren an dieser Stelle, dass die Kundin neben der Typhusimpfung im Gesprächsverlauf bereits anderen Impfungen zugestimmt hat. Sie bestätigt ihre Entscheidung mit „geNAU;“ (Zeile 034) und ergänzt in Zeile 036 retraktiv den Allquantor „ALles;“, womit sie ausdrückt, dass ihr an einem umfassenden Impfschutz gelegen ist.

Der Arzt richtet sich teilweise überlappend an den Kunden, erteilt ihm durch Fremdwahl das Rederecht und fordert ihn durch die offene Frage „wie is das bei Ihnen?“ (Zeile 035) auf, seine Einstellung und Entscheidung hinsichtlich der Typhusimpfung zu kommunizieren. Dieser äußert seine Ablehnung gegenüber der Vakzine („ICH brauch das nIch") und macht durch das verneinte Vollverb ‚brauchen' gleichzeitig seine Einstellung, dass er die Reiseimpfung für sich als nicht notwendig (vgl. Zifonun et al. 1997: 1910) erachtet, deutlich. Durch den Fokusakzent auf dem Personalpronomen „ICH" und den Nebenakzent auf „nIch" verdeutlicht er den Kontrast seiner Ansicht und Entscheidung zu jener seiner Frau. Im Anschluss rahmt er seine Entscheidung retraktiv durch einen inkrementellen Nachtrag als gesichert und nicht verhandelbar („das is SIcher"). Daraufhin ergreifen sowohl der Reisemediziner als auch die Ehefrau das Wort und reagieren gleichzeitig in überlappendem Sprechen auf die Zurückweisung der Typhusimpfung des Kunden. Der Arzt entschärft die kundenseitige Aussage, indem er die Gewissheit der geäußerten Entscheidung deutlich abschwächt und den Entschluss als potenziell unsicher und noch nicht final abgeschlossen reframt („sie überLEgen noch"), was der Kunde in Zeile 041 überlappend mit „ja" ratifiziert.

Die Kundin reagiert zunächst mit der dissens-indizierenden Interjektion „na" (Zeile 040), bevor sie mit dem prosodisch integrierten Diskursmarker „weißt du" die Aufmerksamkeit auf ihre nachfolgende subjektive Einschätzung lenkt und über die direkte Adressierung die intersubjektive Ausrichtung zwischen ihr und ihrem Mann fokussiert (vgl. Günthner 2017a: 103 ff.). Es folgt eine Drohung im typischen Format eines Konditionalsatzes (vgl. Apeltauer 1977: 192): Die Protasis „wenn DU nachher dann krAnk bist ne" eröffnet die befürchtete Situation einer Erkrankung des Mannes, die über den Konsekutivmarker „dann" als Folge des angekündigten Verzichts auf die Impfung und über das Adverb „nachher" als in der Zukunft liegend skizziert wird. Über den Alignmentmarker „ne" wird zum Ende der Intonationsphrase zusätzlich eine verstärkte intersubjektive Ausrichtung hergestellt, bevor in Zeile 042 als zweiter Teil der Drohung „die bedingte Handlung angekündigt wird, die bei Nichterfüllung [...] realisiert wird" (Apeltauer 1977: 192). In Relation zum akzentuierten Personalpronomen „DU" (Zeile 040), wird nun über das ebenfalls mit einem Fokusakzent versehene „ICH" ein Kontrast zwischen den Ehepartnern eröffnet und die subjektive Konsequenz der Sprecherin auf den als Fehlentscheidung gerahmten Verzicht ihres Mannes auf die Impfung in Form einer Aposiopese angedroht („ICH fl–"; Zeile 042). Sie bricht diesen zweiten Teil der Drohung – der, wie aus dem weiteren Gesprächsverlauf inferiert werden kann, wohl als „ICH fliege in urlaub" geplant war – ab und äußert nach einer 0.6-sekündigen Pause erneut den Alignmentmarker „ne" mit steigender finaler Tonhöhenbewegung (Zeile 043). Daraufhin kommt es zu einer Wiederaufnahme der abgebrochenen Ankündigung der Kundin durch die medizinische Fachangestellte (HW), die

die Drohung an deren Stelle ausspricht („sIe fliegen dann in URlaub“; Zeile 044)[58], diese jedoch durch den Einsatz der *smile voice* in eine humorvolle Interaktionsmodalität überführt und damit deren Schärfe reduziert bzw. den Konflikt des Paares deeskaliert. Die Kundin geht auf diese spaßig-leichte Modalität ein, indem sie mit Lachen reagiert (Zeile 046). Die medizinische Fachangestellte wechselt daraufhin das Thema und erfragt, in welchen Arm die Kundin die Injektion erhalten möchte (nicht abgedruckt).

Nachdem die Kundin geimpft wurde und ihr Ehemann Platz nimmt, um die einzige Impfung, der er zugestimmt hat, nämlich gegen Hepatitis A, zu bekommen (nicht abgedruckt), greift die medizinische Fachangestellte das Thema ‚Typhus‘ erneut auf. Zunächst erkundigt sie sich generell, ob es bei der Immunisierung gegen Hepatitis A bleibt (Zeile 097), was der Kunde ohne Zögern überlappend bejaht (Zeile 098). Im Folgenden fragt sie dann explizit nach der Typhusimpfung und bietet ihm die Gelegenheit, seine Entscheidung zu revidieren und die Vakzine doch in Anspruch zu nehmen, wobei sie dies durch das betonte Adverb „AUCH“ in Relation zur Entscheidung der Kundin ausrichtet („oder AUCH typhus dazu;“, Zeile 099). Nach einer 0.9-sekündigen Stille lehnt der Mann die Impfung erneut klar ab („ich BRAUCH des nich;“, Zeile 101). Auf diese Entscheidung gegen die Impfung hin kommt es zu einem „footing“-Wechsel (Goffman 1979) und es entsteht ein situativ erzeugtes Zweiergespräch des Paars (vgl. Günthner 2021b: 27 ff.), das nach Lerner (1993) als „Conferencing“ bezeichnet werden kann: Zunächst adressiert Ehefrau ihren Mann mit der Anweisung „überLECH dir jetz dat gUt;“ (Zeile 102) im direktiven Imperativfomat und mit einem deutlich wahrnehmbaren Wechsel in ein nähesprachliches Register sowie in die regionalsprachliche Varietät des Ruhrdeutschen (das auslautende „g“ wird zum palatalen [ç] in „überLECH“ und das auslautende „s“ wird zu [t] in „dat“). Dieser Varietätenwechsel markiert zum einen die Entscheidung von KM als potenziell problematisch (vgl. Lammert 2018: 188 ff.) und rahmt die direktive Äußerung von KW als gesichtsbedrohend ihrem Mann gegenüber: „S [=Speaker, J.S.] indicates, that he thinks H [=hearer, J.S.] is wrong or misguided or unreasonable about some issue“ (Brown/Levinson 2009: 66). Zusätzlich entsteht durch den Varietätenwechsel aber auch ein „geschützter Raum“ (Lammert 2018: 206) durch die Indikation von sozialer Nähe, wodurch die Gesichtsbedrohung „an Schärfe verliert“ (Lammert 2018: 206). Nach einer 1.1-sekündigen Pause äußert der Kunde eine befürchtete Konsequenz vonseiten seiner Partnerin, die in der Aufnahme leider nicht zu verstehen ist (Zeile 104) und die von der Frau in Zeile 106 durch die Negationspartikel „nein,“ ab-

58 Wie bereits in Kapitel 5.1.2 herausgearbeitet, zeigt sich auch an dieser Stelle gattungsspezifisch, dass impfpräventable Krankheiten hier weniger aus Sorge um die Gesundheit verhandelt und vermieden werden, sondern primär als Bedrohung des geplanten Reiseablaufs angesehen werden.

gestritten wird. Der Kunde lässt den Konflikt daraufhin weiter eskalieren und pocht darauf, Recht zu haben, indem er durch die von der vorgeschalteten Interjektion „naja" eingeleiteten betonten Antwortpartikel „DOCH;" (Zeile 107) in einen weiteren Schlagabtausch geht (vgl. Spiegel 2011: 78). Die Kundin reagiert daraufhin mit Lachen (Zeile 108) und überführt die angespannte Konfliktsituation damit in eine leichtere und spaßige Interaktionsmodalität. Die medizinische Fachangestellte lenkt den Fokus im Folgenden zur geplanten Handlung der Hepatitis A-Impfung zurück und handelt mit dem Kunden aus, in welchen Arm dieser die Injektion erhält.

Die beiden analysierten Beispiele zeigen, dass die ÄrztInnen die grundlegenden Informationen über infrage kommende Impfungen sowie die Aufklärung zu den Impfstoffen an die anwesenden KundInnen gemeinsam richten, die einzelnen Impfentscheidungen aber individuell abgefragt und ausgehandelt werden. Sowohl die professionellen AkteurInnen als auch die KundInnen setzen die Entscheidungen und Bewertungen dabei häufig zueinander in Bezug, indem auf der einen Seite mit lexikalischen Mitteln wie bspw. „dasSELbe" (Ausschnitt 26, Zeile 002) oder „AUCH" (Ausschnitt 27, Zeile 099) deiktische Bezüge zu den Angaben der ReisepartnerInnen hergestellt werden. Auf der anderen Seite werden auf prosodischer Ebene Relationen und Kontraste zwischen den KundInnen kontextualisiert, indem etwa in Ausschnitt 27 der Fokusakzent auf dem Personalpronomen und die akzentuierte Negationspartikel („ICH brauch das nIch"; Zeile 037) eine divergierende Einstellung in Relation zur Impfentscheidung der Partnerin relevant gesetzt wird. Es wurde evident, dass diese individuellen Aushandlungssequenzen nicht nur 1:1 zwischen ÄrztInnen und jeweils einem/einer der KundInnen erfolgen, sondern sich die PartnerInnen an diesen beteiligen und Konflikte zwischen den Beratenen entstehen können. Dabei zeigt sich in den analysierten Beispielen stellvertretend für die gesamte Datengrundlage, dass Konflikte ausschließlich bei Ablehnung von Vakzinen entstehen und kein einziger Beleg eines Konflikts auf Grundlage einer in Anspruch genommenen Impfung aufgekommen ist. Es kann angenommen werden, dass bei den KundInnen durch den eigeninitiativen Besuch der Impfsprechstunde bereits eine generelle Befürwortung von Reiseimpfungen besteht und das riskierte Schadensausmaß bei Ablehnung einer Impfung größer ist als ein Impfschaden (vgl. Robert Koch-Institut 2016).

Das Besondere an diesen Konflikten ist gattungsspezifisch, dass sie nicht nur auf einer abstrakten Einstellungsebene oder aus Sorge um den Partner/die Partnerin ausgetragen werden, sondern die Impfentscheidungen der Einzelpersonen die gemeinsame Reise und damit indirekt auch die ReisepartnerInnen tangieren. In Vorbereitung auf eine gemeinsame Reise treten die PartnerInnen bzw. Gruppen demnach als kollektive Akteure in der Impfsprechstunde auf, was das soziale Feld in dieser Gattung prägt. Dementsprechend handelt es sich zwar um autonome Einzelentscheidungen, die jedoch Auswirkungen auf gemeinsame Reisepläne haben können. So wird – wie Ausschnitt 27 exemplarisch verdeutlicht – befürchtet, dass die aus einem Verzicht auf Impfungen resultierenden Erkrankungen des Partners/der Partnerin die Qualität des gemeinsamen Urlaubs mindern oder die Reise sich nicht wie geplant umsetzen lässt. Vor diesem Hintergrund ist eine Entscheidung für die Durchführung von Impfungen in Konstellationen mit mehreren KundInnen die klar präferierte Reaktion und demonstriert nicht nur die Übernahme von Verantwortung für die eigene Gesundheit, sondern auch für das Gelingen der gemeinsamen Reise und den/die PartnerIn. Im ethnomethodologischen *doing*-Konzept (vgl. Bergmann 1988: 54–56) gesprochen geht hier die Zustimmung zu Impfungen also als *display* eines *doing being a good patient* mit einem *doing being a good (travel) partner* einher. Dementsprechend sind in den hier analysierten Ausschnitten starke Positionierungsaktivitäten der beiden KundInnen gegenüber dem medizinischen Personal zu beobachten: So stimmt die Frau in Ausschnitt 27 nicht nur der aktuell besprochenen Typhusimpfung zu, sondern signalisiert durch den nachgeschobenen Allquantor „ALles“ (Zeile 036) zugleich ihre Bereitschaft, sämtliche empfohlene Impfungen in Anspruch zu nehmen. Die Kundin in Ausschnitt 26 positioniert sich nicht nur als verantwortungsbewusst in der Pflege ihres eigenen Impfstatus, sondern verdeutlicht, dass sie sich auch um den Impfschutz ihres Mannes kümmert (Zeilen 005–006).

Treffen KundInnen in triadischen Beratungskonstellationen demnach dispräferierte Entscheidungen, indem sie Impfungen ablehnen, die vom Arzt/ von der Ärztin empfohlen wurden, kann dies zu Konflikten zwischen den ReisepartnerInnen führen, die meist auf divergente Relevanzsysteme der Konfliktparteien (vgl. Schütz/Luckmann 1975) zurückgehen. Während die institutionellen AkteurInnen Entscheidungen gegen Impfungen professionell behandeln, indem sie diese als autonome Entscheidungen gelten lassen, die Entscheidungen als nicht final gesichert „reframen“ (Ausschnitt 27, Zeile 039) oder den KundInnen im späteren Gesprächsverlauf die Möglichkeit geben, ihre Entscheidung zu revidieren (Ausschnitt 27, Zeile 099), wechseln die (Reise-)PartnerInnen in nähesprachliche Register und lassen Konflikte u. U. in situativ erzeugten Zweiergesprächen (vgl. Günthner 2021b: 27 f.) bzw. „Conferencing“ (Lerner 1993) eskalieren, wobei z. T. interne Beziehungsmuster und Dominanzen deutlich werden: So kommt es zu Drohungen (vgl. Ausschnitt 27, Zeile 040), Anweisungen (vgl. Ausschnitt 27, Zeile 102), (indirekten) Positionierungen der PartnerInnen als epistemisch und deontisch inferior (vgl. Ausschnitt 26, Zeile 006) oder einem offenen Schlagabtausch nach dem Muster „nein – doch“ (vgl. Ausschnitt 27, Zeilen 106/107). Dies zeigt – auf einer abstrakteren Ebene betrachtet – wiederum auf, wie das soziale Feld (*social field*, Hanks 1996) in der Impfsprechstunde ko-konstruiert wird: Einerseits stellen die spezifischen kommunikativen Handlungen und Konstellationen den institutionellen Kontext her, andererseits ist der institutionelle Kontext der reisemedizinischen Sprechstunde eine Voraussetzung für ebendiese kommunikativen Handlungen und sprachlichen Merkmale der Gattung. Diese situativ erzeugten und rekurrent zu beobachtenden verfestigten Muster verdeutlichen die spezifische Institutionalität bzw. den „Fingerabdruck" der institutionellen Gesprächsgattung ‚Impfsprechstunde'.

In den Daten zeigt sich auch, dass die beschriebenen Konflikte zwischen KundInnen in den institutionell angelegten Beratungssituationen jedoch relativ schnell beendet werden können. Dies geschieht fast durchgehend durch den Einsatz von Humor, indem die professionellen AkteurInnen oder die KundInnen selbst den Dissens durch Lachen, den Einsatz der *smile voice* oder Ironie in eine spaßig-leichte Interaktionsmodalität überführen. „Die Angelegenheit als Spiel zu betrachten, ist ein Ausweichmanöver, das von dem Schlagabtausch ablenkt" (Spiegel 2011: 185) und die Situation nicht weiter eskalieren lässt (vgl. Hartung 2002: 27). Ist eine solche heitere Interaktionsmodalität im Sinne eines „making light of the trouble" (Jefferson 1988: 433) erreicht, wird in den Daten deutlich, dass die professionellen AkteurInnen meist die Initiative ergreifen, einen Themenwechsel (*topic change;* Gardner 1987: 139) oder eine Themenverschiebung *(topic shift)* und zu praktischen Belangen im Hier und Jetzt, wie etwa der Wahl des Armes für die Impfung, überleiten.

5.1.4 Manifestationen des „Dienstleistungsmodells" im Kontext von Impfentscheidungen

Der Dienstleistungscharakter des Arzt-Patient-Verhältnisses in dieser Gesprächsgattung wird gerade auch in Sequenzen evident, in denen Impfentscheidungen vorbereitet[59] werden: Die ReisemedizinerInnen betonen in diesen Situationen die Autonomie und Entscheidungshoheit der KundInnen besonders intensiv und verweisen explizit auf deren deontische Rechte[60] als alleinige EntscheidungsträgerInnen[61]. Dass gerade an der Art und Weise der Entscheidungsfindung das Beziehungsmuster zwischen ÄrztInnen und PatientInnen deutlich wird, zeigt sich auch daran, dass medizinethi-

59 Da der mentale Prozess der Entscheidung nicht beobachtbar ist und in einigen Fällen auch auf einen späteren Zeitpunkt vertagt wird, wird hier von der *Vorbereitung* von Entscheidungen gesprochen.

60 Vor dem Hintergrund der Konzeptualisierung der Relation zwischen Wort und Welt von Searles (1976) lässt sich deontische Autorität als Möglichkeit und Recht beschreiben, dass Personen durch ihre Worte die Welt verändern können, indem sie eigene und fremde Handlungen festlegen können und dürfen. Im Gegensatz dazu bezieht sich epistemische Autorität darauf, auf Grundlage von Wissen Worte an bestehende Tatsachen der Welt anpassen zu können (vgl. Stevanovic/Peräkylä 2012: 299).

61 Zur Vorbereitung von Patientenentscheidungen in dienstleistungsmedizinischen Settings siehe auch Buck/Schopf (2021), wo weitere Beispiele aus Impfberatungsgesprächen mit einem Fokus auf den Gebrauch von Modalverben und animierter Rede besprochen werden.

sche Beziehungsmodelle (Charles/Gafni/Whelan 1997; Emanuel/Emanuel 1992) durchwegs dadurch konzeptualisiert sind, ob und inwieweit PatientInnen in medizinische Entscheidungen involviert werden. Während das lange Zeit vorherrschende paternalistische Modell heute fast nur noch in Notfallsituationen als angebracht gilt (vgl. Schöne-Seifert 2007: 89), hat sich in Arzt-Patient-Gesprächen ein *Shared Decision Making* mit einer deutlichen Patientenzentriertheit und Einbezug dieser in Entscheidungen etabliert (vgl. Koerfer/Albus 2018: 469). Am deutlichsten tritt dies im sogenannten Dienstleistungsmodell (Emanuel/Emanuel 1992) zutage, in welchem die PatientInnen die ÄrztInnen als reine DienstleisterInnen aufsuchen und die MedizinerInnen den PatientInnen ihr Wissen als „service supplier" (Heritage/Lindström 2012) anbieten, ohne die Wünsche der PatientInnen infrage zu stellen (vgl. Maio 2007: 2278). Auch wenn Arzt-Patient-Beziehungen aufgrund der Modellhaftigkeit dieser Konzepte fast nie in Reinform auftreten (vgl. Peters 2015: 80), können die Gespräche dieser Gattung am ehesten dem Dienstleistungsmodell (Emanuel/Emanuel 1992) zugeordnet werden.

Im Folgenden soll anhand von Beispielen aus den Daten untersucht werden, wie sich in den Impfgesprächen eine solche Kenntlichmachung von Entscheidungsrechten und eine Ausrichtung an der kundInnenseitigen Autonomie im Sinne einer dienstleistungsorientierten Medizin manifestiert (Kapitel 5.1.4.1). Dabei wird – auf einer abstrakteren Ebene – deutlich, wie die Interagierenden den institutionellen Kontext mit-situieren und den Dienstleistungscharakter dieser Gattung im Prozess der Interaktion sowie im dialogischen Austausch herstellen. Darüber hinaus geht Kapitel 5.1.4.2 dann auch darauf ein, dass es aufgrund einer starken Orientierung an kundInnenseitigen Wünschen auch dazu kommen kann, dass die Interaktion stagniert und Erwartungsbrüche in Bezug auf die dienstleistungsorientierte Entscheidungsfindung nachgezeichnet werden können.

5.1.4.1 Zuschreibung von kundenseitiger Entscheidungshoheit und *agency* in Entscheidungssequenzen

Die Transkriptausschnitte 28 und 29 liefern Beispiele dafür, wie ÄrztInnen den KundInnen in den Impfgesprächen aktiv und *in situ*, d. h. in der zeitlich und räumlich präsenten Interaktionssituation, Entscheidungshoheit zuschreiben und den deontischen Status dieser explizit betonen:

Ausschnitt 28: Impfsprechstunde_J_Ecuador_2

```
1210  AM:  sach ich ihnen noch was zu dem HÖCHSten risiko;=
1211       =nämlich zu REIsedurchfall,
1212       (0.3)
1213  KW:  ?hm_HM;
```

1214 (1.7)
1215 AM: und ich WÜRde da auch:-
1216 **also sie können das natürlich ANders entscheiden,**
1217 aber sie haben halt nen sehr langen REIsezeitraum;
1218 (0.7)
1219 auch mit (0.4) so nem individuellen konZEPT.
1220 ne,=ALso;
1221 (1.2)
1222 plUs (0.3) RUNDreise;=ne,
1223 ich schreib da mal hier HIN;
1224 KW: ja:: na GUT-
1225 ((schnaubt)) [ich]werde ich werde transporTIERT;
1226 AM: [mit-]
1227 [ja sie we]rden transporTIERT;
1228 KW: [also es kommt-]
1229 AM: sie werden wenn sie KRANK sind auch noch transportiert;
1230 (0.4)
1231 sie sollen aber <<lachend> nich KRANK wer[den >;]
1232 KW: [ja.]
1233 AM: ja?

Ausschnitt 29: Impfsprechstunde_J_Ecuador

1026 AM: wobei man dem tier das ja auch (0.74) nich sofort ANsieht.
1027 n[e,=da]s jetz-
1028 KW: [ja:.]
1029 AM: also das is (0.2) ne kritische SAche;
1030 (0.3)
1031 AM: ich würd_s bei so ner (0.2) langen reise (0.6) würde ich_s
unbedingt MAchen.
1032 (0.3)
1033 KW: ?HM_hm;
1034 (0.4)
1035 AM: **aber das (0.4) entscheiden SIE;=ne,**
1036 [ALso-]
1037 KW: [ja.]
1038 (0.4)
1039 AM: gut.
1040 (0.5)

```
1041  KW:  das über[NIMMT-]
1042  AM:           [ja,   ]
1043  KW:  das is ja alles priVAT;=ne,
1044       das würd ich ja SELBST dann übernehmen;
```

In beiden Beispielen zeigt sich, dass die Hinweise auf die Entscheidungshoheit der KundInnen in längeren Abwägungssequenzen zu beobachten sind, in welchen die ÄrztInnen in unmittelbarer sequenzieller Umgebung ihre persönliche Präferenz für die Durchführung einer medizinischen Prophylaxe artikulieren. Die MedizinerInnen äußern diese in beiden Ausschnitten im Format einen „perspektiveinnehmenden Ratschlag“ (vgl. Groß 2018: 391) nach dem Muster „ich würde X“ (vgl. Kapitel 5.3.3.5), welches sowohl durch den Gebrauch des Konjunktivs als auch durch die subjektive Formulierung in der 1. Person Singular verdeutlicht, dass es sich hier um eine persönliche bzw. ärztliche Empfehlung und nicht um eine medizinische Notwendigkeit handelt (Zeile 1215 in Ausschnitt 28, Zeile 1031 in Form einer Apokoinu-Konstruktion in Ausschnitt 29). Vor dem Hintergrund, dass dieses Format die Tendenz bergen kann, die KundInnen unter Zugzwang zu setzen, da „mit der Ablehnung nicht nur eine Sachverhaltsdarstellung, sondern auch eine Selbst- und Gefühlsdarstellung zurückgewiesen werden würde“ (Deppermann/Lucius-Hoene 2006: 132), ist nachvollziehbar, dass die ÄrztInnen genau in dieser sequenziellen Umgebung explizit darauf hinweisen, dass die KundInnen den deontischen Status der alleinigen EntscheidungsträgerInnen innehaben und die Impfentscheidung auf deren Präferenzen basiert.

Die Hinweise auf die Entscheidungshoheit der KundInnen sind dabei in beiden Beispielen in *zwar* ... *aber*-Konstruktionen (vgl. Kapitel 5.3.2.2) eingebettet, wobei das *zwar* jeweils unartikuliert bleibt und die ersten Argumente erst durch den *aber*-Teil retrospektiv zum *zwar*-Teil werden. Das deontische ‚Upgrading‘ (Clift 2007: 130) der KundInnen ist in Ausschnitt 28 dabei im *zwar*-Teil verortet (Zeile 1216) und in Ausschnitt 29 im *aber*-Teil (Zeile 1035), welcher in *zwar* ... *aber*-Konstruktionen das gewichtigere Argument (vgl. Günthner 2015: 197) darstellt.

An den beiden Transkriptausschnitten ist – stellvertretend für die gesamte Datengrundlage – des Weiteren auffällig, dass im Zuge der Entscheidungsfindung über das Entscheiden mit dem lexikalischen Ausdruck ‚entscheiden‘ gesprochen wird, d. h. die ÄrztInnen hier auf eine Meta-Ebene wechseln und die Aktivität als relevante Ethnokategorie im Sinne eines ‚Konstruktes erster Ordnung‘ (Schütz 1971) benannt wird. An der Äußerung „also sie können das natürlich ANders entscheiden“ (Zeile 1216, Ausschnitt 28) und dem adversativen „aber das (0.4) entscheiden SIE; = ne,“ (Zeile 1035, Ausschnitt 29) fällt auf, dass sie – neben dem lexikalischen Ausdruck „entscheiden“ – beide auch das Distanzpronomen „sie/

SIE“ zur direkten Anrede und Betonung der *agency*[62] der Kundinnen enthalten, das in Ausschnitt 29 durch den Fokusakzent eine zusätzliche Gewichtung erfährt. Obwohl klar ist, dass es der kundenseitigen Einwilligung bedarf und die präventiven medizinischen Interventionen nicht gegen den Willen dieser vorgenommen werden, ist in der hier bearbeiteten Gattung auffällig, dass die Entscheidungshoheit der KundInnen und deren Rolle als Agens nicht als selbstverständlich behandelt wird, sondern auf einer Metaebene explizit zum Thema gemacht wird und die KundInnenautonomie in den Interaktionen immer wieder stark betont und – etwa durch ein „ne“ mit steigender Intonation (Zeile 1035, Ausschnitt 29) – auch intersubjektiv verankert wird (s. Reaktion „ja“ der Kundin in Zeile 1037). Durch diese deontischen Metasequenzen wird den KundInnen ermöglicht, „systematische Erkenntnisse über Kontexte zu sammeln“ (Goffman 1978: 166) und Kontextualisierungshinweise zur eigenen Rolle als aktive EntscheidungsträgerInnen zu erhalten, sodass sie das Beteiligungsformat in dieser Gattung der Arzt-Patient-Kommunikation einschätzen und sich daran orientieren können.

Dementsprechend wird in beiden Beispielen deutlich, dass solche Hinweise die kundeneitige autonome Entscheidungshoheit die KundInnen aktivieren, sich an der Abwägung zu beteiligen, ihre Prioritäten bzw. Argumente zu artikulieren oder Nachfragen zu stellen: Während die Kundinnen die vorangehenden Ausführungen der ÄrztInnen nur mit Rückmeldesignalen wie „ʔhm_HM“ (Ausschnitt 28, Zeile 1213/ Ausschnitt 29, Zeile 1033) oder „ja:“ (Ausschnitt 29, Zeile 1028) quittieren, bringen sie nach der Kenntlichmachung der Entscheidungshoheit auch komplexere Beiträge ein. So äußert die Kundin in Ausschnitt 28, dass sie durch die Auslandskrankenversicherung im Falle einer Erkrankung auch auf einen Rücktransportservice zurückgreifen kann (Zeile 1225) und die Kundin in Ausschnitt 29 spricht den Kostenfaktor als Argument im Abwägungsprozess an („das is ja alles priVAT; = ne, das würd ich ja SELBST dann übernehmen“, Zeilen 1041-1044). Die ÄrztInnen machen zudem deutlich, dass im Rahmen der fakultativen Präventions-Angebote der Abwägungsprozess nicht allein auf medizinischen Argumenten basiert, ihre Expertenperspektive nur eine serviceorientierte Orientierungsgröße bietet und die KundInnen auf Augenhöhe auch ihre eigenen Prioritäten und Gedanken einbringen und eine autonome Entscheidung treffen können. Somit bedienen die ÄrztInnen durch das Eröffnen von Partizipationschancen im Abwägungsprozess indirekt auch die Präferenz für

62 Das Konzept der *agency* bezieht sich auf die Fragen, „wer oder was über welche Art von Handlungsmächtigkeit verfügt oder diese zugeschrieben bekommt bzw. als welchen und wessen Einwirkungen geschuldet etwas zu erklären ist“ (Helfferich 2012: 10). Für einen Forschungsüberblick und eine theoretische Verortung siehe Bethmann et al. (2012) und Bamberg/Spremann (1989), für linguistisch ausgerichtete Beiträge im Kontext von medizinischer bzw. institutioneller Kommunikation u. a. Lucius-Hoene (2012) und Deppermann (2015).

Progressivität (vgl. Schegloff 1979: 277 f.), da die KundInnen aktiviert werden und die Interaktion in Richtung Impfentscheidung fortschreiten kann.

Durch die Zuschreibung des deontischen Status aktiver EntscheidungsträgerInnen bestärken die ÄrztInnen die *agency* und präventionstypische Eigenverantwortung (vgl. Koyuncu 2006) der KundInnen und betonen durch das indirekte ‚downgrading' der eigenen deontischen Autorität, dass sie sich an den spezifischen Bedürfnissen und Wünschen der KundInnen ausrichten und die reisemedizinische Prävention individualisiert an diese angepasst wird. Auf diese sprachlichen Handlungen bzw. Kontextualisierungshinweise reagieren die KundInnen dann wiederum entsprechend, wodurch ersichtlich wird, dass der spezifische institutionelle Charakter der Gattung *in situ* von den Interagierenden konstituiert wird. Dadurch, dass die ÄrztInnen durch ihren ExpertInnenstatus die epistemische Autorität innehaben, ihr Wissen aber nur als Orientierungsgröße zur Verfügung stellen und die deontische Autorität aktiv an die KundInnen abgeben[63], liegt eine „Kreuzasymmetrie"[64] vor, welche nach Larcher (2019: 370) typisch für serviceorientierte Gesprächsgattungen ist. Diese äußert sich auch an einem regelmäßig beobachtbaren Wechsel zwischen generisch formulierten Wissensbeständen („noch was zu dem HÖCHSten risiko; = nämlich zu REIsedurchfall" Ausschnitt 28, Zeile 1210 bis 1211; „wobei man dem tier das ja auch (0.74) nich sofort ANsieht" Ausschnitt 29, Zeile 1026) und einer Subjektivierung im Sinne einer „client attentiveness" (Angell/Bolden 2015: 47) durch die direkte Anrede durch das Distanzpronomen „Sie" oder eine Berücksichtigung der individuellen Reisemodalitäten („aber sie haben halt nen sehr langen REIsezeitraum" Ausschnitt 28, Zeile 1217).

5.1.4.2 Inkongruente Erwartungshaltungen bzgl. Impfentscheidungen

Der Dienstleistungscharakter wird nicht nur anhand der aktiven Zuschreibung deontischer Rechte in Entscheidungssituationen hergestellt, sondern zeigt sich auch in sequenziellen Umgebungen, in welchen ReisemedizinerInnen erfragen, welche Entscheidungen über medizinische Interventionen die KundInnen im Vorfeld des Impfgespräches bereits getroffen haben. Ein solches Erfragen von Entscheidungen impliziert, dass sie davon ausgehen, dass sich die KundInnen schon vor dem Besuch der Impfsprechstunde zu reisemedizinischen Präventionsmaß-

63 Obwohl die MedizinerInnen den PatientInnen die deontischen Rechte in Bezug auf die Impfentscheidungen zuschreiben, haben sie als institutionelle AkteurInnen aber ebenfalls deontische Autorität inne, etwa in Bezug auf die sequenzielle und thematische Organisation des Impfgesprächs (vgl. Buck/Schopf 2021: 115).

64 Als gekreuzte Asymmetrie beschreibt Larcher (2019: 370) die Konstellation, dass die institutionellen VertreterInnen über einen Wissensvorsprung verfügen, die KlientInnen jedoch über die Entscheidungshoheit und die ökonomische Macht.

nahmen informiert haben, ein Abwägungsprozess stattgefunden hat und sie bereits zu einer Entscheidung gelangt sind. Dies wird auch im Interview mit einer Impfärztin deutlich, das als ergänzende ethnographische Datenquelle geführt wurde: Die Medizinerin rückt darin auf die Frage nach Besonderheiten der reisemedizinischen Impfgespräche das Phänomen in den Fokus, dass sich die KundInnen meist schon vorab informiert hätten und eine individuelle Meinungsbildung zu den präventiven Maßnahmen in der Regel bereits erfolgt sei.

> Also die Erwartungshaltung denk ich ist am Anfang schonmal ne andere von dem Endergebnis, denn die haben sich ja meistens schon vorinformiert, also die, die hier hinkommen, ne. Wir sehen ja jetzt nicht Menschen, die wir auf der Straße einsammeln oder die wir am Flughafen ansprechen, wir wollen Ihnen jetzt mal erzählen, was Sie noch nie wissen wollten. Die wollen ja was Bestimmtes, ne. Das heißt, im Idealfalle decken sich ja die Erwartungen mit dem, was sie dann von uns hören, weil sie eben sich schon sehr gut belesen haben oder wissen, was für Reiseimpfungen empfohlen sind für das entsprechende Land oder Malariaprophylaxe und so weiter und so weiter. Zumindest haben sie alle schon eine Meinung zu dem Thema, von dem sie wissen, dass es Thema wird. (Interview mit Impfärztin B am 01.03.2019)

Dies kann in vielen Gesprächen nachgezeichnet werden und zeigt sich u. a. in der Phase der Gesprächseröffnung (vgl. Kapitel 5.1.1.2), wenn KundInnen als Anliegen den Wunsch nach ganz spezifischen Impfungen äußern, wie es bspw. in den Ausschnitten 8, 9, 11, 13 und 14 zu beobachten ist. Allerdings fällt in den Gesprächsdaten immer wieder auf, dass es zu Inkongruenzen kommt, wenn ÄrztInnen von bereits generierten Präferenzen und vorab getroffenen Entscheidungen ausgehen und diese erfragen, während die KundInnen von einer gemeinsamen Entscheidungsfindung innerhalb der Impfsprechstunde ausgehen und noch keine konkreten Ergebnisse artikulieren können. Wie sich solche Inkongruenzen hinsichtlich der Entscheidungsfindung in den Interaktionen zeigen und sequenziell entwickeln, soll anhand von drei Transkriptausschnitten dargelegt werden, wobei stellvertretend nur Ausschnitt 32 en detail analysiert wird, um Redundanzen zuvorzukommen.

Ausschnitt 30: Impfsprechstunde_J_Kongo

```
189  AM:  ((unterschreibt)) und (.) dann kommt hier schonmal (.) die
          GELBfieberimpfung rein,
190       °h was meinen se denn so zu dem ANdern impfkonzept;
191       ham se da irgendwelche sachen die se NICH wollen;
192       (1.2)
193  KM:  pff-
194       (1.1)
195  AM:  gut was der ARZT empfiehlt wird schon gUt sein;
```

196 [ich SACH ihnen] bisschen was dazu;
197 KM: [geNAU;]
198 ja-
199 AM: na also (.) al jede impfung die der patient nich WILL,
200 ist eine ist eine KÖRperverletzung,
201 wenn sie sagen hey halt STOPP,
202 °h hören se auf [mich zu] PIEKsen,
203 KM: [hm_MH,]
204 AM: dann is halt STOPP,
205 [dann hör ich] auf sie zu PIEKsen;
206 KM: [hm_MH,]
207 AM: °h ähm-
208 (0.4)

Ausschnitt 31: Impfsprechstunde_M_Ghana

364 AM: [die tablet]ten dafür brauchen se reZEPT.
365 KW: [hm,]
366 AM: und ähm (.) ich kann ihnen eins AUSstellen,=
367 =sie müssen mir nur SAgen,
368 **wieviel wochen sie am anfang (.) geSCHÜTZT sein wollen.**
369 so ETwa.
370 KW: **hhh° (.) ((lacht)) (.) äh-**
371 **(--) WEIß es <<lachend> nich > ((lacht));**
372 **(1.8)**
373 BW: was schlagen sie denn VOR,
374 was für_n [(XXX xxx);]
375 AM: [ich hätt ja so drei vier WOchen,]
376 (-) (das wär_n dann) zwölf viern SECHSndreißich,
377 (wärn dann) mit drei packungen sind sie f äh fümf WOchen geschützt.
378 KW: oKAY (.) ja;

Ausschnitt 32: Impfsprechstunde_J_Uganda

839 AW: °h u:nd (-) ich (.) KÖNNte ja mal schau:n;
840 WAS sie kostet;
841 wenn mer auf_s geNErikum umsteigen;
842 oder wie is_n so IHre einstellung;
843 ham sie gesagt (--) prophylaxe MACH ich,

o:der-
wie ham sie sich denn so jetz im VORfeld für sich entschieden;
KW: **(2.0) ich hab mich noch GAR nich entschieden.**
AW: sie ham sich noch NICH;
äh-
KW: also ich [hab] noch mal bei meinem HAUSarzt n termin,
AW: [erst-]

Ausschnitt 32 stammt aus einem Impfberatungsgespräch, dass anlässlich einer Reise der Kundin nach Uganda stattfindet. Der Transkriptausschnitt setzt ein, während die Ärztin und die Kundin das Thema Malariaprophylaxe bearbeiten und in diesem Zuge die Kosten des Medikaments besprechen. Die Ärztin bietet in den Zeilen 839 bis 841 an, den konkreten Preis des Medikaments zu recherchieren und drückt mit der Konditionalstruktur „wenn mer auf_s geNErikum umsteigen" außerdem eine *benefactive stance* (Heritage/Clayman 2014) in Bezug zur Kundin aus, indem sie signalisiert, dass sie durch das Anbieten von Generika eine Schonung der finanziellen Ressourcen ihres Gegenübers im Blick hat. Sie positioniert sich damit als ethisch integre Akteurin, die die Bedürfnisse der Kundin über einen wirtschaftlichen Profit stellt, was gerade im Kontext von IGeL-Maßnahmen insofern von Relevanz ist, als diese häufig dem Vorwurf ausgesetzt sind, primär wirtschaftliche Ziele zu verfolgen (vgl. Abholz 2005: 165).

In Zeile 842 relativiert die Ärztin ihr vorheriges Angebot, indem sie – eingeleitet durch die Konjunktion „oder" – die Sichtweise der Kundin erfragt („oder wie is_n so IHre einstellung"). Durch den Fokusakzent auf dem Possessivpronomen „IHre" drückt die Ärztin aus, dass sie ihr Handeln – hier die Recherche des Preises – kommissiv an den Präferenzen der Kundin ausrichtet (vgl. Couper-Kuhlen/Etelämäki 2017: 187) und kontextualisiert gleichzeitig, dass mehrere Einstellungen zur Malariaprophylaxe möglich sind und keine absolute Indikation vorliegt. Durch die direkte Frage nach der Meinung der Kundin setzt sie zudem eine konkrete Antwort konditionell relevant, kennzeichnet durch den Vagheitsmarker „so" aber, dass ihr eine grobe Richtung pro oder contra Prophylaxe ausreicht, um über die Durchführung der Handlung „Recherche nach dem Preis des Medikaments" zu entscheiden. Im Folgenden reformuliert die Ärztin die Frage nach der Einstellung der Kundin, indem sie ihr mit „ham sie gesagt (–) prophylaxe MACH ich" (Zeile 843) durch einen Origowechsel in die KundInnenperspektive sowie eine animierte Rede (vgl. Kapitel 5.3.3.4) eine vorformulierte Entscheidung in den Mund legt. Auffällig dabei ist, dass das *verbum dicendi*, das die animierte Rede einleitet („ham sie gesagt"), im Perfekt formuliert ist und damit insofern eine Vorzeitigkeit impliziert, als die Entscheidungsfindung als bereits abgeschlossen dargestellt wird. Dies wird in der nachfolgenden Intonationsphrase noch einmal explizit artikuliert, indem die Reisemedizinerin die Frage ergänzt, wie die Kundin die Durchführung der Malariaprophylaxe „im VORfeld für sich entschieden" (Zeile 845) habe. Hier wird nicht nur der angenommene Entscheidungszeitpunkt „im VORfeld" der Impfsprechstunde deutlich, sondern durch die Adverbiale „für sich" auch die starke Autonomie evident, die der Entscheidung zugeschrieben wird. Diese Formulierungen machen insofern die dienstleistungsorientierten Gattungserwartungen und das Selbstverständnis der Ärztin transparent, als ersichtlich wird, dass sie davon ausgeht, dass Entscheidungen hinsichtlich reisemedizinischen Präventionsangeboten bereits vor dem Arztgespräch selbstbestimmt getroffen wurden und in der Impfsprechstunde nur mehr besprochen und umgesetzt werden. Auffällig ist auch, dass die animierte Rede in Zeile 843 einzig die Entscheidung für die Prophylaxe beinhaltet und die Option einer Ablehnung gar nicht verbalisiert wird, sondern die Entscheidungsfrage nach der Nennung der ersten Option sowie der Konjunktion „o:der" (Zeile 844) im Sinne des Stilmittels der Aposiopese (vgl. Imo 2011) abgebrochen durch eine offene Frage ergänzt wird.

Anhand des Fortgangs der Interaktion lässt sich eine divergierende interaktive Passung bzgl. des Entscheidungszeitpunkts nachzeichnen: Es kommt zunächst zu einer Störung der „smooth interaction" (Günthner 2017: 38), indem die Kundin nicht direkt auf die Frage hinsichtlich der Einstellung antwortet, sondern zunächst eine Pause von 2.0 Sekunden entsteht. Im Folgenden liefert sie dann nicht nur keine Antwort im Sinne einer Entscheidung für oder gegen das Malariamedikament, wie sie durch die ärztliche Frage relevant gesetzt wurde, sondern äußert, dass sie sich „noch GAR nich entschieden" (Zeile 846) habe. Durch den Fokusakzent auf dem Adverb „GAR" kontextualisiert sie, dass keine der beiden zur Disposition gestellten Optionen einer pro- oder contra-Entscheidung getroffen wurde, sondern es bislang zu überhaupt keiner Entscheidungsfindung kam. Die Ärztin reagiert darauf mit einem Rezipientenecho (vgl. Du Bois 2010; Auer 1993: 202), indem sie die Aussage der Kundin mit „sie ham sich noch NICH" (Zeile 847) wiederholt, wobei sie kleine Modifikationen in der Formulierung wie den Verzicht auf das Verb „entschieden" und das Adverb „gar" sowie einen Fokusakzent auf der Negationspartikel „NICH" vornimmt. Nach Brown/Levinson (1978: 112 f.) dienen Rezipientenechos der Verstehensdokumentation, die im institutionellen medizinischen Setting insofern von besonderer Relevanz sind, als hier Entscheidungen richtig protokolliert bzw. dokumentiert werden müssen (vgl. Rothe et al. 2021b: 51) und diese als Voraussetzung für eine Durchführung medizinischer Interventionen oder einen Verzicht auf jene dienen.

Daraufhin äußert die Ärztin in Zeile 848 das Häsitationselement „äh", welches neben den Pausen in den Zeilen 839 und 843 sowie der Aposiopese in Zeile 844 ebenfalls einen Disfluenzmarker darstellt. Auch in den Ausschnitten 30 und 31 sind diverse Disfluenzmarker zu beobachten: In Ausschnitt 30 Pausen in den Zeilen 192 und 194 sowie das *sound object* „pff" (vgl. Baldauf-Quilliatre/Imo 2020) in Zeile 193, in Ausschnitt 31 langes Einatmen (Zeile 369), Pausen (Zeilen 369, 370,

371), verlegenes Lachen (Zeilen 369 und 370) sowie den epistemischen Marker „WEIß es nich" (vgl. Bergmann 2017; Helmer/Reinecke/Deppermann 2016) in Zeile 370. Die Häufung solcher Disfluenzmarker in Sequenzen, in welchen bereits getroffene Entscheidungen abgefragt werden, lassen darauf schließen, dass hier eine divergierende interaktive Passung vorliegt und unterschiedliche Annahmen über den Entscheidungszeitpunkt zu einer Störung der „smooth interaction" (Günthner 2017b: 38) führen. Die KundInnen können die ärztlichen Fragen („ham se da irgendwelche sachen die se NICH wollen" in Ausschnitt 30, „sie müssen mir nur SAgen, wieviel wochen sie am anfang (.) geSCHÜTZT sein wollen" in Ausschnitt 31 und „wie ham sie sich denn so jetz im VORfeld für sich entschieden" im Ausschnitt 32) nicht direkt beantworten, da die angenommene selbständige Entscheidungsfindung vor dem Besuch der Sprechstunde nicht stattgefunden hat oder ihnen epistemische Voraussetzungen für eine *ad hoc*-Entscheidung fehlen („weiß es nich", Zeile 370 in Ausschnitt 31).

Neben den entstehenden Disfluenzen ist in den abgedruckten Beispielen des Weiteren ersichtlich, dass es im sequenziellen Fortgang zu einem Wechsel von einer (angenommenen) patientenautonomen Entscheidungsfindung nach dem Dienstleistungsmodell (vgl. Emanuel/Emanuel 1992) zu einem stärkeren Einbezug der ÄrztInnen kommt. Dieser erfolgt in den Ausschnitten 31 und 32 auf Initiative der PatientInnen, indem etwa die Angehörige BW einen ärztlichen Vorschlag elizitiert („was schlagen sie denn VOR", Zeile 372 in Ausschnitt 31) oder die Kundin in Ausschnitt 32 auf einen anderen Arzt, nämlich ihren Hausarzt, verweist, bei dem sie noch einen Termin hat (Zeile 849). In Ausschnitt 30 erfolgt das deontische ‚upgrading' (Clift 2007: 130) der ÄrztInnen auf Initiative des Mediziners selbst, der dem Kunden mit „gut was der ARZT empfiehlt wird schon gUt sein" (Zeile 195) durch einen Origowechsel und eine animierte Rede eine eher paternalistisch ausgerichtete Äußerung in den Mund legt, welche vom Kunden durch die Bestätigungspartikel „genau" (Zeile 197) ratifiziert wird. Bemerkenswert ist allerdings, dass er, bevor er der angekündigten Empfehlung bzw. Information („ich sach ihnen bisschen was dazu", Zeile 196) nachkommt, einen juristischen Disclaimer äußert („jede impfung die der patient nich WILL, ist eine Körperverletzung", Zeilen 199/200)[65] und ihn auf sein Recht hinweist, die Intervention jederzeit abbrechen zu können („wenn sie sagen hey halt STOPP", „dann is halt STOPP", Zeilen 201/204). Mit diesem Disclaimer zum Patientenrecht auf Selbstbestimmung[66], das als Grundrecht eigentlich selbstverständlich ist und jeder medizinischen Behandlung zugrunde liegt, positioniert er den

65 Vgl. § 223 StGB zur Körperverletzung.
66 Vgl. Art. 2 Abs. 1 Grundgesetz zur Selbstbestimmung.

Kunden erneut aktiv als oberste deontische Autorität während der gesamten Interaktion, auch wenn er als Arzt ein bestimmtes Vorgehen empfiehlt und durchführt.

Zusammenfassend zeigte sich in diesem Unterkapitel eine interaktive Herstellung des dienstleistungsorientierten Charakters durch Zuschreibung von kundenseitiger Entscheidungsmächtigkeit, welche sich anhand unterschiedlicher lexikalisch-syntaktischer und sequenziell-interaktiver Merkmale äußert. Zum einen betrifft dies explizite Verweise auf die deontischen Rechte der KundInnen als alleinige EntscheidungsträgerInnen im Abwägungs- und Entscheidungsprozess. Dabei fällt auf, dass ‚entscheiden' als lexikalischer Ausdruck sehr präsent ist und die Entscheidungsfindung auf einer Metaebene zum Thema gemacht bzw. reflektiert wird. Sequenziell wurde evident, dass solche Hinweise auf die Selbstbestimmung bewirken, dass die KundInnen aktiviert werden, sich in den Abwägungsprozess einzubringen, ihre Präferenzen zu äußern und die Entscheidungsfindung auf diese Weise voranzubringen. Da sich PatientInnen in eher traditionell ausgerichteten Arzt-Patient-Interaktionen an der deontischen Autorität der MedizinerInnen orientieren müssen (vgl. Landmark/Gulbrandsen/Svennevig 2015), dienen diese expliziten Verweise auf die Autonomie der KundInnen als Kontextualisierungshinweise (vgl. Gumperz 1989; Auer/di Luzio 1992; Auer 1992), dass die Präferenzen und Wünsche der KundInnen in dieser Gesprächsgattung die Entscheidungsgrundlage darstellen und sich die ÄrztInnen an diesen ausrichten.

Zum anderen wurde der Dienstleistungscharakter auch dadurch evident, dass ÄrztInnen Entscheidungen erfragen, von denen sie ausgehen, dass sie die KundInnen schon vor dem Impfgespräch autonom getroffen haben. Diesbezüglich konnte nachgezeichnet werden, dass es zu Störungen der „smooth interaction" (Günthner 2017b: 38) kommen kann, wenn KundInnen diese Fragen nicht beantworten können, da sie vor der Sprechstunde noch zu keiner Entscheidung gefunden haben. In solchen Sequenzen zeigt sich, dass eine divergierende interaktive Passung bzgl. des Entscheidungszeitpunkts vorliegt und demnach die Gattungserwartungen (vgl. Gülich 2021) nicht übereinstimmen. Während die ÄrztInnen ihre eigene Rolle dienstleistungsorientiert als „service supplier" (Heritage/Lindström 2012) verstehen, die im Sinne einer „benefactive stance" (Heritage/Clayman 2014) bereits getroffene Entscheidungen nur mehr besprechen und umsetzen, können die KundInnen die daraus resultierenden Erwartungen nicht erfüllen, wenn sie nicht mit bereits generierten Entscheidungen in die Sprechstunde kommen. Resultierend kommt es in den abgedruckten Beispielen zu Stagnationen in der Interaktion, die durch Disfluenzmarker wie Pausen, Häsitationselemente, *sound objects*, langes Einatmen oder verlegenes Lachen geprägt sind. Im Folgenden ließ sich in den Beispielen dann insofern eine Aushandlung der Entscheidungskonstellation beobachten, als die Interagierenden einen stärkeren Einbezug der ÄrztInnen initiieren, etwa durch das Elizitieren von Empfehlungen („was schlagen sie denn VOR", Zeile 372 in Ausschnitt 31).

Es zeigte sich sowohl in Kapitel 5.1.4.1 als auch Kapitel 5.1.4.2, dass Hinweise auf die deontische Autorität und Selbstbestimmung der KundInnen in sequenziellen Umgebungen erfolgen, in denen die ÄrztInnen den reinen Dienstleistungsmodus verlassen und sich stärker in die Entscheidungsfindung einbringen – sei es, nachdem sie eigeninitiativ Empfehlungen aussprechen (vgl. Kapitel 5.1.4.1) oder ärztliche Vorschläge von den KundInnen eingefordert werden (vgl. Kapitel 5.1.4.2). Das deontische Upgrading (Clift 2007: 130) reicht dabei von Hinweisen auf autonome Entscheidungsfindung (Ausschnitte 28 und 29) bis hin zu fundamentalen Ansprüchen wie dem Grundrecht auf Selbstbestimmung (Ausschnitt 30), wodurch die ÄrztInnen verdeutlichen, dass die KundInnen auch dann die oberste deontische Autorität darstellen, wenn die ÄrztInnen konkrete Empfehlungen aussprechen. Dass die ÄrztInnen so stark auf die Eigenverantwortung und Entscheidungshoheit verweisen, trägt zum einen dazu bei, dass der Dienstleistungscharakter der Gattung interaktiv hergestellt wird und ist andererseits typisch für den Bereich der Präventionsmedizin (vgl. Koyuncu 2006), da die Angebote hier fakultativer Natur sind und i. d. R. keine medizinische Indikation vorliegt, wodurch die Entscheidungen rein präferenzbasiert getroffen werden können.

5.1.5 Zwischenfazit

Dieses Kapitel setzte sich mit dem Dienstleistungscharakter als konstitutivem Gattungsmerkmal von reisemedizinischen Impfgesprächen auseinander und beleuchtete diesen auf unterschiedlichen Ebenen.

Im Bereich der Gesprächsorganisation zeigte sich, dass die Gesprächsaktivitäten bzw. die Agenda der Sprechstunden sowohl Elemente der „klassischen“, d. h. kurativ ausgerichteten Medizin aufweisen (z. B. Aufklärung über etwaige Nebenwirkungen, Berücksichtigung von Vorerkrankungen), aber darüber hinaus auch dienstleistungsorientierte Aktivitäten zu beobachten sind, die Verkaufsgesprächen ähneln (z. B. Bezahlung, Übergabe von Werbegeschenken und die Bezeichnung „KundInnen“ für die Personen, die in die Sprechstunde kommen). Bei näherer Betrachtung der Gesprächseröffnung wurde evident, dass diese Aktivitäten (fast) keine „medizinische Färbung“ innehaben, da z. B. keine Fragen nach dem Befinden/Symptomen gebraucht werden, sondern Eröffnungszüge geäußert werden, die auch aus anderen Dienstleistungskontexten bekannt sind (z. B. „Was kann ich für Sie tun?“, „Was führt Sie her?“, „Worum geht's?“). Auch die Gesprächsabschlüsse entsprechen nicht den Beobachtungen, die bisherige Forschungsbeiträge zum Gesprächsabschluss im medizinischen Kontext angestellt haben: Zum einen sind die guten Wünsche (z. B. „Viel Spaß“, „gutes Jahr“ oder „gute Reise“) deutlich informeller gestaltet und beziehen sich nicht auf den Gesundheitszustand der Reisenden, wie es im kurativen medizinischen Setting mit z. B.

„gute Besserung“ oder „gute Genesung“ Usus ist. Zum anderen zeigt sich der Dienstleistungscharakter auch insofern am wechselseitigen Austausch von Dank, als in der hier bearbeiteten Gesprächsgattung auch die VertreterInnen der Institution Dank aussprechen, etwa bei Beendigung der Bezahlaktivität. Dieser Dank von Seiten der Institution ist im traditionellen medizinischen Kontext ebenfalls unüblich und zeigt wiederum die Nähe zu Verkaufsgesprächen, in denen sich die VerkäuferInnen für den Besuch bzw. Einkauf bedanken. Auf diese Weise konnte nachgezeichnet werden, dass der institutionelle Hintergrund bzw. die Außenstruktur der Gattung die spezifischen Handlungsschritte mit-konstituieren, indem etwa die Tatsache, dass es sich bei den Reiseimpfung i. d. R. um Selbstzahlerleistungen handelt, in der Interaktion bewirkt, dass es Bezahlaktivitäten und Dank vonseiten der institutionellen VertreteterInnen gibt.

Jenseits der Gesprächsorganisation wurde der Dienstleistungscharakter auch an der Zielsetzung der Interaktionen und Eingriffe evident. Obwohl die Gespräche mit ihrer Verortung im Bereich der Prävention bereits vom klassischen Ziel der Heilung abweichen und die Vermeidung von Krankheit und Tod bei aktuell Gesunden verfolgen, wurde in den Daten deutlich, dass die reisemedizinischen Impfgespräche sogar noch weitere Ziele verfolgen, die in die Richtung von *Human Enhancement* zeigen: Mit dem Ansatz, die KundInnen auf der Reise möglichst funktionsfähig und leistungsstark zu halten sowie diesen durch medizinische Hilfsmittel eine optimale Reisequalität zu gewährleisten, positionieren sich die ÄrztInnen hier als „service supplier“ (Heritage/Lindström 2012) statt Heilkundige. Vor diesem Hintergrund werden vor allem auch Maßnahmen besprochen, die etwaigen Krankheitssymptome auf der Reise temporär unterdrücken können, statt sie im Sinne einer kausalen Therapie ursächlich zu heilen.

Darüber hinaus zeigte sich der Dienstleistungscharakter auch an der besonderen Teilnehmerkonstellation der reisemedizinischen Impfgespräche, die das soziale Feld und den spezifischen institutionellen Kontext mit-konstituiert. Abweichend vom klassischen Gespräch unter vier Augen zwischen ÄrztInnen und PatientInnen (und ggf. Zugehörigen, die aber selbst keine Behandlung erfahren) ist in dieser Gesprächsgattung auch üblich, dass Paare, Familien, ArbeitskollegInnen, Wohngemeinschaften und Freundeskreise, die gemeinsam verreisen, auch gemeinsam in die Impfsprechstunde kommen. Diese Konstellation gepaart mit der Tatsache, dass es sich bei reisemedizinischen Impfungen größtenteils um fakultative Präventionsangebote handelt, zieht nach sich, dass in der Sprechstunde Konflikte zwischen den Personen hinsichtlich der Frage entstehen können, wer welche Impfung in Anspruch nehmen möchte. Zum einen begegnen die ÄrztInnen diesen Konflikten mit Humor, machen den Personen, die Impfungen ablehnen, mehrmalige Angebote, ihre Entscheidung zu revidieren und nehmen im Gespräch zahlreiche Kontrastierungen durch deiktische Bezüge (z. B. „dasselbe“, „auch“) vor. Zum anderen erwies sich vor dem Hintergrund dieser Konstellation die Zustimmung zu Impfungen – gerade in Gruppen – als deutlich präferierte Antwort, da durch eine Erkrankung nicht nur die jeweilige Person Nachteile erfährt, sondern die gesamte Reise aller Teilnehmender betroffen ist und die gemeinsamen Reisepläne ggf. nicht umgesetzt werden können. Auch an dieser Stelle wird deutlich, dass die Funktionsfähigkeit auf der Reise in dieser Gattung stärker gewichtet wird als eine prinzipielle Gesunderhaltung bzw. optimale Genesung.

Des Weiteren kam es zu einer begründeten Zuordnung der Gesprächsgattung bzw. der charakteristischen Beziehung der Interagierenden zum „Dienstleistungsmodell" (vgl. Emanuel/Emanuel 1992). Vor dem Hintergrund, dass etablierte Beziehungsmodelle darauf abzielen, wie Entscheidungen in der Arzt-Patient-Interaktion zustande kommen, wurde hier anhand exemplarischer Ausschnitte gezeigt, wie die ÄrztInnen KundInnen kommunikativ als aktive EntscheidungsträgerInnen positionieren und ihre eigene deontische Autorität gleichzeitig herabstufen. Es ließ sich beobachten, dass die MedizinierInnen die Entscheidungshoheit der KundInnen auf einer Metaebene explizit thematisieren und die präventionstypische Eigenverantwortung (vgl. Koyuncu 2006) in der Interaktion immer wieder stark betonen. Sequenziell zeigte sich, dass diese Äußerungen die KundInnen aktivieren, ihre Gedanken und Prioritäten zu verbalisieren. Gleichzeitig rahmen die ÄrztInnen ihre Expertenperspektive als serviceorientierte Orientierungsgröße und geben den KundInnen Kontextualisierungshinweise (vgl. Gumperz 1982; 1992; Auer 1986: 26), dass sie in dieser Gattung autonome Entscheidungen treffen dürfen und sollen. Der Dienstleistungscharakter führt in einigen Fällen allerdings auch dazu, dass inkongruente Erwartungshaltungen hinsichtlich der Entscheidungsfindung im Gespräch aufeinandertreffen: Gehen ÄrztInnen davon aus, dass bereits im Vorfeld der Sprechstunde autonome Impfentscheidungen getroffen wurden, die sie im Gespräch nur mehr erfragen, ist in manchen Gesprächen zu beobachten, dass die KundInnen von einer gemeinsamen Entscheidungsfindung ausgehen und noch keine finale Entscheidung getroffen haben. An diesen Stellen kommt es zur Stagnation des Gesprächs in Form von bspw. Disfluenzmarkern und Soundobjekten sowie ggf. zu einem stärkeren Einbezug der ÄrztInnen auf Initiative der KundInnen – etwa durch Fragen wie „was schlagen Sie denn vor?" oder den Verweis auf Termine beim Hausarzt.

In Bezug auf die übergreifende Fragestellung, was ein reisemedizinischen ImpfGESPRÄCH zu einem REISEMEDIZINISCHEN IMPFgespräch (vgl. Bergmann 1988: 53) macht, zeigte sich, dass die dienstleistungsorientierten Merkmale der Gattung, die zwischen medizinischer Kommunikation und Verkaufsgespräch changiert, eng mit dem institutionellen Kontext, dem *social field* (Hanks 1996) und den damit verknüpften Feldinteressen zusammenhängt: Es besteht eine Dialektik zwischen dem institutionellen Kontext, der Voraussetzungen für entsprechende kommunikative Handlungen bietet (z. B. Impfungen als Selbstzahlerleistung, Werbegeschenke), und kommunikativen Handlungen, die wiederum den institutionellen Kontext konstruieren (z. B. explizite Zuschreibung der Entscheidungshoheit an die KundInnen oder Relevantsetzen des Genusses der Reise als Orientierungsgröße).

Nachdem mit dem Dienstleistungscharakter ein zentrales Gattungsmerkmal untersucht und herausgearbeitet wurde, soll der analytische Fokus nun auf zwei typische Gesprächsaktivitäten gelegt werden, die die Gattung der reisemedizinischen Impfsprechstunde prägen und eng verknüpft sind mit den Aufgaben, die die Interagierenden in diesen Gesprächen gemeinsam bearbeiten müssen: Das Bewerten von Infektionsrisiken auf der einen Seite und das Argumentieren für und gegen Impfungen auf der anderen Seite. Das Bewerten von Infektionsrisiken nimmt in den Gesprächen viel Raum ein, da erst ein vorhandenes Infektionsrisiko die präventive Schutzmaßnahme einer Impfung sinnvoll werden lässt und damit legitimiert. Erst auf der Grundlage des Infektionsrisikos können dann argumentative Abwägungsprozesse stattfinden und eine Impfentscheidung ausgehandelt werden.

5.2 Bewerten von Infektionsrisiken

Neben der Aufklärung über grundlegende Wissenselemente hinsichtlich diverser Reisekrankheiten ist die Einschätzung und Kommunikation externer und individueller Infektionsrisiken eine zentrale Aufgabe der reisemedizinischen Impfberatung und prägt diese Gesprächsgattung. Dies wird u. a. daran ersichtlich, dass diverse Institutionen, die reisemedizinische Impfsprechstunden anbieten, die Einschätzung von Risiken zentral auf ihren Internetauftritten und Flyern als Angebot positionieren und damit relevant setzen. So heißt es bspw. auf der Webseite des Klinikums rechts der Isar:

> Wir beraten Sie zu jahreszeitlichen, regional gehäuften, verhaltensbedingten Risiken, die spezielle Reiseimpfungen erforderlich machen. [...] Wir informieren Sie über mögliche Infektionsrisiken, besonders über Malaria, Gelbfieber, Denguefieber und Japanische Enzephalitis. (Webseite der Impfsprechstunde am Klinikum rechts der Isar; URL: https://www.mri.tum.de/impfsprechstunde)

Um also eruieren zu können, welche Reiseimpfungen für eine spezifische Reise sinnvoll sind, müssen vorab die entsprechenden externen und individuellen Infektionsrisiken eingeschätzt werden. Diese Risikobewertungen dienen den ÄrztInnen dann als Grundlage zur Argumentation für bzw. gegen eine Impfung und bilden die Basis für eine nachfolgende Impfempfehlung und gemeinsame Entscheidungsfindung mit den KundInnen. Die Bewertung von impfpräventablen Infektionsrisiken ist demnach ein essenzielles Element in der Arzt-Patient-Interaktion, das die Funktion der

Gesprächsgattung, nämlich die Beantwortung der kundInnenseitigen Frage „Welche Impfungen brauche ich für meine Reise?“ *in situ* erfüllt.

Nachdem das Thema „Risikokommunikation“ in Kapitel 2.2 auf theoretischer Ebene beleuchtet wurde, erfolgt an dieser Stelle nun eine empirische Analyse der Risikokommunikation und -bewertung in Arzt-Patient-Gesprächen auf Grundlage authentischer Impfinteraktionen. Das Kapitel gibt zunächst einen Überblick über die bisherige gesprächsanalytische Forschung zu Bewertungshandlungen in der Interaktion (Kapitel 5.2.1) und arbeitet gesprächsorganisatorische Merkmale von Bewertungssequenzen heraus (Kapitel 5.2.2). In einem weiteren Schritt werden kommunikative Verfahren beleuchtet, welche den ReisemedizinerInnen als Ressource zur Bewertung von Infektionsrisiken (Kapitel 5.2.3) oder zur Einschränkung von solchen Bewertungen (Kapitel 5.2.4) dienen. Ein Zwischenfazit (Kapitel 5.2.5) trägt die Ergebnisse abschließend zusammen.

5.2.1 Forschungsüberblick zum Bewerten in der Interaktion

Obwohl es m. W. bislang keine gesprächsanalytische Forschung zur Bewertung von Infektionsrisiken gibt, stellen Bewertungsaktivitäten generell einen zentralen Analysegegenstand in der konversationsanalytischen Forschung dar und wurden bereits unter verschiedensten Gesichtspunkten und in unterschiedlichen kontextuellen Settings beschrieben. So hat Pomerantz bereits vor etwa 40 Jahren beobachtet, dass Bewertungen eine geordnete sequenzielle Struktur aufweisen, indem sie i. d. R. als Paarsequenzen auftreten und die Äußerung einer ersten Bewertung somit eine zweite Bewertung konditionell relevant setzt (vgl. Pomerantz 1978; 1984). Wird eine solche Zweitbewertung nicht geäußert, erfolgt meist eine Expansion der initialen Bewertungssequenz des/der ersten SprecherIn, bis die projektive Kraft der Erstbewertung den/die GesprächspartnerIn zu einer Bewertung in zweiter Position bewegt (vgl. Birkner et al. 2020: 285/287).

Mit ebendiesen Bewertungen in zweiter Position haben sich Auer und Uhmann (1982) genauer auseinandergesetzt und aufbauend auf Pomerantz‘ Ausführungen dargelegt, dass durch Eskalierung der ersten Bewertung Übereinstimmung ausgedrückt und durch Deeskalierung der vorangegangenen Bewertung Nichtübereinstimmung signalisiert wird. Da demnach gleichlaufende Bewertungen und Übereinstimmung in der Evaluation die präferierte Variante darstellen und Nichtübereinstimmung potenziell gesichtsbedrohend wirken kann, werden deeskalierende Zweitbewertungen häufig durch Verzögerungen sowie durch bestimmte Vorlaufselemente wie bspw. Partikeln eingeleitet. Die Präferenz für Übereinstimmung äußert sich in den Forschungsergebnissen auch darin, dass Interagierende sehr darauf bedacht sind, evaluativen Konsens zu erzielen und dieses Ziel durch verschiedene Strategien und hohen interaktiven Aufwand verfolgen (vgl. Sacks 1987; Auer/Uhmann 1982; Birkner et al. 2020: 287).

Die bisher angeführten Charakteristika unterliegen jedoch bestimmten Prämissen, sodass diese nicht auf alle Interaktionskonstellationen und Gesprächsgattungen übertragen werden können bzw. nur unter speziellen Voraussetzungen gelten. So wurden die o. g. Erkenntnisse etwa ausschließlich durch Analysen informeller Alltagsinteraktion gewonnen, welche aber in einigen Aspekten grundlegende Differenzen zu Bewertungsaktivitäten in institutioneller Kommunikation aufweisen. Bspw. sind Bewertungen in professionellen Gesprächen – so auch in der hier untersuchten Gesprächsgattung der Impfsprechstunde – sequenziell anders organisiert als informelle Privatgespräche (vgl. Schegloff 1987). Typisch ist etwa eine ungleiche Verteilung von Partizipationsrechten (vgl. Groß 2018: 51), welche sich auch darin zeigt, dass die Initiative zu Erstbewertungen nicht von allen GesprächsteilnehmerInnen gleichermaßen ausgehen kann, sondern diese primär von Angehörigen der Institution geäußert werden (vgl. Heath 1986 für Sprechstundeninteraktionen und Kotthoff 2012: 317 f. für Lehrer-Eltern-Interaktionen). Diese Erstbewertungen ziehen dann meist auch keine Zweitbewertungen der GesprächspartnerInnen nach sich, d. h. die konditionelle Relevanz einer Zweitbewertung bzw. der Aufbau als Paarsequenz ist hier nicht zu beobachten, wodurch sich Bewertungen im institutionellen Kontext auch zum Abschluss von Sequenzen und Themen eignen (vgl. Goodwin/Goodwin 1987: 39; Pillet-Shore 2003: 287 ff; Antaki et al. 2000). Des Weiteren werden in der institutionellen Interaktion Dispräferenzmarker wie z. B. Verzögerungselemente auch bei Erstbewertungen evident, wohingegen Auer/Uhmann (1982: 10 ff.) diese in der informellen Alltagsinteraktion vor allem im Zuge von nichtübereinstimmenden Zweitbewertungen beschreiben. Diese Unterschiede gehen u. a. auf die asymmetrische Beziehungskonstellation sowie auf ein Wissensgefälle der GesprächspartnerInnen in institutionellen Settings zurück. So können SprecherInnen Evaluationen nur dann formulieren, wenn ihnen der Bewertungsgegenstand vertraut ist und ihnen das nötige Hintergrundwissen für eine Bewertungsaktivität zur Verfügung steht (vgl. Birkner et al. 2020: 283). Diesbezüglich konnten Heritage (2002), Heritage/Raymond (2005) und Raymond/Heritage (2006) zeigen, dass die sequenzielle Organisation und Distribution von Erst- und Zweitbewertungen im professionellen Kontext auch die epistemische Autorität der InteraktionsteilnehmerInnen widergespiegelt bzw. diese anhand von Bewertungsaktivitäten ausgehandelt wird. Bewertungsaktivitäten können im institutionellen Setting somit auch Teil eines *doing being expert* sein, wie Pomerantz (1984: 57) ausführt: „[W]ith an assessment, a speaker claims knowledge of that which he or she is assessing".

Bewertungen in der Arzt-Patient-Kommunikation[67] wurden bislang primär im Kontext der Diagnosemitteilung untersucht, nämlich dann, wenn Untersuchungsergebnisse für die PatientInnen als „good news" oder „bad news" gerahmt und damit evaluiert werden (vgl. Maynard 1997; 2003; 2016). Dass jedoch „bad news" von ÄrztInnen nicht ausschließlich negativ bewertet werden, sondern auch durch positive Einschätzungen und trostspendende Aspekte ergänzt werden, wurde in mehreren Forschungsbeiträgen evident. So zeigt etwa Günthner (2017b) auf, dass in onkologischen Aufklärungsgesprächen spezifische kommunikative Praktiken wie bspw. *zwar ... aber*-Konstruktionen eingesetzt werden, um Krebsdiagnosen zu kommunizieren und gleichzeitig Hoffnung zu spenden. Dies ist auch insofern relevant, als diese Gesprächsgattung nicht nur auf die Mitteilung und Einschätzung der Krebsdiagnose, sondern auch die anschließende Therapieplanung abzielt, zu der die ÄrztInnen mit diesen Strategien überleiten können.

Stivers/Timmermans (2017) arbeiten ebenfalls heraus, wie und mit welcher Funktion ÄrztInnen bei negativen Untersuchungsergebnissen den Fokus auch auf die positiven Aspekte der Diagnose richten. In Gesprächen, in denen Eltern beeinträchtigter Kinder Ergebnisse genetischer Tests mitgeteilt werden, konnten sie beobachten, dass ÄrztInnen neben negativen auch positive Bewertungsnuancen äußern und damit nicht nur Hoffnung spenden, sondern interaktiv auch Konsens herstellen können. Dieser besteht jedoch weniger in einer gleichlaufenden inhaltlichen Bewertung der Untersuchungsergebnisse, sondern in der grundsätzlichen Übereinstimmung darin, dass die Diagnose sowohl negative als auch positive Aspekte mit sich bringt: „Thus, a bright side offers another way in which speakers can reach affiliation – they can agree that it is bivalent" (Stivers/Timmermans 2017: 416). Diese Einigkeit reicht für die Interagierenden aus, um das Thema beenden und zur nächsten Gesprächsaktivität überleiten zu können.

Eine erneute Beschreibung von Bewertungen im institutionellen bzw. medizinischen Kontext ist lohnenswert, da sich die bisher erläuterten Beiträge von den hier bearbeiteten Bewertungsaktivitäten u. a. durch die zeitliche Relation zwischen dem bewerteten und dem bewertenden Zeitpunkt unterscheiden. So hat Pomerantz (1984: 58 f.) drei Loki differenziert, von denen jedoch keiner auf jene Bewertungen zutrifft, die ÄrztInnen in Impfsprechstunden äußern: 1) „on the occasion of participation", 2) „speaker's reports of their partaking in activities" and 3) „next turns to initial assessments". Dementsprechend beziehen sich die meisten Analysen von Bewertungen in der Interaktion auf Ereignisse bzw. Sachverhalte in der Vergangen-

67 Wenn auch nicht direkt im Bereich der Arzt-Patient-Interaktion angesiedelt, beschäftigen sich auch Lindström/Heinemann (2009) mit Bewertungen im Gesundheitssektor: Sie beleuchten unterschiedliche Intensitätsgrade von Bewertungen („low- and high-grade-assessments") in der Interaktion zwischen Pflegepersonal und BewohnerInnen von Pflegeheimen in Dänemark und Schweden.

heit (vgl. Auer/Uhmann 1982; Wegner 2016) sowie aktuell erlebte Situationen bzw. Objekte (vgl. Mondada 2009; Weidner 2017). Bewertungen in der projektiven Gattung der Impfsprechstunde zeichnen sich demgegenüber durch ihre Vorzeitigkeit aus, d. h. die Bewertungen beziehen sich auf zukünftige Situationen, welche vor diesem Hintergrund nur in hypothetischer Weise evaluiert werden können. Verstärkt wird dies zusätzlich dadurch, dass hier keine real existierenden Objekte oder bestehende Diagnosen den Bewertungsgegenstand darstellen, sondern potenzielle Risiken beurteilt werden müssen, was der Bewertung eine abstrakte, vage und teilweise fiktive Qualität verleiht. Vor diesem Hintergrund ist auch von Interesse, wie die ÄrztInnen sprachlich mit der Herausforderung umgehen, als VertreterInnen der Institutionen sowie aufgrund ihrer fachlichen Expertise zwar die epistemische Hoheit innezuhaben, die Risiken andererseits aber nicht mit epistemischer Sicherheit bewerten zu können.

Vor diesem Hintergrund werden im Folgenden konkrete sprachliche Mittel und kommunikative Verfahren der Risikobewertung in Impfsprechstunden herausgearbeitet und exemplarisch an den Gesprächsdaten aufgezeigt.

5.2.2 Gesprächsorganisatorische Verfahren in Risikobewertungssequenzen

Dieses Unterkapitel fokussiert sprachlich-kommunikative Ressourcen zur Gesprächsorganisation, indem zunächst der Einstieg in Risikobewertungssequenzen und dann der Ausstieg aus diesen beleuchtet werden.

5.2.2.1 Einstieg in die Risikobewertungssequenz: Vagheitsmarker, „hedges“ und Modalisierungen zur tentativen kundenseitigen Darlegung von Risikofaktoren

Um ein spezifisches Risikoprofil erstellen zu können, also individuelle Risiken während einer bestimmten Reise abstecken zu können, benötigen die institutionellen AkteurInnen zunächst Informationen über den Reiseverlauf und den Reisestil der KundInnen. „Zum Rüstzeug des reisemedizinisch Beratenden gehört folglich die Fähigkeit zur Antizipation der Risiken“ heißt es im Handbuch reisemedizinische Gesundheitsberatung (Krappitz 2010: 17). So haben Rucksackreisende mit Aufenthalt in ländlichen Gebieten bspw. ein höheres Risiko, an Typhus zu erkranken als Dienstreisende in urbaner Umgebung (vgl. Rothe et al. 2019: 78). Die Auskünfte der KundInnen erlauben den MedizinerInnen dann, Risikofaktoren herauszufiltern, die hinsichtlich bestimmter Infektionskrankheiten bestehen. Anhand dieses Risikoprofils kann anschließend gemeinsam mit den KundInnen ein individuelles Impfkonzept erarbeitet werden. Die Spezifität der reisemedizinischen Beratung hängt also von den Reiseinformationen der KundInnen ab, d. h. der Detailliertheitsgrad der Auskünfte über die Reisemodalitäten steht in direkter Korrelation zu einem bedürfnisorientierten und individuellen Impfkonzept. Dieser Zusammenhang ist auch den institutionellen AkteurInnen bewusst und wird für KundInnen transparent gemacht, so heißt es bspw. auf der Homepage der reisemedizinischen Impfsprechstunde am Uniklinikum Münster: „Je genauer Sie Ihre Reisepläne (Reisestil, Route, Unterkunft, ggf. Art der beruflichen Tätigkeit und medizinische Versorgung vor Ort, etc.) kennen, desto genauer können wir unsere Empfehlungen Ihren Bedürfnissen anpassen" (https://www.ukm.de/index.php?id=1875).

Zwar sind auch ÄrztInnen im Bereich der kurativen Medizin auf patientenseitige Beschreibungen von Symptomen und Informationen über den Krankheitsverlauf angewiesen, um Diagnosen stellen und Therapieoptionen kommunizieren zu können, doch liegt der Unterschied zu der hier bearbeiteten Gesprächsgattung darin, dass die für eine präventive Maßnahme hinreichenden Informationen nicht oder nur bedingt im Wissens- und Erfahrungsschatz der KundInnen verankert sind. Während PatientInnen mit bereits manifestierten Krankheiten Aussagen und Beschreibungen eines Zustands liefern können, den sie in der Vergangenheit tatsächlich erlebt haben oder der sie im Hier und Jetzt begleitet, liegen die Reisen, über die in der Impfsprechstunde Aussagen getroffen werden sollen, in der Zukunft und in anderen Ländern. Daher können über die genauen Reisebedingungen nur Informationen aus zweiter Hand – bspw. anhand von Unterlagen des Reiseveranstalters – weitergegeben werden oder hypothetische Annahmen über Begebenheiten getroffen werden, die zum Zeitpunkt der Beratung noch außerhalb des persönlichen Erfahrungshorizonts liegen.[68] Die Interagierenden in der reisemedizinischen Impfsprechstunde sind also mit der paradoxen Aufgabe konfrontiert, zum einen möglichst detaillierte Beschreibungen einer zukünftigen Situation zu benötigen, um spezifische Risiken mit adäquater Impfprävention reduzieren zu können, zum anderen aber die konkreten Bedingungen am Zielort noch nicht zu kennen und dementsprechend die benötigten Informationen u. U. nicht liefern zu können.

Wie die GesprächsteilnehmerInnen kommunikativ mit diesem Paradoxon umgehen, soll exemplarisch anhand des folgenden Beispiels aufgezeigt werden, in welchem eine Kundin in die Impfsprechstunde kommt, die einen zweiwöchigen Aufenthalt in Indien plant. Nach der Überprüfung des Impfstatus hinsichtlich der Standardimpfungen gegen Masern, Mumps, Röteln, Polio, Diphterie, Pertussis

68 Im gesamten Gesprächskorpus gibt es nur ein Datum, in dem eine Patientin an ein Ziel reist, an dem sie bereits einmal war und die Bedingungen vor Ort kennt. In allen anderen dokumentierten Gesprächen handelt es sich um erstmalige Reisen an die jeweiligen Zielorte, sodass keine persönlichen Erfahrungen mit den Bedingungen vor Ort vorliegen.

und Tetanus thematisiert der Arzt zu Beginn des Transkriptausschnitts die bevorstehende Fernreise der Kundin:

Ausschnitt 33: Impfsprechstunde_BO_Indien_2

```
110  KW:  hm_MH,
111  AM:  ((schnalzt)) ähm jetzt für die REIse wäre für mich wichtig zu
          wissen,
112       was is ihr RIsiko eigentlich;
113       sprich WIE reisen sie;
114       is das eine [organiSIERte rei][se, ]
115  KW:              [geNAU;          ]
116                                    [nein] also ich reise alLEIne,
117  AM:  hm_MH,
118  KW:  ähm ich reise auf EINladung ähm-
119       ähm eines buddhistischen MÖNCHS,
120  AM:  hm_MH,
121  KW:  äh den HAB ich äh schon-
122       seit zwanzig JAHren kennen wer uns,
123       weil ich [in      ]((ORT)) unterrichte,
124  AM:           [hm_MH, ]
          ((16 Zeilen ausgelassen))
140  KW:  [<<pp> und eben][ANderen >;]
141  AM:  [hm_MH,        ]
142                      [okay;     ]
143  KW:  ich geh von ner (.) bestimmten grUndhygiene AUS;
144  AM:  hm_MH,
145  KW:  [ich] WEISS es nich;
146  AM:  [ja-]
147  KW:  ich war noch nie [DA,    ]
148  AM:                   [geNAU; ]
149       das sind jetz wichtige informaTIOnen;
150       und DA sind sie eigentlich die re-
151       restlichen vierzehn TAge,
152       oder planen sie noch einen (.) aufenthalt darüber hiNAUS in
          indien;
153  KW:  °h also im moment NICH,
154       ich würde gerne VOM kloster aus,
155       weil das SIN ja nur vierzehn tage,
156       vielLEICHT n stÜck mal-
```

```
157         aber (.) kenn ich die verHÄLTnisse zu [wenig;]
158   AM:                                           [hm_MH,]
159   KW:   n WAgen mieten,
160         und zur keRAla beach runterfahren,
161   AM:   hm_MH,
162   KW:   aber (.) das WEISS ich [alles noch nich;]
163   AM:                          [okay.           ]
164         [<<p> gut >.]
165   KW:   [((lacht));]
```

Der Arzt fordert die Kundin auf, ihr Wissen hinsichtlich der Reisebedingungen zu teilen und markiert dieses Wissen auch als Voraussetzung für ihn als Berater („für mich wichtig zu wissen“, Zeile 111). Gleichzeitig räumt er durch die Projektorkonstruktion dem folgenden Elizitieren von Informationen mehr Gewicht (vgl. Günthner 2008a; 2008b) ein. Er formuliert die erste Frage einer dreiteiligen Fragenbatterie in Zeile 112 zunächst in der fachlichen Dimension des Infektionsrisikos („wie is ihr RIsiko eigentlich“) und macht damit seine Herangehensweise als institutioneller Akteur bei der Einschätzung des Risikos transparent. An dieser Stelle gibt er der Kundin, die bereits zu Gesprächsbeginn ihren Laienstatus kommuniziert hat („ahnung hab ich keine“, nicht abgedruckt), allerdings keinen Raum zur Übernahme des Rederechts bzw. zur Beantwortung. Stattdessen reformuliert er in Zeile 113 die Frage nach dem Infektionsrisiko in die für die Kundin handhabbare Alltagskategorie der Reisemodalitäten, aus denen sich die Risikofaktoren ergeben („sprich WIE reisen sie“). Um ihr einen Anhaltspunkt zu geben, welche Art von Informationen er benötigt, schließt der Arzt in Zeile 114 noch die konkrete Entscheidungsfrage an, ob es sich um eine organisierte Reise handelt. Diese beantwortet die Kundin zunächst, indem sie verneint und ergänzt, dass sie die Reise allein antritt (Zeile 116). Dann kommt sie der Erzählaufforderung in einer für die Gesprächsgattung typischen Weise nach, indem sie nicht die Bedingungen am Zielort beschreibt, sondern narrativ darlegt, wie es zu der geplanten Reise gekommen ist und welchen Hintergrund diese hat. Sie erläutert, dass ein buddhistischer Mönch, mit dem sie seit zwanzig Jahren beruflichen Kontakt hat, sie eingeladen hat (Zeilen 118–122). Es folgt eine – hier nicht in voller Länge abgedruckte – Erzählung über diesen Kontakt und darüber, wie sie die Einladung ins Kloster sowie die bisherige Reiseplanung ablief.[69]

Gesprächsübergreifend zeigt sich, dass KundInnen in reisemedizinischen Beratungsgesprächen häufig Schwierigkeiten haben, angemessen auf die Frage

69 Zum Sprechen über Pläne und Planungsaktivitäten vgl. u. a. Randall (2011); Lee/Burch (2017); zu projektiven Gattungen Luckmann (2012: 35) und Ayaß (2020).

nach den Reisebedingungen zu antworten. Da sie keine sicheren Aussagen über die Beschaffenheit der Unterkunft, die hygienischen Bedingungen, die Verpflegung etc. treffen können, weichen sie typischerweise auf Erzählungen darüber aus, wie die Reise zustande kam oder welche organisatorischen Vorbereitungen sie bereits getroffen haben. Sie erläutern demnach Inhalte, die sie bereits erlebt haben und auf die sie mit Gewissheit aus ihrem tatsächlichen Erfahrungs- und Wissensspeicher zugreifen können.

In Zeile 143 kommt die Kundin dann auf einen für die Risikoevaluation relevanten Aspekt zu sprechen, nämlich die hygienischen Bedingungen in der Unterkunft. Die Information einer vorherrschenden Grundhygiene markiert sie aber deutlich als spekulativ, indem sie tentative Formulierungen und verschiedene *hedges* (vgl. Lakoff 1973), also semantische Vagheitsmarker zur Kennzeichnung der jeweiligen „degrees of truth" (Lakoff 1973: 458), einsetzt. So referiert die Formulierung „ich geh von ner (.) bestimmten grUndhygiene AUS" durch die Wahl des Verbs und die Darstellung aus subjektiver Perspektive auf eine vorherrschende Unverbindlichkeit der Aussage. Zudem verweist sie dezidiert darauf, dass sie weder über epistemische Sicherheit bzgl. der tatsächlichen hygienischen Bedingungen vor Ort (Zeile 145 „ich WEISS es nich"), noch über Erfahrungswerte verfügt, da sie noch nie an diesem Ort gewesen ist (Zeile 147 „ich war noch nie DA"). Anders als während der Erzählung über die Beziehungshistorie zu dem indischen Mönch ratifiziert der Reisemediziner diese Aussagen zu den hygienischen Bedingungen mehrfach (Zeilen 144, 146, 148) und evaluiert sie explizit und metakommunikativ als relevant für die Beratung („das sind jetz wichtige informaTIOnen", Zeile 149).

Auf die daran anschließende Frage des Arztes, ob die Kundin die 14 Tage ausschließlich im Kloster verbringen wird oder darüber hinaus auch Unternehmungen ins Umland plant (Zeilen 150–152), verneint die Kundin zunächst weitere Ausflüge, weist aber zugleich darauf hin, dass dies lediglich den aktuellen Stand der Planung abbildet („also im moment NICH", Zeile 153). Sie unterstreicht dadurch die Vorläufigkeit der Aussage und hält sich offen, dass sich die Reiseplanung im Laufe der Zeit noch verändern kann. Sie expandiert ihre Angabe zusätzlich, indem sie erwähnt, dass sie sehr wohl auch schon zum aktuellen Zeitpunkt mit dem Gedanken spielt, mit einem Mietwagen an die Küste zu fahren (Zeilen 154–160). Die Kundin reichert diese Information jedoch mit zahlreichen Unsicherheits- und Vagheitsmarkern wie dem Konjunktiv (Zeile 154) oder dem Modalwort „vielleicht" (Zeile 156) an. Auch der Verweis auf einen geringen Entfernungsradius des potenziellen Ausflugs „n stück" (Zeile 156) und die Modalpartikel „mal", die funktional zum Herunterspielen und Abschwächen der Proposition eingesetzt wird (vgl. Weinrich 2007: 855; Thurmair 1989: 185), verstärken die Tendenz, die Angaben als unpräzise und die genauen Reisepläne als unabgeschlossen zu rahmen.

Zudem ist auffällig, dass die Ausflugspläne nicht zusammenhängend dargelegt, sondern mit zwei Adversativstrukturen gespickt werden: „aber (.) kenn ich die verHÄLTnisse zu wenig“ (Zeile 157) und „aber (.) das WEISS ich alles noch nich“ (Zeile 162). Diese unterstreichen, dass sie aufgrund des mangelnden Wissens über die Bedingungen vor Ort zum aktuellen Zeitpunkt keine sicheren Aussagen treffen kann und sie ihre Reisepläne auch von den tatsächlichen Gegebenheiten vor Ort abhängig macht bzw. erst während des Aufenthalts in Indien finalisiert. Der Reisemediziner zeigt durch eine zweiteilige Ratifikation mit jeweils stark fallender Tonhöhenbewegung und kontinuierlich sinkender Lautstärke an, dass er die Aktivität ‚Eruieren von Risikofaktoren‘ beenden und zur nächsten Aufgabe überleiten möchte. Die Gliederungspartikel „okay.“ (Zeile 163) fungiert dabei als ein *opening up closing* (Schegloff/Sacks 1973) und das nachfolgende „gut.“ (Zeile 164) als evaluierendes sequenzschließendes Rückmeldesignal. Letzteres wird von der Kundin mit einem überlappenden Lachen (Zeile 165) quittiert.

Dieser Transkriptausschnitt verdeutlichte exemplarisch, dass KundInnen auf die Frage nach den Reisemodalitäten mit verschiedenen kommunikativen Strategien reagieren, wenn sie keine exakten Angaben über die Bedingungen am Zielort machen können: Einerseits weichen sie der Frage aus und erläutern stattdessen Inhalte, über die sie epistemische Gewissheit haben. Sie erzählen etwa, wie es zu der geplanten Reise kam und legen die bislang erfolgten Schritte der Reiseplanung narrativ dar. Andererseits verbalisieren sie Annahmen, die sie auf Grundlage von Broschüren, Erzählungen oder medialer Berichterstattung über das Reiseziel treffen, markieren diese aber als spekulativ, vorläufig und vage. Des Weiteren wird häufig deutlich gemacht, dass die Reiseplanungen noch nicht abgeschlossen sind und der genaue Reiseverlauf bzw. die Reisebedingungen noch offen sind.

Für die ÄrztInnen bedeutet dies, dass ihnen meist relevante Informationen über die genauen Reisebedingungen fehlen, sodass sie im Folgenden keine exakte Risikobewertung und demzufolge auch keine eindeutige Empfehlung aussprechen können. Die professionellen AkteurInnen können sich auf Grundlage der vorhandenen Informationen also nur ein ungefähres Bild über den Reisestil machen, ein Spektrum von erwartbaren Reisebedingungen abstecken und sich in der kurzen Zeitspanne des Erstkontakts nur einen groben Eindruck über die individuelle Impfeinstellung bzw. Risikobereitschaft der KundInnen verschaffen. Als weiterer Faktor kommt hinzu, dass die Impfberatung ohnehin auf hypothetischen Infektionsszenarien basiert, da auch eine exakte Angabe der Reisebedingungen – bspw. Übernachtung im Hostel, Verpflegung über Straßenstände etc. – nur relative und wahrscheinlichkeitsorientierte prognostische Rückschlüsse auf Risikofaktoren zulassen, die auf der Reise möglicherweise auftreten können.

Von Interesse wird demnach in den Kapiteln 5.2.3 und 5.2.4 sein, wie die ÄrztInnen damit umgehen, dass sie meist keine präzise Grundlage für das Abgeben eindeutiger Bewertungen haben, aber gemäß ihrer Tätigkeit als BeraterInnen trotzdem Risiken einschätzen sollen. Zunächst wird jedoch ein Blick auf die Beendigung von Risikobewertungssequenzen geworfen.

5.2.2.2 Ausstieg aus der Risikobewertungssequenz: Konzessive Strukturen zur Zusammenführung und Gewichtung von Risikobewertungen

Konzessive Strukturen stellen insofern ein adäquates sprachliches Mittel zum Ausstieg aus Risikobewertungssequenzen dar, als sie dem Umstand Rechnung tragen, dass in der Impfsprechstunde das Infektionsrisiko nicht klar und eindeutig bewertet werden kann (vgl. Kapitel 5.2.3 und 5.2.4), sondern die Risikobewertung durch ein Abwägen und Gewichten mehrerer – mitunter konträrer – Perspektiven geschieht. Da die Wahrscheinlichkeit, dass sich KundInnen an der Reisedestination infizieren, von zahlreichen Unbekannten geprägt ist, können die ÄrztInnen zum Zeitpunkt des Impfgesprächs nur mögliche Einflüsse auf das Infektionsrisiko während der anstehenden Reise skizzieren und hypothetische Infektionsszenarien entwerfen. Ausschnitt 34, in welchem sich eine Kundin für eine Reise nach Indien beraten lässt, zeigt, wie Argumente in eine konzessive Relation gesetzt werden und dadurch ein gangbarer Weg hinsichtlich der Impfentscheidung entworfen wird:

Ausschnitt 34: Impfsprechstunde_BO_Indien

```
0341  AM:  und wenn man jetz eher RAtional die risiken abwägt,
0342       kann man (.) bei einer äh VIERzehntägigen reise durchaus auch
           sagen;=
0343       =ja ich hab n RIsiko,
0344       aber ich kann das kalkuLIEren,
0345       pass besonders bei der hin und rückreise AUF,
0346       ähm verlasse mich DORT auf-
0347       [verNÜNFtige,]
0348  KW:  [ja;         ]
0349  AM:  äh hygienische beDINgungen,
0350       und verZICHte darauf;
0351       das is (.) MÖGlich.
```

Zunächst markiert der Arzt in Zeile 341 durch eine konditionale *wenn ... dann*-Konstruktion (vgl. Kapitel 5.2.4.1), dass die folgenden Aussagen nur unter der Prämisse zu verstehen sind, dass die Kundin eher aus einer rationalen Perspektive auf ihr Infektionsrisiko blickt, d. h. emotionale Beweggründe wie Ängste in der nachfolgenden Argumentation für die Impfentscheidung unberücksichtigt bleiben. Als zweite Prämisse, unter der die folgende Abwägung Gültigkeit erlangt, führt der Arzt in Zeile 342 die relativ kurze Reisedauer von zwei Wochen an.

Unter diesen beiden vorausgeschickten projektiven Bedingungen gibt er in den Zeilen 343 und 344 dann eine mögliche Perspektive auf das Risiko in Form einer *zwar/ja-aber*-Konstruktion (vgl. Günthner 2015; 2016) vor. Auffällig ist hier die Origo-Verschiebung[70] von einer depersonalisierten *man*-Form (Zeilen 341/342) zur Einnahme einer imitierten KundInnen-Perspektive durch das Pronomen *ich*. Diese geliehene Stimme im Sinne einer hypothetischen direkten Rede bzw. Pseudoquotation (vgl. Sams 2007) setzt sich bis Zeile 350 fort. Durch eine solche animierte Rede (vgl. Ehmer 2011: 60–123) erschafft der Arzt einen mentalen Raum (Fauconnier 1994), in welchem durch die *zwar/ja ... aber*-Konstruktion ein möglicher Abwägungsprozess der Kundin bzgl. ihres Risiko entworfen wird: In einem ersten Schritt wird eingeräumt, dass eine Typhusinfektion nicht ausgeschlossen werden kann bzw. das Risiko einer Erkrankung klar bejaht werden muss (Zeile 343). In einem zweiten Schritt, dem durch ein *aber* eingeleiteten Konjunkt, wird diese Einräumung jedoch dadurch abgemildert (vgl. Günthner 2015: 206), dass zwei Argumente angeführt werden, die das Risiko berechenbarer gestalten könnten: Zum einen besondere Vorsichtsmaßnahmen bei der An- und Abreise (Zeile 345) und zum anderen gute hygienische Bedingungen am Zielort (Zeilen 346–349). Während erstere durch entsprechendes Verhalten von der Kundin aktiv beeinflussbar sind, kann sie gute hygienische Bedingungen in der Unterkunft zum Zeitpunkt der Impfentscheidung nur hypothetisch annehmen und muss sich aktuell darauf „verlassen" (Zeile 346), wodurch der irreale Charakter der animierten Rede durch eine zusätzliche hypothetische Ebene potenziert wird.

Der zweite Teil der konzessiven Konstruktion wird nicht nur dazu eingesetzt, eine weitere Perspektive auf das Infektionsrisiko hinzuzufügen, sondern auch dazu, das erste Argument in Bezug auf die Handlungskonsequenz zu hierarchisieren und zu modalisieren. Sie werden „regularly used to modify, weaken or ‚back down' from a previously stated position or to highlight" (Couper-Kuhlen/Thompson 2000: 405). Dadurch, dass der zweite Teil einer *zwar/ja ... aber*-Konstruktion das gewichtigere Argument darstellt (vgl. Günthner 2015: 197), ergibt sich als resultierende Handlungskonsequenz aus dem hier skizzierten Abwägungsprozess insgesamt ein Verzicht auf die Impfung (Zeile 350). Dieses klare Ergebnis der komplexen Argumentation stellt den Höhepunkt der Sequenz dar, bringt die Aktivität der Risikobewertung zum Abschluss und leitet zur Impfentscheidung über. An diesem Scharnierpunkt verlässt der Arzt dann die animierte Kundenrede und kommt in seine angestammte Arztperspektive zurück, indem

---

70 Die Origo bezeichnet nach Bühler (1982: 102) den Nullpunkt im „Koordinatensystem der ‚subjektiven Orientierung'". Sie ist das, „worauf die Zeigwörter *hier*, *jetzt*, *ich* hindeuten" (Bühler 1982: 126; Hervorhebungen im Original).

er den in der Kundenrolle skizzierten Abwägungsprozess als epistemisch superiorer Reisemediziner als „möglich“ (Zeile 351) bewertet und damit legitimiert.

Entsprechend Günthners (2015: 196) Beschreibungen, dass *zwar/ja-aber*-Konstruktionen in argumentative Sequenzen eingebettet sind, in der Umgebung bereits etablierter Themen zu finden sind und gewöhnlich nicht zu Beginn eines Gesprächs eingesetzt werden, ist diese Konstruktion auch hier vor allem am Ende von bereits diskursiv bearbeiteten Risikobewertungssequenzen zu beobachten. Nachdem im Gesprächsverlauf verschiedene Argumente und Perspektiven auf das Infektionsrisiko ausgeführt wurden, liegt das Potenzial der *zwar/ja ... aber*-Konstruktion in dieser sequenziellen Umgebung darin, die Essenz aus einem komplexen Abwägungsprozess konkludierend darzustellen und handlungsorientiert zu gewichten: „acknowledging the simultaneous existence of two potentially incompatible perspectives“ (Couper-Kuhlen/Thompson 2000: 405) und Hierarchisierung der wichtigsten Argumente durch die Darstellung in Form einer konzessiven Relation. Verstärkt wird dies durch die Redewiedergabe, welche Ehmer (2011: 123) als Strategie beschreibt, Sachverhalte zu demonstrieren und zu animieren, welche bereits vorher sachlich beschrieben wurden. Auf diese Weise können die ÄrztInnen aus dem Thema der Risikobewertung aussteigen und von der abstrakten Abwägung hypothetischer zukünftiger Infektionsszenarien zur praktischen Entscheidung für oder gegen eine Impfung im Hier und Jetzt überleiten. Prosodisch wird dieser Abschluss daran deutlich, dass der Arzt in Zeile 351 langsamer, tiefer und retardierend spricht sowie mit einer tief fallendenden Tonhöhenbewegung abschließt.

Auch in Ausschnitt 35, welcher ebenfalls ein Impfberatungsgespräch anlässlich einer geplanten Indienreise darstellt, setzt der Reisemediziner eine konzessive Struktur ein, um bereits erörterte Argumente zusammenzufassen, sie in ihrer Relevanz zu gewichten und damit zur Entscheidungsfindung hinsichtlich einer prophylaktischen Maßnahme überzuleiten:

Ausschnitt 35: Impfsprechstunde_BO_Indien

0687 KW: genau (.) NEIN nein nein.
0688 NEIN nein.
0689 AM: es würde also für ihr ziel GELten,
0690 **sie ham nicht ein NULLrisiko,**
0691 **sie müssen sich vor stechmücken SCHÜTzen;**
0692 **sie wissen sie ham n maLAriarisiko,**
0693 **aber** es is eben für die region (.) im süddlichen indien nich SO hoch,
0694 dass man wirklich ne vOrbeugende einnahme (.) ähm empfehlen WÜRde,

```
0695        es macht SINN,
0696        sich immer nochmal auch vor ort zu erKUNdigen,
```

Nachdem die Kundin in den Zeilen 687/688 die Nachfrage seitens des Arztes nach besonders abenteuerlichen Reisebedingungen wie Zelten am Fluss (nicht abgedruckt) verneint, kündigt der Arzt in Zeile 689 durch eine Projektorkonstruktion (vgl. Günthner 2008a; 2008b) und den Diskursmarker „also" (vgl. Dittmar 2002: 167) eine resümierende Erläuterung des Infektionsrisikos am spezifischen Zielort der Kundin an. Die Projektorkonstruktion bewirkt dabei, dass „die zeitliche Hinauszögerung Spannung erzeugt, die Konstruktion einen größeren sequenziell-interaktiven Raum einnimmt, das Gegenüber von der Turnübernahme abgehalten und dadurch der Folgeäußerung mehr Gewicht verliehen wird" (Günthner 2008a: 109). Es folgt dann die selbstinitiierte Einräumung eines bestehenden Malariarisikos in dreiteiliger, syntaktisch parallel angelegten Listenform (vgl. Couper-Kuhlen/Selting 2018), wobei die Kundin direkt mit „Sie" adressiert wird (Zeilen 690–692). In der ersten Konstituente der Liste (Zeile 690) ist dabei erneut die Risikobewertung in Litotesform („nicht ein NULLrisiko", vgl. Kapitel 5.2.3.3) anzutreffen, wodurch eine exakte Bestimmung des Risikos umgangen werden kann.

Der nachfolgende *aber*-Teil lenkt den Fokus der Argumentation jedoch um (vgl. König 1991: 637; Leuschner/Van den Nest 2012: 6) bzw. überschreibt ihn mit einem gewichtigeren Argument (vgl. Günthner 2015: 197): In Form einer zweigliedrigen gradal-konsekutiven *so*-Konstruktion[71] (Auer 2006b: 304 ff.) verbalisiert der Reisemediziner, dass das Malariarisiko in der entsprechenden Region zu gering sei, als dass die Gabe eines prophylaktischen Medikaments notwendig oder in der reisemedizinischen Praxis Usus wäre. Dadurch, dass der Arzt die zweite Risikobewertung in konzessiver Relation an das erste Argument anschließt, nimmt er auch eine handlungsrelevante Gewichtung der beiden Perspektiven vor: Der *aber*-Teil „serves to weaken the force of the prior contradictory move" (Couper-Kuhlen/Thompson 2000: 395). Interessant an diesem Beispiel ist, dass erst der *aber*-Teil die vorausgehenden Argumente retrospektiv zum *zwar*-Teil modifiziert, da hier kein *zwar* geäußert wurde. Dadurch ist an dieser Stelle auf lexikalischer Ebene nicht final zu klären, ob der Abwägungsprozess von Beginn an als biklausale konzessive Konstruktion geplant war oder erst emergent im Laufe des Redebeitrags durch die inkrementelle Ergänzung des *aber*-Teils zu einer solchen wurde. Barth-Weingarten (2002: 25) zeigt jedoch auf, dass solche Fälle „asyndetischer konzessiver Konstruk-

71 Formal lässt sich diese Konstruktion folgendermaßen beschreiben: „Ein Prädikat trifft in einem Maß (*so*) auf ein Argument zu, dass q daraus folgt" (Auer 2006b: 304).

tionen ohne Korrelat" durchgehend prosodisch markiert werden. Für eine geplante zweiteilige konzessive Struktur spricht hier etwa die weiterverweisende fallend-steigende Intonation (vgl. Couper-Kuhlen 1996: 96) am Punkt zwischen der Einräumung und dem *aber*-Teil (Zeile 692). Auch das schnelle „rush-through" (Schegloff 1998: 241) durch den turn dient dem Sprecher als Signal zur Weiterverweisung und als Weg, ihrem Gegenüber die Fortführung ihres Redebeitrags anzuzeigen.

Auch in diesem Beispiel wird das gewichtigere zweite Argument dann zur Überleitung zur Handlungskonsequenz genutzt, indem ein Verzicht auf prophylaktische Maßnahmen nahegelegt wird. Modalisiert bzw. abgeschwächt wird dieser Ratschlag in Zeile 694 durch die Partikel „wirklich" sowie die Mikropause und den Häsitationsmarker „ähm". Auch rahmt der Reisemediziner die Empfehlung nicht als persönlichen Rat, sondern „defokussiert" (vgl. Barth 2000: 68) ihn durch das Pronomen „man" als objektiv bzw. als institutionell etablierte Routine, d. h. konnotiert, dass auch andere ÄrztInnen bei den vorliegenden Reisebedingungen zum selben Schluss kommen würden.

Als typisch bei einem tendenziellen Abraten von Impfungen zeigt sich hier, dass im direkten Anschluss an einen empfohlenen Verzicht auf Vakzine eine Relativierung bzw. teilweise Einschränkung zur Absicherung der ÄrztInnen erfolgt (vgl. Kapitel 5.2.4). In den Zeilen 695/696 äußert der Reisemediziner, dass die Kundin sich an der Reisedestination nochmals eine Meinung zum tatsächlichen Malariarisiko einholen solle, die das aktuelle Ausbruchsgeschehen sowie die konkreten Bedingungen vor Ort berücksichtigt. Damit markiert er, dass seine Risikobewertung und Beratung zeitlich und örtlich vom tatsächlichen Expositionsgeschehen getrennt erfolgt, hypothetischer Natur ist und deshalb ggf. von den realen Infektionsbedingungen vor Ort abweichen kann. Die Vorläufigkeit und Vorzeitigkeit der Risikobewertung wird auch durch die Wahl der Modi gerahmt, indem der Arzt in Zeile 689 die Gültigkeit der nachfolgenden Einschätzung durch den würde-Konjunktiv als tentativ modalisiert und in Zeile 694 das Abraten von Prophylaktika ebenso durch den Konjunktiv abschwächt. Dadurch markiert er den skizzierten Verzicht auf medizinische Maßnahmen als „potenzielles Zukunftsszenario", „noch in der Genese befindend" und „noch nicht durch den Patienten ratifiziert" (Groß 2018: 308). Gerade Letzteres ist im Bereich der wunscherfüllenden Medizin und vor dem Hintergrund von Selbstzahlerleistungen, wo die hier untersuchte Gesprächsgattung angesiedelt ist, unabdingbar für eine Impfentscheidung. Der Hinweis, dass sich die Kundin am Reiseort und zur Reisezeit selbständig Erkundigungen zum tatsächlichen Infektionsrisiko einholen soll, wird dagegen im Indikativ formuliert und durch die *extreme case formulation* (vgl. Pomerantz 1986) „immer" forciert.

Insgesamt kann festgehalten werden, dass konzessive Strukturen in Risikobewertungssequenzen dazu eingesetzt werden, mehrere im Gesprächsverlauf skizzierte Perspektiven zusammenzufassen und in Relation zueinander zu setzen.

Dadurch, dass dem Argumentationspfad im zweiten Teil der Konstruktion mehr Gewicht verliehen wird, wird die Argumentationslinie im *zwar*-Teil rückwirkend abgeschwächt. Dies ähnelt der von Couper-Kuhlen/Thompson (2005: 284) herausgearbeiteten „concessiv repair“-Strategie, mit deren Hilfe zu extrem formulierte Äußerungen nachträglich zurückgenommen bzw. korrigiert werden können. Dadurch, dass ein konzessives Gefüge sowohl rückwirkende, responsive Momente beinhaltet, als auch „bestimmte Erwartungshaltungen in Bezug auf den weiteren Gesprächsverlauf aufbaut (projizierendes Moment)“ (Günthner 2015: 208), eignen sich *zwar-aber*-Strukturen besonders gut zum Abschluss der abstrakten Risikobewertungssequenzen und zur Überleitung zur handlungsrelevanten Impfempfehlung bzw. konkreten Entscheidungsfindung.

5.2.3 Kommunikative Verfahren der graduellen Bewertung von Risiken

Im Folgenden soll untersucht werden, wie und in welcher Form die ÄrztInnen in reisemedizinischen Impfsprechstunden Infektionsrisiken bewerten und welche kommunikativen Strategien sie zur Bewertung dieser Risiken einsetzten. Dazu soll zunächst auf selbstbeantwortete Fragen und exemplarische Inszenierungen eingegangen werden.

5.2.3.1 Selbstbeantwortete Fragen und exemplarische Inszenierungen zur Erläuterung und Bewertung von Infektionsrisiken

Der hier angeführte Transkriptausschnitt stammt aus demselben Gespräch wie Ausschnitt 35, in dem eine Lehrerin hinsichtlich eines zweiwöchigen Klosteraufenthalts in Indien beraten wird:

Ausschnitt 36: Impfsprechstunde_BO_Indien_2

```
272  AM:  haben sie n RIsiko muss man sich fragen,
273       (0.8)
274       ((schnalzt)) es ist SO,
275       dass wir sozusagen ein bisschen staTIStik an die hand geben
          können;
276       rucksackreisende ham dreifach hÖheres risiko als
          ge[SCHÄFTS] reisende,
277  KW:    [ja-    ]
278  AM:  wo liegen SIE jetzt,
279       vielLEICHT eher beim geschÄftsreisenden,
```

280 [wenn sie] PECH haben,
281 KW: [ja;]
282 AM: is jemand in der küche in der sie LEben,
283 der so etwas HAT,
284 aber dann müsste es eigentlich erKRANkungsfälle dort geben,
285 KW: ja (.) hm_MH,
286 AM: ähm deswegen is das jetz nicht sehr wahrSCHEINlich;
287 ich sag das auch DESwegen,
288 weil die (.) schutzrate der impfung mit sechzig bis achtzig proZENT angegeben wird,
289 °h das heißt auch die ist **nich so gut wie ANdere ähm impfungen;**

Der Arzt beginnt die Sequenz mit einer selbstbeantworteten Frage (vgl. Bücker 2015), welche an dieser Stelle mehrere Funktionen erfüllt: Zum einen dient die Frage dem Themenmanagement (vgl. Couper-Kuhlen/Selting 2018: 314), indem sie das Topic „Infektionsrisiken“ einleitet, die Relevanz dieses Themas für die Impfberatung herausstellt und nach einer bis dato nicht bekannten Faktenlage fragt, die im Folgenden interaktiv bearbeitet werden soll. Zum anderen setzt die Frage eine Risikobewertung und Erläuterung der Risikolage konditionell relevant, die qua der institutionellen Rolle und des epistemischen Status vom Arzt eingelöst werden muss bzw. von den KundInnen aufgrund von nicht vorhandenem Fachwissen gar nicht eingelöst werden kann (vgl. König 2014: 135).

Bevor er die gestellte Initialfrage „haben sie n Risiko“ (Zeile 272) beantwortet, wechselt der Arzt zunächst auf eine kommunikative Metaebene und leitet die folgende Ausführung durch die Vorlaufkonstruktion „es ist SO“ (Zeile 274; vgl. Günthner 2009; Auer 2006b: 298–304; Schegloff 1980) ein. Wie Auer (2006b) und Günthner (2009) ausführen, geht die Funktion dieser Projektorkonstruktion über ein katadeiktisches Verweisen hinaus, indem sie zum einen komplexe Erklär- und Argumentationspassagen ankündigt und den SprecherInnen für diese das Rederecht sichert. Der Arzt informiert im vorliegenden Beispiel, was er als professioneller Akteur bzw. als Vertreter der Institution („wir“, Zeile 275) zur Bewertung des Infektionsrisikos leisten kann und steckt zugleich *ex negativo* einen Rahmen dessen ab, was nicht geleistet werden kann. Als Experte kann er Ergebnisse aus medizinischen Studien zu diesem Thema mitteilen und der Kundin „sozusagen ein bisschen staTIStik an die hand geben“ (Zeile 275), die als entsprechendes Hintergrundwissen für eine evidenzbasierte Impfentscheidung relevant ist. Dementsprechend fügt der Arzt dem *common ground*[72] zwei theoretische Wissensfragmente aus seinem Fachgebiet der Reise- und Impfmedizin hinzu, die als Hintergrundinformation zur Beantwortung der Initialfrage herangezogen werden können: Zum einen die Tatsache, dass das Infektionsrisiko für Rucksackreisende im Schnitt dreimal höher ausfällt als für Geschäftsreisende (Zeile 276), zum anderen, dass die Schutzrate der Typhusimpfung durchschnittlich 60–80 % beträgt (Zeile 288). Diese Darlegung von Fachwissen ist darüber hinaus auch Teil des *Doing being an expert*[73] des Arztes, d. h. er positioniert sich durch sein interaktionales Handeln selbst als medizinischer Experte mit spezifischem fachlichen Hintergrund- bzw. Sonderwissen (vgl. Vogel 2000: 326), entsprechenden Kompetenzen (vgl. Piitulainen/Reuter/Tiitula 2007: 9) und der Fähigkeit zur Systematisierung des Wissens (vgl. Hartmann 1972).

Diese statistischen Informationen, die eine Skala von möglichen Infektionsrisiken eröffnen, bringt der Arzt als Experte jedoch nicht nur ins Gespräch ein, sondern bereitet sie für sein Gegenüber als Nicht-Expertin insofern auf, als er sie mit den individuellen Reisemodalitäten der Kundin zusammenführt und bewertet. Daraus ergibt sich, dass die Sequenz von einem Changieren zwischen einer Orientierung an allgemeinen statistischen Risikoangaben und an einer ‚client attentiveness' (vgl. Angell/Bolden 2015: 47) durchdrungen ist sowie die Risiken fiktiver Durchschnittsreisender mit jenen der individuellen KundInnen abgeglichen werden. So äußert der Arzt auf die statistische Information hin, dass Rucksackreisende ein durchschnittlich dreimal höheres Typhusrisiko als Geschäftsreisende haben (Zeile 276), die rhetorische Frage, wo auf diesem entworfenen Kontinuum zwischen Rucksack- und Geschäftsreisenden die Kundin zu verorten ist, die einen Klosteraufenthalt plant („wo liegen SIE jetzt,", Zeile 278). Dass es sich um eine rhetorische Frage handelt, wird sequenziell auch daran ersichtlich, dass die Kundin nicht darauf antwortet, sondern die Antwort des Arztes mit „ja" (Zeile 281) quittiert. So besteht die Antwort des Arztes darin, dass er die Kundin tendenziell der Kategorie der Geschäftsreisenden zuordnet und den Einzelfall damit auf der statistischen Skala verortet. Die Klassifikation wird durch die Modalwörter „vielleicht" und „eher" (Zeile 279) (vgl. Helbig 1999: 104) jedoch abschwächt mit der Funktion, eine existierende Unsicherheit bezogen auf die getroffene Aussage zu transportieren (vgl. Helbig

72 Clark (1996: 92) definiert *common ground* folgendermaßen: „Two people's common ground is, in effect, the sum of their mutual, common, or joint knowledge, beliefs, and suppositions" (Clark 1996: 92). Dies wird beispielsweise daran deutlich, dass ÄrztInnen in Impfgesprächen mehr Fachsprache verwenden und weniger Hintergrund erklären, wenn sie erfahren, dass der/die Reisende selbst Arzt oder Ärztin ist, da das entsprechende Wissen als vorhanden angenommen wird.

73 *Doing being an expert* wird hier komplementär zu *Doing being ordinary* (Sacks 1984b) verwendet. Dabei ist von Interesse, wie Interagierende sich selbst aktiv als Experten stilisieren und nicht, ob sie tatsächlich Experten sind.

1999: 104). Dass er diese Verortung selbst vornimmt, obwohl er die Einschätzung des eigenen Reisestils auch der Kundin überlassen könnte, zeigt, dass er dies als Teil seiner Beraterrolle ansieht.

Durch das Verorten des Reisestils bewertet der Reisemediziner das Infektionsrisiko indirekt, tentativ und relational: Die Nähe eines Klosteraufenthalts zur Geschäftsreise bedeutet in diesem Kontext, dass die Kundin ein dreimal geringeres Typhusrisiko hat als Rucksackreisende. Der Arzt lässt die absoluten Infektionszahlen in beiden Reisekategorien und somit auch das absolute Typhusrisiko für die individuelle Kundin aber im Unklaren. Zusätzlich kontextualisiert er diese relative Risikobewertung durch die Abschwächungsmarker „vielleicht" und „eher" insgesamt als tendenziell unsichere Einschätzung.

Eine weitere Aufgabe, die sich aus dem Hinzuziehen von statistischen Durchschnittswerten und Studienergebnissen in die individuelle Risikobewertung ergibt und ebenfalls Teil des *Doing being an expert* ist, ist das Relevantsetzen und Verdeutlichen der Tatsache, dass statistische Werte weder auf den Einzelfall übertragen werden können, noch als sichere Prognose für zukünftige Reisen dienen. So rahmt der Arzt seine relative Einschätzung, das Typhusrisiko der Kundin sei bei ihrer Reisemodalität geringer als bei Rucksackreisenden dadurch, dass er einen hypothetischen Fall in Form einer exemplarischen Inszenierung konstruiert, die zeigt, dass eine Typhusinfektion im unglücklichen Einzelfall („wenn sie PECH haben", Zeile 280) auch in einer gehobenen Unterkunftskategorie mit qualitativer Verpflegung möglich ist: Gesetz den Fall, dass MitarbeiterInnen der Klosterküche Typhuserreger in sich tragen, kann sehr wohl eine Infektion über den Nahrungsmittelpfad erfolgen (Zeilen 282/283). Einleitend durch die adversative Konjunktion „aber" fügt der Reisemediziner einschränkend hinzu, dass in diesem Fall aber auch Krankheitsausbrüche in der Unterkunft bekannt sein müssten (Zeile 284). Diese Relativierung gestaltet er durch die Verwendung des Konjunktivs („müsste") und den Zusatz „eigentlich" (Zeile 284) und zieht damit in Betracht, dass Fälle erkrankten Personals unter Umständen nicht bekannt sind oder nicht bekannt gemacht werden. Durch diese exemplarische Inszenierung (vgl. Günthner 1995) passt der Arzt seine Argumentation situativ an und vergegenwärtigt etwaige Infektionsrisiken auf anschauliche Weise, indem der spezielle Infektionsweg über erkranktes Küchenpersonal exemplarisch für zahlreiche weitere Möglichkeiten einer Ansteckung herangezogen wird. Zugleich wird durch dieses Mini-Szenario die räumliche und zeitliche Distanz zwischen Beratungsgespräch und Reise minimiert und die abstrakte, an Statistiken ausgerichtete Risikobewertung auf ein konkretes lebensnahes Infektionsszenario bezogen.

Nach diesem wechselseitigen Argumentieren für und gegen ein geringes Typhusrisiko und einem mehrgliedrigen Rezipientensignal der Kundin (Zeile 285) zieht der Arzt nach dem Häsitationsmarker „ähm" (Zeile 286) ein Fazit und bewertet eine

Typhusinfektion bei der Kundin als „nicht sehr wahrSCHEINlich“ (Zeile 286). Intransparent bleibt in deiktischer Hinsicht, wofür genau das Pronomen „das“ (Zeile 286) steht, d. h. ob der Arzt ausschließlich die Wahrscheinlichkeit zum Eintreten des Mini-Szenarios bewertet oder Typhusinfektionen bei der Reisenden generell für unwahrscheinlich erachtet.

In Zeile 287 wechselt der Berater auf eine metasprachliche Ebene, indem er mit „ich sag das auch DESwegen“ einen *account* für die vorherige Argumentationssequenz ankündigt und damit impliziert, eine bewusst strukturierte Agenda und eine kausal zusammenhängende Beratungslinie zu verfolgen. Mit der Information, dass die „schutzrate der impfung mit sechzig bis achtzig proZENT angegeben wird“ (Zeile 288), bringt er ein weiteres Fragment seines Expertenwissens in die Abwägung ein, das er durch den Passivgebrauch und die Wahl des Lexems ‚angegeben‘ als allgemeingültige bzw. von Fachkreisen bestätigte Tatsache rahmt.

Im Folgenden bereitet der Berater diese Information für die Gesprächspartnerin ohne Expertenstatus auf, wobei der dies durch den Explikationsmarker „das heißt“ (Zeile 289) (vgl. Groß 2018: 361; Breindl/Volodina/Waßner 2014: 1144 f.) einleitet. Mit „das heißt“ zeigt der Sprecher nach Helmer/Zinken (2019: 161) an, dass er im Folgenden „reformulations that explain something or that display complex conclusions“ in die Interaktion einbringt.[74] Er bewertet die Vakzine nun als „nicht so gut wie ANdere ähm impfungen“ (Zeile 289), wobei sich die Qualität, die hier evaluiert wird, ausschließlich auf die Schutzrate bezieht und andere Qualitätsmerkmale wie bspw. die Verträglichkeit außer Acht lässt. Offen bleibt bei dieser Bewertung auch, wie hoch die Schutzrate anderer Impfungen in absoluten Werten ist bzw. wie groß die Differenz der Schutzraten zwischen der Typhus- und anderen Impfungen tatsächlich ist. Zudem bleibt die handlungsrelevante Interpretation dieser Information, d. h. inwiefern sich das Infektionsrisiko bei einer geringeren Schutzrate der Impfung erhöht, aus. Damit zusammenhängend wird auch der metasprachlich angekündigte *account* nur indirekt eingelöst, da der erwähnte kausale Zusammenhang zwischen der als „nicht sehr wahrSCHEINlich“ (Zeile 286) eingestuften Typhusinfektion und dem Hinweis auf die vergleichsweise geringe Schutzrate nicht thematisiert wird.

Insgesamt sind Sequenzen, in denen Risiken eingeschätzt werden, geprägt durch ein Changieren zwischen abstrakten statistischen Prävalenzen und konkreten Infektionsszenarien im hypothetischen Einzelfall. Beobachtungen auf Grundlage der Daten zeigen, dass ÄrztInnen zunächst allgemeines Expertenwissen in Form von statistischen Angaben zum Infektionsrisiko an der Reisedestination ein-

74 Zur detaillierteren Beschreibung von „das heißt“ in der Interaktion siehe auch Deppermann/Schmidt 2014; Kaiser 2017; Rost-Roth 2006; Vargas 2002; Bührig 1996 und Helmer 2019.

bringen, nachdem die KundInnen grundlegende Informationen zu ihren Reisemodalitäten angegeben haben. In (Vor-)Gesprächen und begleitenden Interviews gaben die ReisemedizinerInnen an, dass diese epidemiologischen Fachinformationen dann einerseits auf den konkreten Einzelfall bezogen werden bzw. die individuellen Reisenden in den Kategorien der reisemedizinischen Studien verortet werden müssen, was nur in einem gewissen Rahmen und unter dem Treffen bestimmter Vorannahmen möglich ist. Dies begründet, warum solche Kategorisierungen sprachlich durch zahlreiche Vagheitsmarker, Heckenausdrücke und modalen Abschwächungselemente gerahmt werden. Andererseits versuchen die ÄrztInnen zu verdeutlichen, dass statistische Durchschnittswerte nicht als Prognose für zukünftige Reisen dienen können und damit die Gültigkeit der Fachinformationen für den Einzelfall einschränken: „The counsellors create a space where their words markedly do not imply a prognosis“ (Peräkylä 1993: 310). Wie auf Grundlage der vorliegenden Gesprächsdaten deutlich wird, skizzieren sie dafür fast durchgehend sehr konkrete Infektionsszenarien, die an einem spezifisch auf die individuelle Reise zugeschnittenen hypothetischen ‚worst case' aufzeigen, dass Infektionen im Einzelfall auch entgegen der statistischen Datenlage auftreten können. Da ein tatsächliches Eintreten des dargelegten singulären Infektionswegs jedoch insgesamt sehr unwahrscheinlich ist und wiederum nicht als Grundlage zur Bewertung des objektiven Gesamtrisikos dienen kann, muss das skizzierte Infektionsszenario dann wieder relativiert werden, wodurch die entstandene Kette von Abschwächungen fortgesetzt wird, die die Annahme eines zu hohen, aber auch zu geringen Risikos verhindert. Durch diese mehrfach als vage und unsicher modalisierten Evaluationen sowie relationale und vergleichsbasierte Einschätzungen können ÄrztInnen absolute Bewertungen des Risikos umgehen und eher ein Spektrum an potenziellen Infektionsrisiken und Infektionsszenarien eröffnen. Auf diese Weise können sie allgemeine Infektionsrisiken für den Einzelfalls spezifizieren, ohne konkrete Vorhersagen bzw. epistemisch abgesicherte Bewertungen zu formulieren, welche für die KundInnen handlungsleitend wirken könnten.

Dies bewirkt im Sinne der wunsch- und präferenzorientierten Entscheidungsfreiheit der KundInnen auch, dass für jede mögliche Impfentscheidung der Reisenden argumentative Anknüpfungspunkte auf Basis des Infektionsrisikos bereitgestellt werden. Dass Reiseimpfungen – mit Ausnahme der Gelbfieberimpfung in bestimmten Ländern – nicht absolut indiziert sind, sondern fakultative Präventions-Angebote darstellen, spiegeln die ÄrztInnen auch dadurch wider, dass sie verschiedene Optionen der Bewertung potenzieller Infektionsrisiken anbieten, denen die KundInnen dann präferenzbasiert folgen können. Dass sich sowohl Infektionsrisiken aus unterschiedlichen Faktoren zusammensetzen als auch präventive Maßnahmen verschiedene Ansatzpunkte bieten, zeigt sich sprachlich u. a. am Gebrauch unterschiedlicher Determinativa, welche im folgenden Unterkapitel näher beleuchtet werden sollen.

5.2.3.2 Gebrauch unterschiedlicher Determinativa zur Differenzierung von externen und individuellen Risikofaktoren

Infektionsrisiken basieren auf externen Faktoren wie etwa politischen (z. B. Durchimpfungsrate der Bevölkerung aufgrund einer Impfpflicht) oder meteorologischen (z. B. Regenzeit) Gegebenheiten, aber auch auf individuellen Verhaltensweisen wie bspw. Reisestil oder Nahrungsmittelhygiene. Wie in den hier bearbeiteten Gesprächen, aber auch in Interviews mit den ReisemedizinerInnen deutlich wurde, sind externe Risikofaktoren relativ gut zu ermitteln und als vergleichsweise konstante Größen gut einschätzbar. Solche abstrakten Daten und Fakten über die epidemiologischen Bedingungen in der Reiseregion gehören zum Expertenwissen der ReisemedizinerInnen bzw. können von diesen über Fachkreise und entsprechende Publikationen schnell in Erfahrung gebracht werden. Individuelle Risikofaktoren ergeben sich dagegen aus dem persönlichen Reisestil vor Ort und sind zum Beratungszeitpunkt durch ihren okkasionellen Charakter nur unter Annahme bestimmter Verhaltensweisen auf der Reise einzuschätzen.

Auf der sprachlichen Ebene äußert sich diese Differenz u. a. dadurch, dass auf der einen Seite dem Begriff *Risiko* ein definiter Artikel („das Risiko") und auf der anderen Seite ein Possessivartikel („Ihr Risiko") vorangestellt wird. Während „das Risiko" auf Fachinformationen wie etwa dem aktuellen Ausbruchsgeschehen bestimmter Krankheiten in gewissen Regionen, den Schutzraten von Impfungen oder der medizinischen Versorgungslage samt Verfügbarkeit von Immunglobulinen an der Reisedestination beruht, schließt die subjektive Variante „Ihr Risiko" darüber hinaus auch individuelles Verhalten, Reisestil, Verpflegungsmodalitäten sowie etwaige geplante Kontakte zu Tieren und Bevölkerung in den Abwägungsprozess ein. In der Regel werden in den Impfberatungen zuerst die externen Risikofaktoren besprochen, bevor die individuellen Risikofaktoren bewertet werden.

Folgende Transkriptausschnitte zeigen diese beiden Varianten, wobei sich Ausschnitt 37 auf die externen Risikofaktoren bezieht und Ausschnitt 38 im Kontext von individuellen Risikofaktoren steht. Beide Ausschnitte stammen dabei aus demselben Gespräch, um zu zeigen, dass der unterschiedliche Artikelgebrauch in Zusammenhang mit dem Lexem ‚Risiko' nicht idiosynkratisch an einzelne Personen gebunden ist, sondern vom sequenziellen Kontext bzw. der Beschaffenheit des thematisierten Risikos abhängt und somit auch innerhalb eines Gespräches variiert.

Ausschnitt 37: Impfsprechstunde_R_Brasilien

```
169  AW:  s_is in den letzten jahren SEHR viel unternommen worden,
170       dass hunde AUCH geimpft werden,
171       also m dann auch nicht mehr als überTRÄger dienen,
172       (0.9)
```

```
173        ahm-
174        (1.4)
175        ja also dass das risiko eigentlich SEHR gering geworden is;
176        (0.6)
177        nichts desto TROTZ sollten sie einfach wissen,
178        dass es theoREtisch das tollwutrisiko noch gibt,
179   KM:  hm_HM,
```

Die Ärztin teilt in dieser Sequenz aktuelle Informationen über Entwicklungen des Ausbruchgeschehens der Tollwut in Brasilien. Sie erläutert präventive Maßnahmen auf politisch-struktureller Ebene, nämlich dass dort in den letzten Jahren „SEHR viel unternommen" (Zeile 469) wurde, um das Tollwutvorkommen zu reduzieren. So werden in Brasilien nun „hunde AUCH geimpft" (Zeile 470), um Übertragungsketten zu durchbrechen und die Fallzahlen zu reduzieren. In Zeile 475 zieht die Reisemedizinerin dann – eingeleitet durch „ja also" – eine Inferenz (vgl. Deppermann/Helmer 2013) aus den Erläuterungen zur Reiseregion und evaluiert aus dieser Perspektive „das risiko" mit einer Erstbewertung als „eigentlich SEHR gering". Nach einer 0.6-sekündigen Pause räumt die Ärztin durch eine konzessive Struktur in den Zeilen 477/478 jedoch ein, dass ein nicht auszuschließendes Restrisiko einer Tollwutinfektion besteht, das nach ihrer Einschätzung zum aktuellen Zeitpunkt jedoch nur mehr „theoREtisch" (Zeile 178) existiert. Im Gegensatz zu informellen Alltagsgesprächen äußert der Gesprächspartner im Anschluss keine Zweitbewertung, sondern ratifiziert die Einschätzung der Ärztin lediglich durch ein „hm_HM,". Dies liegt darin begründet, dass die Bewertung hier im Zusammenhang mit einer Wissensvermittlung der Expertin an den Laien geäußert wird und der Kunde aufgrund mangelndem Hintergrundwissen zum Bewertungsgegenstand gar keine Zweitbewertung verbalisieren kann (vgl. Pomerantz 1984: 57; Groß 2018: 51). Dadurch, dass die Bewertung der Infektionsrisiken durch die Expertin erfolgt und der Kunde keine Zweitbewertung äußert, wird der institutionelle Kontext der Impfsprechstunde mit den entsprechenden Partizipationsrollen konstituiert.

Während bei der Darlegung der allgemeinen Faktenlage auf direkte Anreden und einen Bezug auf den individuellen Reiseverlauf verzichtet wurde, orientiert sie sich durch die direkte Adressierung nun am Gegenüber und bezieht den Kunden beim Aussprechen der Warnung verstärkt in die Interaktion ein. Auch nimmt sie durch das „noch" (Zeile 478) insofern eine Diktumsgradierung (vgl. Zifonun et al. 1997: 884) vor, als sie dadurch anzeigt, dass ein Fortbestehen des Tollwutrisikos zum aktuellen Zeitpunkt eventuell nicht dem „erwarteten oder vermuteten Wert" (Zifonun et al. 1997: 884) entspricht bzw. nicht unmittelbar aus der zuvor verbalisierten Risikobewertung resultiert. Solche Verweise auf Restrisiken sind typisch für das institutionelle Wissens- und Risikomanagement in Impfsprechstunden und werden in Kapitel 5.2.4.2 detaillierter untersucht. An dieser Stelle ist jedoch von Relevanz, dass erneut die Formulierung „das tollwutrisiko", also der Artikel im Kontext einer Einschätzung der generellen epidemiologischen Situation genutzt wird.

Zu einer präziseren Beschreibung des bestimmten Artikels soll an dieser Stelle Hawkins (1978) herangezogen werden, der fünf charakteristische Verwendungsweisen von definiten Artikeln herausgearbeitet hat, nämlich *visible situation use, anaphoric use, immediate situation use, larger situation use* und *associative-anaphoric use*. Vater (1984: 34–38) übertrug diese Kategorien ins Deutsche und beschrieb sie als *deiktische, anaphorische, unmittelbar-situative, abstrakt-situative* und *assoziativ-anaphorische* Verwendungsweisen. Die hier vorliegenden Formen „das (tollwut)risiko" in Zeile 175 und 178 sind nach diesem Schema im Bereich des *larger situation use* bzw. des *abstrakt-situativen Gebrauchs* zu klassifizieren, da es sich zum einen bei Risiken um keine sinnlich greifbaren, sondern abstrakte Referenzobjekte handelt und zum anderen aus der Interaktionssituation heraus klar wird, welches konkrete Risiko gemeint ist: „These larger situations can be of varying size, but they will have as their focal, defining point the immediate situation of utterance in which the speech act is taking place" (Hawkins 1978: 115).

Der bestimmte Artikel wird in diesem Gesprächskontext in der *abstrakt-situativen* Verwendungsweise eingesetzt, da einerseits auf Allgemeinwissen (vgl. Hawkins 1978: 117) aufgebaut werden kann (in die Impfsprechstunde kommt nur, wer sich darüber im Klaren ist, dass Risiken auf der bevorstehen Reise bestehen) und andererseits durch die sequenzielle Umgebung und das Gesprächsthema deutlich wird, dass es sich um das Risiko handelt, sich in einer bestimmten Region mit Tollwut zu infizieren. Auf eine Vorerwähnung oder Zeigen auf das Referenzobjekt, wie es etwa bei der *deiktischen, anaphorischen* oder *assoziativen* Verwendungsweise nötig ist, kann hier verzichtet werden (vgl. Vater 1984: 37). Beide Bewertungen des Infektionsrisikos in diesem Ausschnitt (Zeilen 475/478) beziehen sich in abstrakter Weise ausschließlich auf die grundsätzliche Existenz von Tollwuterregern in der Reiseregion und lassen den konkreten bzw. individuellen Einfluss auf das Infektionsrisiko, bspw. die persönliche Affinität zum Streicheln von Tieren, Ausflüge in rurale Gebiete oder Kompetenzen im Bereich der Wundversorgung nach erfolgten Tierbissen, unerwähnt. Zudem basieren Risikobewertungen dieser Art tendenziell auf der retrospektiven Auswertung des Infektionsgeschehens, d. h. auf Studienergebnisse, die Aufschluss über die Ausbruchstendenzen der letzten Jahre oder die Wirkung von ordnungspolitischen Maßnahmen geben. Eine solche Präsentation von theoretischen und abstrakten Fakten zum Auftreten der Infektionskrankheit in der Zielregion geht demnach nicht auf die spezifische Situation der KundInnen ein und wird daher – wie sich während der Transkription unterschiedlicher Gespräche zeigte – gesprächsübergreifend als ‚Textbaustein' in Beratungsinteraktionen für Reisen nach Brasilien eingesetzt.

Nur wenn ‚das Risiko' einer Infektionskrankheit in der Zielregion besteht, also es prinzipiell möglich ist, dort mit entsprechenden Erregern in Kontakt zu kommen und es bestimmte Krankheiten überhaupt gibt, gehen die ÄrztInnen zur zweiten Phase der Risikobewertung über, nämlich der Einschätzung des subjektiven Risikos, welches das kundenseitige Verhalten auf der Reise berücksichtigt. Eine solche Evaluation des Risikos, das mit dem Possessivartikel „Ihr" versehen wird sowie von frequenten direkten Adressierungen des Kunden gespickt ist, zeigt Ausschnitt 38:

Ausschnitt 38: Impfsprechstunde_R_Brasilien

392	KM:	hm_HM,
393	AW:	oder ob **sie_s** lieber abKOchen sollen,
394		°h das werden **sie** dann ja vor ORT auch in erfahrung [bringen können;]
395	KM:	[hm_hm geNAU;]
396	AW:	und aber so dass **sie** sich dann da entsprechend auch verHALten können;
397		[dass **sie** da] dann SIcher sind.
398	KM:	[hm_HM,]
399	AW:	also (.) wenn **sie** darauf achten is **ihr typhusrisiko** sicherlich geRING;
400		(0.8)

Vor Einsetzen des Transkriptausschnitts weist die Ärztin darauf hin, dass der Kunde das in Brasilien bestehende Typhusrisiko durch entsprechendes Verhalten beeinflussen kann. So minimiert etwa der Verzicht auf rohes Obst und Gemüse, welches nicht geschält werden kann, das Infektionsrisiko. Eine Empfehlung zur Frage, ob auf abgepacktes Trinkwasser zurückgegriffen bzw. das Leitungswasser abgekocht werden sollte, spricht die Ärztin nicht aus, sondern verweist darauf, dass der Kunde diese Information „vor ORT in erfahrung bringen können" (Zeile 394) wird und daraufhin einen sicheren Weg bezüglich der Trinkwasserversorgung einschlagen kann. Unter der Prämisse, dass der Reisende entsprechende Verhaltensweisen beachtet, bewertet sie das individuelle Risiko des Kunden („ihr typhusrisiko") in Zeile 399 anschließend als „sicherlich geRING". Das Mitigationselement (vgl. Günthner 1999a: 237) „sicherlich" hat dabei die Funktion, „to downtone the impression that they might be imposing their view on the advice-seeker" (Limberg/Locher 2012: 6). Wie in Ausschnitt 33 erfolgt diese Bewertung ebenso im Zuge eines Fazits, das nach einer Informationssequenz mit dem konklusiven Konnektor „also" (Zeile 399; vgl. Deppermann/Helmer 2013) als solches eingeleitet und markiert wird. Ein solcher Einsatz von Bewertungen zum Abschluss von Sequenzen und Themen ist sehr häufig zu beobachten und wurde in der Forschungsliteratur bereits eingehend beleuchtet (vgl. Goodwin/Goodwin 1987: 39; Pillet-Shore 2003: 287 ff.; Antaki et al. 2000).

Im Unterschied zu Beispiel 37 zeigt sich in Transkriptausschnitt 38, dass die Hinweise durchgängig auf den individuellen Kunden zugeschnitten sind. Dies wird zum einen dadurch deutlich, dass die Ärztin ihn fortlaufend direkt adressiert, indem sie ihn mit dem Anredepronomen „Sie" anspricht (Zeilen 393, 394, 396, 397 und 399). Dass sie die Risikobewertung auf die Reisedauer, den Reisestil und das Verhalten des Reisenden ausrichtet, ist zum anderen dadurch erkennbar, dass die Ärztin das Possessivpronomen „Ihr" (Zeile 399) gebraucht und damit „eine spezifische Zugehörigkeitsrelation [...] zum Adressaten" (Zifonun et al. 1997: 35) herstellt. Die häufige direkte Adressierung des Kunden hat in dem dyadischen Gespräch weniger deiktischen Charakter, als die Funktion, „die Aufmerksamkeit zu refokussieren oder zu verstärken" (Bauer 2009: 151), da hier auch konkrete Handlungsanweisungen und individuelle Verhaltenstipps gegeben werden, die für den Kunden von praktischer Relevanz sind. Während in informellen Alltagsgesprächen subjektive Bewertungen häufig in einem zweiten Schritt auf eine objektive Basis gehoben werden (vgl. Birkner et al. 2020: 285), ist in der hier untersuchten Gesprächsgattung eine gegenläufige sequenzielle Ordnung zu beobachten, indem das Infektionsrisiko zunächst objektiv und allgemein evaluiert wird und dann eine persönliche Einschätzung sowie eine Bewertung für den individuellen Fall erfolgt.

Damit einhergehend wird an den beiden angeführten Beispielen zudem exemplarisch deutlich, dass sich die KundInnen in Passagen, in denen ihr individuelles Risiko thematisiert wird, aktiver einbringen bzw. deutlich mehr Rezeptionssignale äußern als in Sequenzen, in denen ÄrztInnen allgemeingültige Fakten über die Zielregion anbringen. Während der Kunde in Ausschnitt 37 nur am Ende der gesamten Informations- und Risikobewertungssequenz (Zeile 179) ein „hm_MH" artikuliert und die Passage ansonsten monologartig aufgebaut ist, bestätigt er in Beispiel 38 die TCUs der Ärztin sehr häufig durch *continuer* (Schegloff 1982: 81) und *acknowledgement token* (Jefferson 1884) und bringt sich damit auf verbaler Ebene aktiver in das Gespräch ein. Dem intitutionellen Kontext und seinen Partizipationsrollen entsprechend äußert der Kunde aber auch an dieser Stelle keine gleich- oder gegenläufigen Zweitbewertungen.

Als weitere sprachliche Ressource, die in der Gesprächsaktivität der Risikobewertung fast durchgängig eingesetzt wird, soll die Verwendung von Litotes-Formulierungen zur Einschätzung der impfpräventablen Risiken im Folgenden beleuchtet werden.

5.2.3.3 Litotetische Formulierungen zur graduellen Risikobewertung

Bemerkenswerterweise werden Risiken in den Impfgesprächen nicht direkt als bspw. „hoch“ oder „gering“ eingestuft, sondern typischerweise als negierte Form des Gegenteils bewertet, bspw. als „nicht Null“ oder „nicht sehr hoch“. Besonders bei Impfungen, bei welchen aus medizinischer oder rechtlicher Perspektive keine eindeutige Empfehlung ausgesprochen werden kann und die Impfentscheidung auf einem komplexen Abwägungsprozess basiert, sind Litotes-Formulierungen fast durchgehend beobachtbar.

Das Stilmittel der Litotes stammt ursprünglich aus der klassischen Rhetorik und ist auf der Formseite zunächst durchgehend als „Verneinung des Gegenteils“ (Neuhaus 2019: 1) definiert. Das Bedeutungspotenzial und die beschriebenen Funktionen dieser Struktur oszillieren jedoch stark. Die aus der Logik stammende Ansicht, dass zwei Negationen sich restlos gegenseitig aufheben und eine Litotes-Konstruktion wie z. B. „nicht groß“ exakt gleichbedeutend zu „klein“ eingesetzt werden kann, wies u. a. Jespersen (1917) schon früh zurück und wird auch in Levinsons (2000: 142) Litotesdefinition als „when two negatives don’t make a positive“ abgelehnt. Ansätze aus der Rhetorik machen dagegen vor allem die „periphrastische Kombination der Emphase und der Ironie“ sowie ein „superlativische Grad der Bedeutung“ (Lausberg 1973: 162) stark, d. h. die Äußerung „nicht groß“ wird hier als „sehr klein“ gedeutet. Neuhaus hat 2019 (176–271) aus linguistischer Perspektive systematisch aufgezeigt, welchen Mehrwert Formulierungen in Litotesform gegenüber positiven und direkten Äußerungen bieten können und arbeitete vor allem vier Bedeutungskontexte und Funktionen der Litotes heraus:

- Wörtliche bestreitende Zurückweisung: Korrektur einer vorangehenden Äußerung (z. B. „Dieser Fall ist nicht unklar. Das ist ein ganz klarer Dopingfall.“)
- Verneinung möglicher Annahmen: Abgleich des *common ground* unter Rückgriff auf Normalvorstellungen (z. B. „Das ist gar nicht so unwichtig, wie man vielleicht annehmen könnte.“)
- Mitigation: Abschwächen einer Proposition (z. B. ist die Äußerung „sie ist mir nicht unsympathisch“ schwächer bzw. unbestimmter als „sie ist mir sympathisch“)
- Understatement: Intensivierung einer Proposition (z. B. kann die Äußerung „er ist mir nicht unbekannt“ heißen, dass die Personen sich sogar sehr gut kennen)

Es zeigt sich, dass sich diese Funktionen z. T. sogar widersprechen und in einem breiten Spektrum zwischen Abschwächen und Intensivieren angesiedelt sind, wodurch eine kontextsensitive Untersuchung der sequenziellen Umgebung besonders notwendig ist. Da das Korpus, auf dem die Untersuchung von Neuhaus (2019) basiert, aus sehr heterogenen schriftlichen und mündlichen sowie institutionellen und privaten Sprachdaten besteht, lohnt es sich zu untersuchen, welche lokalen

Funktionen litotetische Formulierungen speziell für die mündliche Arzt-Patient-Kommunikation bieten. Für die Gesprächsgattung der psychiatrischen Aufnahmegespräche hat Bergmann (2013) herausgearbeitet, dass PsychiaterInnen Litotes-Strukturen als sprachliche Ressource nutzen, um taktvoll und diskret auf moralisch aufgeladene Themenbereiche zu referieren. Dieses – wenn auch vorsichtige – Vordringen zu persönlichen und intimen Sphären stößt jedoch bei den (potenziellen) PatientInnen zuweilen auf Widerstand und explosive Gegenreaktionen. Da sich die Gesprächsaktivitäten, -ziele und -inhalte dieser Interaktionen in der Psychiatrie sowie die Relevanz der Gespräche für den weiteren biographischen Verlauf der PatientInnen stark von der Gesprächsgattung der reisemedizinischen Impfsprechstunde unterscheidet, soll im Folgenden beleuchtet werden, welche Funktion(en) diese Negationsformen in den Bewertungsaktivitäten und den darauf aufbauenden Impfempfehlungen der ReisemedizinerInnen erfüllen.

Im nachfolgenden Beispiel bewertet die Ärztin das Typhusrisiko hinsichtlich einer einjährigen Brasilienreise, nachdem sie im Laufe der abgedruckten Sequenz grundlegend über Symptome und Infektionswege der Typhuserkrankung aufgeklärt hat. Dass die Risikobewertung eigeninitiativ und in einem turn mit der Aufklärung über mögliche Infektionswege erfolgt, zeigt, dass die Evaluation von Risiken fest in der Gesprächsgattung verankert ist und als fixes obligatorisches Element angesehen wird, d. h. nicht etwa erst auf Nachfrage der KundInnen geäußert wird. Der Transkriptausschnitt setzt direkt ein, nachdem das Thema *Typhus* von der Ärztin erstmalig genannt wurde, d. h. es findet vorher weder eine Bewertung noch ein Zu- oder Abraten von der Impfung statt.

Ausschnitt 39: Impfsprechstunde_R_Brasilien

359 (0.5)
360 AW: typhus kann durch lebensmittel und TRINKwasser übertragen werden,
361 vor allem in hygienisch UNgünstigeren bedingungen,
362 °h ähm das risiko is **nicht sehr HOCH** in brasilien,
363 es GIBT dort typhus,
364 öhm das SCHON,
365 aber das risiko is **nich so sehr HOCH**;
366 (1.1)
367 öhm (.) h° ja sie sollten einfach geneRELL auf lebensmittelhygiene achten,
368 es [is SI]cher was gekocht gebraten und gebacken is,
369 KM: [hm_MH,]

Auffällig in dem Transkriptausschnitt ist, dass die Ärztin in Zeile 362 und Zeile 365 das Risiko zweimal *ex negativo* als „nicht sehr HOCH“ bzw. „nich so sehr HOCH“ bewertet. Im Anschluss an die erste Risikobewertung (Zeile 362) liefert die Ärztin einen Disclaimer als Interpretationsrestriktion nach (Zeilen 363/364). Dieser soll eine Interpretation der vorangehenden Aussage als überhaupt nicht existentes Risiko ausschließen und wird detailliert im Kapitel 5.2.4.2 untersucht. Das erneute Aufgreifen der Einschätzung in Litotesform unter der Erweiterung des Adverbs „so“ (Zeile 365) schließt den Kreis der Bewertung und eröffnet insgesamt ein Risikospektrum zwischen „existent“ und „nicht sehr hoch“. Die Risikoevaluation exkludiert damit die Randbereiche der Skala, also „nicht existent“ sowie „sehr hoch“ und verortet das bestehende Risiko auf einem indifferenten Mittelfeld des Spektrums. Auf diese Weise umgeht die Ärztin eine Angabe der Wahrscheinlichkeit einer Typhusinfektion in Brasilien als absoluten Risikowert und bringt sprachlich zum Ausdruck, dass das Risiko – abhängig von Reisebedingungen und eigenem Verhalten – einen mittleren Skalenbereich abdeckt. Eine positive Formulierung des Risikos als bspw. „gering“ würde dagegen einen viel kleineren Bereich auf dem Kontinuum oder gar nur einen einzigen Fixpunkt betreffen und könnte der Bewertbarkeit des Risikos nicht gerecht werden, da die vielen unbekannten Risikofaktoren eine exakte Berechnung der Eintrittswahrscheinlichkeit unmöglich machen. Zudem würde eine eindeutige Risikobewertung den ÄrztInnen eine höhere Verantwortlichkeit bzw. *agency* zuteilwerden lassen, was der dienstleistungs- und wunschorientierten medizinischen Gesprächsgattung der Impfsprechstunde widersprechen würde.

Nach einer 1.1-sekündigen Pause, in der die Möglichkeit eines Sprecherwechsels bestanden hätte, der Kunde aber weder eine präzisere Bewertung einfordert noch die Ausführungen der Ärztin ratifiziert, wechselt die Medizinerin von der Einschätzung des abstrakten und allgemeinen Typhusrisikos in Brasilien zum konkreten Risiko eines Infektionswegs über die Verpflegung während der Reise. Sie wählt nun die Form der persönlichen Anrede über das Pronomen „Sie“ und geht auf die individuelle Nahrungsmittelhygiene und das Essverhalten des Gegenübers auf der Reise ein. Sie empfiehlt – als Ergänzung oder Alternative zum Infektionsschutz durch die Typhusimpfung – den Verzehr von durcherhitzten Speisen, d. h. Lebensmitteln, die „gekocht, gebraten und gebacken“ (Zeile 368) sind. Auffällig ist hier, dass die Evaluation dieser Lebensmittel hinsichtlich des Infektionsrisikos mit Typhus positiv und präzise formuliert wird, indem sie als „sicher“ (Zeile 368) bewertet werden. Diese direkte und eindeutige Einschätzung in Verbindung mit einer greifbaren Verhaltensempfehlung wird vom Kunden in Zeile 369 schließlich ratifiziert.

Risikobewertungen in Litotesform werden von ÄrztInnen jedoch nicht nur eigeninitiativ ins Gespräch eingebracht, sondern auch fremdinitiiert als Reaktion auf kundenseitige Nachfragen oder Einwände hinsichtlich des Erkrankungsrisikos geäußert. Im folgenden Beispiel geht es um das Infektionsrisiko mit Tollwut in Peru, welches von der Kundin infrage gestellt wird und eine professionelle Einschätzung der Ärztin sequenziell erforderlich macht:

Ausschnitt 40: Impfsprechstunde_L_Peru

563 KW: da werden ja vielleicht keine tollwütigen (.) [HUNde
rumstrummen;]
564 AW: [ja JA also die
die äh-]
565 hundeDICHte,
566 oder die die dichte frei freilaufender ANderer tiere,
567 **is nich so HOCH,**
568 [ja,]
569 KW: [hm_MH,]
570 AW: aber das risiko is **nicht NULL;**
571 das is vielleicht vergleichbar mit nem UNfallrisiko;
572 KW: hm;

Auf den skeptischen Einwand der Kundin in Zeile 563, dass am Reiseziel eventuell gar keine infizierten Tiere als Überträger der Tollwut anzutreffen sein werden, reagiert die Ärztin in Zeile 564 in Form einer *ja ... aber*-Konstruktion (vgl. Kapitel 5.3.2.2). Wie Günthner (2015: 203 f.) beschreibt, werden solche fremdinitiierten *ja/zwar ... aber*-Konstruktionen u. a. eingesetzt, um Argumenten der InteraktionspartnerIn eine gewisse Gültigkeit einzuräumen, aber in einem zweiten Schritt die eigene Sichtweise zu verdeutlichen. Dass das Argument der Kundin zunächst bejaht wird, bewirkt dabei, dass Nicht-Übereinstimmung hinausgezögert (vgl. Birkner et al. 2020: 284) bzw. der Einwand gesichtsschonend abgemildert wird.

Im Kontext der hier beleuchteten Litotes-Strukturen ist von Interesse, dass die Ärztin die Anzahl der Hunde und das damit einhergehende Tollwutrisiko als „nich so HOCH“ bewertet. Dabei greift sie die salopp ausgedrückte Vorstellung der Kundin, dass „vielleicht keine tollwütigen HUNde rumstrummen“ (Zeile 563) auf, bestätigt diese Ansicht überlappend mit „ja JA“ (Zeile 564) und zieht, einleitend mit „also“, eine intersubjektive Inferenz (vgl. Deppermann/Helmer 2013: 3) in Form einer Reformulierung. Dabei überführt sie – wie es für institutionelle ExpertInnen-LaiInnen-Kommunikation ganz typisch ist (vgl. Deppermann 2011) – die alltagsweltliche Einschätzung der Kundin in die institutionell relevante und quantifizierbare Maßeinheit der „HundeDICHte“ und inkludiert zusätzlich auch „die dichte frei freilaufender ANderer tiere“ (Zeile 566) in ihre Einschätzung, womit sie der Tatsache Rechnung trägt, dass nicht nur Hunde als Krankheitsüberträger fungieren. Insgesamt evaluiert die professionelle Akteurin die Dichte an potenziellen Infektionsherden und das damit einhergehende Tollwutrisiko der Kundin schließlich litotetisch als „nich so HOCH“. Durch ein „ja,“ (Zeile 568) mit steigender Intonation gibt die Ärztin der Kundin dann die Chance, die Inferenzexplikation und die Risikobewertung zu ratifizieren bzw. zu ergänzen oder zurückzuweisen. In Überlappung dazu liefert die Kundin in Zeile 569 jedoch bereits eigeninitiativ die Ratifikation „hm_MH,“.

Im Folgenden erweitert die Ärztin ihre Einschätzung in Zeile 570 durch eine inkrementelle Fortsetzung (vgl. Auer 2006a, 2007; Couper-Kuhlen/Ono 2007a, 2007b; Ford et al. 2002) ihrer vorherigen Äußerung (Zeile 567). Diese Expansion in Form einer Adversativstruktur eröffnet eine Kontrastivität, welche die vorausgehende Bewertung retrospektiv zu einer *ja-aber*-Konstruktion (vgl. Kapitel 5.3.2.2) umfunktionalisiert und eine Einräumung ermöglicht. Damit wird der Interpretationsspielraum bzw. die Gültigkeit der ersten litotetischen Risikobewertung eingeschränkt bzw. verhindert, dass die Kundin die Bestätigung und Reformulierung als Konsens hinsichtlich ihrer Vorstellung versteht, dass es „keine tollwütigen HUNde“ (Zeile 563) und damit kein Infektionsrisiko gebe.

Während Interpretationsrestriktionen im nachfolgenden Abschnitt (5.1.5) eingehender beleuchtet werden, ist an dieser Stelle ist jedoch von Interesse, dass dieser Einschub abermals in Form einer Litotes gestaltet ist: „aber das risiko is nicht NULL;“. Der Informationsgehalt der Aussage „aber das risiko is nicht NULL;“ ist insofern gering, als sie das gesamte Risikospektrum abdeckt und lediglich den Nullpunkt ausschließt, was bedeutet, dass ein gewisses Tollwutrisiko – in welcher Höhe auch immer – besteht. Diese sehr vage Bewertung ergänzt die die Ärztin durch eine zusätzliche Einschätzung des Risikos in der nächsten Intonationsphrase (Zeile 571). Auf den ersten Blick scheint es, als würde die Beraterin das Risiko nun präzisieren, indem sie es in der Höhe eines Unfallrisikos verortet. Allerdings kann dies unter genauerer Betrachtung nur als Schein-Evaluation gewertet werden, da diese zum einen durch das Modalwort „vielleicht“ (vgl. Helbig 1999: 104) epistemisch abgeschwächt wird und zum anderen unbestimmt bleibt, welche Art von Unfall gemeint ist. Je nach Unfallart – Autounfall, Arbeitsunfall, Flugunfall, Reitunfall usw. – schwankt die Unfallrate stark, sodass auch hier eine Verortung auf dem gesamten Risikospektrum möglich ist. Aus Teilnehmerperspektive bleibt diese Vagheit aber unproblematisch, sodass die Kundin die Ausführungen der Ärztin in Zeile 572 kommentarlos ratifiziert.[75]

75 Im folgenden sequenziellen Verlauf gibt die Ärztin der Kundin verschiedene Argumentationspfade zur Entscheidung an die Hand (z. B. die Frage nach weiteren geplanten Fernreisen in nächster Zeit, Frage nach Übernahme der Kosten durch die Krankenkasse, Verfügbarkeit des Impfstoffes im Reiseland, Dauer des Aufenthalts in der Region, Vermeidung von Tierkontakten).

Ein Indiz dafür, dass litotetische Risikoeinschätzungen in der hier untersuchten Gesprächsgattung präferiert werden und die ihnen inhärente Vagheit funktional für eine angemessene Evaluation eingesetzt werden, zeigt sich auch darin, dass die ReisemedizinerInnen geäußerte absolute Eigen- und Fremdbewertungen häufig reparieren und durch litotetische Formulierungen korrigieren. Ausschnitt 41 zeigt eine solche selbstinitiierte Selbstkorrektur:

Ausschnitt 41: Impfsprechstunde_J_Ecuador

```
403 AM: und wenn die MÜcken dann-
404     °h da unterWEGS sind dann-
405     (0.6)
406     ab ner gewissen höhe hören die auf zu FLIEgen;
407     und dann HAM sie-
408     (0.6)
409     AB ner höhe von tausendfünfhundert meter eben-
410     (0.7)
411     ähm (0.5) KEIN risiko mehr.
412     [oder nich] mehr so GROSses risiko;
413 KW: [ʔhm_HM, ]
```

Zunächst ist auffällig, dass die Erstbewertung des Arztes durch eine Pause (Zeile 410), das Häsitationselement „ähm“ und eine erneute Pause (Zeile 411) verzögert geäußert wird. Während in informellen Alltagsinteraktionen solche Verzögerungselemente i. d. R. bei nichtübereinstimmenden Zweitbewertungen zu beobachten sind (vgl. Auer/Uhmann 1982: 10 ff.), treten sie in der institutionellen Kommunikation auch bei Erstbewertungen auf. Der Reisemediziner erachtet seine direkte und absolute Bewertung, dass die Kundin „KEIN risiko“ (Zeile 404) habe, an Malaria zu erkranken, dann offenbar für problematisch und liefert in Zeile 405 eine retrospektive Reparatur (vgl. Pfeiffer 2015: 53–62) nach. Diese leitet er mit der Konjunktion „oder“ (Zeile 412) ein, welche eine Alternative anzeigt bzw. in dieser spezifischen Gesprächssituation als Reparaturmarker im Sinne einer folgenden Präzisierung fungiert. Dadurch, dass er die ultimative Bewertung „KEIN Risiko“ durch die litotetische Evaluation „nich mehr so GROSses risiko“ ersetzt, relativiert er den Grad an epistemischer Gewissheit, erzielt eine größere Vagheit, erweitert das Risikospektrum und weist auf das bestehende Restrisiko, dass in Einzelfällen auch in hohen Lagen mü-

Sie gibt daher keine konkrete Impfempfehlung ab, sondern rät der Kundin, die Impfentscheidung von ebendiesen Faktoren abhängig zu machen.

ckenübertragene Infektionen auftreten können, hin. Zudem mindert er dadurch seine Verantwortung als Berater und sichert sich für den Fall einer doch auftretenden Malaria vor dem Vorwurf ab, falsche Aussagen getroffen zu haben. Das institutionelle Setting wird dann auch dadurch deutlich, dass im Kontrast zur informellen Alltagsinteraktion für die Kundin keine konditionelle Relevanz für eine Zweitbewertung (vgl. Auer/Uhmann 1982; Pomerantz 1984) besteht und sie entsprechend der charakteristischen Partizipationsrechte in der Arzt-Patient-Kommunikation (vgl. Groß 2018: 51) sowie dem Wissensgefälle zwischen Experten und Laiin (vgl. Heritage 2002; Heritage/Raymond 2005) lediglich ein „?hm_HM " (Zeile 413) als Rezeptionssignal äußert.

Zusammenfassend zeigte sich, dass ReisemedizinerInnen direkte, positiv formulierte und eindeutige Risikoevaluationen vermeiden und stattdessen auf vage Einschätzungen der Bedingungen am Reiseziel zurückgreifen. Die Risikodarlegung beruht somit in dieser Gesprächsgattung auf Vagheitsindizierungen (vgl. Nerlich/Clarke 2001). Die ÄrztInnen reagieren damit auf einen von intrinsischer ‚uncertainty'[76] (Wray/Loo 2015: 523) durchdrungenen Bewertungsgegenstand, nämlich eine zukünftige Reise, deren konkrete Bedingungen zum Zeitpunkt der Sprechstunde nicht vorhersagbar sind. Litotesformulierungen, die Seright (1966: 124) treffend als „Schlupfloch (loophole)" bezeichnet, stellen dabei eine sprachliche Ressource dar, um Infektionswahrscheinlichkeiten trotz einer unpräzisen epistemischen Grundlage über die individuellen Risikofaktoren evaluieren zu können. Durch diese rhetorische Strategie gelingt es den ÄrztInnen, ihrer Beratungstätigkeit hinsichtlich der Einschätzung von Infektionsrisiken gerecht zu werden und zur Phase der Entscheidungsfindung überzuleiten, ohne exakte Risikowerte äußern zu müssen. Damit entziehen sie sich auch der Verantwortung für die Impfentscheidung und etwaige Folgen dieser Entscheidung. Die ÄrztInnen greifen demnach den meist geringen Präzisionsgrad der kundenseitigen Reiseinformationen bzw. die in der reisemedizinischen Fachliteratur sehr allgemeingültig beschriebenen Bedingungen am Zielort auf und formulieren komplementär dazu ähnlich vage Risikobewertungen. Auffällig ist, dass diese Evaluationen aus der Außenperspektive zunächst als zu uninformativ als Ent-

76 Das aus der medizinischen/medizindidaktischen Forschung stammende Konzept der ‚uncertainty' kann allgemein verstanden werden als „situation which involves imperfect and/or unknown information" (Stöppler 2021). Wray/Loo (2015) unterscheiden dabei zwischen informationsbezogener und intrinsischer ‚uncertainty'. Während die informationsbezogene ‚uncertainty' auf einem Mangel an wissenschaftlichen Daten oder fehlendem persönlichem Wissen/Fertigkeiten beruht, bezeichnet intrinsische ‚uncertainty' das der Medizin inhärente Charakteristikum der Unvorhersagbarkeit der Zukunft für einzelne PatientInnen und einer Existenz von Variabilität hinsichtlich konkreter Krankheitsbilder, klinischer Praktiken und individueller Reaktionen von PatientInnen auf Behandlungen und Eingriffe (vgl. Wray/Loo 2015: 523).

scheidungsgrundlage erscheinen, aus Teilnehmerperspektive aber als völlig unproblematisch, angemessen und ausreichend behandelt werden. So gibt es in dem dieser Arbeit zugrundeliegenden Gesprächskorpus keine einzige Stelle, an der von KundInnen eine detailliertere bzw. präzisere Risikobewertung oder Empfehlung eingefordert wird. Die vagen Evaluationen der ÄrztInnen sind demnach für den Entscheidungsprozess der KundInnen bereits handlungsweisend und zielführend.

Hinsichtlich der oben erläuterten funktionalen Kategorien von Litotesformulierungen nach Neuhaus (2019) kann festgehalten werden, dass litotetische Äußerungen im hier bearbeiteten Kontext primär zur Mitigation eingesetzt werden. Der propositionale Gehalt einer Risikobewertung wird demnach abgeschwächt, indem das Gegenteil verneint wird. Damit können direkte, präzise und absolute Evaluationen, die die ReisemedizinerInnen nicht mit Gewissheit aussprechen können, vermieden werden und bleiben hinsichtlich einer epidemiologischen Prognose für die Reise relativ unbestimmt: „They carefully manage the epistemological framework of the discourse so as to avoid open commitment to the accuracy of the assertion made about the patients' future" (Peräkylä 1993: 310). Die Wahl des Äußerungsformats ist demnach insofern funktional für den Kontext der Risikobewertung, als es in dieser institutionellen und sequenziellen Umgebung nicht angemessen wäre, das Risiko direkt und positiv als „gering", „minimal" o. Ä. zu beschreiben. So bewirken litotetische Strukturen, dass lediglich ein bestimmter Risikowert mit Gewissheit ausgeschlossen wird und – u. a. mithilfe von Skalaritätsmarkierungen – ein breites Spektrum von Risikowerten als potenziell auf die jeweilige Reise zutreffend evaluiert wird. Dies ist nicht zuletzt vor dem Hintergrund der Container-Metapher (Lakoff/Johnson 1980) interessant, welches davon ausgeht, dass das sprachliche Material einen Container für die Bedeutung darstellt und diese von den RezipientenInnen exakt so entnommen werden kann, wie sie von den SprecherInnen hineingelegt wurde. Gerade diese exakte Übermittlung von Risikowerten wird in den Impfgesprächen jedoch vermieden, indem – u. a. durch litotetische Formulierungen – bewusst ein Interpretationsspielraum sowie Vagheit intendiert wird.

Eine weitere Strategie mithilfe derer ÄrztInnen ihrer Aufgabe der Risikobewertung zwar nachkommen, aber exakte Evaluationen verhindern, besteht darin, dass sie die Infektionswahrscheinlichkeiten verschiedener Erkrankungen zueinander in Relation setzen und damit ein risikobasiertes Ranking bzgl. der Dringlichkeit entsprechender Impfungen entwerfen. Dieses Vorgehen soll im nächsten Unterkapitel fokussiert werden.

5.2.3.4 Komparativformen und Skalaritätsmarker zur relationalen Risikobewertung

Gerade weil es sich bei reisemedizinischen Impfungen in der Regel um Selbstzahlerleistungen handelt und die KundInnen oft nur ein gewisses Reise-Budget zur Verfügung haben, müssen Risiken häufig priorisiert werden. Dies wird auch als zentrales Ziel der reisemedizinischen Impfberatung genannt: „Die Priorisierung der für die individuelle Reise zu empfehlenden Impfungen unter Berücksichtigung von tatsächlichen Risiken und Kostenfaktoren ist somit eine (sic!) der Hauptziele einer adäquaten Reiseberatung“ (Rothe et al. 2020: 58). Die nachfolgenden Transkriptausschnitte zeigen exemplarisch, dass ReisemedizinerInnen das Infektionsrisiko einzelner Krankheiten nicht in absoluten Werten angegeben, sondern die Bewertung häufig auf indirekte Weise dadurch erfolgt, dass Infektionsrisiken in Bezug zu anderen Krankheitsrisiken gesetzt werden:

Ausschnitt 42: Impfsprechstunde_BO_Indien_2

314 KW: hm_MH,
315 AM: und das nächste wäre dann CHOlera,
316 °h das [ist **NOCH seltener,**]
317 KW: [<<behaucht> ja: >;]
318 AM: UND äh-
319 also wenn sie schon praktisch TYphus nich (.) ähm äh brauchen,
320 dann is cholera **NOCH unwahrscheinlicher**.
321 cholera sind wässrige DURCHfälle,
322 durch beSTIMmte-
323 choleravibriOnen heißen die erREger,

Nachdem das Thema „Typhus“ vor Einsetzen des Transkriptausschnittes 42 mit einem Konsens hinsichtlich eines möglichen Verzichts auf die Typhusimpfung (nicht abgedruckt) beendet wurde, leitet der Arzt in Zeile 315 nun zur nächsten Infektionskrankheit auf der Beratungsagenda, nämlich der Cholera, über. Damit greift er auf seine Hoheit über die institutionelle Gesprächsagenda zurück, zeigt durch die Modalisierung mittels Konjunktivs aber an, dass die Themenabfolge nicht ultimativ festgelegt ist und er diese nicht in paternalistischer Weise durchsetzt. In Zeile 316 evaluiert er dann das Infektionsrisiko anhand einer relativen Häufigkeit von Cholerafällen in Indien, die er als „NOCH seltener“ beschreibt. Der Komparativ bezieht sich dabei auf die zuvor besprochene Prävalenz von Typhus, die hier als Vergleichswert dient bzw. indirekt mit dem Positiv „selten“ gelabelt wird. Die betonte Gradpartikel „NOCH“ verstärkt den Komparativ zusätzlich, indem sie einen „Überhang über einen vermeintlichen Endpunkt vermerkt“ (Zifonun et al. 1997: 885): Im bisherigen Gesprächsverlauf wurde Typhus als die Reisekrankheit mit dem geringsten Infektionsrisiko behandelt und demnach interaktiv als ‚Endpunkt' auf einer mentalen Skala von Infektionswahrscheinlichkeiten verortet. Da die Prävalenz von Cholera nun als noch geringer skizziert wird als die Häufigkeit von Typhus, wird das Cholerarisiko in Indien jenseits des bisher konstruierten Endpunkts verortet, sodass eine mentale Erweiterung der kommunikativ entworfenen Skala erfolgt. Die Kundin ratifiziert dies mit einem zustimmenden Rezipientensignal „ja" (Zeile 317), das sie behaucht und gedehnt äußert.

Der Arzt setzt in Zeile 318 mit „und" an, eine weitere Information in das Gespräch einzubringen, bricht die Formulierung aber nach einem Häsitationsmarker ab und reformuliert in den Zeilen 319/320 die zuvor angestellte relative Einschätzung des Cholerarisikos. Eingeleitet durch den Inferenzmarker „also" (vgl. Deppermann/Helmer 2013) eröffnet er eine konditionale *wenn-dann*-Struktur und nutzt die bereits erfolgte Dringlichkeitsbewertung der Typhusvakzine als Grundlage, um in Relation dazu die Einschätzung des Cholerarisikos vorzunehmen. Auch diese Bewertung erfolgt mittels einer Komparativform, die abermals durch die betonte Gradpartikel „NOCH" verstärkt wird. Die Beziehung zwischen der Protasis „also wenn sie schon praktisch TYphus nich (.) ähm äh brauchen" und der Apodosis „dann is cholera NOCH unwahrscheinlicher" legt dabei einen gattungsspezifischen Sprachgebrauch offen: Obwohl ‚Typhus' und ‚Cholera' hier komplementär zueinander betrachtet werden, bezeichnet ‚Typhus' die prophylaktische Schutzmaßnahme, d. h. die Typhusimpfung, während ‚Cholera' für die Infektion bzw. die sich daraus entwickelnde Erkrankung steht. Die Protasis resultiert dabei aus den hier nicht verbalisierten Annahmen, dass zum einen das Typhusrisiko in Indien gering ist und zum anderen die Schutzrate der Typhusimpfung vergleichsweise niedrig ausfällt sowie der Preis dieser Impfung recht hoch ist. Diese Argumente eines früheren Gesprächszeitpunkts führen in Kombination dann dazu, dass die Notwendigkeit der Typhusimpfung ebenfalls als gering bewertet wird, was hier durch das verneinte Verb „nich brauchen" (Zeile 319) ausgedrückt wird. Interessant dabei ist jedoch, dass der Reisemediziner bei der Cholera (Zeile 316) hier allein die Häufigkeit der aufgetretenen Krankheitsfälle als Bewertungsgrundlage für das Cholerarisiko annimmt und die Schwere der Krankheit sowie die Letalitätsrate, die den zweiten Faktor zur Berechnung des absoluten Risikowertes[77] bilden und bei anderen Krankheiten wie bspw. Tollwut im Zentrum der Risikobewertung steht, vollständig außer Acht lässt. Auch der Faktor, dass die beiden hier in Relation gesetzten Impfungen unterschiedli-

77 Risiko = Eintrittswahrscheinlichkeit x Schwere des Schadens (vgl. Strametz/Bayeff-Filloff 2019: 33). Zum Alltagskonzept bzw. zum Unterschied zwischen 1st und 2nd order concept von Risiko s. Kapitel 2.2.

che Schutzraten[78] aufweisen und somit die Infektionswahrscheinlichkeiten beeinflussen, bleibt unerwähnt.

Es zeigt sich demnach, dass hier nur sprachlich eine konditionale Struktur vorliegt, nicht allerdings inhaltlich-logisch, da das Argument einer in der Beratung anhand von heterogenen Faktoren getroffenen Impfentscheidung bzgl. Typhus in keiner *wenn-dann*-Relation zur Infektionswahrscheinlichkeit bzw. Häufigkeit von Cholerafällen in Indien steht. Nach Günthner (1999b) liegt hier eine Relevanz-Konditionalkonstruktion vor, welche dadurch gekennzeichnet ist, dass der Wahrheitsgehalt der Proposition in der Apodosis in keinem Abhängigkeitsverhältnis zu der Aussage in der Protasis steht: Eine Choleraerkrankung wäre auch dann als unwahrscheinlich zu bewerten, wenn sich die Kundin für die Typhusimpfung entschieden hätte. Dagegen gibt die Struktur die „Bedingungen an, unter denen die folgende Äußerung bzw. Sprechhandlung für das Gegenüber relevant ist" (Günthner 1999b: 5). Die Art und Weise, die Bewertung des Infektionsrisikos an die Relevanz für die Reisende zu knüpfen, spiegelt erneut die starke Ausrichtung der Beratung an den Wünschen und Einstellungen der KundInnen wider, die für die Gesprächsgattung typisch ist.

Bemerkenswert ist an dieser Stelle auch, dass die Evaluation des Typhusrisikos bzw. die Dringlichkeit der Typhusimpfung in dieser Sequenz, in der eigentlich die Cholera im Fokus steht, viel direkter und eindeutiger bewertet wird als in der Gesprächsphase, in der es um Typhus ging. So wird erstmalig konkret geäußert, dass die Kundin die Typhusimpfung nicht braucht (Zeile 319), auch wenn die Äußerung des Prädikats „brauchen" durch eine Mikropause sowie zwei aufeinanderfolgende Häsitationselemente sehr zögerlich erfolgt. Zudem wird die Proposition durch das Adverb „praktisch" abgeschwächt, das als ‚beinahe' oder ‚nahezu' (Duden 2017) paraphrasiert werden kann. Das Phänomen, dass die BeraterInnen Bewertungen einzelner Krankheiten bzw. Impfungen in den jeweiligen thematisch passenden Beratungssequenzen sehr vage formulieren, aber in Sequenzen, in denen ein anderer Themenschwerpunkt vorherrscht, direkter ausfallen, kann gesprächs- und institutionenübergreifend belegt werden.

Die Kundin äußert keine verbale Reaktion auf die Konditionalstruktur bzw. die vergleichsbasierte Risikoeinschätzung und der Arzt fährt ab Zeile 321 mit der Aufklärung über die Cholera fort, indem er über ein Krankheitssymptom (Zeile 321) und die Choleraerreger (Zeile 323) informiert.

78 Die Schutzrate der Typhusimpfung wird als „befriedigend (50–70 %)" (vgl. Rothe et al. 2019: 78), die der Choleraimpfung als „gut (bis zu 85 %)" (vgl. https://tropeninstitut.de/impfungen-a-z/alle-impfungen/cholera) angegeben.

Eine ähnliche, relational angelegte Einschätzung des Risikos ist auch in Ausschnitt 43 zu beobachten, in welchem es um das Risiko geht, sich während eines Aufenthaltes im Kongo mit Meningokokken zu infizieren. Während in Ausschnitt 42 das ins Verhältnis gesetzte Risiko zum tendenziellen Abraten von einer Impfung gebraucht wurde, zeigt sich hier, dass eine an anderen Krankheiten ausgerichtete Risikobewertung auch dazu eingesetzt wird, um für eine Impfung zu argumentieren:

Ausschnitt 43: Impfsprechstunde_J_Kongo

581 KM: das HÄTten sie gerne?
582 AM: °h es IS empfohlen,
583 und die wahrSCHEINlichkeit-
584 also wEnn man sagt so also **was kriegt man EHER**;
585 **gelbfieber oder meningoKOKken**;
586 **dann sind_s EHER die meningokOkken**;
587 ((kassengeräusche 0.7))
588 niMENrix,

Der Kunde eruiert in Zeile 581 die Einstellung des Arztes zur Meningokokkenimpfung, indem er fragt, ob der Mediziner gerne hätte, dass er sich mit dem Impfstoff immunisieren lässt. Damit konterkariert er in gewisser Weise den Dienstleistungscharakter der Gesprächsgattung, indem er nicht seine eigenen Wünsche kommuniziert, sondern die Wünsche und Einstellungen des Arztes relevant setzt und markiert, dass er sich im Sinne eines paternalistischen Beziehungsverständnisses an diesen orientieren würde. Der Arzt kommt der Nachfrage nach seinen subjektiven Präferenzen jedoch nicht nach, sondern antwortet auf einer objektiv-neutralen Ebene, indem er sich auf eine allgemeingültige Impfempfehlung beruft (Zeile 582). Durch den Gebrauch des subjektlosen Eintakt-Passivs (vgl. Zifonun et al. 1997: 1795) lässt er sich selbst in seiner Person und seiner *agency* unerwähnt und darüber hinaus auch alle Personen und Institutionen, die für diese Empfehlung verantwortlich sind.

Der Reisemediziner belässt es jedoch nicht nur auf dem Verweis auf die Empfehlung übergeordneter Institutionen, sondern hängt – verknüpft durch die nebenordnende Konjunktion *und* – noch eine zweite Begründung an, die sich an der Infektionswahrscheinlichkeit ausrichtet (Zeile 583). Er bricht die direkte Einstufung der Infektionswahrscheinlichkeit in Zeile 583 ab und wählt den Weg einer relationalen Bewertung, indem er das Risiko einer Meningokokkeninfektion in Bezug zum Risiko einer Gelbfieberinfektion setzt. Eingeleitet durch den Reformulierungsmarker *also* (vgl. Groß 2018: 243), formuliert er diese relationale Bewertung in Form einer *wenn-dann*-Konstruktion (vgl. Kapitel 5.2.4.1). Dabei adressiert er den

Kunden nicht direkt, sondern formuliert die Äußerung mit dem generalisierenden Pronomen *man.* Damit abstrahiert der Arzt vom individuellen Gegenüber auf eine „anonyme Gruppe“ (Imo/Ziegler 2019: 24) bzw. einen „fiktiven Gesprächspartner“ (Imo/Ziegler 2019: 21), bei dem es sich aber um einen Reisenden mit demselben Reiseziel und denselben Reisebedingungen handeln muss, damit die Argumentation stimmig bleibt.

Auffällig ist auch, dass zwischen der Protasis und der Apodosis keine inhaltlich-logische konditionale Abhängigkeit besteht, sondern es sich nach Günthner (1999b) um eine Relevanz-Konditionalkonstruktion handelt: Die Wahrscheinlichkeit, sich mit Meningokokken zu infizieren, ist auch dann höher als das Infektionsrisiko bzgl. Gelbfieber, wenn der Kunde sich nicht die Frage stellen würde, was er eher bekommt. Dadurch, dass der Arzt durch diese Konstruktion die „Bedingungen an[gibt], unter denen die folgende Äußerung bzw. Sprechhandlung für das Gegenüber relevant ist“ (Günthner 1999b: 5), bereitet er die Information für den Kunden auf und orientiert sich dienstleistungsorientiert an dessen Relevanzen. Imo/Ziegler (2019), die sich speziell mit der generalisierenden Konstruktion „wenn man X ... (dann)“ auseinandergesetzt haben, weisen des Weiteren darauf hin, dass die Konstruktion dazu eingesetzt wird, „Szenarien einer Allgemeingültigkeit oder Prototypikalität herzustellen, die argumentativ genutzt werden“ und „durch den Allgemeingültigkeitsverweis nach der Zustimmung der Interaktionspartner [heischen]“. (Imo/Ziegler 2019: 21). Mit der Annahme einer hypothetischen Argumentation eines zunächst fiktiven Gesprächspartners referiert der Arzt jedoch indirekt auf das Argument der Infektionswahrscheinlichkeit, welches der Kunde bereits als für ihn relevantes Entscheidungskriterium in Bezug auf eine andere Impfung kommuniziert hatte: Der Reisende hat das Risiko einer Gelbfiebererkrankung zu einem früheren Zeitpunkt im Gespräch als hoch genug erachtet, um die präventive Maßnahme einer Impfung in Anspruch zu nehmen und daraus resultierend den Wunsch nach einer Gelbfieberimpfung geäußert (nicht abgedruckt). Indem der Arzt nun erläutert, dass das Risiko einer Meningokokkeninfektion noch höher einzustufen sei als das ohnehin schon intersubjektiv als impfpräventabel erachtete Gelbfieberrisiko, verdeutlicht er die starke Sinnhaftigkeit einer Meningokokkenimpfung und liefert zugleich einen *account* für die in Zeile 582 erwähnte Impfempfehlung.

Resümierend kann festgehalten werden, dass ÄrztInnen Risikobewertungen durch In-Bezug-Setzen zu anderen Infektionsrisiken nutzen, um absolute Evaluationen einzelner Krankheitsrisiken zu umgehen, sie aber in einem Spektrum mehrerer Krankheiten zu verorten und in eine Risiko-Rangfolge zu positionieren. Diese kann dann für die KundInnen handlungsrelevant hinsichtlich der Priorisierung einzelner Impfoptionen sein, wenn beispielsweise ein finanzieller Rahmen nicht überschritten werden soll oder nur mehr wenig Zeit bis zur Abreise bleibt. Die Beispiele zeigen allerdings auch auf, dass eine objektive und transparente Bewertung der relativen Risiken untereinander nur dann erfolgen kann, wenn klar kommuniziert wird, welche Aspekte jeweils miteinander in Bezug gesetzt werden. Für die Anwendungsorientierung in der medizinischen Aus- und Weiterbildung kann demnach als Lernziel und Bewertungskriterium formuliert werden, den KundInnen deutlich zu machen, welche Kriterien dem Vergleich zugrunde liegen, also ob bspw. die absolute Häufigkeit von Krankheitsfällen in der Zielregion, die Schutzraten der Impfungen, der Preis oder die Reisemodalitäten herangezogen werden.

5.2.3.5 Temporale und modalisierende Futurformen im Rahmen von Krankheitsprognosen

Eine Konstellation, in der Infektionsrisiken – entgegen den vorherigen Ausführungen – relativ direkt und mit größerer epistemischer Sicherheit ausgedrückt werden können, sind Krankheitsprognosen. Mit Prognosen werden wie mit Szenarien Aussagen über zukünftige Situationen getroffen, jedoch unterscheiden sich diese Formate hinsichtlich der Dimension einer Zukunftsperspektive: Während ein Szenario – wie etwa in Ausschnitt 36 zu beobachten – eine von vielen möglichen Zukunftsvarianten beschreibt, hat die Prognose das Ziel, die für wahrscheinlich erachtete zukünftige Realität abzubilden (vgl. Karger/Hüsing 2011: 4). Das Format der Prognose soll anhand des nachfolgenden Ausschnitts illustriert werden:

Ausschnitt 44: Impfsprechstunde_J_Ecuador

806 (0.8)
807 AM: **ne cholera werden sie NICH kriegen bei ihrer reise.**
808 KW: ?HM_hm;
809 AM: SEHR unwahrscheinlich.
810 !ABER!-
811 und da haben wir hier den verweis in dieser QUELle;
812 °hh dieses kleine EE::: (0.9) heißt dass diese impfung vor darminfektionen schützt.
813 (0.7)
814 **und dArminfektionen !WER!den sie kriegen.**
815 (0.9)
816 (deshalb) würd ich ihnen raten machen sie ne CHOleraimpfung;

Während alle bisher erläuterten Praktiken der Risikoevaluationen im Präsens formuliert waren, drückt der Arzt die Prognosen für Cholera- und Darminfektionen in diesem Beispiel im Futur aus (Zeilen 807/814). Durch die Kombination mit dem Indikativ und der epistemischen Sicherheit, mit der sie formuliert sind, nehmen die Risikobewertungen hier Züge einer Prognose oder einer generellen Regel an: „the threatening future possibility is portrayed as a general rule" (Peräkylä 1993: 304). Da das Futur nicht nur temporal auf die zukünftige Reise hin interpretiert werden kann, sondern auch modalisierend wirkt, zeigt der Arzt durch dessen Gebrauch zudem an, dass er eine Cholerainfektion aus seiner subjektiven Perspektive als unwahrscheinlich erachtet (vgl. Zifonun et al. 1997: 1699 ff.). Nachdem die Kundin dies ratifiziert hat, stellt er diese dem Futur inhärente Einschätzung in Zeile 809 dann explizit heraus und verstärkt diese Bewertung durch das mit Fokusakzent versehene Adverb „SEHR". Bei der Einschätzung „SEHR unwahrscheinlich" handelt es sich dabei um eine typische inkrementelle Ergänzung (vgl. Auer 2006a, 2007; Couper-Kuhlen/Ono 2007a, 2007b; Ford et al. 2002), indem die vorangehende Äußerung (Zeile 807) retrospektiv über eine prosodische Zäsur hinweg expandiert wird und sich die Ergänzung „an eine bereits bestehende syntaktische Struktur anschließ[t], ohne von dieser projiziert zu werden" (Auer 2006a: 280). Die eingesetzte (vermeintliche) epistemische Autorität sowie der expandierte Hinweis auf die Unwahrscheinlichkeit einer Cholerainfektion lässt die Dringlichkeit einer Impfung zunächst gering erscheinen. Durch den extrastark akzentuierten und isoliert als eigenständige Intonationsphrase geäußerten Adversativmarker „!ABER!" (Zeile 810), kontextualisiert der Reisemediziner dann eine „Wendung" (Weinrich 2007: 814) in der Argumentation: Er beruft sich auf eine nicht näher definierte wissenschaftliche „QUELle" (Zeile 811), die in einer Fußnote auf einen Off-label-use der Typhusimpfung zur Prophylaxe vor Darminfektionen hinweist. Nach einer 0.8-sekündigen Pause erfolgt dann in Zeile 814 eine zweite Bewertung von Erkrankungswahrscheinlichkeiten, die nun das Risiko einer Darminfektion betrifft: „und dArminfektionen !WER!den sie kriegen". Bemerkenswert ist hier der Parallelismus zwischen Zeile 807 und Zeile 814, bei dem es sich – bis auf einzelne Modifikationen – um eine Selbstwiederholung handelt und die Modifikationen rhematisch fokussiert sind. Während die erste Vorhersage, nämlich dass die Kundin in Ecuador keine Cholera bekommen wird (Zeile 807), in Zeile 809 retrospektiv als „SEHR unwahrscheinlich" reformuliert wird, bleibt bei der zweiten Bewertung ein Explizieren der modalisierenden Futur-Bedeutung aus.

Auffällig ist auch, dass nicht nur eine Darminfektion vorhergesagt wird, sondern durch die Verbalisierung der Pluralform „darminfektionen" (Zeile 814) mehrere Infekte prognostiziert werden. Die starke prosodische Akzentuierung des Auxiliars „!WER!den" (Zeile 814) unterstreicht den epistemischen *stance* des Arztes und die vermeintliche Sicherheit der zu erleidenden Darminfektionen zusätzlich. Dadurch steht diese Praktik im starken Kontrast mit den von Vagheitsmarkern durchdrungenen Risikoeinschätzungen, die in den vorherigen Unterkapiteln beschrieben wurden.

Resultierend aus dieser Prognose, dass die Kundin auf der Reise von Darminfektionen heimgesucht werden wird, empfiehlt der Arzt nach einer Pause von 0.9 Sekunden, die Choleraimpfung durchführen zu lassen. Statt einer mit der Konjunktion ‚dass' eingeleiteten Nebensatzstruktur äußert er den Imperativ „machen sie ne CHOleraimpfung" (Zeile 816) und transportiert damit eine unmittelbare Handlungsaufforderung. Auffällig ist, dass der Rat dabei als Projektorkonstruktion (vgl. Günthner 2008a; 2008b) formuliert wird und in Verbindung mit einer Projektorphrase im Konjunktiv („würd ich ihnen raten", Zeile 816) auftritt. Nach Günthner (2008a: 86) liegt hier kein „bi-klausale[a] Satzmuster" gemäß den schriftsprachlichen Normen vor, sondern die Projektorphrase lenkt die Aufmerksamkeit des Gegenübers auf den nachfolgenden Ratschlag und lässt ihm durch den größeren sequenziellen Raum mehr Gewicht und Relevanz zukommen (vgl. Günthner 2008a: 108). Dass die Empfehlung durch den Konjunktiv abgeschwächt wird, erscheint dabei gerade für Beratungsgespräche typisch, wie Willmann (1998: 96) beschreibt: „Selten taucht der ‚nackte' und damit sehr verbindliche Imperativ auf. Öfter schwächen die Berater den Verbindlichkeitsanspruch der Empfehlung durch einleitende oder ankündigende Elemente ab". Obwohl er die Handlungsanweisung durch den Konjunktiv rahmt und damit der Kundin eine gewisse Entscheidungsfreiheit suggeriert, macht es die unmodalisierte Risikobewertung in prophetischer Form für die Kundin fast unmöglich, ohne Gesichtsverlust gegen die eindeutig präferierte Intervention der Impfung zu argumentieren. In Folge würde es für die Kundin eines stark erhöhten interaktionalen Aufwandes bedürfen, um sich als Laiin gegen eine Schutzmaßnahme auszusprechen, die Darminfektionen verhindert, welche sonst mit vermeintlicher Sicherheit eintreten würden.

Festzuhalten ist an dieser Stelle, dass die Frequenz dieser Praktik im gesamten Gesprächskorpus sehr niedrig ist. Wie aus den vorherigen Beispielanalysen hervorging, sind die meisten ÄrztInnen sehr darauf bedacht, auf vorhandene Restrisiken hinzuweisen und solche absoluten Einschätzungen zu vermeiden bzw. sie durch entsprechende Vagheitsmarker zu rahmen, d. h. weitestgehend auf ein starkes *doing being expert* zu verzichten. Dementsprechend werden für gewöhnlich keine apodiktischen Ratschläge gegeben, sondern eher vorsichtige graduelle Abstufungen mit inkrementellen Ergänzungen ausgesprochen. So vermeidet ein Großteil der ÄrztInnen – nicht zuletzt durch die explizite und implizite Referenz auf die Patienten- bzw. Kundenautonomie und Entscheidungsfreiheit – eindeutige Prognosen und Handlungsempfehlungen, wie sie bei solchen prophetischen Krankheitsvorhersagen zu beobachten sind.

5.2.4 Kommunikative Verfahren der Einschränkung von Risikobewertungen

Da sich in den Daten zeigt, dass ausgesprochene Bewertungen von Infektionsrisiken in den meisten Fällen retrospektiv eingeschränkt werden oder bereits prospektiv restringiert werden, sollen im Folgenden kommunikative Ressourcen beschrieben werden, mit welchen solche Einschränkungen zum Ausdruck gebracht werden.

5.2.4.1 Konditionalgefüge zur Geltungsrestriktion der Risikobewertung

Da das Infektionsrisiko auf zukünftigen Reisen von vielen – teils noch unbekannten – Faktoren wie bspw. der Versorgungsqualität, den Reiseaktivitäten, der Reisezeit und -dauer determiniert ist (vgl. Krappitz 2010: 4) ist, finden reisemedizinische Impfgespräche vor einem Hintergrund medizinischer ‚uncertainty' (vgl. Kapitel 5.2.3.3) statt. Es überrascht deshalb nicht, dass in dieser Gattung *wenn ... dann*-Konstruktionen rekurrent zu beobachten sind und allgemein einen „wiederkehrenden Bestandteil der Binnenstruktur projektiver Gattungen" (Ayaß 2023) darstellen: „Für die Akteure sind wenn-dann-Konstruktionen ein verbales Mittel, um Unsicherheit zu reduzieren. Denn man kann mit ihnen ein noch ungewisses Geschehen antizipieren und strukturieren" (Ayaß 2023). So können Konditionalgefüge zum einen dazu eingesetzt werden, diese Abhängigkeiten sprachlich abzubilden und zum anderen den Geltungsbereich einer Risikobewertung zu kommunizieren bzw. einzuschränken. Letzteres wird von Zifonun et al. (1997: 842) als „Geltungsrestriktion" bezeichnet und stellt – wie alle Konditionalen – eine „logische Operation" oder „Wahrheitswertfunktion" dar. Das Gefüge besteht dabei aus zwei Teilen, deren Relation zueinander wie folgt beschrieben werden kann:

> Das Konditionale, bestehend aus Untersatz (Antezedens, p) und Obersatzrest (Konsequens, q) besagt, daß es aus der Sicht des Sprechers mit dem einschlägigen Wissen eher vereinbar ist, daß‚p und q' der Fall ist, als daß‚p und nicht-q' der Fall ist. Das heißt, Situationen, in denen p und q gelten, sind auf dem jeweiligen Redehintergrund und bei dem jeweiligen Wissensstand wahrscheinlicher oder eher denkbar als Situationen, in denen p der Fall ist, q jedoch nicht der Fall ist. (Zifonun et al. 1997: 2282 f.)

Übertragen auf die Impfberatung kann beispielsweise angenommen werden, dass p den Aufenthalt in einem Malariagebiet darstellt und q eine Malariainfektion. Wenn also p wahr ist, d. h. ein(e) KundIn sich in einem Malariagebiet aufhält, ist nach dem Wissensstand der ReisemedizinerIn q also eine Malariainfektion wahrscheinlicher, als bei Aufenthalt in einer malariafreien Zone. Gattungsspezifisch herausfordernd ist in den hier bearbeiteten Interaktionen jedoch, dass über den Wahrheitswert bestimmter Reisebedingungen zum Zeitpunkt der Beratung keine oder nur bedingt Aussagen getroffen werden können. Da eine Risikobewertung auf Grundlage multipler unbekannter zukünftiger Faktoren – wenn überhaupt – nur schwer möglich ist, behelfen sich die MedizinerInnen typischerweise durch das Annehmen bestimmter Reisebedingungen. Das Setzen dieser spezifischen Konditionen bewirkt jedoch auch, dass die ÄrztInnen verdeutlichen müssen, dass die Risikobewertung nur dann gültig ist, wenn diese skizzierten hypothetischen Bedingungen während der Reise auch tatsächlich eintreten bzw. umgesetzt werden.

Diese Restriktion des Geltungsbereichs in Form von Konditionalgefügen soll an folgendem Beispiel verdeutlicht werden, welches aus einer Impfberatung im Zuge einer bevorstehenden einjährigen Brasilien-Reise stammt:

Ausschnitt 45: Impfsprechstunde_R_Brasilien

385 AW: hm_HM;
386 **also ja wenn sie darauf ACHten,**
387 und auch drauf achten auf ihr TRINKwasser achten,
388 also das werden sie dann ja auch erFAHren vor ort,
389 ob das trinkwasser was aus den LEItungen kommt,
390 ob sie das TRINken können,
391 oder ob sie lieber [ABgepack]tes wasser trinken sollen,
392 KM: [hm_HM,]
393 AW: oder ob sie_s lieber abKOchen sollen,
394 °h das werden sie dann ja vor ORT auch in erfahrung [bringen können;]
395 KM: [hm_hm geNAU;]
396 AW: und aber so dass sie sich dann da entsprechend auch verHALten können;
397 [dass sie da] dann SIcher sind.
398 KM: [hm_HM,]
399 AW: **also (.) wenn sie darauf achten is ihr typhusrisiko sicherlich geRING;**
400 (0.8)

Dem Ausschnitt geht voran, dass die Ärztin mögliche Infektionswege für eine Typhuserkrankung durch kontaminiertes Essen beschrieben hat und dem Kunden praktische Hinweise dafür gegeben hat, worauf er bei der Auswahl von Speisen achten sollte (nicht abgedruckt). Im vorliegenden Transkriptausschnitt erfolgt dann die konkludierende Bewertung des Typhusrisikos, die in Zeile 386 durch den Inferenzmarker „also" (vgl. Deppermann/Helmer 2013) eingeleitet und in Form eines Konditionalgefüges formuliert wird. Bevor in der Apodosis (Zeile 399) die Risikobewertung ausgesprochen wird, unterstreicht die Ärztin in der Protasis

(Zeile 386), dass die folgende Evaluation nur unter der Prämisse Gültigkeit besitzt, dass der Kunde sich auf der Reise an die skizzierten Verhaltensregeln im Umgang mit Speisen hält. Die direkte Adressatenorientierung durch das Anredepronomen „Sie“ verdeutlicht dabei die eigene Verantwortung des Reisenden und seinen persönlichen Einfluss auf das Infektionsrisiko durch individuelle Entscheidungen im Zuge der Auswahl von Nahrungsmitteln. Von Zeile 387 bis Zeile 397 liefert die Ärztin dann einen Einschub bzw. einen Nachtrag, indem sie auch auf den Umgang mit Trinkwasser eingeht, der neben der bereits erläuterten Gefahr kontaminierten Essens auch einen Infektionspfad für Typhus darstellt. Im Unterschied zu den konkreten Verhaltenstipps zum Thema Essen skizziert die Ärztin hier lediglich drei Möglichkeiten, wie der Kunde mit Trinkwasser verfahren könnte, nämlich das Trinken von Leitungswasser (Zeile 389), Kaufen von abgepacktem Wasser (Zeile 391) oder Abkochen von Wasser (Zeile 393). Zur Entscheidung, welcher Weg hier gewählt werden sollte, bezieht die Ärztin jedoch im *hic et nunc* der Impfsprechstunde keine Stellung, sondern überträgt die Verantwortung dem Kunden, dies zu einem zukünftigen Zeitpunkt und am Reiseort selbst in Erfahrung zu bringen.

Nachdem der Kunde mit dem *acknowledgement token* „hm_MH“ (Zeile 398) reagiert hat, nimmt die Ärztin die in Zeile 386 begonnene Konditionalstruktur wieder auf und leitet durch „also“ abermals die konkludierende Risikobewertung ein. Nach einer Mikropause wiederholt die Ärztin den *wenn*-Teil der Geltungsrestriktion aus Zeile 386, also den Hinweis darauf, dass „das einschlägige Argument überhaupt nur dann zutreffen [kann], wenn die denotierte Proposition als bewahrheitet betrachtet wird“ (Zifonun et al. 1997: 2255). Im Folgenden schließt sie ihre Risikobewertung in der Apodosis dann direkt an. Bemerkenswert an der Evaluation als „sicherlich geRING“ (Zeile 399) ist der uneingeschränkte und epistemisch fundierte Charakter, der durch das evidenzbetonend-assertive Satzadverb „sicherlich“ (Zifonun et al. 1997: 1129) zum Ausdruck gebracht wird.

Die Strategie, konkrete Reisebedingungen und Verhaltensweisen anzunehmen, erlaubt es den ÄrztInnen, die Risikobewertungen spezifisch an diese Bedingungen anpassen und dadurch epistemisch fundiert formulieren zu können. Vor dem Hintergrund, dass diese Reisebedingungen jedoch nur hypothetischer Natur sind, d. h. zum Zeitpunkt des Impfgesprächs noch nicht oder nur teilweise bekannt sind, muss jedoch gleichzeitig verdeutlicht werden, dass die Evaluation nur unter der Bedingung gültig ist, dass die realen Umstände auf der Reise den angenommenen Reisebedingungen entsprechen bzw. empfohlene Verhaltensweisen auch tatsächlich umgesetzt werden. Für die erforderliche Kombination aus Risikobewertung und Geltungsrestriktion erweisen sich in den vorliegenden Gesprächen konditionale Strukturen als äußerst funktional. Auf rhetorischer Perspektive tragen – wie Perelman/Olbrechts-Tyteca (1969: 488) beschreiben – solche Geltungsrestriktionen des Weiteren auch zur wissenschaftlichen Objektivität und Vertrauenswürdigkeit der institutionellen AkteurInnen bei: „By restricting his claims, by giving up certain theses or arguments, a speaker can strengthen his position and make it easier to defend, while at the same time he exhibits his sense of fair play and his objectivity.

Neben einer Restriktion der generellen Gültigkeit einer Risikobewertung erlauben Konditionalgefüge auch, den graduellen Einfluss konkreter Reisemodalitäten bzw. Verhaltensweisen auf das Gesamtrisiko zu beschreiben. Dies soll anhand eines Gesprächsausschnittes, welcher aus einer Beratung hinsichtlich einer bevorstehenden Südamerika-Rundreise stammt, illustriert und erläutert werden:

Ausschnitt 46: Impfsprechstunde_L_Chile/Bolivien/Peru

636 KW: hm;
637 AW: ne also nur dass sie das WISsen;
638 ja die wahrscheinlichkeit is geRING,
639 **wenn sie jetz nich auf jede KATze;**
640 **jeden hund ZUgehen,**
641 **und den äh STREIcheln,**
642 **äh reduziert sich das risiko natürlich nochmal(.) DRAStisch,**
643 **wenn sie auch viel (.) in der GRUPpe unterwegs sind,**
644 **mit_m BUS unterwegs sind,**
645 **äh reduziert sich AUCH nochmal das risiko,**
646 aber sie sollen es einfach nur WISsen;

Die Medizinerin thematisiert in dieser Sequenz das Risiko, dass sich die Kundin auf ihrer Reise mit Tollwut infiziert. Für den Fall, dass sich die Reisende nicht impfen lassen möchte, betont die Ärztin, dass die Kundin sich umgehend nach Chile begeben muss, wenn es zu einem Tierbiss kommen sollte, da dort Immunglobuline verfügbar sind (nicht abgedruckt). Nachdem die Kundin diese Information in Zeile 636 durch ein kurzes *acknowledgement token* quittiert, relativiert die Ärztin den Hinweis, indem sie in Zeile 637 durch die Finalkonstruktion „nur dass sie das wissen" markiert, dass die Information zum aktuellen Zeitpunkt nicht (handlungs-)relevant ist und die Kundin dies nur für den hypothetischen *worst case* eines Tierbisses im Hinterkopf behalten soll. Nach Bauer/Buck (2021: 109) bildet die Konstruktion, die hier retrospektiv die Situationsrelevanz des Gesagten modifiziert, „eine Art epistemischen Disclaimer und indiziert so die nur mittelbare Relevanz des Gesagten". Auf diese Weise erfüllt die Konstruktion hier aber gleichzeitig den in der reisemedizinischen Fachliteratur geforderten Einbezug von Risikosituationen, die erst während der Reise evident werden: „Schließlich sollen auch diejenigen Risiken antizipiert werden, die erst unter den besonderen Bedingungen der Reise für den Reisenden besondere Bedeutung erlangen" (Krappitz 2010: 18).

Von Zeile 637 bis Zeile 645 nimmt die Ärztin dann eine Risikobewertung vor, welche im Hinblick auf die zu treffende Impfentscheidung dagegen von unmittelbarer Relevanz für die Kundin ist. Sie stuft die Wahrscheinlichkeit, sich in Chile, Bolivien oder Peru mit Tollwut zu infizieren, zunächst allgemein als „gering" (Zeile 638) ein. Im Anschluss daran bringt die Reisemedizinerin dann in Form konditionaler *wenn ... dann*-Strukturen zwei konkrete und praxisorientierte Reisebedingungen ins Gespräch ein, welche in direkter Relation zur Höhe des Infektionsrisikos stehen und dieses bei entsprechendem Verhalten weiter senken. Zum einen betrifft dies die Frage nach der Initiation bzw. Vermeidung von Tierkontakten. Hier wird die Ärztin sehr konkret, indem sie ihre Ausführung anhand der prototypischen Überträgertiere Katze und Hund exemplifiziert und das zu vermeidende Verhalten durch einen bestimmten Typus von Reisenden illustriert, nämlich jenen, der kategorisch auf alle Katzen und Hunde zugeht und diese streichelt. Durch die *extreme case formulations* „jede Katze" (Zeile 639) und „jeden Hund" (Zeile 640) wird dieser Typus in hyperbolischer Weise portraitiert und sein Verhalten als problematisch stilisiert: „Extreme Case formulations (‚all the time,' ‚everybody,' ‚no one') propose behaviors are [...] unacceptable and wrong" (Pomerantz 1986: 228). Die Ärztin formuliert in der Protasis die Bedingung für die folgende Risikobewertung, nämlich, dass die Kundin sich klar von diesem skizzierten Typus abgrenzen kann und bewusst auf Tierkontakte verzichtet. Im Unterschied zur ersten allgemeinen Risikobewertung in Zeile 638 spricht sie die Kundin nun direkt mit „Sie" an und unterstreicht durch eine ausdrückliche Adressatenorientierung (vgl. Brünner/Gülich 2002: 72) den individuellen Einfluss der Reisenden auf ihr persönliches Infektionsrisiko. In der folgenden Apodosis (Zeile 642) wird dann die Folge der Vermeidung von Tierkontakten bzgl. des Tollwutrisikos ausgesprochen, nämlich dass sich dieses „natürlich nochmal drastisch" reduziere. Auffällig ist hier zum einen der Diskursmarker „natürlich", welcher die Information als geteiltes Wissen bzw. als selbstevident rahmt (vgl. Deppermann 2009: 23). Zum anderen wird mit „DRAStisch", welches einen starken Fokusakzent trägt und durch eine vorhergehende Mikropause besonders herausgestellt wird, erneut eine *extreme case formulation* genutzt. Diese bewirkt, dass eine starke Senkung des Risikos auf graduelle Weise zum Ausdruck gebracht werden kann, d. h. ohne konkret auf exakte Wahrscheinlichkeitswerte und Zahlenangaben zurückgreifen zu müssen.

Dass dieses ohnehin schon drastisch reduzierte Risiko erneut gesenkt werden kann, drückt die Ärztin im Anschluss durch eine weitere Bedingung in Form einer zweiten Konditionalstruktur aus: Für den Fall, dass es sich als wahr erweist, dass die Kundin in der Gruppe reist (Zeile 643) und damit einhergehend auch vermehrt den Bus als Transportmittel nutzt (Zeile 644), kann die Infektionswahrscheinlichkeit als „geringer" (Zeile 645) bewertet werden, als – wie sich kontextuell inferieren lässt – bei einer Individualreise. Während das erste Konditionalgefüge eher als Handlungsempfehlung, d. h. als Rat zum Verzicht auf das okkasionelle Streicheln von Tieren, zu lesen ist, liegt dieser wenn-Satz in „faktischer Verwendung" (Zifonun et al. 1997: 2286) vor: Die in der Protasis denotierte Proposition einer Gruppenreise wurde im Gesprächsverlauf bereits als wahr identifiziert und mehrfach von der Kundin als geplante Reiseform beschrieben (nicht abgedruckt).

Das für die Kundin individuell gültige Infektionsrisiko ist also ein generell geringes, welches durch zwei individuelle Verhaltensformen nochmals reduziert werden kann. Dadurch erscheint der Fall eines Tierbisses als sehr unwahrscheinlich und der Hinweis auf die Beschaffung von Immunglobulinen in Chile als wenig für die aktuelle Situation relevante Information. Dies verdeutlicht die Ärztin zum Ende des Ausschnitts erneut durch den epistemischen Disclaimer „aber sie sollen es einfach nur wissen" (Zeile 646), der in Kombination mit dem Hinweis in Zeile 637 einen Rahmen um die Risikobewertung spannt. Wie Bauer/Buck (2021: 109) für diese Konstruktion als typisch beschreiben, führt sie auch hier „zu einer Schließung der jeweiligen Wissenssequenz".

Auffällig für die hier angeführten beiden Beispiele, die repräsentativ für alle vorliegenden Impfgespräche stehen, ist, dass die Konditionalgefüge durchgehend im Indikativ formuliert sind, obwohl der Wahrheitswert der Proposition in der aktuellen Situation nicht gesichert ist und das *wenn* durchgehend in konditional-hypothetischer Verwendung (vgl. Zifonun et al. 1997: 2282) eingesetzt wird. Nach Zifonun et al. (1997: 1746) ist ein solches „indikativisches Bedingungsgefüge [...] kein ‚Realis', auch dort wird hypothetisch argumentiert, doch wird auf die Wahrscheinlichkeit von p abgehoben". Die ÄrztInnen formulieren damit auf Grundlage ihres ExpertInnenwissens über Infektionsrisiken Regularitäten, die auch unter Zukunftsbezug ihre Wahrscheinlichkeit beibehalten. Der Zukunftsbezug bewirkt aber dennoch, dass „ein sekundäres Moment der Nicht-Faktizität (relativ zur Äußerungszeit) hinzukommt" (Zifonun et al. 1997: 2285), das über die hypothetische Natur der Äußerung hinausgeht. Auch wenn die aufgezeigten Regularitäten von allgemeiner Gültigkeit sind, d. h. beispielsweise generell alle Reisenden ein geringeres Tollwutrisiko haben, wenn sie auf Tierkontakte verzichten, gelingt es den ÄrztInnen durch den direkten Adressatenbezug durch das Anredepronomen *Sie*, einen singulären Charakter herzustellen und die Risikobewertung individuell auf das Gegenüber sowie den jeweiligen Fall zuzuschneiden. Damit werden nicht nur allgemeine Regularitäten konkretisiert, sondern den KundInnen im Sinne der *agency* auch Handlungsverantwortung zugeschrieben und verdeutlicht, dass sie den Infektionskrankheiten nicht ausgeliefert sind, sondern sie durch ihr Handeln das Risiko zu einem gewissen Grad kontrollieren und beeinflussen können.

Grundsätzlich kann festgehalten werden, dass konditionale Strukturen zukünftiges Geschehen antizipieren und vorwegnehmen, was auf der Reise geschehen könnte: „In projektiven Gattungen dienen Wenn-dann-Konstruktionen der

Vergegenwärtigung von Zukünftigem“ (Ayaß 2023). Dieses sprachliche Format bietet den Interagierenden eine Grundlage, über Risiken sprechen zu können und handlungsfähig in Bezug auf eine Impfentscheidung zu werden.

5.2.4.2 Interpretationsrestriktionen als Hinweis auf nicht ausschließbare (Rest-)Risiken

Da die in Kapitel 5.2.3 beschriebenen Risikobewertungen durch ihre intendierte Unbestimmtheit bewusst einen großen Interpretationsspielraum eröffnen und die Risiken graduell bewertet werden, wird nachvollziehbar, warum in Impfgesprächen häufig Interpretationsrestriktionen (vgl. Deppermann/Blühdorn 2013) in deren unmittelbarer sequenzieller Umgebung anzutreffen sind. Diese sind definiert als Negationen, die die Funktion haben, „die Deutung von Sprecherhandlungen durch den Adressaten zu beschränken“ (Deppermann/Blühdorn 2013: 6).

So birgt bspw. die Vagheit einer litotetischen Risikobewertung (vgl. Kapitel 5.2.3.3) in den zurückhaltenden Einschätzungen der ÄrztInnen u. U. die Gefahr, dass die KundInnen falsche Annahmen darüber treffen könnten, wie die ÄrztInnen das Risikopotenzial bewerten. Solche Annahmen dritter Ordnung[79] können nachträglich durch Interpretationsrestriktionen gesteuert und ggf. korrigiert werden. Im Rahmen einer transparenten und umfassenden Aufklärung sowie zur Verdeutlichung, dass eine Infektion nie ganz ausgeschlossen werden kann und immer ein epidemiologisches Restrisiko besteht, treten diese Einschübe entweder in mittlerer Position einer dreiteiligen Sequenz (Bewertung – Interpretationsrestriktion – Bewertung) oder in zweiter Position nach einer Risikobewertung auf. Die Interpretationsrestriktionen können verhindern, dass eine nicht-faktische Ansicht, welche u. U. aus Redebeiträgen der ÄrztInnen geschlossen werden könnte, in den *common ground* übernommen wird und Grundlage der Impfentscheidung bildet.

Um dies an den Daten zu verdeutlichen, sollen zwei Beispiele herangezogen und mit Fokus auf die Interpretationsrestriktionen untersucht werden:

Ausschnitt 47: Impfsprechstunde_L_Peru

```
563  KW:  da werden ja vielleicht keine tollwütigen (.) [HUNde
          rumstrummen;]
564  AW:                                                [ja JA also die
          die äh-     ]
565       hundeDICHte,
```

79 Annahmen dritter Ordnung beschreiben „Annahmen, von denen ein Sprecher glaubt, dass der Adressat glaubt, dass der Sprecher sie macht“ (Deppermann/Blühdorn 2013: 14).

566 oder die die dichte frei freilaufender ANderer tiere,
567 is nich so HOCH,
568 [ja,]
569 KW: [hm_MH,]
570 AW: **aber das risiko is nicht NULL;**
571 das is vielleicht vergleichbar mit nem UNfallrisiko;
572 KW: hm;

Die Ärztin reagiert in Zeile 564 auf die von der Kundin formulierte Vermutung, dass es keine Hunde und damit kein Tollwutrisiko an der Reisedestination gibt, mit „ja JA". Dabei signalisiert die Wiederholung der Partikel „ja" eine gesteigerte inhaltliche Zustimmung mit einem Fakt, von dem nicht mit epistemischer Sicherheit ausgegangen werden kann. Zusätzlich eröffnet sie durch die litotetische Einschätzung, die Hunde- bzw. Tierdichte sei „nich so HOCH" (Zeile 567), ein graduelles Spektrum an möglichen Risikowerten, die tendenziell im unteren Risikobereich angesiedelt sind. In Zeile 570 leitet die Ärztin mit „aber" retrospektiv einen Gegengrund ein, der nun zum Hauptargument wird. Durch die Aussage „aber das risiko is nicht NULL" wird einerseits die vorausgehende Aussage zur Einräumung degradiert (vgl. Günthner 2015) und andererseits das Vorhandensein eines gewissen Tollwutrisikos, das in der vorherigen Äußerung nur indirekt ausgedrückt wurde, deutlicher verbalisiert. Dadurch lenkt die Ärztin die Kundin zu einer Interpretation des Gesagten, die das – wenn auch geringe – Risiko durchaus im Blick hat. Die adversative Interpretationsrestriktion „aber das risiko is nicht NULL" überführt damit die bestehende Möglichkeit einer Tollwutinfektion aktiv in den *common ground*. Im Folgenden verortet sie das für die Kundin aktuell nur sehr abstrakte Tollwutrisiko in Brasilien dann in die vergleichbare Nähe des präsenteren Alltagsrisikos eines Unfalls. Dabei handelt es sich jedoch – wie oben bereits ausgeführt wurde – um eine Scheinevaluation, mit der die Reisemedizinerin eine konkrete Risikobewertung umgeht.

Dass Interpretationsrestriktionen nicht immer durch Negation erfolgen, sondern – anders als von Deppermann/Blühdorn (2013) beschrieben – auch positiv formulierte Hinweise darstellen können, zeigt die Betrachtung von Ausschnitt 48:

Ausschnitt 48: Impfsprechstunde_R_Brasilien

359 (0.5)
360 AW: typhus kann durch lebensmittel und TRINKwasser übertragen werden,
361 vor allem in hygienisch UNgünstigeren bedingungen,
362 °h ähm das risiko is nicht sehr HOCH in brasilien,
363 **es GIBT dort typhus,**

```
364        öhm das SCHON,
365        aber das risiko is nich so sehr HOCH;
366        (1.1)
367        öhm (.) h° ja sie sollten einfach geneRELL auf
           lebensmittelhygiene achten,
368        es [is SI  ]cher was gekocht gebraten und gebacken is,
369   KM:     [hm_MH,]
```

Die Interpretationsrestriktion in Form einer *schon ... aber*-Konstruktion in den Zeilen 363–365 verhindert, dass der Kunde die Risikobewertung in Litotesform (Zeile 362) als überhaupt nicht vorhandenes Typhusrisiko interpretiert. Die Aussage „es GIBT dort typhus, öhm das SCHON," antizipiert in diesem Kontext, dass die in Form einer Litotes versprachlichte Risikorate geringer als das tatsächliche Risiko gedeutet wird und die Impfentscheidung auf einer kontrafaktischen Grundlage beruht. Der Einschub verhindert zudem explizit, dass eine marginalisierte und damit falsche Vorstellung eines inexistenten Typhusrisikos in Brasilien in den *common ground* übergeht. Auf diese Weise sichert sich die professionelle Akteurin nicht zuletzt auch vor nachträglichen Vorwürfen im Falle einer zwar unwahrscheinlichen, aber doch möglichen Infektion ab.[80] Dies zeigt auch seine Sicht auf die Rolle als Berater, die keine Verantwortung für etwaige Infektionen und Reisekrankheiten vorsieht. Auffällig ist dabei auch das betonte Adverb „SCHON" (Zeile 364), das die interpretationsrestriktive Wirkung des Einschubs insofern unterstützt, als es transportiert, dass „eine andere Schlussfolgerung o. Ä. möglich ist" (Duden 2017) und als „sehr wohl" (Zifonun et al. 1997: 1234) paraphrasiert werden kann. Nach Thurmair (1989: 150) handelt es sich hier um eine Position, der potenziell Gegenargumente entgegengebracht werden können und „dass diese Gegenargumente in gewisser Weise ihre Berechtigung haben". In Zeile 365 wird der Einschub wieder geschlossen und durch die Adversativstruktur darauf verwiesen, dass eine Diskrepanz zwischen der bloßen Existenz der Krankheitserreger im Reiseland und einem hohen impfpräventablen Risiko besteht. Die *schon ... aber*-Konstruktion bewirkt hier, eine Äußerung „rückwirkend zu modifizieren bzw. zu korrigieren" und kann eine verbalisierte Bewertung „nachträglich zurücknehmen bzw. abschwächen" (Günthner 2015: 206).

80 Dieser Hinweis kann auch unter juristischen Gesichtspunkten als Element der ordnungsgemäßen Aufklärung und Impfberatung gesehen werden. Recherchen zu gesprochenen Urteilen in Prozessen, die aufgrund von Klagen zur Impfberatung erhoben wurden, zeigen, dass das Argument der unzureichenden Risikoaufklärung von KlägerInnenseite häufig genutzt wird. Als Beispiel kann etwa das Urteil mit dem Aktenzeichen 5 U 129/03 genannt werden, welches am 14. Januar 2004 am OLG Oldenburg rechtskräftig wurde und auf einem Vorwurf der unzureichenden Aufklärung im Rahmen einer Hepatitis-B-Impfung basierte.

Die beiden Beispiele zeigen, dass ÄrztInnen Interpretationsrestriktionen nutzen, um auf nicht auszuschließende Restrisiken hinzuweisen, auch wenn das Gesamtrisiko zuvor als „nicht (so) hoch“ eingestuft wurde. Diese sprachliche Praktik erinnert in Teilen auch daran, was Couper-Kuhlen/Thompson (2005: 16 f.) als „concessive repair“ nach „negatively formulated overstatement“ beschreiben: Ein(e) SprecherIn räumt ein, dass er/sie eine negativ formulierte Tatsache zu überspitzt dargestellt hat, indem er/sie eine nachfolgende Reparatur bzw. Richtigstellung formuliert. Allerdings zeigt sich in den Impfgesprächen, dass die Einschübe der ÄrztInnen nicht auf zu extrem formulierten Aussagen, sondern auf sehr vage gehaltenen Bewertungen beruhen. Zudem kann die von Couper-Kuhlen/Thompson (2005: 19) etablierte dreigliedrige Struktur „overstatement – concession – revised statement“ nicht auf die hier bearbeitete Gattung übertragen werden, da in den Impfgesprächen mitunter auch zweiteilige Strukturen vorkommen (vgl. Ausschnitt 6) und des Öfteren der dritte Part eine (fast) wortwörtliche Wiederholung des ersten Teils darstellt (vgl. Ausschnitt 7), sodass hier weniger von einer Reparatur als eher von einer eingeschobenen Interpretationsrestriktion gesprochen werden kann.

Strukturell betrachtet liegt auch eine gewisse Vergleichbarkeit zu „show concessions“ (Antaki/Wetherell 1999) vor, die aus den drei Gliedern „proposition – concession – reprise structure“ (Antaki/Wetherell 1999: 7) bestehen. Laut Antaki/Wetherell (1999: 23) nutzen SprecherInnen diese Struktur in einer Funktion, „which makes a show of conceding and, in making such a show, fortifies the speaker's position against misunderstanding and attack, and, given extra fuel, goes on the offensive against the opposition“. In den hier analysierten Impfgesprächen bestätigt sich diese Funktion jedoch nicht, da das ‚Gegenargument‘ eines permanent bestehenden Restrisikos nicht entkräftet, sondern explizit in den *common ground* aufgenommen werden soll. Durch den Hinweis auf das stets vorhandene Basisrisiko stärken die ÄrztInnen die Aussagekraft ihrer ‚proposition‘, nämlich der Bewertung des Infektionsrisikos, also nicht, sondern schwächen sie sogar ab.

Strukturelle Ähnlichkeiten lassen sich des Weiteren auch zu den von Hewitt/Stokes (1975) beschriebenen „disclaimers“ feststellen. Dabei handelt es sich um „a verbal device employed to ward off and defeat in advance doubts and negative typifications which may result from intended conduct“ (Hewitt/Stokes 1975: 3). Ähnlich wie bei den hier beleuchteten Strukturen verhindern auch „disclaimers“, dass bei den InteraktionspartnerInnen unbeabsichtigte Schlüsse aus den Äußerungen gezogen werden. Auch die rechtliche Komponente der Absicherung im Sinne einer umfassenden Impfaufklärung spiegelt der Begriff des „disclaimers“ wider, welcher im Deutschen meist als „Haftungsausschluss“ übersetzt wird. Allerdings unterscheiden sich diese insofern von den Risikohinweisen der ReisemedizinerInnen, als „diclaimers“ sequenziell vor der jeweiligen Äußerung positioniert werden und die Risikohinweise in den Impfgesprächen retrospektiv nach den erfolgten Risikobewertungen erfolgen. Zudem handelt es sich bei „disclaimers" meist um metasprachliche Formulierungen bzw. Verstehensanweisungen wie bspw. „I know this sounds crazy, but ..." (Hewitt/Stokes 1975: 5), während die infektionsbezogenen Risikohinweise inhaltliche Propositionen enthalten, die sich folgendermaßen paraphrasieren lassen: Auch wenn das Infektionsrisiko als gering bewertet wird, da z. B. die Infektionsraten im Zielland niedrig sind und der/die Reisende aufgrund seines/ihres Reisestils schätzungsweise mit wenig Risikofaktoren in Berührung kommt, kann eine Infektion bzw. Erkrankung nie restlos ausgeschlossen werden, weil die tatsächlichen Bedingungen am Zielort nicht exakt prognostizierbar sind.

Durch die interpretationsrestriktiven Hinweise in den Bewertungaktivitäten positionieren sich die ReisemedizinerInnen auf der einen Seite zwar durch ein *doing being expert* als epistemisch superior (vgl. Pomerantz 1984: 57) und zeigen an, dass sie als ExpertInnen den Bewertungsgegenstand so gut kennen, dass sie eine Evaluation abgeben können (vgl. Heritage 2002; Heritage/Raymond 2005; Raymond/Heritage 2006). Auf der anderen Seite markieren sie durch die interpretationsrestriktiven Hinweise aber auch, dass sie als ExpertInnen das Risiko nicht genau einschätzen können und stellen gleichzeitig sicher, dass die KundInnen aus den ärztlichen Risikobewertungen ein zu geringes bzw. Nullrisiko schließen. Auf sprachlicher Ebene wurde zudem deutlich, dass solche Interpretationsrestriktionen nicht nur als „Abwahl bestimmter erwartbarer Deutungen" (Deppermann/Blühdorn 2013: 27) in Form von Negationen, sondern auch als explizites Hinzuziehen einer richtigen Deutung – nämlich eines permanent existenten Basisrisikos – erfolgen kann. In welcher Höhe das Risiko jedoch genau zu verorten ist, lässt diese kommunikative Praktik weiter offen und ermöglicht den ÄrztInnen vor dem Hintergrund der Unmöglichkeit einer exakten Risikobewertung, eine seriöse Einschätzung abgeben zu können. Des Weiteren werden KundInnen auf diese Weise als mündige, selbst entscheidende und abwägende GesprächspartnerInnen positioniert, was dem dienstleistungsorientierten Charakter der Gesprächsgattung entspricht.

5.2.4.3 Konträre positiv und direkt formulierte Risikobewertungen zur multiperspektivischen Risikoabwägung

Betrachtet man die (seltenen) Konstellationen, in denen Risikobewertungen positiv und direkt verbalisiert werden, fallen vermehrt sequenzielle Umgebungen auf, in denen ÄrztInnen unterschiedliche Evaluationen aus verschiedenen Perspektiven formulieren. Dies soll anhand des nachfolgenden Beispiels betrachtet werden, in denen das Typhusrisiko in Brasilien abgesteckt wird:

Ausschnitt 49: Impfsprechstunde_R_Brasilien

395	KM:	hm_hm geNAU;
396	AW:	und aber so dass sie sich dann da entsprechend auch verHALten können;
397		[dass sie da] dann SIcher sind.
398	KM:	[hm_HM,]
399	AW:	also (.) wenn sie darauf achten is ihr **typhusrisiko sicherlich geRING;**
400		(0.8)
401		man kann jetz ANdersrum argumentieren,
402		sie sind immerhin n ganzes JAHR dort,
403		**und ahm kumulaTIV is ihr risiko ahm-**
404		**dann auch sich DOCH mal mit typhus anzustecken,**
405		**vielleicht DOCH höher,**
406		°h dann kann man auch überLEgen,
407		ob ah ob man sie vorher gegen TYphus impft;
408		(2.5)

Der Transkriptausschnitt 49, in welchem ein Student hinsichtlich des Typhusrisikos während eines einjährigen Aufenthalts in Brasilien beraten wird, setzt ein, nachdem die Ärztin den Reisenden darüber aufgeklärt hat, dass er den Infektionsweg über Lebensmittel insofern beeinflussen kann, als er auf Nahrungsmittelhygiene achtet und auf abgekochtes bzw. abgepacktes Trinkwasser zurückgreift. Sie stellt heraus, dass der Kunde durch entsprechendes Verhalten dafür sorgen kann, dass er vor Typhuserregern „sicher" (Zeile 397) ist, was von diesem mit einem Rückmeldesignal (Zeile 398) ratifiziert wird. Eingeleitet durch den Inferenzmarker (vgl. Deppermann/Helmer 2013) „also" und unter der Prämisse, dass der Kunde sich an die entsprechenden Verhaltensregeln hält, bewertet sie das Typhusrisiko resümierend in Zeile 399 als „sicherlich geRING". Auffällig ist hier, dass mit der Risikobewertung „gering" eine für die Gesprächsgattung untypische direkte, positive und eindeutige Formulierung gewählt wird, das zusätzlich durch das evidenzbetonend-assertive (Zifonun et al. 1997: 1129) Satzadverb „sicherlich" eine uneingeschränkte und epistemisch fundierte Evaluation darstellt.

Nach einer 0.8-sekündigen Pause setzt die Reisemedizinerin ihren Turn fort, indem sie ihre Einschätzung relativiert bzw. kontrastiv eine zweite Risikobewertung formuliert, die aus einer anderen Perspektive („andersrum" Zeile 401) bzw. auf Grundlage eines anderen Risikofaktors, nämlich der Reisedauer, ergänzt wird. Da der Kunde während seines einjährigen Aufenthaltes in Brasilien potenziell mit vielen riskanten Situationen konfrontiert sein wird und mit zahlreichen einzelnen Infektionsherden in Berührung kommen könnte, erscheint eine Kontaktübertragung mit dem Typhuserreger in der Summe („kumulativ", Zeile 403) wahrscheinlicher als unter dem Blickwinkel der ersten Bewertungssequenz. Unterstützt wird diese Perspektivierung des Risikos durch das zweifach verbalisierte betonte „DOCH" in den Zeilen 404 und 405: „Um die Diskussion unterschiedlicher Standpunkte zur gleichen Proposition geht es, wenn *doch* betont ist" (Zifonun et al. 1997: 1224). Die Ärztin nimmt dadurch Bezug auf den Diskurszusammenhang, indem sie an das zuvor geteilte Wissen bzw. die abgegebene Risikobewertung anknüpft und ausdrückt, dass sie sich über den Widerspruch der beiden Risikoevaluationen bewusst ist (vgl. Zifonun et al. 1997: 1223). Im Gegensatz zur ersten Einschätzung, die auf Basis des Risikofaktors ‚Lebensmittelhygiene' getroffen wurde und als epistemisch abgesichert wirkt, formuliert die Reisemedizinerin die Bewertung aus dem Blickwinkel der Reisedauer tentativer, indem sie sie durch das Adverb „vielleicht" (Zeile 405) abschwächt. Zudem erfolgt die zweite Einschätzung als relative Bewertung im Komparativ („höher" Zeile 405, vgl. Kapitel 5.2.3.4), d. h. im Abgleich zur ersten absoluten Evaluation, die in der Positivform „sicherlich geRING" geäußert wurde.

Im Anschluss an den zweiten Argumentationsstrang führt die Ärztin – einleitend mit dem unilateralen Inferenzmarker „dann" (Zeile 406) (vgl. Deppermann/ Helmer 2013) – zu den Implikationen der Risikobewertung auf die Entscheidungsebene (Zeile 406) und zieht die Handlungsmöglichkeit in Betracht, das hinsichtlich der Reisedauer bestehende Typhusrisiko präventiv durch eine entsprechende Impfung schmälern zu können (Zeile 407). Von Kundenseite kommt auf die gesamte mehrperspektivische Risikoevaluation keine verbale Reaktion und im Anschluss an die Sequenz entsteht eine relativ lange Pause von 2.5 Sekunden.

Insgesamt macht die Reisemedizinerin durch eine mehrperspektivische Risikoabwägung also transparent, dass die Einschätzung des Infektionsrisikos kontrovers ist und heterogene Risikofaktoren in die Evaluation einfließen. Die Berücksichtigung mehrerer Risikopfade erlaubt es auf sprachlicher Ebene, dass die einzelnen Risikobewertungen direkter und uneingeschränkter formuliert werden können, da die nötige Relativierung durch die kontrastiven Argumentationspfade erfolgt. Eine Einschätzung des Gesamtrisikos kann durch diese Strategie umgangen werden, da mehrere exemplarische Argumentationswege samt Risikobewertung skizziert werden und den KundInnen schließlich überlassen wird, welcher Perspektive bzw. welcher Argumentationskette sie folgen möchten bzw. welchen persönlichen Gesamteindruck sie aus den einzelnen Risikofragmenten ziehen. Dies zeigt erneut, dass die Gesprächsgattung im Bereich der Präferenz- bzw. wunscherfüllenden Medizin zu verorten ist.

5.2.5 Zwischenfazit

Ausgehend von den theoretischen Ausführungen zur Risikokommunikation in Kapitel 2.2 bestand das Ziel dieses analytischen Kapitels darin, in den Gesprächsdaten zu untersuchen, wie Risiken in der Impfsprechstunde vermittelt und bewertet werden. Das Analyseinteresse war dabei auf die Form der Risikowerte (z. B. numerisch oder umschreibend), die sprachlichen Mittel, die sequenzielle Gestaltung und die interaktionale Aushandlung von Infektionsrisiken gerichtet. Damit einher ging auch die Frage nach gattungsspezifischen Charakteristika der Risikokommunikation in der Impfsprechstunde bzw. der Präventionsmedizin.

Generell zeigte sich in den Daten, dass die Vermittlung und Bewertung von Infektionsrisiken ein obligatorisches Element in reisemedizinischen Impfsprechstunden darstellt und in allen vorliegenden Gesprächen vergleichsweise ausführlich behandelt wird. Bei der Risikobewertung handelt sich demnach um eine zentrale Aufgabe der reisemedizinischen Beratung, um einschätzen zu können, ob bzw. welche präventiven Maßnahmen sinnvoll sind (vgl. Krappitz 2010: 17).

Es wurde deutlich, dass die Risikobewertungssequenzen i. d. R. auf Initiative der ÄrztInnen eröffnet werden, indem sie den KundInnen explizit durch Fremdwahl das Rederecht erteilen und diese auffordern, Informationen zum Reiseverlauf und zu den Modalitäten des Aufenthalts an der Zieldestination zu teilen, aus denen die KundInnen dann Risikofaktoren für verschiedene Infektionskrankheiten ableiten können. Aufgrund der zeitlichen und örtlichen Distanz zwischen Impfberatung und Reise sowie hinsichtlich mangelnder Erfahrungswerte der KundInnen mit dem Reiseland sowie noch unabgeschlossener Reisepläne ergibt sich jedoch gattungsspezifisch, dass kein umfassendes Risikoprofil erstellt werden kann:

> Prinzipiell hat jeder Reiseort sein eigenes Risikoprofil. Ein solches Profil ergibt sich aus einer Vielzahl von Faktoren. Deren vollständige Kenntnis wäre wünschenswert, dürfte jedoch in vielen Fällen kaum erschöpfend gegeben sein. Auch hierin liegt wiederum eine der Limitierungen der reisemedizinischen Prävention. (Krappitz 2010: 18)

Diese von Krappitz (2010) erwähnte Limitierung hat zur Folge, dass Risikowerte nicht exakt als genaue Zahlenwerte[81] kommuniziert werden können und dementsprechend nicht als numerische Häufigkeitsangaben bzw. quantitative Wahrscheinlichkeitsaussagen geäußert werden. Stattdessen werden Risikospektren beschrieben, die eine Bandbreite aus dokumentierten durchschnittlichen Prävalenzen am Reiseort und unprognostizierbaren Einzelfällen abbilden. Diese Spektren werden auf sprach-

81 Im Gegensatz zur vagen Umschreibung des Risikos werden Schutzraten von Impfungen i. d. R. als prozentuale Angaben realisiert (vgl. etwa Transkriptausschnitt 36).

licher Ebene etwa durch litotetische Strukturen, Vagheitsmarker, Skalaritätsmarker, Heckenausdrücke, Abschwächungselemente, Modalisierungen und Mitigation tentativ abgesteckt.

Neben einer solchen vagen und graduellen Bewertung von Risiken ist in den entsprechenden Sequenzen typischerweise auch zu beobachten, dass verbalisierte Risikobewertungen kontrastiert und restringiert werden. Dies kann zum einen prospektiv vor der Bewertung erfolgen, indem beispielsweise durch konditionale Konstruktionen Bedingungen vorgegeben werden, welche für die Gültigkeit der Risikobewertung als wahr vorausgesetzt werden müssen. Zum anderen kann dies auch retrospektiv nach der bereits verbalisierten Bewertung geschehen, indem u. a. Interpretationsrestriktionen hinzugefügt, inkrementelle Ergänzungen nachgereicht oder zweite – u. U. konträre – Perspektiven auf das Infektionsrisiko kommuniziert werden, die andere Risikofaktoren fokussieren. Es zeigt sich demnach, dass die Bewertungssequenzen kontinuierlich dadurch geprägt sind, Risikospektren abzustecken, zu erweitern und einzuschränken. Indem das Infektionsrisiko aus unterschiedlichen Perspektiven beleuchtet wird und dabei verschiedene Risikofaktoren als Bewertungsgrundlage dienen, zeigen die ÄrztInnen im Gesprächsverlauf an, dass die Pole des – ohnehin schon vagen – Risikospektrums nicht fix gesetzt sind, sondern je nach konkreten Reisebedingungen und dem individuellen Verhalten der Reisenden beweglich sind.

Dass die Infektionsrisiken tentativ, skalar, indirekt, relational und mit keiner abschließenden epistemischen Gewissheit bewertet werden, ist auch eng mit der Verortung der Gesprächsgattung im Bereich der Präventionsmedizin und dem institutionellen Kontext verknüpft. So tragen etwa Geltungsrestriktionen zur wissenschaftlichen Objektivität, Seriosität und Vertrauenswürdigkeit in die intitutionellen AkteurInnen bei (vgl. Perelman/Olbrechts-Tyteca 1969: 488). Dies ist gerade bei fakultativen präventionsmedizinischen Maßnahmen, deren Kosten von den KundInnen selbt getragen werden müssen, von Bedeutung, da individuelle Gesundheitsleistungen (IGeL) häufig mit dem Verdacht in Verbindung gebracht werden, wirtschaftlichem Profit mehr Gewicht einzuräumen als medizinischer Indikation (vgl. Abholz 2005: 165).

Für einen autonomen Abwägungs- und Entscheidungsprozess der Reisenden in Anbetracht der Inanspruchnahme oder Ablehnung präventiver Maßnahmen vermitteln die ÄrztInnen qua ihrer institutionellen Rolle als BeraterInnen und aufgrund ihres ExpertInnenstatus in diesen Sequenzen Wissen über Infektionsrisiken an die KundInnen, das diesen dann als Grundlage und argumentativer Anknüpfungspunkt für ihre Entscheidung dienen kann. Durch die Aktualisierung von Bewertungen durch die ÄrztInnen werden des Weiteren das institutionelle Setting und die Partizipationsrollen konstruiert. Indem die MedizinerInnen Wissen vermitteln, systematisieren, einordnen und für die Reisenden aufbereiten, werden sie dem institutionellen Kontext gerecht bzw. stellen ihn interaktiv her und indizieren die vorhandene Asymmetrie zwischen ÄrztIn und KundIn. Dieses *doing being expert* wird auf sprachlicher Ebene durch Vermittlungsstrategien wie u. a. *das heißt*-Konstruktionen, Projektorkonstruktionen, selbstbeantworteten Fragen, die Erläuterung von Fachvokabular, die Illustration durch Beispiele, längere *teaching*-Sequenzen, Selbstwiederholungen und Informationen in bewertender Form erzielt. Den Partizipationsrollen ExpertIn/LaiIn und dem institutionellen Setting entsprechend ist auch zu beobachten, dass die Bewertungen fast ausschließlich von den ÄrztInnen realisiert werden und auf die Erstbewertungen keine zweiten Bewertungen durch die KundInnen erfolgen. Dass – im Kontrast zu informellen Gesprächen – hier keine konditionelle Relevanz für Zweitbewertungen besteht (vgl. Auer/Uhmann 1982; Pomerantz 1984), geht mit den charakteristischen Partizipationsrechten in der Arzt-Patient-Kommunikation sowie dem Wissensgefälle zwischen ExpertInnen und LaiInnen einher (vgl. Heritage 2002; Heritage/Raymond 2005). Während in privaten Alltagsgesprächen häufig zu beobachten ist, dass initial geäußerte subjektive Bewertungen in einem zweiten Schritt auf eine objektive Bewertungsebene gehoben werden (vgl. Birkner et al. 2020: 285), ist für die vorliegende Gesprächsgattung das Gegenteil typisch, nämlich dass die ÄrztInnen die Infektionsrisiken zuerst neutral bewerten und anschließend optional subjektive Ergänzungen vornehmen. Diese Neutralität der Bewertungen wird beispielsweise dadurch erzielt, dass die ReisemedizinerInnen auf Fremdbewertungen übergeordneter Institutionen referieren, Bewertungen als Passivkonstruktionen formulieren und damit auf allgemeingültige und in Fachkreisen gängige Einschätzungen zurückgreifen oder unpersönliche bzw. generalisierende Formulierungen mit dem Pronomen *man* wählen, die sie als Angehörige der Institution bzw. der Ärzteschaft kennzeichnen (vgl. Imo/Ziegler 2019; Günthner 2021b) und die eigene Person in den Hintergrund rücken.

Diese Zurückhaltung der eigenen Person und die Wahl der eben genannten unpersönlichen Formulierungen in den Bewertungssequenzen stellt auch insofern ein Spezifikum der Gesprächsgattung Impfsprechstunde dar, als die ÄrztInnen im Bereich der Präventionsmedizin keine dringend benötigte ärztliche Hilfe für Kranke leisten, sondern es sich um ein dienstleistungs- und informationsbasiertes Beratungsangebot für Gesunde handelt. Dementsprechend gestaltet sich – wie Maio (2007) ausführt – auch die Arzt-Patient-Beziehung als unpersönlicher und informationsbezogener als in der kurativen Medizin:

> Was heute zwischen Arzt und Patient verhandelt wird, ist in dieser neuen Partnerbeziehung kein wertvolles, unverzichtbares und einzigartiges Hilfsangebot des einen speziellen Arztes, sondern es ist eine beliebig austauschbare und von jedwedem Dienstleisterarzt in gleicher Weise anzubietende Gesundheitsdienstleistung geworden [...]. An die Stelle einer personalen Beziehung zwischen einem Notleidenden und einem Helfer ist eine rein sachliche Vertrags-

beziehung zwischen einem Dienstleistungsanbieter und einem Dienstleistungskonsumenten getreten. (Maio 2007: 2085)

Da es sich bei reisemedizinischen Impfsprechstunden um eine projektive Gesprächsgattung handelt (vgl. Ayaß 2020), d. h. über mögliche zukünftige Infektionsrisiken gesprochen wird, müssen die ÄrztInnen durch sprachliche Mittel auf diese räumliche, zeitliche und situative Distanz zwischen der reisemedizinischen Beratung und dem Aufenthalt im Zielland reagieren. Dies betrifft zum einen die Verdeutlichung der Tatsache, dass statistische Risikoinformationen für die Reiseregion nicht als sichere Prognose für die individuelle Reise der KundInnen dienen. Zum anderen gilt es, denkbare Infektionspfade auf der geplanten Reise zu beleuchten und konkrete Infektionsszenarien zu entwerfen, die ein Ansteckungsrisiko mit einer impfpräventablen Krankheit nach sich ziehen könnten. Des Weiteren ist es ihre Aufgabe, sowohl Wissen zu vermitteln, das unmittelbar für die Impfentscheidung relevant ist als auch Informationen, die erst zu einem zukünftigen Zeitpunkt bzw. auf der Reise wichtig werden können (vgl. Krappitz 2010: 18). Für alle drei Anforderungen, die sich durch den Zukunftsbezug der hier bearbeiteten Gattung ergeben, wurden sprachliche Verfahren evident, mit denen die ÄrztInnen dieser spezifischen Konstellation begegnen:

Dass retrospektive Erhebungen von Infektionszahlen nicht als Prognose für den Einzelfall gelten können, verdeutlichen die ReisemedizinerInnen bspw. durch Interpretationsrestriktionen und inkrementelle Ergänzungen, in welchen sie explizit darauf verweisen, dass Restrisiken nie ausgeschlossen werden können und keine sicheren Vorhersagen möglich sind. Auch der häufige Hinweis darauf, dass sich die KundInnen noch einmal vor Ort selbständig über das aktuelle Ausbruchsgeschehen und konkrete Infektionsrisiken informieren sollen, ist der Tatsache geschuldet, dass das Beratungsgespräch in zeitlicher und örtlicher Distanz zur Zieldestination keine sicheren und endgültigen Aussagen zur Risikolage treffen kann. Auf die Existenz nicht auszuschließender Restrisiken wird jedoch nicht nur hingewiesen: Der nicht kalkulierbare Charakter von unglücklichen Einzelfällen wird zum einen durch mitunter sehr blumige und metaphysische Formulierungen wie bspw. „wenn der Teufel ein Eichhörnchen ist“, „das weiß der liebe Gott“ oder „wenn sie Pech haben“ abgebildet. Zum anderen werden solche unglücklichen Einzelfälle durch exemplarische Inszenierungen und *worst case*-Szenarien illustriert und in Form von *mental spaces* von einer abstrakten Gesprächsebene über zukünftige Infektionswahrscheinlichkeiten anschaulich ins Hier und Jetzt geholt. Wie in den angeführten Beispielen deutlich wurde, werden dabei konkrete lebensnahe Situationen wie etwa erkrankte MitarbeiterInnen einer Klosterküche (vgl. Ausschnitt 36) entworfen und vor dem inneren Auge der Reisenden visualisiert.

Dieselbe Strategie wird auch zur Verdeutlichung von prototypischeren Risikopfaden genutzt: Exemplarische Inszenierungen von Infektionssituationen durchbrechen dabei die räumliche und zeitliche Distanz zwischen Beratungssituation und Reise und machen impfpräventable Infektionen präsent im Hier und Jetzt. Auf sprachlicher Ebene oszilliert die Vermittlung von abstrakten Informationen und die Realisierung konkreter Infektionsszenarien u. a. zwischen Indikativ und Konjunktiv, Futur und Präsens sowie zwischen verschiedenen Anredeformen der KundInnen bzw. der fiktiven GesprächspartnerInnen im Szenario.

Die Kennzeichnung von Wissen, das erst zu einem zukünftigen Zeitpunkt für die Reisenden relevant werden kann, wird u. a. durch spezifische Konstruktionen wie „nur dass sie's wissen" (vgl. Bauer/Buck 2021) oder z. T. auch Relevanz-Konditionalstrukturen (vgl. Günthner 1999b) markiert und so von Informationen abgegrenzt, die zum aktuellen Zeitpunkt wichtig und handlungsrelevant sind.

Im vorliegenden Kapitel wurde des Weiteren evident, dass die Adressierung der Reisenden zwischen einer direkten Anrede mit dem Pronomen „Sie" und unpersönlichen Formaten wie bspw. dem Pronomen „man" schwankt. Ebenso wird der Terminus „Risiko" von unterschiedlichen Determinativa, nämlich dem definiten Artikel und dem Possessivartikel begleitet. Die Analyse ergab, dass diese Formen systematisch eingesetzt werden und die ÄrztInnen dadurch auf die Tatsache reagieren, dass in der Impfsprechstunde zwei Formen von Prävention thematisiert werden, nämlich medizinische Maßnahmen und Verhaltensprävention (vgl. Klemperer 2014: 196 f.; Kapitel 2.1). Die erste Gruppe zielt auf externe, bspw. klimatische oder biologische, Risikofaktoren ab, die von den Reisenden nicht beeinflussbar sind, aber mit medizinischen Maßnahmen wie Impfungen oder medikamentöser Prophylaxe minimiert werden können. Die zweite Gruppe betrifft individuelle Risikofaktoren wie etwa den Grad an Nahrungsmittelhygiene oder das Ausmaß an Bevölkerungs- und Tierkontakten. Hier kann entsprechenden Infektionen durch bestimmte Verhaltensweisen vorgebeugt werden. Mit der direkten Anrede durch „Sie" und der Formulierung mit Possessivartikel „Ihr Risiko" referieren die ReisemedizinerInnen i. d. R. auf die zweite Gruppe, also auf Infektionsrisiken, die vom individuellen Verhalten der Reisenden abhängig sind und deren Prävention in der Verantwortung der KundInnen liegen. Durch diese sprachlichen Formate gelingt es den ÄrztInnen zudem, der Beratung – wie es für den Bereich der Präventionsmedizin typisch ist – einen sehr individualisierten Charakter zu verschaffen, diese auf die ganz spezifischen Bedürfnisse des Gegenübers zuzuschneiden und an die präventionstypische Eigenverantwortung des Reisenden für die individuelle Gesundheit zu appellieren (vgl. Koyuncu 2006). Gleichzeitig schreiben sie den Reisenden eine gewisse *agency* im Bereich der Krankheitsprävention zu und verdeutlichen, dass die KundInnen den Infektionskrankheiten im Reiseland nicht schutzlos ausgeliefert sind, sondern das Risiko durch gezielte verhaltenspräventive Maßnahmen und individuelle Entscheidungen kontrollieren und aktiv beeinflussen können (vgl. Renner et al. 2007: 256).

Zum Ausstieg aus den Risikobewertungssequenzen und zur Überleitung in die nächste Gesprächsaktivität erwiesen sich in den Daten konzessive Strukturen als häufige und erfolgreich genutzte Strategie der ReisemedizinerInnen. Durch diese können sie die verschiedenen im Gesprächsverlauf skizzierten Perspektiven auf das Risiko zusammenfassen und in Relation zueinander setzen. Dadurch, dass durch die konzessive Struktur indirekt auch eine Gewichtung der verschiedenen Risikobewertungen vorgenommen wird, geben die ÄrztInnen den Reisenden zwar handlungsrelevante Ansatzpunkte für die Abwägung bzgl. der Impfentscheidung, können aber auf apodiktische Ratschläge verzichten und der dienstleistungsinhärenten PatientInnen- bzw. KundInnenautonomie Raum geben.

5.3 Argumentieren für und gegen präventive Maßnahmen

Anhand der in den Kapiteln 5.1 und 5.2 analysierten Gesprächsausschnitten ist bereits auffällig geworden, dass die Impfberatungsgespräche stark argumentativ geprägt sind, da sowohl die ÄrztInnen als auch die KundInnen Gründe für oder gegen die Applikation bestimmter Impfungen ins Gespräch einbringen und diese dann abgewogen werden. Gerade in der sequenziellen Umgebung von Impfentscheidungen, deren Vorbereitung und Vollzug sich an die in Kapitel 5.2 thematisierten Risikobewertungen (teilweise überlappend) sequenziell anschließen, fallen argumentative Muster besonders auf. Durch die der Gesprächsgattung zugrundeliegenden asymmetrischen ExpertInnen-LaiInnen-Konstellationen sowie dem institutionellen Charakter der Beratung geht Argumentieren auch mit einer Bearbeitung der epistemischen Voraussetzungen einher, bevor die Argumente im Hinblick auf eine Impfentscheidung abgewogen werden: „Dies wird noch deutlicher, wenn die Interaktanten Wissensdivergenzen in Bezug auf Entscheidungsvoraussetzungen aufweisen. Dann wird das Argumentieren essenziell“ konstatiert Ehlich (2014: 45). Dabei geht es nicht nur darum, durch Argumente interaktiv zu einer Impfentscheidung zu gelangen, sondern diese Entscheidung auch zu legitimieren: „Zu Argumentieren [...] hat hier die Funktion, eine Entscheidung, die getroffen werden muss, zu einer fundierten, argumentativ gesicherten Entscheidung zu machen“ (Hannken-Illjes 2018: 25). Dies ist gerade auch vor dem Hintergrund relevant, dass die hier bearbeitete Gesprächsgattung im Bereich der „wunscherfüllenden Medizin“ (vgl. Kettner 2006) angesiedelt ist und die von den KundInnen selbst zu tragende Kosten der individuellen Gesundheitsleistungen (IGeL) häufig eher mit wirtschaftlichem Profit der Einrichtungen als mit medizinischer Indikation assoziiert werden (vgl. Abholz 2005: 165).

Das Argumentieren stellt dabei keine von außen an die Daten herangetragene heuristische Analysekategorie dar, sondern wird auch von den Interagierenden selbst als relevante Ethnokategorie[82] bzgl. der Sprechhandlung ins Gespräch eingebracht. Dass es sich um ‚Konstrukte erster Ordnung' (Schütz 1971), also explizites Wissen der Interagierenden über kommunikative Vorgänge handelt, zeigt folgendes Beispiel, in welchem die Reisemedizinerin AW abwägt, inwieweit eine Typhusimpfung für eine anstehende Brasilienreise des Kunden KM sinnvoll ist. Dabei bezeichnet sie in Zeile 401 ihr sprachliches Handeln selbst als „argumentieren":

Ausschnitt 50: Impfsprechstunde_R_Brasilien

398 KM: hm_HM,
399 AW: also (.) wenn sie darauf achten is ihr typhusrisiko sicherlich
geRING;
400 (0.8)
401 **man kann jetz ANdersrum argumentieren,**
402 sie sind immerhin n ganzes JAHR dort,
403 und ahm kumulaTIV is ihr risiko ahm-
404 dann auch sich DOCH mal mit typhus anzustecken,
405 vielleicht DOCH höher,
406 °h dann kann man auch überLEgen,
407 ob ah ob man sie vorher gegen TYphus impft;
408 (2.5)

In den Daten sind jedoch nicht nur zahlreiche Beschreibungen der eigenen Aktivität als Argumentation vorhanden, sondern es werden auch Redezüge der InteraktionspartnerInnen als Argumente interpretiert und kategorisiert. Ein solcher Fall ist in Ausschnitt 51 zu beobachten, in welchem der Hinweis der Kundin KW auf eine etwaige Ökotoxizität der Impfstoffe (Zeile 503–507) vom Arzt AM in Zeile 521 als „Argument" benannt wird:

82 Ethnokategorien können im Rahmen von Gattungsanalysen bzw. Konstrukten zweiter Ordnung insofern relevant sein, als sie „Handlungsentwürfe und -vollzüge der Kommunikationsteilnehmerinnen und -teilnehmer mitprägen" (Günthner 1997a: 288).

Ausschnitt 51: Impfsprechstunde_BO_Indien

```
0503 KW: da gab_s doch neulich n beRICHT,
0504     äh im we: de: ER zu;
0505     (0.7)
0506     äh die beiden WIRKstoffe,
0507     äh die äh irgendwas bei den embryonen von irgendwelchen
         FIschen (.) kaputtmachen?
0508 AM: hm_MH,
0509     °h ökotoxizität ham wer jetz hier in unserer äh beratung
         sozusagen NICH,=ne,
0510 KW: ich WOLLte nur
0511     [ei-            ]
0512 AM: [is tatSÄCHlich-]
0513 KW: [geNAU;]
0514 AM: [so,   ]
0515     geNAU;
0516     ja äh SIcher;
0517     das sind ja MITtel,
0518     die ähm ne klare WIRkung haben,
0519     (0.7)
0520     und dann werden sie auch entsprechende nebenwirkungen HAM,=
0521     =ich will dieses argument jetz gar nich ABtun,
0522     °h aber ich will (.) darauf hiNAUS,
0523     und DAS is mir wichtig,
0524     dass man das malAriarisiko und das stechmückenrisiko ERNST
0525     [nimmt dort,]
0526 KW: [MACH ich;  ]
0527 AM: [es is WIRKlich-]
0528 KW: [hm_MH,         ]
0529 AM: ähm äh KRItisch,
0530     aber dass ne REIhe von substanzen-
0531     das beginnt auch bei KÖRperpflegeprodukten,
0532     äh die eingesetzt werden INhaltsstoffe haben,
0533     °h die ökologisch nich UNbedenklich sind,
0534     das is zweifelsOHne so.
```

Das Argumentieren als übergeordnete Gesprächsaktivität wurde hier nicht nur ausgewählt, weil die Interagierenden mit ihr als Ethnokategorie im Sinne eines ‚Konstruktes erster Ordnung' (Schütz 1971) operieren, sondern auch, weil sie „eine große Varianzbreite hat" (Spranz-Fogasy 2006: 27), „keine Einzelsprechhandlung" (Ehlich 2014: 41) darstellt und den Interagierenden demnach „unterschiedliche sprachliche Handlungen zur Verfügung [stehen], auf die Sprecher/Hörer in [der] Realisierung zurückgreifen können" (Ehlich 2014: 42). Nach Göttert (2011) schließt das Argumentieren verschiedene andere Gesprächsaktivitäten wie bspw. ‚Empfehlen', ‚Erklären' oder ‚Ratgeben' ein, die in der hier bearbeiteten Gattung im argumentativen Zusammenhang ebenfalls von Bedeutung sind. Dabei zählt Göttert (2011: 25) Empfehlungen und Erklärungen klar zum „argumentativen Sprachgebrauch" und Ratschläge zu den „Vorformen von Argumentationen", da sie alle „mit Gründen [arbeiten]", wenn auch in unterschiedlichem Ausmaß. Unter Argumentieren soll demnach die „interaktiv realisierte Darstellung von Begründungszusammenhängen" (Spiegel 2006: 114) verstanden werden, die das Für und Wider der Inanspruchnahme von präventivmedizinischen Maßnahmen bearbeiten.

Um diese für die Gattung der Impfgespräche konstitutive Gesprächsaktivität des Argumentierens zu beleuchten, beschäftigt sich das vorliegende Kapitel mit der Frage, welche sprachlichen und (alltags-)rhetorischen Strategien der Argumentation im Zuge der Impfberatung zu beobachten sind, wenn die Interagierenden jeweils für bzw. gegen Impfungen argumentieren. Darüber hinaus soll auch eruiert werden, welche Funktionen diese sprachlichen Formen der Argumentation in den Impfgesprächen jeweils erfüllen. Vor diesem Hintergrund werden in Kapitel 5.3.1 ein Forschungsstand zum Argumentieren in Alltagsgesprächen dargelegt, bevor sprachlich-kommunikative Formen und Funktionen der Argumentation in Impfgesprächen in den Fokus rücken. Dabei wird sowohl auf das Argumentieren auf der Evidenzebene (Kapitel 5.3.2) als auch auf das Argumentieren auf der Imaginationsebene (Kapitel 5.3.3) eingegangen. Kapitel 5.3.4 führt die zentralen Ergebnisse schließlich in einem Zwischenfazit zusammen.

5.3.1 Forschungsstand zum Argumentieren in Alltagsgesprächen

Während die theoretische Auseinandersetzung mit Argumentation auf eine Jahrtausende alte Tradition bis in die Antike zurückblickt und in den Subdisziplinen Dialektik, Logik und Rhetorik v. a. philosophisch geprägt ist (vgl. bspw. Quintilian und Aristoteles), stellen empirische linguistische Ansätze zum Argumentieren in Alltagsgesprächen einen relativ jungen Forschungszweig dar. Besonders das Verhältnis zwischen Gesprächsanalyse und Argumentationswissenschaft bzw. -theorie war lange Zeit problematisch: Die Bereiche haben „voneinander nur wenig Notiz genommen" (Deppermann/Hartung 2006: 8), „lange gefremdelt" (Hannken-Illjes 2018: 141) und behandelten einander wie „Stiefkind[er]" (Kindt 2001). Dies liegt vor allem darin begründet, dass den philosophischen und kommunikationswissenschaftlichen Beiträgen ein „eklatantes Empiriedefizit“ (Deppermann 2006a: 12) vorgeworfen wurde, da sie fast ausschließlich mit zu illustrativen Zwecken ausgedachten Beispielen sowie mit schriftlichen Texten außerhalb alltäglicher Kontexte (vgl. Deppermann/Hartung 2006) arbeiten. Im Gegenzug sei es aus argumentationstheoretischer Sicht für gesprächsanalytische Beiträge schwierig, „Erkenntnisse auf eine verallgemeinerbare Ebene zu bringen“ (Bücker 2005: 14), da diese „meistens ohne Bezug auf Argumentationstheorien und nicht in Termini von Argumentation“ (Deppermann 2006a: 12) verfasst sind.

Innerhalb der Argumentationstheorie erfolgte ab den 1950er-Jahren durch eine Pragmatisierungsbewegung sukzessive die Emanzipation von der formalen Logik sowie die Etablierung einer modernen Argumentationsforschung (vgl. Deppermann 2006a: 11). Auf Toulmins vielzitiertes Modell der Argumentationsfelder, welches ermöglichen sollte, auch alltagssprachliche Argumentationen beschreibbar zu machen (vgl. Toulmin 1958), folgte der populäre Ansatz der „Neuen Rhetorik“ von Perelman/Olbrechts-Tyteca (1958) und Perelman (1979a; 1979b), welcher ebenfalls bis heute zur Analyse von Argumentation herangezogen wird. Ausgehend von der Problematisierung juristischer Werturteile grenzt sich dieser von der traditionellen Auffassung von Rhetorik als reiner Stiltheorie und Figurenlehre ab und begreift Argumentieren stattdessen als ein an GesprächspartnerInnen orientiertes dialogisches Konzept, das nicht das Durchsetzen einer Wahrheit zum Ziel hat, sondern das Erreichen von Übereinstimmung (vgl. Perelman 1979b: 138 f.). Perelman und Olbrechts-Tyteca begreifen Argumente im Gegensatz zur musterhaften Beweisführung in der formalen Logik als im Gespräch ständig revidierbare und optimierbare Einheiten, wodurch ihr Ansatz auch in linguistischen Arbeiten auf Resonanz stößt (vgl. Kienpointer 1992). Es folgten weitere argumentationstheoretische Ansätze und Positionen wie bspw. die „angewandte Logik“ nach Naess (1975), die Theorie der „konklusiven Sprechhandlungen“ (Klein 1987), die sog. „Alltagslogik“ nach Kienpointer (1992), die „Pragma-Dialektik“ (van Eemeren/Grootendorst 1992), Argumentation als „Sprachspiel der Vernunft“ (Kopperschmidt 1993) sowie eine interaktionstheoretische Perspektive auf Argumentation nach Willard (1989; 1996). Diese Beiträge haben zwar zur weiteren Pragmatisierung argumentationstheoretischer Perspektiven beigetragen, sollen an dieser Stelle aber nicht weiter erläutert werden[83], da sie weder mit gesprochensprachlichen Daten arbeiten noch auf alltägliche Kontexte eingehen (vgl. Deppermann 2006a: 12).

Da Argumentation in vielen Gattungen und Gesprächsaktivitäten der Alltagskommunikation jedoch hoch präsent ist (vgl. bspw. Spiegel [2006] für Unterrichtsinteraktion, Meier [2002] für Arbeitsbesprechungen, Günthner [2000] für Vorwurfsaktivitäten,

83 Für eine detailliertere Darstellung siehe u. a. Meier (2021) und Bücker (2005; 2021).

Deppermann [2005] für Schlichtungsgespräche oder Gerwinski/Hrncal [2021] für Theaterpausengespräche), erscheint es aus gesprächsanalytischer Perspektive zweifelsohne lohnenswert, dieses Phänomen auch in empirischen Analysen und Rekonstruktionen von Interaktion systematisch zu berücksichtigen. Deppermann (2006: 12) weist darauf hin, dass dies in konversationsanalytischen Konzepten wie ‚account' oder ‚Aushandlung' bereits indirekt angelegt ist, aber nicht direkt zur Analyse von Argumentation per se genutzt wird. Vereinzelt gab es in den 1980er und 1990er Jahren bereits Beiträge, die argumentationswissenschaftlichen Fragestellungen mit einem gesprächsanalytischen Ansatz nachgegangen sind. Zu nennen sind hier etwa Kindt (1988; 1992) für den deutschsprachigen Raum und Jackson/Jacobs (1980) bzw. Jacobs/Jackson (1982; 1989) in den USA. Um eine Untersuchung von argumentativen Sequenzen für die Gesprächsanalyse systematisch operationalisierbar zu machen, initiierte das Institut für Deutsche Sprache (IDS) das Projekt „Gesprächsrhetorik", das unter der Leitung von Werner Kallmeyer während einer zehnjährigen Laufzeit von 1992 bis 2002 einige Grundpfeiler in dem Bereich legte. In diesem Rahmen entwickelte Deppermann (2006: 13) sechs grundlegende Desiderata für eine gesprächsanalytisch ausgerichtete Argumentationsforschung:

- Die Frage der Gegenstandskonstitution: Woran erkennt man argumentatives Geschehen?
- Die Frage nach sprachlichen Argumentationsindikatoren: Inwieweit lässt sich Argumentieren durch sprachliche Indikatoren identifizieren?
- Die Frage nach dem Verhältnis von Normativität und Deskription bei der Argumentationsanalyse: Inwieweit können Kriterien für gute Argumentation aus der Interaktion rekonstruiert werden?
- Die Frage des Verhältnisses von Argumentationsstruktur und Argumentationsprozess: Inwieweit ist die sequenzielle Struktur für die argumentative Funktion relevant?
- Die Frage der pragmatischen Einbettung von Argumentieren: u. a. institutionelle Bedingungen, Höflichkeit, Wissensasymmetrien und Handlungszwecke
- Die Frage der typologischen Differenzierung von Argumentationsformen: Berücksichtigung heterogener Verfahren und Gattungen

Spranz-Fogasy (2006) widmet sich einem dieser Desiderata eingehender, indem er die Argumentationskonstitution näher beleuchtet. Unter der Perspektive, dass Argumentieren in der Interaktion eine bestimmte Funktion im Rahmen von Handlungsaufgaben erfüllt, entwickelt er ein Modell, das Argumentieren sowohl strukturell als auch funktional nachzeichnet:

Wie Abbildung 1 zeigt, greifen Interagierende nach diesem Modell auf Argumentation zurück, wenn es zu einem Darstellungsdefizit bei der Bearbeitung einer Handlungsaufgabe kommt und das interaktive Lösen der Handlungsaufgabe deshalb stockt. Das Heranziehen von Argumenten kann deshalb als „Reparaturmechanismus“ (Hannken-Illjes 2018: 139) bezeichnet werden, weil die Argumentationssequenz das Darstellungsdefizit auflöst und dadurch eine weitere Bearbeitung der Handlungsaufgabe ermöglicht wird. Das Abstraktionsniveau des Modells erlaubt, dass es „flexibel an die Belange der jeweiligen Interaktion durch Expansion oder Reduktion angepasst werden kann“ (Deppermann/Hartung 2006: 8) und somit für die Analyse von unterschiedlichen Gattungen und ihren individuellen Handlungsaufgaben – so auch in den folgenden Analysen von Impfinteraktionen – fruchtbar gemacht werden kann.

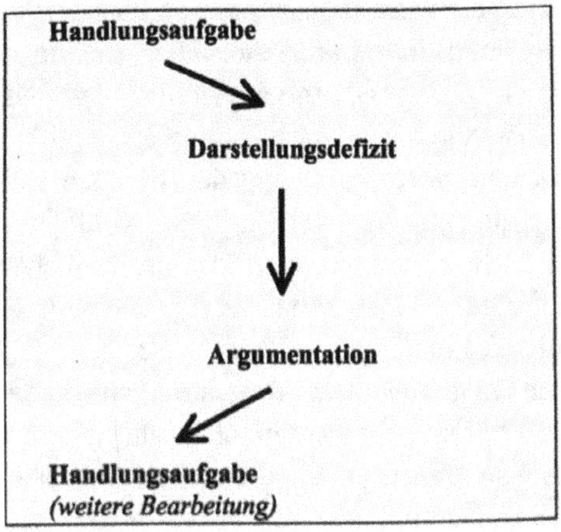

Abbildung 1: Die Einbettung des Argumentierens in den Handlungsprozess (Spranz-Fogasy 2006: 31).

Der Zusammenhang zwischen Argumentation und einem Defizit von Darstellung klingt auch bei Spiegel (2006: 114) an, wenn sie Argumentieren als „interaktiv realisierte Darstellung von Begründungszusammenhängen im weitesten Sinne“ definiert. Diese Darstellung von Begründungszusammenhängen durch Argumentation erfüllt nach Hannken-Illjes (2018: 21) zwei Aufgaben, nämlich zum einen Strittigkeit zu bearbeiten und zum anderen Geltung herzustellen. Beide Aufgaben sind in den hier thematisierten Impfgesprächen präsent: Strittigkeit besteht in der Frage, welche Impfungen im individuellen Fall verabreicht werden, und resultiert aus der Tatsache, dass (meist) keine klare medizinische Indikation vorliegt, sondern die Injektion von Reiseimpfungen nach persönlichen Präferenzen der KundInnen erfolgt. Charakteristisch für individuelle Gesundheitsleistungen (IGeL) ist die schwierige Abwägung der Größe von Nutzen und Schaden, die letztendlich keine medizinische ist, sondern als „Werteentscheidung“ (Medizinischer Dienst Bund 2022) bezeichnet werden kann. Die Bearbeitung dieser Strittigkeit erfolgt im Impfgespräch durch das gemeinsame Aushandeln und Gewichten von Argumenten auf unterschiedlichen Ebenen, bis eine individuelle Impfentscheidung getroffen werden kann. Durch das Herstellen von Geltung – der zweiten Aufgabe von Argumentation nach Hannken-Illjes – weist Argumentieren auch eine epistemische Dimension auf, indem Wissensfragmente angeführt werden, die als gemeinsame Geltungsbasis für das weitere Bearbeiten von Handlungsaufgaben – hier: dem Treffen einer Impfentscheidung – angesehen werden. Diese epistemische Dimension der Argumentation ist in den hier bearbeiteten Gesprächen insofern konstitutiv, als es sich um eine Gattung aus dem Bereich der institutionellen Kommunikation handelt und die GesprächsteilnehmerInnen durchgehend mit Wissensasymmetrien konfrontiert sind. So bringen die ÄrztInnen fachliche Argumente wie bspw. Häufigkeitsangaben von Nebenwirkungen oder die Schwere impfpräventabler Infektionskrankheiten in den Abwägungsprozess ein, welche für die KundInnen dann zur Entscheidungsgrundlage werden können. Auf der anderen Seite argumentieren auch KundInnen mit Wissen über ihr Budget oder ihr individuelles Sicherheitsbedürfnis, was gerade im Bereich der Dienstleistungsmedizin eine wichtige Entscheidungsgrundlage darstellt. Diese epistemische Facette des Argumentierens gestaltet auch die klare Abgrenzung der Gesprächsaktivitäten *Argumentieren* und *Erklären* zuweilen als schwierig. Nach Morek (2012) unterscheidet die epistemische Haltung SprecherInnen bzw. der Grad an Gewissheit die beiden Formen: Erklärsequenzen vermitteln gesicherte und allgemeingültige Wissensfragmente, während Argumentieren sich mit verhandelbaren Inhalten und Fragestellungen auseinandersetzt. Da die Frage, welche Impfungen im Rahmen der individuellen Reisevorbereitungen jeweils verabreicht werden sollen, eine klar verhandelbare ist, wird erneut deutlich, warum das Argumentieren in der hier bearbeiteten Gesprächsgattung so präsent und konstitutiv ist.

Auch nach Ende des Projekts „Gesprächsrhetorik" am IDS ist die (gesprächs-)linguistische Auseinandersetzung mit Konstellationen des Argumentierens weiterhin zunehmend von Interesse. Dies zeigen nicht zuletzt die Einführung „Argumentation" (Hannken-Illjes 2018), die sich dezidiert an Studierende richtet und das Thema für die Hochschullehre aufbereitet sowie das 771 Seiten umfassende „Handbuch Gesprächsrhetorik" (Hess-Lüttich 2021). Die in der Forschungsliteratur oft kritisierte Trennung von argumentationstheoretischen Betrachtungen und empirischen Analysen bleibt durch die gewählte Kapitelstruktur und die stark präsenten terminologischen Unterschiede jedoch auch hier erhalten, sodass diese Beiträge für die nachfolgenden Analysen des vorliegenden Datenmaterials nicht bzw. nur bedingt nutzbar sind. Dies zeigt sich nicht zuletzt daran, dass bspw. Hannken-Illjes (2018) keine authentischen Daten nutzt, sondern ihre Befunde zur Argumentation anhand von verdichteten passgenauen Dialogen aus dem Stück „Twelve angry men/ Die zwölf Geschworenen" darlegt. Im Kontrast dazu kann das Argumentieren in authentischen, spontan hergestellten (Impf-)Gesprächen bisweilen nur über größere Gesprächs-Passagen beschrieben werden. Wie Ehlich (2014: 42) betont, besteht die Gesprächsaktivität des Argumentierens nämlich nicht nur aus der bloßen Nennung von inhaltlichen Argumenten, sondern aus umfassenderen Aushandlungen von Wissen sowie einer nuancierten Rahmung und Abwägung dieser Argumente im sequenziellen Verlauf auf unterschiedlichen sprachlichen Ebenen; kurz: „Das *Argumentieren* reicht über seinen *Argument*-Teil [...] hinaus“ (Ehlich 2014: 42; Hervorhebungen im Original). Mit welchen sprachlich-kommunikativen und (alltags-)rhetorischen Strukturen diese argumentativen Aushandlungsprozesse in den Impfgesprächen erfolgen, soll in den folgenden empirischen Analysen aufgezeigt werden.

Anhand des vorliegenden Datenmaterials wurde deutlich, dass in den reisemedizinischen Beratungsgesprächen zwei unterschiedliche Typen der Argumentation nachgezeichnet werden können, welche sich in der Struktur dieses Kapitels widerspiegeln sollen: Zum einen nämlich evidenzbasiertes Argumentieren, das auf wissenschaftlichen Studien, aktuellen Empfehlungen, Richtlinien übergeordneter Institutionen, Einreisevoraussetzungen sowie den Zielen und Möglichkeiten der eigenen Institution fußt und grundlegende Tendenzen im Spektrum zwischen Für und Wider präventiver Maßnahmen absteckt. Zum anderen sind imaginationsorientierte Argumentationspfade zu beobachten, die mögliche Begebenheiten während der Reise sowie hypothetische Eigen- und Fremdperspektiven skizzieren und durch diverse Veranschaulichungsverfahren darstellen. Die Unterschiede der beiden Argumentationstypen betreffen auf der einen Seite das deiktische System, da die Interagierenden während der ersteren Argumentationsform im aktuellen Wahrnehmungsraum (vgl. Bühler 1982 [1934]) des Beratungsgesprächs verbleiben und für die imaginationsorientierte Argumentation in ein Phantasma (vgl. Bühler 1982 [1934]) wechseln. Während das evidenzbasierte Argumentieren retrospektiv ausgerichtet ist, indem es auf Studien, Erfahrungswerten und vorformulierten Empfehlungen basiert, ist das imaginationsorientierte Argumentieren klar prospektiv ausgerichtet, indem sich die Interagierenden in zukünftige Reisesituationen hineinversetzen. Insgesamt haben die Argumentationspfade in der hier bearbeiteten Gattung also retrospektiv-prospektiven Charakter.[84] Auf der anderen Seite unterscheiden sich die beiden Argumentationsformen hinsichtlich ihrer persuasiven Ausrichtung: Während evidenzbasiertes Argumentieren auf bidirektionale Weise sowohl Pro- als auch Contra-Argumente umfassen kann bzw. zwischen diesen abwägt, wird mittels imaginationsorientierter Argumente in den vorliegenden Gesprächen durchwegs unidirektional für die Inanspruchnahme der präventiven Maßnahme plädiert. Diese zwei Formen, die aus den Daten abgeleitet wurden, gehen auch mit den Ausführungen von Ehlich (2014) einher, der

84 Indirekt fließen auch evidenzbasierte Annahmen in die imaginationsorientierte Argumentation ein, etwa um die infektiologischen Konsequenzen der imaginierten Situationen zu illustrieren oder an bestehende Erinnerungen bzgl. Krankheitsgefühlen anzuknüpfen. Deshalb sei darauf hingewiesen, dass in den Gesprächen die beiden Argumentationstypen nicht trennscharf voneinander abzugrenzen sind.

eine „systematische Unterscheidung zwischen zwei Grundtypen des Argumentierens, dem persuasiven Argumentieren und dem explorativen Argumentieren" (Ehlich 2014: 41) anstellt. Vor diesem Hintergrund sollen in den folgenden Kapiteln 5.3.2 und 5.3.3 beide Argumentationstypen hinsichtlich ihrer gattungstypischen sprachlichen und rhetorischen Ressourcen beleuchtet werden.

5.3.2 Exploratives Argumentieren für und gegen präventive Maßnahmen auf der Evidenz-Ebene

Dieser Argumentationstyp steht sequenziell nach der erfolgten Risikobewertung (vgl. Kapitel 5.2) und lotet grundlegende Gründe aus, die im Einzelfall für und gegen die Inanspruchnahme von Reiseimpfungen bzw. präventive Maßnahmen sprechen. Dabei geht es verstärkt um die Bearbeitung von Wissen, das von den medizinischen ExpertInnen an die LaiInnen vermittelt wird, und darum, epistemische Divergenzen zwischen den Interagierenden zu minimieren und eine argumentative Basis für eine fundierte Impfentscheidung zu schaffen. Ehlich (2014: 45) bezeichnet diesen explorativen Argumentationstyp als „Planungsvoraussetzung" und „Entscheidungsvoraussetzung", was auch für die hier vorliegenden Gespräche in Bezug auf die Impfentscheidung und die handlungsorientierte Planung der reisemedizinischen Interventionen zutrifft. Die Wissensfragmente, die in diesem Argumentationstyp relevant gesetzt werden, beziehen sich – neben den frequent zu beobachtenden Hinweisen auf die Orientierung an individuellen Wünschen und Präferenzen – auch auf institutionelle Vorgaben, Erfahrungswerte und Empfehlungen übergeordneter Institutionen. So heißt es bspw. in den Hinweisen und Empfehlungen des Ständigen Ausschusses Reisemedizin (StAR) der Deutschen Gesellschaft für Tropenmedizin, Reisemedizin und Globale Gesundheit:

> Die Deutsche Gesellschaft für Tropenmedizin, Reisemedizin und Globale Gesundheit (DTG) erarbeitet jährlich Empfehlungen, zu Reiseimpfungen und zur Malariaprophylaxe. Die Empfehlungen und Hinweise beruhen auf Expertenwissen [...]. Sie basieren [...] auf aktuellen wissenschaftlichen Erkenntnissen und in der Praxis bewährten Vorgehensweisen und Erfahrungen. (Rothe et al. 2021: 47).

Im Folgenden soll demnach beleuchtet werden, wie die Interagierenden in den Impfsprechstunden auf der medizinischen Evidenz-Ebene bzw. bezogen auf institutionelle Vorgaben argumentieren. Dazu werden sprachliche Ressourcen herausgearbeitet, mit welchen die ÄrztInnen und KundInnen sich gegenseitig anzeigen, dass sie für oder gegen präventive Maßnahmen plädieren sowie Argumente abwägen und gewichten. Vor diesem Hintergrund geht Kapitel 5.3.2.1 auf den Gebrauch von

Modalverben, Kapitel 5.3.2.2 auf konzessive Strukturen und Kapitel 5.3.2.3 auf strukturell untermauertes Abblocken von impfkritischen Argumenten ein.

5.3.2.1 Modalverben zur Darstellung des Grads an Notwendigkeit

In Sequenzen, in denen Handlungsalternativen bewertet und abgewogen werden, fällt auf, dass die argumentative Einordnung und Kontrastierung von Argumenten häufig durch den Gebrauch verschiedener Modalverben begleitet ist. Diese beziehen sich auf Argumente, die mit der Notwendigkeit von bestimmten Impfungen operieren, also bspw. Einreisevorschriften, medizinische (Contra-)Indikationen oder besonders hohes Infektionsrisiko an der Reisedestination, aber auch fakultative präferenzbasierte Verabreichungen von Schutzimpfungen. Nach Ayaß (2023) nehmen Modalverben gerade im interaktiven Verlauf der projektiven Gattungen eine zentrale Rolle ein: „Denn im ‚Müssen' und im ‚Wollen' (und auch in anderen Modalverben) lagern Beteiligungsstrukturen, Zuschreibungen von Verantwortungen und Erwartungen". Anhand der folgenden Beispiele soll aufgezeigt werden, welche Rolle Modalverben in der Kommunikation von Handlungsalternativen spielt und wie diese funktional eingesetzt werden.

Der nachfolgende Transkriptausschnitt stammt aus einem Impfberatungsgespräch anlässlich einer geplanten Thailandreise der Kundin KW. Der abgedruckte Part setzt ein, nachdem die Interagierenden das Risiko, sich in Thailand mit Meningokokken zu infizieren, kommunikativ bearbeitet haben. Der Arzt leitet nun von abstrakten Risikoinformationen zur konkreten Handlungsentscheidung hinsichtlich einer Meningokokken-Impfung über:

Ausschnitt 52: Impfsprechstunde_J_Thailand

AM: und dann <<rhythmisch> **kAnn man** (.) hi:er (.)IMPfen;>
KW: hm_MH,
AM: **man KANN,**
man MUSS nich,
wenn SIE sagen nee,
also (.) sie können mir hier blumig beSCHREIben,
was alles passiert wenn fukushima exploDIERT,
das pasSIERT mir nich,
ich WILL des nich,
und die wahrscheinlichkeit is GANZ ganz gering;
dann !MA!chen wer_s auch nich;=ne?
KW: mir wär_s (.) LIEber;
AM: so.

```
918        dann-
919        gut (.) dAnn machen wir hier meningoKOKken,
```

Aus der Risikobewertung resultiert, dass der Arzt eine Meningokokken-Impfung In Zeile 905 durch das Modalverb *können* als möglich, erlaubt und nicht übertrieben einschätzt. Dementsprechend wird *können* an dieser Stelle in einem „objektiv epistemischen Gebrauch" (Diewald 1999: 79) eingesetzt, da der Reisemediziner allgemeingültiges Wissen zu den aktuellen Richtlinien bzgl. der Verabreichung von Meningokokkenimpfungen bei bestimmten Reiseländern und -stilen transparent macht und in die Entscheidungsfindung einbringt. Auch wenn sich diese Einschätzung auf den individuellen Fall der Kundin und ihre spezifischen Reisemodalitäten bezieht („hier"; Zeile 905), ist durch das depersonalisierte Pronomen *man* als allgemeingültiger Leitsatz angelegt, dass eine Meningokokkenimpfung bei Backpackingtouren durch Thailand generell möglich ist. Das heißt, ÄrztInnen dürfen generell Personen gegen Meningokokken impfen, die sich unter einfachen Reisebedingungen in Thailand aufhalten werden, sind aber nicht dazu verpflichtet. Die vorausgehende Wissensvermittlung hinsichtlich eines Infektionsrisikos mit Meningokokken wird in Zeile 905 in die nächste Gesprächsaktivität, nämlich die Entscheidungsfindung pro oder contra Impfung, überführt und somit beendet. Dies wird auch an der Prosodie der Äußerung deutlich, die rhythmisch und retardierend gestaltet ist und in absteigender Dreiklangform sowie mit fallender finalen Tonhöhenbewegung erfolgt. Der Rhythmus kann in der Kadenzschreibweise nach Auer/Couper-Kuhlen (1994) wie folgt notiert werden:

```
und dann
           /kÁnn man (.)      /
           /hí:er (.)         /
           /ÍMPfen;           /
```

Funktional wird diese rhythmische Gestaltung im Sinne der Gesprächsorganisation eingesetzt: Sie markiert, dass eine thematische Einheit, nämlich die Risikobewertung bzgl. einer Meningokokkeninfektion in Thailand abgeschlossen wird und zur nächsten gesprächsorganisatorischen Einheit übergegangen werden kann (vgl. Auer/Couper-Kuhlen 1994: 99 ff.). Bezogen auf die Organisation des Rederechts wird durch die rhythmische Gestaltung und den retardierenden Charakter gleichzeitig ein *transition relevant place* zum Sprecherwechsel kontextualisiert. Dieser wird von der Kundin auch wahrgenommen, indem sie – entsprechend der asymmetrischen ExpertInnen-LaiInnen-Konstellation im institutionellen Beratungsgespräch – die minimale Ratifikation „hm_MH," (Zeile 906) äußert.

In Zeile 907 reaktiviert der Arzt jedoch das Modalverb *können* noch einmal, exponiert es durch einen Fokusakzent und kontrastiert es durch die syntaktische Parallelkonstruktion „man KANN, man MUSS nich" (Zeile 907–908) mit der negierten Form des Modalverbs *müssen*, wodurch die Fakultativität der Impfung noch deutlicher zum Ausdruck kommt als allein durch das in eine komplexere syntaktische Struktur integrierte und unbetonte *können* in Zeile 905. Der Kontrast zwischen *können* und *müssen* wird auch prosodisch durch die beiden Fokusakzente, die jeweils auf den Modalverben liegen, transportiert. Die Spanne zwischen den beiden Modalverben illustriert die Handlungsoptionen in ihrem Verhältnis zueinander (vgl. Brünner/Redder 1983: 71), d. h. es kann weder eine absolute Impfempfehlung ausgesprochen werden, noch liegen eindeutige Kontraindikationen vor, die gegen eine Impfung sprechen. Der Arzt eröffnet durch den Gebrauch der Modalverben ein Spektrum zwischen „nicht zwingend erforderlich" und „denkbar". Indirekt zeigt er damit auch an, dass aus rein medizinischer Perspektive keine Handlungsoption zu präferieren ist und – wie es für den Bereich der Präventionsmedizin und den individuellen Gesundheitsleistungen (IGeL) üblich ist (vgl. Kettner 2006) – die Entscheidung auf Basis von individuellen Präferenzen der KundInnen zu treffen ist.

Diese Umfokussierung von evidenzbasierten medizinisch-sachlichen Informationen zur Orientierung an persönlichen Vorlieben zeigt sich weiter darin, dass sich der Arzt im Folgenden (Zeile 909) unmittelbar an die Kundin richtet und das direkte Anredepronomen *Sie* wählt, das auch einen Fokusakzent trägt und eine Kontrastierung zu den drei vorher geäußerten unpersönlichen und nicht akzentuierten Pronomen „man" bewirkt. Der Reisemediziner äußert eine Konditionalstruktur, deren Protasis „wenn SIE sagen" eine animierte Rede (vgl. Ehmer 2011) bzw. Pseudoquotation (vgl. Sams 2007) der Kundin einleitet. In Zeile 910 erfolgt dann ein Wechsel der Origo (vgl. Bühler 1982 [1934]: 126), indem das Pronomen „Sie" aus der animierten Perspektive der Kundin auf den Arzt selbst referiert. Ein solcher Origo-Wechsel ist nach Bühler (1982 [1934]: 102) charakteristisch für ein „Zeigen am Phantasma"[85], d. h. der Sprecher nimmt eine vorgestellte Perspektive ein, aus der er etwas aufzeigt. Diese Versetzung (vgl. Bühler 1982 [1934]: 139) ins Phantasma wird

85 Bühler teilt den Bereich der Deixis am Phantasma in drei Hauptfälle ein: Erstens das „Hierbleiben", d. h. es erfolgt kein Origo-Wechsel und die Interagierenden holen ein Objekt in den aktuellen Wahrnehmungsraum hinein. Zweitens das „Hingehen", d. h. die SprecherInnen haben „das Vorgestellte vor dem geistigen Auge von einem bestimmten Aufnahmestandpunkt aus, den man angeben kann" (Bühler 1982 [1934]: 135). Der dritte Hauptfall stellt einen „Zwischenfall zwischen Hierbleiben und Hingehen" (Bühler 1982 [1934]: 135) dar, indem die SprecherInnen in der ursprünglichen Origo verbleiben und sich ein Objekt vorstellen, das sich nicht im aktuellen Wahrnehmungsraum befindet. Im hier analysierten Beispiel liegt der zweite Hauptfall vor, da durch die Origo-Verschiebung in einen vorgestellten Wahrnehmungsraum, nämlich den der Patientin, gewechselt wird.

u. a. durch Deiktika – hier: *Sie, ich, mir* – kontextualisiert und damit auch für den/die GesprächspartnerIn zugänglich gemacht, sodass eine gemeinsame Versetzung in den Vorstellungsraum erfolgen kann. Im Gegensatz zu den Beispielen 59, 61 und 62, in denen die Origo zum zukünftigen Reisezeitpunkt und zur entsprechenden Reisedestination wechselt, erfolgt hier keine zeitliche oder örtliche Versetzung, d. h. das Phantasma verbleibt in der aktuellen Impfberatung, lediglich die Perspektive dieser Gesprächssituation wechselt vom Arzt zur Kundin.

Die der Kundin auf hypothetische Weise in den Mund gelegte Argumentation verdeutlicht ihr durch diese kommunikative Ressource, dass ihre persönlichen Präferenzen, Werte und Ansichten als Entscheidungsgrundlage gefragt sind und ihr der deontische Status einer aktiven Entscheidungsträgerin zukommt. Da der Einsatz von animierter Rede in argumentativen Aushandlungen von Impfentscheidungen genauer in Kapitel 5.3.3.4 beleuchtet wird, soll an dieser Stelle nicht näher darauf eingegangen werden.

Für dieses Unterkapitel relevant ist jedoch, dass durch die Modalverben *können* und *nicht müssen* ein Entscheidungsspektrum von Seiten des Arztes eröffnet wird, innerhalb dessen die Kundin eine autonome und individuelle Entscheidung treffen kann. Arzt und Kundin werden dadurch insofern zu Ko-Agierenden im Entscheidungsprozess, als der Arzt die Handlungsalternativen aus medizinischer Expertenperspektive präsentiert und die Kundin dann präferenzorientiert auswählen kann. Toerien et al. (2011; 2013) haben eine solche Bereitstellung von Handlungsoptionen mithilfe von Modalverben (z. B. „we can X") als Strategie dargestellt, um die Partizipation von KundInnen im Entscheidungsprozess zu fördern. Auch bringen die AutorInnen dies in Verbindung mit einer dienstleistungsorientiert ausgerichteten Medizin, indem sie bspw. das von den MedizinerInnen eröffnete Spektrum an Optionen als Speisekarte („menu") bezeichnen, woraus die PatientInnen dann präferenzgeleitet auswählen können.

Im hier angeführten Beispiel wird deutlich, dass dieses Vorgehen (in Kombination mit der animierten Rede) bei der Kundin dazu führt, dass sie die Rolle der finalen Entscheidungsträgerin annimmt und sich in Zeile 916 für die Meningokokkenimpfung ausspricht. Dabei wird auch deutlich, dass ihre Entscheidung tatsächlich präferenzorientiert ausgerichtet ist („mir wär_s (.) LIEber;") und nicht etwa in Form von medizinisch-risikobasiererten Argumenten artikuliert wird. Darüber hinaus zeigt sich an diesem Beispiel, dass nicht nur die ÄrztInnen graduelle bzw. skalare Einordnungen vornehmen (vgl. Kapitel 5.2.3), sondern diese auch für die KundInnen eine sprachliche Ressource in der Entscheidung für oder gegen Impfungen darstellen.

Neben der aufgezeigten Verwendungsweise von Modalverben im ärztlichen Sprechen soll mithilfe des folgenden Beispiels auch beleuchtet werden, wie KundInnen Modalverben hinsichtlich der Einschätzung ihrer Handlungsoptionen einsetzen. Der Transkriptausschnitt stammt aus einem Impfgespräch, in welchem sich ein

Kunde – der das Deutsche nicht als L1 erworben hat – hinsichtlich einer geplanten Reise nach Madagaskar beraten lässt. Der Ausschnitt setzt ein, als die Ärztin den Impfpass des Reisenden durchsieht und bei der Kombi-Impfung gegen Tetanus/Polio/Diphterie/Keuchhusten Handlungsbedarf hinsichtlich eines Boosters äußert:

Ausschnitt 53: Impfsprechstunde_B_Madagaskar

AW: ((schnalzt)) acht_n_NEUNzig zuletzt,
das **kann** man einmal AUFfrischen,
[mit einer] spritze gegen die vier SAchen,
KM: [hm_MH,]
(1.2)
AW: ((schnalzt)) ähm-
(0.4)
KM: **KANN** man so man äh-
MUSS ich-
(1.6)
mit diese VIER-
(1.5)
MUSS ich das machen,
SOLLte ich es [machen,]
AW: [UNbedingt.]
unbeDINGT;=
=ich sag ihnen jetz mal was sie unbeDINGT brauchen,
und dann sag ich ihnen noch was man vielleicht noch machen **KANN**;
KM: hm_MH;

Da die letzte Impfung gegen Tetanus/Polio/Diphterie/Keuchhusten zum Zeitpunkt des Gesprächs schon mehr als 20 Jahre zurückliegt, weist die Ärztin in Zeile 066 auf eine Auffrischungsimpfung hin, wobei sie dabei sie das Modalverb *können* gebraucht. Der Kunde ratifiziert diesen Hinweis auf die Auffrischungsimpfung zunächst (Zeile 068), greift das Modalverb *können* jedoch nach einer ca. 2-sekündigen Pause in Zeile 072 auf, versieht es mit einem Fokusakzent und exponiert es somit. Neben dem Modalverb greift der Reisende auch das unpersönliche Pronomen *man* auf, das von der Ärztin in Zeile 066 gebraucht wird. Er bricht die Äußerung nach dem Hesitationsmarker „ähm" jedoch ab und reformuliert sie, indem er „kann man" durch „muss ich" ersetzt und damit sowohl die Notwendigkeit der Impfung als auch den Bezug zur eigenen Person pointierter zur Disposition stellt. Er bricht die Konstruktion erneut ab und nimmt sie in Zeile 077 – nach zwei längeren Pausen und der Herstellung des Bezugs der Frage zu den erwähnten vier Impfstoffen in Zeile

075 – wieder auf. Hier erfragt er durch „MUSS ich das machen," explizit die absolute Notwendigkeit (vgl. Zifonun et al. 1997: 1888) der Auffrischungsimpfung. Im Folgenden greift er die Frage erneut auf und ersetzt das Modalverb *muss* nun durch *sollte*. Durch den Gebrauch von *sollen* erfragt er neben der normativen Dimension einer Verpflichtung, die auch durch *müssen* abgedeckt war, zusätzlich die Komponente eines Ideals: „Mit *sollen* beziehen wir uns auf das unter dem Ideal Notwendige, also auf Vorschriften, Grundsätze, Verpflichtungen" (Zifonun et al. 1997: 1891). Auffällig ist an dieser Stelle auch der Gebrauch des Konjunktivs, der das Modalverb abschwächt und das Ideal (hier: den vollständigen Impfschutz) hypothetischer (vgl. Zifonun et al. 1997: 1893) erscheinen lässt.

Vor dem Hintergrund einer Verstehensdokumentation (Deppermann/Schmitt 2008) wird evident, dass dem Kunden – der als Nichtmuttersprachler u. U. weniger Erfahrungswissen mit den semantischen Facetten der einzelnen Modalverben im situativen Kontext mitbringt – die Verwendungsweise des Modalverbs *können* in Zeile 066 nicht klar wurde: Hat die Ärztin *können* in seiner epistemischen, circumstantiellen oder normativen Semantik (vgl. Zifonun et al. 1997: 1888 f.) gebraucht? Während die epistemische und circumstantielle Verwendung die Impfung lediglich als denkbare Möglichkeit rahmen, würde ein normativer Gebrauch die Vakzine als notwendig darstellen. Dadurch, dass der Kunde *können* mit den Modalverben *müssen* und *sollen* kontrastiert, denen eine stark normative Semantik inhärent ist, erfragt er den normativen Grad des Modalverbgebrauchs der Ärztin und somit das Level an Notwendigkeit, sich impfen zu lassen. Solche Rückfragen können nach Deppermann/Schmidt (2008) als explizite Verstehensmanifestationen bezeichnet werden, da das (fehlende) Verstehen nicht direkt thematisiert wird, aber eine Aufzeigepraktik (‚display') darstellt, die (mangelndes) Verstehen auf sprachlicher Ebene transparent macht.

Die Ärztin reagiert auf die Nachfrage, indem sie in Zeile 079 überlappend mit „UNbedingt." antwortet und die Notwendigkeit[86] der Impfung in Zeile 080 durch eine Selbstwiederholung forciert. Im Folgenden (Zeilen 081/082) wechselt sie auf eine kommunikative Metaebene und erläutert, dass ihre Gesprächsagenda vorsieht, zunächst obligatorische Impfungen zu thematisieren und anschließend den Bereich der fakultativen Impfungen zu bedienen. Die Ärztin gebraucht hier wiederum das Modalverb *können*, disambiguiert es nun jedoch, indem sie den circumstantiellen Gebrauch mit dem Adverb *vielleicht* unterstreicht und so die Fakultativität der Vakzine jener zweiten Gruppe ausdrückt.

Zusammenfassend kann festgehalten werden, dass sowohl ÄrztInnen als auch KundInnen Modalverben einsetzen, um auf den evidenzbasierten Empfehlungsgrad

86 Da in Deutschland keine Impfpflicht für Diphterie/Tetanus/Pertussio/Polio besteht, lässt sich ableiten, dass diese Aussage als dringende Empfehlung für einen vollständigen Impfschutz zu lesen ist.

von Impfungen für bestimmte Reiseregionen zu referieren. Die verschiedenen Modalverben eröffnen dabei ein Spektrum zwischen notwendigen Impfungen (*müssen, brauchen*), empfohlenen Immunisierungen (*sollen/sollten*) und fakultativ durchführbaren Vakzinierungen (*können*). Dieses Spektrum kann dann als Basis für eine Impfentscheidung dienen bzw. mit den individuellen Präferenzen und Wünschen abgeglichen werden. Somit helfen Modalverben in der projektiven Gattung ‚Impfsprechstunde', Handlungsspielräume und Entscheidungsmöglichkeiten hinsichtlich der anstehenden Impfentscheidung auszuloten (vgl. Ayaß 2023).

5.3.2.2 Konzessive Strukturen zur Abwägung und Gewichtung von Argumenten

Konzessive Strukturen werden in der Forschungsliteratur häufig in Zusammenhang mit argumentativen Kontexten beschrieben (vgl. u. a. Couper-Kuhlen/Thompson 2000; Barth-Weingarten 2006), da sie eine sprachliche Ressource darstellen, um kontrastive Blickwinkel auf Sachverhalte auszudrücken, Argumente zu gewichten und auf gesichtsschonende Art und Weise (partielle) Nichtübereinstimmung zu kommunizieren. Bereits in der klassischen Rhetorik ist das Stilmittel repräsentiert, indem bspw. Quintilian die *prólepsis, praesumptio* und *(ante-)occupatio* in ihrer Funktion, „einen Einwand, der gemacht werden kann, mit Beschlag belegen" (Quint. IX, 2, 16), beschreibt. Auch die rhetorischen Figuren *confessio, concessio* und *consensio* (vgl. Quint. IX, 2, 51) kontextualisieren partielle Zustimmung zu einem Gegenargument.

Nach Couper-Kuhlen/Thompson (1999; 2000) besteht eine prototypische konzessive Struktur in der Interaktion aus den drei Teilen *Behaupten* (claiming), *Einräumen* (conceding/acknowledging a claim) und *Entgegenhalten* (countering). Die typische sequenzielle Abfolge stellt dabei ein dreiteiliges Schema im Dialog dar, das Couper-Kuhlen/Thompson als *Cardinal Concessive Schema* bezeichnen:

A: X (Aufstellen einer Behauptung)

B: X' (das Einräumen der Gültigkeit dieser Behauptung)

Y (das Entgegenhalten einer Behauptung, die mit der vorhergehenden potenziell inkompatibel ist)

SprecherIn A stellt demzufolge in einem ersten Schritt eine Behauptung auf, deren Gültigkeit SprecherIn B in einem zweiten Schritt zunächst anerkennt, bevor von SprecherIn B ein kontrastives Argument in die Interaktion eingebracht wird. Genau dieses Schema ist in folgendem Beispiel aus einer Impfsprechstunde zu identifizieren, in welchem die Angemessenheit einer Tollwutimpfung im Zuge einer bevorstehenden Peru- und Chile-Reise besprochen wird:

Ausschnitt 54: Impfsprechstunde_L_Peru

563 KW: da werden ja vielleicht keine tollwütigen (.) [HUNde rumstrummen;]
564 AW: **[ja JA also die** die äh-]
565 **hundeDICHte,**
566 **oder die die dichte frei freilaufender ANderer tiere,**
567 **is nich so HOCH,**
568 [ja,]
569 KW: [hm_MH,]
570 AW: **aber das risiko is nicht NULL;**
571 das is vielleicht vergleichbar mit nem UNfallrisiko;
572 KW: hm;

Die Kundin bringt in Zeile 563 ein kritisches Argument gegen die Verabreichung einer Tollwutimpfung an, indem sie – abgemildert durch das epistemische Satzadverb „vielleicht" – anzweifelt, an ihrer Reisedestination überhaupt auf tollwütige Hunde zu treffen. Diese Aussage entspricht im *Cardinal Concessive Schema* dem Aufstellen der Behauptung X[87]. Die Ärztin geht auf diesen Einwand mit einer fremdinitiierten konzessiven Struktur in Form einer *ja … aber*-Konstruktion ein: Sie bestätigt die Richtigkeit der Aussage in Zeile 564 zunächst durch ein intensives „ja JA" und rahmt den Hinweis dadurch als offensichtliche, bereits bekannte Information (vgl. Barth-Weingarten 2011). Inhaltlich legitimiert sie das Argument dadurch, dass die Anzahl der freilaufenden Tiere im Reiseland tatsächlich als „nicht so HOCH" (Zeile 567) einzustufen sei. Im Schema ist dieser Schritt als Einräumung der Gültigkeit (X') zu identifizieren. Dass die Zustimmung jedoch nur partieller Natur ist, der Redebeitrag der Ärztin mit der Einräumung noch nicht abgeschlossen ist und sie ein kontrastierendes Argument plant, wird durch die weiterverweisende fallend-steigende Intonation (vgl. Couper-Kuhlen 1996) an der Scharnierstelle zwischen Einräumung und Gegenargument (Zeile 567) deutlich. In diesem Beispiel wird das Gegenargument jedoch nicht gleich im Anschluss an die Einräumung geäußert, sondern die Projektion über das Rückversicherungselement „ja" mit steigender Intonation (Zeile 568) sowie die Ratifikation der Kundin (Zeile 569) aufrechterhalten. Nach Ford/Thompson (1996: 150) können solche Elemente als „Komplettierungspunkte" (*local pragmatic completion points*) beschrieben werden, also als Stellen in der Inter-

87 Der Behauptung zugrunde liegt Wissen darüber, dass Hunde prototypische Überträger von Tollwut sind, welches hier als gegeben vorausgesetzt wird.

aktion, „an denen der Sprecher zwar Folgendes projektiert, sein Gegenüber aber einen minimalen, das Rederecht nicht beanspruchenden Beitrag einbringen kann“ (Barth-Weingarten 2002: 96).

In Zeile 570 spannt die Ärztin mit dem projizierten *aber*-Teil dann den Kontrast zur vorherigen Einräumung auf, indem sie darauf aufmerksam macht, dass dennoch ein gewisses Risiko zur Exposition mit Tollwut bestehe und dieses „nicht NULL“ (vgl. Kapitel 5.2.3.3 zur Litotes-Formulierung) sei. Im *Cardinal Concessive Schema* stellt diese Aussage das Element Y, also ein (partiell) mit der vorhergehenden Einräumung inkompatibles Argument dar.

Durch die konzessive *ja ... aber*-Struktur gelingt es der Ärztin auf der einen Seite, auf den Einwand der Kundin einzugehen und ihrer Argumentation gegen die Impfung Gültigkeit einzuräumen. Sie richtet ihre Äußerungen am Gesprächsbeitrag der Kundin aus und zeigt durch die inhaltliche Zustimmung intersubjektives Verstehen der Skepsis an. Auf der anderen Seite kann sie ihrer ärztlichen Verantwortung nachkommen, auf bestehende Risiken hinzuweisen und den unwahrscheinlichen, aber dennoch möglichen Fall einer Tollwutinfektion in den Abwägungsprozess einbringen. Der Vorteil dieses gesichtsschonenden Parts der (partiellen) Nichtübereinstimmung, also „disagree in a mitigated form by first (weakly) agreeing with it“ (Couper-Kuhlen/Thompson 2000: 382), besteht nach Quintilian (XII, 1, 34) aus rhetorischer Perspektive darin, „es so leichter fassen und widerlegen zu können“. Auf diese Weise kann ein Dissens in der Interaktion abgewehrt werden (vgl. Günthner 2015: 208), aber gleichzeitig eine „Berichtigung“ oder „Verbesserung“ (Ueding 2005: 198) des kundenseitigen Einwands erfolgen, sodass die Ärztin einer potenziell inadäquaten Implikatur (vgl. Günthner 2015: 199) – nämlich des gänzlichen Ausschlusses eines Tollwutrisikos – entgegenwirken kann.

Jenseits des *Cardinal Concessive Schema* ist in den hier bearbeiteten Impfgesprächen noch eine andere, nämlich monologische konzessive Struktur präsent. Diese erinnert an ein rhetorisches Stilmittel, das von Quintilian (*Institutio Oratoria*: 9.2.16–18) als *Prokatalepsis* bezeichnet wurde, und eine Struktur, die Couper-Kuhlen/Thompson (2000) als *Monadic Concessive Schema* beschreiben. Dabei handelt es sich um Einräumungen der ReisemedizinerInnen, die sich nicht auf eine vorangegangene Behauptung der KundInnen beziehen, sondern selbstinitiiert in die Interaktion eingebracht werden, bevor sie im Anschluss durch (partielle) Gegenargumente kontrastiert werden. Dies soll anhand des folgenden Beispiels[88] dargestellt werden, welches ein Impfgespräch im Zuge einer geplanten Reise nach Südamerika darstellt:

88 Weitere Beispiele von konzessiven Strukturen nach dem *Monadic Concessive Schema* werden in Kapitel 5.3.2 mit Fokus auf der Veranschaulichung von Gegenargumenten durch Szenarien analysiert.

Ausschnitt 55: Impfsprechstunde_B_Südamerika

```
AW:  ähm::-
     (2.5)
     TYphus würd ich an ihrer stelle,
     DAS is-
     der schutz is nur sechzig proZENT leider,
     lohnt sich aber wenn man da so lAnge unterwegs is auf JEden fall,
     °h hepatitis a: HAM sie [n schutz,]
KW:                          [hm_MH,   ]
```

Die Ärztin spricht in Zeile 146 eine klare Empfehlung für eine Immunisierung gegen Typhus aus, indem sie darauf hinweist, dass sie selbst im hypothetischen Fall identischer Reisepläne diese Impfung für sich in Anspruch nehmen würde (vgl. Kapitel 5.3.3.5). Nach einer abgebrochenen Äußerung in Zeile 147 liefert sie dann in Zeile 148 und 149 einen retraktiven *account* für ihre Impfempfehlung nach und argumentiert in Form einer konzessiven Struktur: So räumt sie zunächst ein, dass die Vakzine leider nur eine Schutzrate von 60 % aufweist, was erst einmal gegen die Impfung spricht. Zwar fehlen der Kundin als Laiin hier entsprechende Vergleichszahlen an Schutzwerten anderer Impfungen, doch kann aus dem durch das Kommentaradverb „leider" ausgedrückten Bedauern und der mit der Fokuspartikel „nur" erfolgten Rahmung als geringem Schutz geschlossen werden, dass es sich hier um einen verhältnismäßig niedrigen Wert handelt. Der weiterverweisende Charakter der steigenden Intonation am Ende der Intonationsphrase markiert, dass die Ärztin jedoch bereits ein kontrastierendes Argument geplant hat (vgl. Couper-Kuhlen 1996: 96), welches in Zeile 149 dann durch den adversativen *aber*-Teil realisiert wird. Die Reisemedizinerin verweist hier auf die relativ lange Reisedauer von sieben Monaten, welche das kumulative Risiko, an Typhus zu erkranken, so stark erhöht, dass eine Impfung auch dann Sinn macht, wenn sie eine verhältnismäßig geringe Schutzrate aufweist. Dass der Abwägungsprozess klar für die Impfung ausfällt, wird nicht nur daran deutlich, dass der *aber*-Teil in konzessiven Strukturen i. d. R. das gewichtigere Argument darstellt (vgl. Günthner 2015: 197), sondern auch dadurch, dass dem Argument mit der Intensivierung „auf jeden Fall" Nachdruck verliehen wird. Dieser adverbiale Ausdruck dient dazu, „Sicherheit, *common ground* oder Objektivität auszudrücken und [bezieht] sich auf die epistemische Ebene" (Weiger 2018: 98).

Dadurch, dass die Ärztin selbst ein Gegenargument vorwegnimmt, kommuniziert sie zum einen transparent auch eine Schwachstelle der Impfung und zeigt sich somit objektiv, seriös und vertrauenswürdig in ihrer Beratungstätigkeit. Peters (2015: 79) unterstreicht, dass gerade in einem Dienstleistungsverhältnis – wie es im Bereich der individuellen Gesundheitsleistungen (IGeL) vorliegt – die Vertrauenswürdigkeit ein relevanter Faktor ist: „Insbesondere das nötige Vertrauen in den Arzt als verlässliche Informationsquelle (truthful information) ist für den Patienten entscheidend beim Abwägen seiner Handlungsoptionen und daher auch in einem Dienstleistungsverhältnis nicht zu unterschätzen". Zum anderen sichert sie sich durch die Aushebelung des Gegenarguments auch vor möglichen Einwänden oder Nichtübereinstimmungen ab (vgl. Günthner 2015; Ueding/Steinbrink 1986: 292), die von der InteraktionspartnerIn im späteren Gesprächsverlauf in die Abwägung eingebracht werden könnten. Couper-Kuhlen/Thompson (2000: 403) führen aus, dass das zweite Argument in dieser monologischen Form sogar an Stärke gewinnt, wenn zuvor ein Gegenargument genannt wird: „One makes one's own counter-argument all the more devastating when delivered".

Wie Günthner (2015: 201) in Rückgriff auf Bachtin (1981) ausführt, handelt es sich hier nicht um eine herkömmlich monologische, sondern nur um eine „quasimonologische" Redekonstellation: Auch wenn nur einE SprecherIn argumentiert, bringt diese/r verschiedene, mitunter konträre Perspektiven in das Gespräch ein und verleiht der Interaktion deshalb dialogischen oder polyphonen Charakter. „By acknowledging the simultaneous existence of two potentially incompatible perspectives" (Couper-Kuhlen/Thompson 2000: 405), können die ReisemedizinerInnen deutlich machen, dass es in den seltensten Fällen ausschließlich Pro- oder ausschließlich Contra-Argumente bezüglich der Impfungen gibt, sondern i. d. R. ein komplexer und individueller Abwägungsprozess erfolgt.

So werden konzessive Strukturen herangezogen, „um eigene Reflexionsprozesse deutlich zu machen und dem Gegenüber zu signalisieren, dass die Sprecher/innen erst nach gründlichen Abwägungen unterschiedlicher Positionen zu ihrer Schlussfolgerung gelangt sind" (Günthner 2015: 215). Der Beratungs- bzw. Dienstleistungscharakter besteht hier also nicht nur in der Vermittlung von verlässlichen Informationen über das Infektionsrisiko und die Impfstoffe, sondern auch in der Gewichtung der mitunter konträren Argumente. Dadurch, dass die ÄrztInnen nicht nur ihre finale Impfempfehlung aussprechen, sondern auch den zugrundeliegenden komplexen Abwägungsprozess transparent machen, bekommen die KundInnen die Möglichkeit, eine fundierte Impfentscheidung zu treffen, indem sie die verschiedenen Argumente individuell reflektieren und nach subjektiven Präferenzen gewichten können.

5.3.2.3 Abblocken von Argumenten

Obwohl die hier bearbeitete Gesprächsgattung sehr stark kundInnen- und dienstleistungsorientiert ausgerichtet ist und die Präferenzen, Bedürfnisse und Ansichten der KundInnen ausschlaggebende Faktoren für die Impfentscheidungen darstellen, sind in den Gesprächsdaten auch Sequenzen vertreten, in welchen deren Argumente abgeblockt werden und eine (inhaltliche) Aushandlung solcher Argumente von ärztlicher Seite unterbunden wird. Da auch diese Facette zum „Fingerabdruck" (Drew/Heritage 2001: 26) der Gesprächsgattung gehört und auch für die Anwendungsperspektive der zu entwickelnden Lehrmaterialien von großem Interesse ist, soll sie nicht unbeachtet bleiben und anhand von zwei Beispielen untersucht werden.

Das erste Beispiel (56) stammt aus einem Impfgespräch, das anlässlich einer bevorstehenden Reise der Kundin KW nach Ecuador stattfindet. Der Ausschnitt setzt ein, während die Interagierenden das Thema *Influenza* bearbeiten und der Arzt AM auf die präventive Maßnahme der Grippeschutzimpfung zu sprechen kommt:

Ausschnitt 56: Impfsprechstunde_J_Ecuador

699 AM: also DAgegen kann man impfen;
700 das wär vielleicht auch hier zu empFEHlen;
701 das zu MAchen;
702 (0.4)
703 KW: oKEE-
704 (0.2)
705 AM: SCHWIErig is-
706 KW: ich ich hAb (0.17) mich noch nich impfen lassen gegen influENza,
707 und die meisten erstreaktionen sind ziemlich HEFtig hab ich gehört.
708 (1.0)
709 hm_HM,
710 (0.4)
711 AM: tja.
712 dazu (0.44) gibt_s son paar überLEgungen=ne,
713 s is TOTimpfstoff.
714 (0.6)
715 **ich will mit ihnen da keine GRUNDsatzdiskussion führen;=ne,**
716 also äh (0.2) influenzaimpfung kann man (0.5) kritisch hinterFRAgen;
717 und dies und jenes dazu SAgen;
718 (0.6)
719 aber für ihre REIse (0.6) wär_s da vielleicht ganz gUt.
720 KW: hm_HM,
721 (0.3)
722 AM: es_is kein MUSS.

```
723  KW:  ich überLEG[_S mir;]
724  AM:              [also    ]KEIne von den impfungen (0.2) die wir jetz
          bespREchen (0.5) is-
725       (wenn wa dann mal einmal) auf diese seite hier GEhen;=ne,
726       ALso-
727       (0.7)
728       ähm-
729       (2.9)
730       es IS keine impfung vOrgeschrieben;
731       sie MÜSsen da von all dem (0.3) gAr nix machen.
732  KW:  hm_HM,
733       (0.6)
```

Der Arzt signalisiert in Zeile 699 nach dem konklusiven Konnektor „also" (vgl. Deppermann/Helmer 2013) mit „DAgegen kann man impfen;" durch den Gebrauch des Modalverbs *können* (vgl. Kapitel 5.3.2.1), dass eine Impfung gegen Influenza im vorliegenden Fall grundsätzlich möglich sei. In Zeile 700 spricht er sich dann dezidierter pro Impfung aus, indem er verdeutlicht, dass eine Impfung nicht nur möglich, sondern auch „zu empFEHlen" sei, wobei der Grad der Empfehlung durch den Gebrauch des Konjunktivs sowie durch das Adverb „vielleicht" abgeschwächt wird und die Impfung damit als nicht dringend notwendig gerahmt wird. Der Mediziner spricht die Empfehlung in Form einer Korrelatstruktur aus, wobei das „das" in Zeile 700 als Korrelatwort fungiert, welches dann in Zeile 701 gefüllt wird. Auffällig sind auch die unpersönlichen Formulierungen in den Zeilen 699 und 700, also das depersonalisierende Pronomen „man" und die „passivähnliche Konstruktion" (Zifonun et al. 1997: 1900) nach dem Muster [*sein*] + *zu* + [Infinitiv], die signalisieren, dass der Arzt hier als Vertreter der Institution eine allgemein geteilte Einschätzung ausspricht, die unabhängig von seiner Person auch von anderen ReisemedizinerInnen artikuliert werden würde (vgl. Lerner 1993: 220 f; Måseide 2006: 49 zur Anzeige einer teilbaren Wahrnehmungserfahrung). Die Kundin quittiert dies mit dem *acknowledgement token* „oKEE." (Zeile 703). Nach einer 0.2-sekündigen Pause setzt der Arzt mit „SCHWIErig is-" (Zeile 705) zu einem Redezug an, wird aber von der Kundin unterbrochen, die ins Gespräch einbringt, dass sie bislang noch keine Impfung gegen Influenza erhalten hat. Ihre Formulierung „ich ich hAb (0.17) mich noch nich impfen lassen" (Zeile 706) stellt die Tatsache, dass noch keine Immunisierung erfolgt ist, als bewussten Entschluss und die Kundin als aktive Entscheidungsträgerin dar. Im Gegensatz zu anderen Formulierungen, die in den hier bearbeiteten Daten genutzt werden, um zu kommunizieren, dass noch keiner Impfung erfolgt ist, wie bspw. „ich wurde noch nicht (gegen X) geimpft" oder „ich habe noch keine Impfung (gegen X) bekommen" positioniert sich die Kundin hier als deontisch potente Akteurin und setzt ihre eigene Agentivität relevant („ich"; Zeile 706). Zwar ist die *sich-lassen* + Subjekt $_{[+belebt]}$ -Konstruktion in der „Nähe des *werden*-Passivs oder in [der] des *bekommen*-Passivs" (Szatmári 2004: 92) angesiedelt und stellt die Kundin als Patiens bzw. Rezipientin von Impfungen dar, doch kommt dem Subjekt durch diese Konstruktion zugleich eine „aktivere Rolle" (Szatmári 2004: 91) zu, welche nicht nur durch die Lesart von *lassen* als ‚zulassen, dulden, erlauben' (vgl. Brinker 1971: 119) erklärt werden kann, sondern nach Szatmári (2004: 92) auch durch die Äußerungsstruktur bedingt ist:

> Ein weiteres Charkateristikum der infiniten Verben der *sich-lassen* + Subjekt $_{[+belebt]}$ -Konstruktion ist, daß sie eine Akkusativ- bzw. Dativergänzung regieren, die als Patiens bzw. Rezipient fungiert [...]. Diese Ergänzung bleibt erhalten, muss aber aufgrund der Koreferenz mit dem Satzsubjekt reflexiviert werden. Dadurch wird das Reflexivum mit patientiven bzw. rezipientiven Merkmalen versehen. Diese Merkmale überträgt es auf aufgrund der Koreferenz auf das Subjekt, so daß dieses Kausator und Patiens bzw. Rezipient zugleich ist.

Im gleichen Atemzug liefert die Kundin das Argument, dass bei der Influenzavakzine die Impfreaktionen „ziemlich HEFtig" ausfallen (Zeile 707), welches als *account* für den bisherigen Verzicht auf die Grippeschutzimpfung fungiert. Dass die Kundin den *account* hier an die Information über ihren Impfstatus anhängt, kann sequenziell über die Präferenzorganisation (vgl. Levinson 2000; Schegloff 2007) erklärt werden: Dadurch, dass der Arzt die Vakzine in Zeile 700 – wenn auch durch den Modus des Konjunktivs und das Adverb „vielleicht" abgeschwächt – dezidiert empfiehlt, setzt er eine Annahme dieser Empfehlung als präferierte Reaktion relevant. Da die Kundin der Grippeschutzimpfung gegenüber kritisch eingestellt ist und eher dispräferiert reagiert, gerät sie in Zugzwang, das Ausbleiben der unmittelbaren Zustimmung zur Impfung zu expandieren und zu begründen. Dies erfolgt über das Argument der heftigen Impfreaktionen, wobei sie diese nicht als eigenes Erfahrungswissen, sondern durch „hab ich gehört" als Information aus zweiter Hand rahmt. Die Quelle dieses *hearsay evidential* (vgl. Chafe 1986: 268; Kärkkäinen 2003: 37) lässt sie jedoch intransparent.

Nach einer 1.0-sekündigen Pause, einem Bestätigungssignal („hm_MH", Zeile 709) der Kundin und einer erneuten Pause von 0.5 Sekunden äußert der Arzt dann die IP-konstitutive Interjektion „tja." (Zeile 711), mit der er ein Handlungsdilemma anzeigt (vgl. Scarvaglieri 2013a: 72; Scarvaglieri 2013b: 128 f.). Er wechselt dann auf eine Meta-Ebene, indem er kommuniziert, dass es dazu „son paar überLEgungen" (Zeile 712) gibt und dies durch den direkt angeschlossenen Alignmentmarker „ne," intersubjektiv verankert. Der Reisemediziner beginnt dann in Zeile 713, auf inhaltlicher Ebene auf das Argument der Kundin einzugehen und bringt eine der angekündigten Überlegungen in die Interaktion ein, indem er darauf hinweist, dass es sich bei dem Impfstoff gegen Influenza um einen „TOTimpfstoff" handelt. Dabei lässt er jedoch unerwähnt, welche spezifischen Auswirkungen dieser Faktor auf die von der Kundin befürchteten Impfreaktionen hat.

Es kommt zu einer 0.6-sekündigen Pause, bevor der Arzt von der inhaltlichen Argumentationsebene wieder zurück auf die Meta-Ebene wechselt: Mit „ich will mit ihnen da keine GRUNDsatzdiskussion führen; = ne," weist er darauf hin, dass er nicht bereit ist, über die generelle Sinnhaftigkeit der Influenzavakzine zu diskutieren. Damit blockt er einen weiteren Austausch von Argumenten vor dem Hintergrund eines generellen Problems der Inkommensurabilität (vgl. Kuhn 1976) bzw. eines ‚*deep dissensus*' (vgl. Hannken-Illjes 2018) hinsichtlich der Grippeprophylaxe als Reiseimpfung ab. In den Zeilen 716 und 717 gesteht er der Kundin dann zunächst zu, dass man die Influenzaimpfung grundsätzlich durchaus „kritisch hinterfragen" und „dies und jenes" aus diesem Diskurs anbringen kann, bevor er nach einer 0.6-sekündigen Pause – eingeleitet durch das adversative „aber" – in Zeile 719 eine erneute Empfehlung ausspricht: „aber für ihre REIse (0.6) wär_s da vielleicht ganz gUt". Durch die Linksherausstellung, den Fokusakzent auf „REIse" und die Akzentuierung durch eine nachfolgende Pause setzt er die Funktion der Grippeprophylaxe gerade im speziellen Kontext der Reisevorbereitung relevant und macht deutlich, dass seine Empfehlung sich lediglich auf diesen Einsatzbereich bezieht und nicht als grundsätzliche Befürwortung der Grippeschutzimpfung zu lesen ist. Des Weiteren wird die Empfehlung erneut durch den Gebrauch des Konjunktivs („wär_s") und das einschränkende Adverb „vielleicht" abgeschwächt. Auffällig ist in diesem Gesprächsausschnitt, dass für beide Empfehlungen (Zeilen 700 und 719) keine inhaltlichen Argumente als *accounts* artikuliert werden, warum der Mediziner die Influenzaimpfung bei einer Reise nach Ecuador als sinnvoll erachtet.

Nach einem „hm_HM," (Zeile 720) als *acknowledgement token* von Seiten der Kundin ergänzt der Arzt in Zeile 722, dass die Grippeimpfung „kein MUSS" sei. Damit ordnet er seine Empfehlung in ein Spektrum ein, das sich auf den Grad an Notwendigkeit bezieht (vgl. Kapitel 5.2.3) und weist darauf hin, dass seine Empfehlung vor dem Hintergrund eines generellen fakultativen Charakters der Impfung zu verstehen ist. Die Kundin kündigt mit „ich überLEG_S mir" an, dass sie die Empfehlung überdenken wird, signalisiert damit aber auch, dass sie die Entscheidung für oder gegen die Grippeimpfung nicht im Hier und Jetzt treffen, sondern vertagen möchte und das Thema für sie hiermit zur Genüge bearbeitet ist. Der Reisemediziner projiziert mit seinem (überlappenden) „also" (Zeile 724) eine Selbstreformulierung (vgl. Alm 2007), indem er darauf hinweist, dass – nicht nur wie in Zeile 722 erwähnt – „es", d. h. die Grippeschutzimpfung, fakultativen Charakter hat, sondern „KEIne von den impfungen (0.23) die wir hier besprEchen" als notwendig angesehen werden kann. Damit definiert er auf einer kommunikativen Metaebene den Charakter der gesamten Impfberatung und siedelt die Gesprächsgattung im Bereich der fakultativen medizinischen Intervention an.

Im Folgenden zieht er als Quelle ein Dokument einer übergeordneten Institution[89] heran und rahmt durch das Pronomen „wir“ bzw. „wa“ (Zeile 725) die Rezeption der offiziellen Impfempfehlungen als *joint activity* (Maynard 2001: 333). Die aktuellen Richtlinien bestätigen ebenfalls, dass „keine impfung vOrgeschrieben“ (Zeile 730) ist und die Kundin „von all dem (0.27) gAr nichts machen muss“ (Zeile 731). Da die Kundin der Impfung gegenüber im Sinne einer *passive resistance* (vgl. Stivers 2005; Koenig 2011) durchgehend eher misstrauisch eingestellt ist, erfolgt das Konsolidieren der Richtlinien an dieser Stelle der Interaktion als eigeninitiatives Hinzuziehen einer ‚zweiten Meinung‘. Imo (2017a: 47) beschreibt dies als interaktive „Absicherungsstrategie“, um „Misstrauen der PatientInnen abzubauen und Vertrauen [...] aufzubauen“. Dadurch kontextualisiert der Reisemediziner seine Ausführungen und Empfehlungen als fundiert (Imo 2017a: 48), macht aber gleichzeitig deutlich, dass die Impfung vor dem Hintergrund keiner offiziellen Impfempfehlung rein fakultativ in Anspruch genommen werden kann. Die Kundin ratifiziert dies erneut mit einem Rezipientensignal, bevor das Thema nach einer 0.6-sekündigen Pause final abgeschlossen ist.

Das zweite Beispiel (57) stammt aus einem Impfgespräch, das im Vorfeld einer geplanten Reise nach Indien stattfindet. Der Ausschnitt setzt ein, nachdem der Arzt das Malariarisiko in Indien als „umfassend“ (nicht abgedruckt) bewertet hat und für eine präventive Intervention durch Pharmazeutika mit den Wirkstoffen DEET (Diethyltoluamid) und Icaridin argumentiert. Die Kundin äußert daraufhin, dass diese Wirkstoffe erst kürzlich in einem Fernsehbericht thematisiert wurden:

Ausschnitt 57: Impfsprechstunde_BO_Indien

```
0503  KW:  da gab_s doch neulich n beRICHT,
0504       äh im we: de: ER zu;
0505       (0.7)
0506       äh die beiden WIRKstoffe,
0507       äh die äh irgendwas bei den embryonen von irgendwelchen
           FIschen (.) kaputtmachen?
0508  AM:  hm_MH,
0509       °h ökotoxizität ham wer jetz hier in unserer äh beratung
           sozusagen NICH,=ne,
```

89 Auf Nachfrage handelte es sich hier um den Katalog des Zentrums für Reisemedizin, welcher u. a. aktuelle Informationen zum Ausbruchsgeschehen in den Reiseländern sowie Einreisevorschriften bereitstellt.

```
0510  KW:  ich WOLLte nur [ei-                ]
0511  AM:                 [is tatSÄCHlich] [so,     ]
0512  KW:                                  [geNAU; ]
0513  AM:  geNAU;
0514       ja äh SIcher;
0515       das sind ja MITtel,
0516       die ähm ne klare WIRkung haben,
0517       (0.7)
0518       und dann werden sie auch entsprechende nebenwirkungen HAM,=
0519       =ich will dieses argument jetz gar nich ABtun,
0520       °h aber ich will (.) darauf hiNAUS,
0521       und DAS is mir wichtig,
0522       dass man das malAriarisiko und das stechmückenrisiko ERNST
           [nimmt dort,]
0523  KW:  [MACH ich;  ]
0524  AM:  [es is WIRKlich-]
0525  KW:  [hm_MH,         ]
0526  AM:  ähm äh KRItisch,
0527       aber dass ne REIhe von substanzen-
0528       das beginnt auch bei KÖRperpflegeprodukten,
0529       äh die eingesetzt werden INhaltsstoffe haben,
0530       °h die ökologisch nich UNbedenklich sind,
0531       das is zweifelsOHne so.
0532  KW:  MACH ich.
0533       besorg ich mir aus der apoTHEke;
0534  AM:  ne,
0535  KW:  hm_MH,
```

Die Kundin bringt in Zeile 503 in die Interaktion ein, dass es zu den genannten Wirkstoffen „neulich n beRICHT" gab, wobei sie durch die Partikel „doch" auf eine (vermeintliche) gemeinsame Wissens- bzw. Kommunikationsbasis (vgl. Lütten 1979) rekurriert. In Zeile 504 spezifiziert sie die Quelle ihres Wissens, indem sie den Bericht im öffentlich-rechtlichen Programm des WDR verortet. Nach einer Pause von 0.7 Sekunden gibt sie dann die im erwähnten TV-Bericht geäußerte Kritik an den beiden Wirkstoffen wieder, nämlich dass sie „irgendwas bei den embryonen von irgendwelchen FIschen (.) kaputtmachen" (Zeile 507). Der mehrfach geäußerte Häsitationsmarker „äh", zwei Approximationsmarker (das indefinite Stellvertreterpronomen „irgendwas" und das indefinite Begleiterpronomen „irgendwelchen"; vgl. Mihatsch 2010) sowie das in der Umgangssprache verortete (vgl. DWDS 2022) Verb „kaputtmachen" rahmen die Wiedergabe der Kritik als epistemisch unsicher bzw. unpräzise und markieren Disfluenz (vgl. Imo 2007: 353). Die steigende Tonhöhenbewegung zum Ende der Intonationsphrase signalisiert eine „fragende Aufforderung zur Turnübernahme“ (Peters 2015: 164) bzw. projiziert bereits einen Slot zur Stellungnahme des Arztes auf dieses Argument.

Dieser äußert zunächst ein Rezipientensignal (hm_MH,; Zeile 508) und überführt dann nach einem deutlich hörbaren Einatmen das von der Kundin laiensprachlich beschriebene Phänomen, dass die Wirkstoffe „irgendwas bei den embryonen von irgendwelchen FIschen kaputtmachen“ (Zeile 507), in die fachsprachliche Kategorie der „ökotoxizität“ (Zeile 509). In diesem Redezug wechselt er auf eine kommunikative Metaebene und blockt das Argument ab, indem er darauf hinweist, dass Ökotoxizität in der Impfberatung keine Berücksichtigung erfährt und Informationen dazu im strukturell verfestigten institutionellen Gesprächsrahmen der Beratung nicht angeboten werden („ökotoxizität ham wer jetz hier in unserer äh beratung sozusagen NICH, = ne,“; Zeile 509). Abgeschwächt wird die Zurückweisung des Einwands mit Bezug auf die institutionell vorgegebene Norm durch den Vagheitsindikator „sozusagen“, der signalisiert, dass die Unterbindung einer inhaltlichen Diskussion zur Ökotoxizität der Pharmazeutika „nicht als allgemeingültig und ‚exakt‘ verstanden werden soll, sondern dass sie vielmehr für die momentane Notwendigkeit entwickelt wird“ (Ehmer 2013: 6). Nach dem direkt angeschlossenen Alignmentmarker („ = ne,“, Zeile 509) ergreift die Kundin das Rederecht und setzt an, sich auf einer gesprächsstrukturellen Planungsebene zu rechtfertigen, indem sie ihre ursprüngliche Intention für das Einbringen des Arguments richtigstellen möchte („ich WOLLte nur ei-“; Zeile 510), bevor es zu einem gleichzeitigen Sprechen von Arzt und Kundin in den Zeilen 510, 511 und 512 kommt. Die Kundin äußert dann – in Überlappung zu einem „so“ (Zeile 512) des Arztes – ein „genau“ (Zeile 511) mit fallender Tonhöhenbewegung, welches nach Oloff (2017) als sequenzstrukturierende Partikel gelesen werden kann, die dazu eingesetzt wird, einen schnellen Abschluss einer „potenziell problematischen Nebensequenz“ (Oloff 2017: 224) zu implementieren. Der Arzt greift das „genau“ in Zeile 513 auf, wobei dieses „genau“ im Vergleich zu jenem der Kundin neben dem sequenzstrukturierenden Charakter auch seine ursprüngliche Funktion als Bestätigungspartikel innehat, was daran deutlich wird, dass der Arzt in der nachfolgenden Intonationsphrase „ja äh SIcher;“ abermals seine Bestätigung zum Ausdruck bringt. Er gesteht der Kundin auf inhaltlicher Ebene zu, dass eine „klare WIRkung“ (Zeile 516) auch eine „entsprechende nebenwirkung“ (Zeile 518) als „inhärente Eigenschaft [...] im Sinne von Dispositionen“ (Zifonun et al. 1997: 1889) von Pharmazeutika nach sich ziehen kann, wobei er durch die epistemische Verwendung von „werden“ den Gewissheitsgrad als potenziell unsicher markiert. Als weitere Bestätigung des kundenseitigen Arguments merkt er zusätzlich auf einer kommunikativen Metaebene an, dass er „dieses argument jetz gar nich ABtun“ (Zeile 519) will, bevor er den für ihn und die institutionelle Agenda wichtigen Punkt in der kommunikativen Bearbeitung des Themas in konzessiver Form entgegensetzt, nämlich „dass man das malAriarisko und das stechmückenrisiko ERNST nimmt dort“ (Zeile 522). Die Ernsthaftigkeit des Krankheitsrisikos und auch der Grad an persönlicher Involviertheit als professioneller Akteur wird durch den Einschub „und DAS ist mir wichtig“ (Zeile 521) unterstrichen sowie durch „es ist WIRKlich-“ „ähm äh KRItisch“ (Zeilen 524 und 526) verstärkt. Die Kundin beteuert durch „MACH ich“ (Zeile 523), dass sie den Ernst der Lage sehr wohl sieht und mit der Einschätzung des Arztes aligniert. Zum Ende der Sequenz formuliert der Arzt dann erneut das Zugeständnis, dass er der Kundin hinsichtlich ihres Einwandes zur Ökotoxizität auf einer allgemeinen Ebene recht gibt („das is zweifelsOHne so“; Zeile 531) und dehnt diese Umweltproblematik vom angesprochenen Bereich der Pharmazeutika zusätzlich auf den Bereich der Körperpflegeprodukte (Zeile 528) aus. Dadurch kontextualisiert er den Einwand der Kundin angesichts des bestehenden Malariarisikos als trivial und stuft ihn insofern herab, als es sich um ein weitreichenderes ökologisches Problem handelt, als dass sie durch den Verzicht auf ein einzelnes präventives Malariamedikament die diesbezügliche Ökobilanz ausgleichen könnte. Die Kundin reagiert darauf mit einer zweiteiligen Zusage, dass sie sich das Medikament besorgt („MACH ich. besorg ich mir aus der apoTHEke;“ Zeilen 532/533), die beide in Verbspitzenstellung (vgl. Auer 1993) formuliert sind.

Die beiden Gesprächsausschnitte zeigten exemplarisch einige interaktionale Facetten des ärztlichen Abblockens von kundenseitigen Argumenten: Es wurde evident, dass die ÄrztInnen das Abblocken in Form einer konzessiven „Sandwichstruktur“ vornehmen, indem sie den metakommunikativ und gesprächsorganisatorisch angelegten Block des Arguments mit mehrfachen Zugeständnissen und Zustimmungsäußerungen auf inhaltlicher Ebene umgeben, wodurch sich eine Anbindung an die in Kapitel 5.3.2.2 erläuterten Konzessivstrukturen erkennen lässt: Die dort beschriebene Argumentation nach dem *Monadic Concessive Schema* (Couper-Kuhlen/Thompson 2000) wird hier sogar noch um eine weitere Komponente erweitert. Die KundInnen nehmen das Unterbinden einer Diskussion zum eingebrachten Argument gesprächsübergreifend hin, sodass in keinem Fall in den hier bearbeiteten Daten eine Eskalation oder ein Drängen auf eine weitere Bearbeitung des Arguments beobachtet werden kann. Ganz im Gegenteil wurde deutlich, dass sich die KundInnen äußerst kooperativ zeigen, sprachlich signalisieren, dass das angesprochene Thema schnell abgeschlossen werden kann und grundsätzliches *alignment* besteht. Ein solches Abblocken von Argumenten und Unterbinden einer weiteren Diskussion auf der kommunikativen Metaebene kann in den hier bearbeiteten Daten nur von ÄrztInnen ausgehend beobachtet werden, was den institutionellen Charakter der Gesprächsgattung widerspiegelt, durch welchen den VertreterInnen der Institutionen die deontische Autorität vorbehalten ist, Gesprächsthemen auszuwählen (vgl. Toerin/Shaw/Reuber 2013; Lindström/Weatherall 2015; Stivers et al. 2017), die Abfolge der Gesprächaktivitäten vorzugeben sowie auch Argumente abwählen bzw. abblocken zu dürfen, die in der Gesprächsgattung bzw. den institutionellen Vorgaben nicht vorgesehen sind. Auffällig ist auch, dass sich in diesen Sequenzen die ÄrztInnen besonders häufig auf ebendiese Vorgaben der eigenen Institution oder Informationen von übergeordneten Institutionen berufen. Ebenso wurde deutlich, dass die ÄrztInnen das Abblocken dadurch abschwächen und perspektivieren, indem sie den Kontext der bevorstehenden Reise als Ausnahmesituation rahmen, die eine spezielle Gewichtung von Argumenten erfordert: Zugunsten einer Absicherung in der speziellen Reisesituation müssen ggf. Nachteile in Kauf genommen werden, die im normalen Alltag im deutschsprachigen Raum anders bewertet und durchaus stärker berücksichtigt werden würden (z. B. kritische Betrachtung der Grippeschutzimpfung oder höhere Priorität von Umweltschutzaspekten). Dadurch erzielen die ÄrztInnen einen Konsens in Bezug auf die spezielle Reisesituation, gestehen den Argumenten auf einer allgemeinen Ebene aber durchaus ihre Berechtigung zu.

5.3.3 Persuasives Argumentieren für präventive Maßnahmen auf der Imaginationsebene

Dieser Argumentationstyp ist sequenziell relativ spät im Abwägungsprozess und als letzter Schritt vor der finalen Impfentscheidung zu beobachten. Auffällig ist, dass er durchgehend unidirektional eingesetzt wird, indem mit ihm ausschließlich für die Inanspruchnahme von präventiven Schutzmaßnahmen plädiert wird.[90] Demnach werden klare Präferenzen pro Impfung deutlich und das Argumentieren hat einen erkennbaren persuasiven Charakter (vgl. Ehlich 2014). Neben der erwähnten prospektiven Ausrichtung zeigt sich des Weiteren, dass bei dieser Art der Argumentation die „argumentative und illustrative Funktion nicht trennbar“ (Spiegel 2006: 126) sind, da durch darstellerische Verfahren Argumente aufgebaut und illustriert werden. Der Wechsel auf eine darstellerische Imaginationsebene kann nach Spranz-Fogasy (2006) auch dadurch erklärt werden, dass Argumentation im Gespräch Darstellungsdefizite ausgleicht, die übergreifende Handlungsaufgaben – hier: das Treffen einer Impfentscheidung – blockieren und hinauszögern. Das kon-

90 In den hier vorliegenden Gesprächsdaten werden an keiner einzigen Stelle Contra-Argumente bzgl. Impfungen imaginationsorientiert dargestellt und durch Vergegenwärtigungsstrategien illustriert. Dies kommt allerdings in anderen Text- und Gesprächsgattungen durchaus vor, bspw. wenn auf impfkritischen Webseiten Impfreaktionen und Impfschäden in Szene gesetzt und detailliert mit verschiedenen Vergegenwärtigungsverfahren beschrieben werden.

krete Hineinversetzen in die zukünftige Reisesituation bzw. das Einnehmen einer hypothetischen Perspektive bewirkt in den hier vorliegenden Gesprächen, dass von den KundInnen unmittelbar eine Entscheidung getroffen wird und die Handlungsaufgabe demnach erfüllt werden kann.

Der Wechsel vom aktuellen Darstellungsraum ins Phantasma (vgl. Bühler 1982 [1934]) wird dabei zum einen ausschließlich von den institutionellen VertreterInnen initiiert. Zum anderen werden die imaginierten Szenen von den KundInnen auch nicht eskalierend aufgegriffen, indem bspw. – wie Kotthoff (2009) für informelle Alltagsgespräche zeigt – neue Details hinzugefügt werden und die Szenerie somit kollaborativ ausgebaut wird. Das deontische Recht zur Fiktionalisierung und zum Wechsel ins Phantasma ist demnach in den hier bearbeiteten Daten einer institutionell ausgerichteten Gattung den ÄrztInnen vorbehalten bzw. wird nur von diesen in Anspruch genommen.

Vor diesem Hintergrund sollen in den folgenden fünf Unterkapiteln (Kapitel 5.3.3.1 bis Kapitel 5.3.3.5) sprachliche Ressourcen beleuchtet werden, mit denen über einen imaginationsorientierten Perspektivwechsel für die Inanspruchnahme präventiver Maßnahmen argumentiert wird.

5.3.3.1 Vergegenwärtigung möglicher Übertragungswege (harmloser) Krankheitserreger durch Infektions-Szenarien

Für die Abwägung hinsichtlich der Frage, ob Reiseimpfungen in Anspruch genommen werden, ist neben dem Infektionsrisiko durch das Ausbruchsgeschehen vor Ort u. a. der Umstand entscheidend, wie vermeidbar Infektionen mit bestimmten Krankheiten sind bzw. inwieweit die Reisenden – jenseits der Impfung – aktiv Einfluss auf das Infektionsrisiko nehmen können, indem sie sich bspw. von bestimmten Situationen oder Lebensmitteln fernhalten. Vor diesem Hintergrund besteht ein konstitutiver Bestandteil der Gesprächsgattung der reisemedizinischen Impfsprechstunde darin, dass typische Infektionssituationen auf der Reise besprochen werden. Dabei fällt auf, dass die ReisemedizinerInnen diese nicht als bloße Sachinformationen mitteilen, sondern in Form von Szenarien darstellerisch ins Hier und Jetzt holen. Dies gilt insbesondere dann, wenn die Infektionswahrscheinlichkeit als hoch eingestuft wird und/oder sich die Reisenden den typischen Infektionssituationen nicht oder nur schlecht entziehen können und folglich klar für die Immunisierung argumentiert wird.

Szenarien werden hier nach Brünner (1987) verstanden als „verbale[r] Entwurf einer vorgestellten, kontrafaktischen Situation, wobei Ereignisse und Handlungen des Adressaten verbal geschildert und mehr oder weniger ausgemalt werden“. Im Unterschied zu Beispielerzählungen ist bei Szenarien der Adressat in die geschilderte Situation involviert, nicht die Person, die diese entwirft, d. h.

die KundInnen sind Teil der von den ÄrztInnen imaginierten Szenen, nicht die ÄrztInnen selbst. Zusätzlich sind – anders als bei Beispielerzählungen – die in den Szenarien dargestellten Geschehnisse hypothetischer Natur.

Wie solche Infektionsszenarien sequenziell eingebettet sind und sprachlich hergestellt werden, soll anhand von zwei Transkriptausschnitten beleuchtet werden. Das erste Beispiel stammt aus einem Impfberatungsgespräch anlässlich einer anstehenden Dienstreise bzw. eines Forschungsaufenthalts des Kunden KM im Kongo. Der Ausschnitt setzt ein, nachdem der Arzt AM die Grippeschutzimpfung thematisiert und darauf hingewiesen hat, dass diese auch in Hausarztpraxen verabreicht werden kann und sich der Kunde, sofern er das möchte, dort einen Termin zur kostenlosen Impfung geben lassen kann. Da das Gespräch im Sommer, d. h. nicht zur typischen Saison der Grippeimpfungen zwischen Oktober und Mitte Dezember (vgl. Paul-Ehrlich-Institut/Robert-Koch-Institut 2006), stattfindet, bereitet der Arzt ihn auf eine etwaige Verwunderungsreaktion in der Hausarztpraxis vor:[91]

Ausschnitt 58: Impfsprechstunde_J_Kongo

683 AM: die werden GUcken,
684 weil (.) so (.) also wer lässt sich schon im SOMmer grIppeschutz impfen,
685 (0.7)
686 für hier BRAUchen se_s nich,
687 da brauchen se jetz eher n REgenschirm,
688 (0.5)
689 ähm aber für die REIse also kann man_s machen;
690 **[weil sie] setzen sich in_n FLIEger,**
691 KM: **[okay,]**
692 AM: **der pilot hat GRIPpe,**
693 KM: **hm_MH,**
694 AM: **der geht TROTZdem zur arbeit,=**
695 **=weil piloten so SIND,**
696 **(0.7)**
697 **und die klImaanlage verteilt alles wunderschön in der kaBIne,**
698 **und dann ham ALle passagiere hinterher grIppe;**
699 KM: okay,
700 AM: ja?

91 Es sei darauf hingewiesen, dass sich der Patient zum Zeitpunkt des Gesprächs noch nicht zum Thema Grippeschutz geäußert hat und noch keine Impfentscheidung kommuniziert wurde.

```
also (.) GRIPpe,
und POlio,
(2.3)
<<schreibend> GRIPpe,>
(0.6)
```

In Zeile 683 antizipiert der Reisemediziner die Reaktion der PraxismitarbeiterInnen („die werden GUcken,“). Diese wird mit hoher epistemischer Gewissheit prognostiziert, indem sie im Indikativ formuliert ist und keine *Hedges*, Modalisierungen oder Vagheitsindikatoren enthält. Im Folgenden macht er diese Verwunderungsreaktion in Zeile 684 retraktiv *accountable*, indem er zu einer Erklärung ansetzt, die er mit einem prosodisch desintegriertem „weil“ einleitet. Nach einer aus einer Pause, einem „so“ und einer weiteren Pause bestehenden Disfluenz projiziert er mit „also“ einen erneuten Ansatz zur Erklärung, welche er in Form der rhetorischen Frage „wer lässt sich schon im SOMmer grippeschutz impfen,“ äußert. Neben der für die Impfung untypische Zeit liefert er nach einer 0.7-sekündigen Pause zusätzlich eine Eischätzung aus Expertenperspektive hinsichtlich des Ortes, nämlich dass der Kunde die Grippeschutzimpfung „für hier“ (Zeile 686) nicht benötige. Nachfolgend fügt er dieser Bewertung die inkrementelle Erweiterung „da brauchen se jetz eher n REgenschirm,“ an, die auf humorvolle Weise das schlechte Wetter zum Zeitpunkt des Gesprächs aufgreift und kommentiert.

Nach einer 0.5-sekündigen Pause und dem Häsitationselement „ähm“ als Scharnierelement leitet er die als konzessive Struktur (vgl. Kapitel 5.3.2.2) angelegte Einschätzung zum projizierten *aber*-Teil der Argumentation über. Nach der Einräumung, dass die Grippeschutzimpfung in der aktuellen zeitlichen und räumlichen Umgebung nicht notwendig sei, stellt er im Kontrast dazu heraus, dass diese aber „für die REIse“ (Zeile 689), d. h. in der speziellen Situation des Aufenthalts im Kongo, sehr wohl sinnvoll sein könnte. Durch das in epistemischer und normativer Verwendung (vgl. Zifonun et al. 1997: 1886) eingesetzte Modalverb „können“ (vgl. Kapitel 5.3.2.1) rahmt er die Impfung jedoch als nicht zwingend notwendig, sondern als fakultative Option und aus medizinischer Perspektive möglich. Durch das depersonalisierte Pronomen „man“ ist die Bewertung als allgemeingültiger Leitsatz formuliert, d. h. die Einschätzung ist prinzipiell unter ExpertInnen teilbar (vgl. Måseide 2006: 49) und entspricht den gängigen Impfempfehlungen. Der Kunde reagiert daraufhin in Überlappung mit dem *acknowledgement token* „okay,“ als Verstehensdokumentation (vgl. Betz/Deppermann 2021).

In Zeile 690 liefert der Reisemediziner einen retraktiven *account* für die Sinnhaftigkeit der Grippeimpfung vor dem Hintergrund der speziellen Reisesituation, indem er über ein Szenario schildert, wie eine mögliche Infektionssituation aussehen könnte. Eingeleitet durch ein „weil“ mit Verbzweitstellung (vgl. Günthner 1993,

2000, 2008c) wechselt der Arzt vom aktuellen Wahrnehmungsraum des Impfgesprächs ins Phantasma (vgl. Bühler 1982 [1934]) und etabliert die Ausgangssituation des Infektionsszenarios: „sie setzen sich in_n FLIEger,“. Obwohl diese Situation klar in der Zukunft angesiedelt ist und sogar nachzeitig in Bezug auf die im Futur formulierte Reaktion in der Hausarztpraxis steht (Zeile 683), entwirft der Arzt das Szenario im futurischen bzw. szenischen Präsens. Dadurch entwickelt er die Szene, als ob sie „unmittelbar in der Gegenwart, vor den Augen der Gesprächspartner abliefe“ (Lucius-Hoene/Deppermann 2002: 228) und verringert dadurch die zeitliche und räumliche Distanz zwischen Impfgespräch und Reise. In Zeile 692 führt der Arzt den Piloten als Träger und *spreader* der Influenzaviren in die Szene ein: „der pilot hat GRIPpe,“. Der Kunde steigt durch das Bestätigungssignal „hm_MH,“ (Zeile 693) in das Szenario ein und signalisiert dem Arzt, dass er in der Darstellung fortfahren kann. Im Folgenden illustriert der Arzt die Szene detaillierter, indem er den Hintergrund der Tatsache erläutert, warum sich der erkrankte Pilot im Flugzeug befindet und diesen charakterisiert: „der geht TROTZdem zur arbeit,“. Das mit einem Fokusakzent versehene Konjunktionaladverb „TROTZdem“ markiert die Abweichung von der vorherrschenden Konvention, bei Grippe zu Hause zu bleiben, um andere zu schützen. Während der Arzt auf diese Weise zunächst nur die Figur des imaginierten einzelnen Piloten als tendenziell verantwortungslos und damit unmoralisch darstellt, expandiert er diesen Charakterzug in Form einer kategorischen Formulierung (vgl. Ayaß 1999) bzw. einer Allaussage (vgl. Quasthoff 1973) auf die gesamte Berufssparte der Piloten und zieht diesen – eigeleitet durch die kausale Konjunktion „weil“ – als Begründung für das Verhalten heran: „weil piloten so SIND,“. Solche Stereotypisierungen, die nach Nazarkiewicz (1996: 2) als „ungerechtfertigt verallgemeinerte, diskriminierende und starre Zuschreibungen“ und von Bergmann (1996: 13) als „wertende und emotional gefärbte Vorstellungen über Personen und Gruppen“ definiert werden können, treten in der hier bearbeiteten Gesprächsgattung rekurrent auf; vor allem innerhalb von argumentativ eingebetteten Szenarien wie in diesem Beispiel oder in Beispiel 65, vereinzelt aber auch in anderen Gesprächsaktivitäten wie beispielsweise der Eruierung des aktuellen Impfstatus.[92] Dass Stereotype gerade in argumentativen Gesprächskontexten häufig aktiviert werden, wurde in mehreren Forschungsbeiträgen bereits aufgezeigt, so bspw. Quasthoff (1973), Wenzel (1978), Schank/Schoenthal (1976) oder Roth (2005). Der funktionale Mehrwert von Stereotypen in der Argumentation wird dabei so beschrieben, dass

92 Exemplarisch soll dafür folgender Ausschnitt herangezogen werden, welcher an dieser Stelle jedoch nicht näher analysiert wird. Hier rekonstruieren Ärztin AW und Kundin KW gemeinsam den Impfstatus von KW, da diese ihren alten Impfausweis nicht mehr besitzt. AW bringt WaldorfschülerInnen mit impfgegnerisch eingestellten Eltern als stereotype Personen ins Gespräch ein, die die empfohlenen Standardimpfungen nicht erhalten haben:

diese als Prämissen für argumentative Schlüsse dienen: Durch „zu Formeln erstarrte, im allgemeinen [sic!] nicht mehr in Frage gestellte Gruppenerfahrungen, die ihre Überzeugungskraft in erster Linie ihrer häufigen Verwendung und daher Vertrautheit verdanken“ (Schank/Schoenthal 1976: 78), wird der persuasive Charakter eines Arguments gestärkt. Innerhalb der hier analysierten Szenarien stellen Stereotype eine kommunikative Ressource dar, die dazu beiträgt, prototypische Situationen und musterhafte AkteurInnen zu imaginieren, die die Vorlage zu einem hypothetischen Fall bieten. Die generelle Darstellungsfunktion des Szenarios wird durch die zusätzliche Darstellung von Personen über Stereotype (vgl. Wenzel 1978: 97) innerhalb des Szenarios noch verstärkt.

Nach einer 0.7-sekündigen Pause eskaliert der Reisemediziner das Infektionsszenario, indem er als zusätzlichen verstärkenden Ansteckungsfaktor die Klimaanlage einführt, die – ausgehend vom infizierten Piloten – „alles wunderschön in der kaBIne“ (Zeile 697) verteilt. Das Adverb „wunderschön“ wird dabei in ironischer Weise gebraucht. Die Grundfunktion der hier zu beobachtenden Ironie kann nach Hartung (2002: 161 ff.) als negative Bewertung der geschilderten Bedingungen in Bezug auf die Verbreitung von Viren gefasst werden, während gleichzeitig das notwendige Wissen über den Einfluss der Klimaanlage auf das Infektionsgeschehen vermittelt wird. Dass der Arzt durch die Ironie die kundenseitige „Zustimmung als selbstverständlich voraussetzt“ (Hartung 2002: 165), unterstützt den generellen persuasiven Charakter des Szenarios zusätzlich.

Das dargestellte Infektionsszenario gipfelt schließlich in der in Zeile 698 geäußerten Konsequenz „und dann ham ALle passagiere hinterher grIppe;“. Der Turnanschluss über „und dann“ rahmt die temporale, konsekutive und konklusive Verknüpfung (vgl. Helmer 2011: 19; Deppermann/Helmer 2013) zwischen Flug und Erkrankung und zeigt die Schritt-für-Schritt-Abfolge des Infektionsprozesses auf. Auffällig ist ebenfalls der Gebrauch des Allquantors „ALle“, der durch einen Fokusakzent zusätzlich hervorgehoben wird und die dargestellte Unausweichlichkeit einer Influenzaerkrankung nach dem Hinflug kontextualisiert. Der Kunde reagiert

Ausschnitt 59: Impfsprechstunde_L_Nepal

```
958  AW:  ich sag mal nur-
959       wenn sie jetz sagen ich war auf der WALdorfschule,
960       meine eltern waren GANZ furchtbare impfgegner,
961       [ansonsten ] HAM sie das;
962  KW:  [NEIN nein;]
963       nein also ich hatte da auch definitiv ganz viele solche ZETtel
          drin;
964  AW:  ja;
965  KM   also-
```

daraufhin mit „okay,“ (Zeile 699), das sowohl das Verstehen des dargestellten Risikos dokumentiert (vgl. Deppermann/Schmitt 2008), aber gleichzeitig auch eine Handlungsbereitschaft signalisiert (vgl. Mondada/Sorjonen 2021). Letztere kann auch im Sinne des *next turn proof procedure* (vgl. Sacks/Schegloff/Jefferson 1974) rekonstruiert werden, indem der Arzt in seinem folgenden Gesprächsbeitrag aufzeigt, dass er die Reaktion des Kunden als Zustimmung zur Grippeschutzimpfung aufgefasst hat und – nach einem rückversichernden „ja?“ (Zeile 700) – die handlungsbezogene Inferenz „also (.) GRIPpe,“ (Zeile 701) „und POlio,“ (Zeile 702) zieht sowie diese Impfentscheidung schriftlich dokumentiert (Zeile 704), wobei die hier genannten Krankheiten für die Schutzimpfungen gegen ebendiese Krankheiten stehen (vgl. Kapitel 5.3.3). Über den konklusiven Konnektor „also“ (Zeile 701), der die intersubjektive Inferenzexplikation einleitet (vgl. Deppermann/Helmer 2013), schlägt der Arzt als institutioneller Akteur auf ökonomische Weise eine Brücke (vgl. Drew 2003) zu der für die Impfstelle relevante explizite Entscheidung für die Inanspruchnahme der Schutzimpfung, die dann als Basis für nachfolgende Handlungen dient (vgl. Deppermann 2011).

Insgesamt zeigte sich zum einen sequenziell, dass das Szenario herangezogen wurde, um die für LaiInnen kontraintuitive Sinnhaftigkeit einer Grippeschutzimpfung im Sommer *accountable* zu machen und somit auf das Darstellungsdefizit in der Argumentation (vgl. Spranz-Fogasy 2006) zu reagieren. Durch das Szenario wurde eine typische Infektionssituation durch das szenische Präsens ins Hier und Jetzt geholt, mittels Ironie bewertet und infektiologisches Wissen vermittelt. Zum anderen wurde evident, dass die argumentative Kraft des Szenarios auf hypothetischen Prämissen, Stereotypen und Generalisierungen aufgebaut wurde, die suggerieren, dass eine Infektion auf der Reise durch externe Faktoren wie z. B. die Klimaanlage im Flugzeug und das (Fehl-)Verhalten anderer Personen unausweichlich und nicht aktiv beeinflussbar ist sowie nur durch die präventive Maßnahme der Impfung abgewehrt werden kann. Das Szenario evozierte in Folge eine unmittelbare Zustimmung des Kunden zur Inanspruchnahme der Grippeimpfung.

Neben Szenarien, die verdeutlichen, dass Reisende durch das Verhalten anderer Personen oder Tieren (vgl. Beispiel 64) sowie Eigenschaften von Sachgegenständen Infektionen ausgeliefert sind, werden auch Situationen imaginiert, in denen das eigene Verhalten – trotz Planung und Wissen – einen Risikofaktor für Infektionskrankheiten darstellt. Dies soll anhand des folgenden Beispiels aufgezeigt werden, das aus einem Gespräch stammt, welches im Vorfeld einer Reise der Kundin nach Thailand stattfindet. Der Ausschnitt setzt ein, während die Choleraimpfung zur Prophylaxe von Reisedurchfall besprochen wird. Der Arzt bringt die für Fernreisen gültige lebensmittelhygienische Regel „peel it, boil it or forget it“ ins Gespräch ein und zweifelt nun die Praxistauglichkeit des letzten Elements „forget it“ zur erfolgreichen Infektionsprophylaxe an:

Ausschnitt 60: Impfsprechstunde_J_Thailand

```
1461  AM:  so und GEnerell gilt die regel,
1462       PEEL it,
1463       boil is or forGET it,
1464  KW:  hm_MH,
1465  AM:  in der PRAxis sieht man eigentlich;
1466       forGET it;
1467       das funktioNIERT nich.
1468  KW:  ja:,
1469  AM:  ja?
1470       man kriegt trOtzdem durchfall (.) WEIL;
1471       sie essen DOCH irgendwo am straßen[stand;]
1472  KW:                                      [hm_MH,]
1473  AM:  sie essen DOCH irgendwo nach lust und laune das was man ihnen
           vOrsetzt;
1474       (1.1)
[...]
1488  KW:  hm_MH,
1489  AM:  wenn se irgendwo am strAßenstand irgendwas äh EXOtisches,
1490       ASIAtisches,
1491       saLAtiges essen,
1492       dann is da was DRAN,
1493       [mit DEM] sie-
1494  KW:  [hm_MH, ]
1495  AM:  was SIE nich drangemacht haben,
1496       sondern was der KOCH drangemacht hat;
1497       kriegen se davon DURCHfall;
1498  KW:  hm_MH,
1499  AM:  so.
```

Nachdem der Arzt in den Zeilen 1461 bis 1463 die generelle lebensmittelhygienische Regel „PEEL it, boil it or forGET it" in die Interaktion eingebracht hat und die Kundin diese ratifiziert hat (Zeile 1464), projiziert der Reisemediziner in Zeile 1465 („in der PRAxis sieht man eigentlich,") eine Kontrastierung zwischen den theoretischen Ausführungen zum Verzicht auf risikobehaftete Lebensmittel zur Krankheitsprophylaxe und einer Praxisperspektive, was auf prosodischer Ebene auch durch den Fokusakzent auf „PRAxis" deutlich wird. Durch das Pronomen „man" objektiviert er seine Einschätzung und rahmt sich als Vertreter der Institution bzw. der ReisemedizinerInnen (vgl. Lerner 1993: 220 f.). Auch durch das Satzadverb „eigentlich", dessen Gebrauch von Thurmair (1989: 149) gerade auch in argumentativen Kontexten beschrieben wird, zeigt er an, dass er die zuvor skizzierte Position mit einem Gegenargument einschränkt (vgl. Thurmair 1989: 149). „Eigentlich“, das durch ‚in Wirklichkeit‘ paraphrasiert werden kann (vgl. Oppenrieder/Thurmair 1989: 33), markiert darüber hinaus ebenfalls den Wechsel von einer abstrakten Ebene hin zu einer praktischen Perspektive der Realisierbarkeit. Die projizierte Aussage erfolgt dann in Form eines Freien Themas (vgl. Selting 1993), indem zunächst das Referenzobjekt „forGET it,“ (Zeile 1466) genannt wird, welches dann prosodisch desintegriert in einer nächsten Intonationsphrase über das anaphorische Pronomen „das“ aufgegriffen wird, bevor die projizierte Aussage über ebendieses Referenzobjekt artikuliert wird („das funktioNIERT nich.“).[93] Die Kundin ratifiziert dies durch ein die minimale Antwortpartikel „ja:,“ (Zeile 1468).

Bevor der Arzt expliziert, warum die Regel nicht praxistauglich sei, verankert er in Zeile 1469 das Gesagte intersubjektiv über den Alignmentmarker „ja?“, welcher ein Scharnierelement darstellt und „unterschiedliche epistemische Konstellationen und damit prospektiv verbundene Handlungsanforderungen und -erwartungen“ (Lanwer 2019: 13) indiziert. Er formuliert in Zeile 1470 die Konsequenz aus der nicht funktionierenden Durchfallprophylaxe über die Regel, auf entsprechende Lebensmittel zu verzichten: „man kriegt trOtzdem durchfall“. Dabei unterstreicht das akzentuierte adversative Konjunktionaladverb „trOtzdem“ den Kontrast zwischen der theoretischen Vermeidbarkeit von Reisedurchfällen durch das Einhalten der Regel auf der einen und tatsächlich auftretenden Erkrankungen in der Praxis auf der anderen Seite. Durch diese zunächst widersprüchlich erscheinende Kluft entsteht ein Erklärungs- bzw. Darstellungsdefizit (vgl. Spranz-Fogasy 2006), auf das der Reisemediziner mit der Vergegenwärtigungsstrategie des Szenarios, also der Imagination einer konkreten Infektionssituation auf der Reise, reagiert. Durch das akzentuierte und prosodisch abgesetzte „WEIL“ projiziert er einen *account*, den er in Zeile 1471 mit einem Wechsel von der abstrakten Erklärungsebene in eine konkrete Reisesituation der individuellen Kundin beginnt, was durch ein Changieren vom unpersönlichen Pronomen „man“ (Zeile 1470) zum direkten Anredepronomen „sie“ (Zeile 1471) deutlich wird und eine ‚client attentiveness‘ (vgl. Angell/Bolden 2015: 47) bewirkt. Er vergegenwärtigt die Szene, dass die Kundin in Thailand „DOCH irgendwo am straßenstand“ isst, wobei das akzentuierte adversative Adverb „DOCH“ kontextualisiert, dass dies entsprechend der lebensmittelhygienischen Regel eigentlich zu vermeiden ist und der Empfehlung widerspricht. Das lokale Adverb „irgendwo“ unterstreicht

93 Anhand einer Untersuchung mittels Fragebogen konnten Kozicki et al. (1985) zeigen, dass sich nur 2 % der Befragten auf ihrer Reise strikt an die lebensmittelhygienische Regel halten konnten. Zwischen der Häufigkeit der getätigten Ausnahmen und der Quote an Durchfallerkrankungen bestand jedoch ein signifikanter Zusammenhang.

den zuweilen unplanbaren Charakter des Essens bzw. der okkasionellen Wahl der Essenslokalität auf Fernreisen, die im Widerspruch zur genauen Planung und Prüfung des Essens steht, die lebensmittelhygienische Regeln nahelegen. Auffällig ist an dieser Formulierung die starke epistemische Gewissheit, mit der der Reisemediziner seiner Gesprächspartnerin prognostiziert, dass sie die besprochene Regel auf der Reise brechen und sich – aus lebensmittelhygienischer Sicht betrachtet – falsch verhalten wird. Neben der direkten Anrede mit „sie" entsteht diese Wirkung durch den Gebrauch der Indikativs Präsens sowie dem Verzicht auf jegliche Modalisierungen oder Abschwächungen. Solche uneingeschränkten und mitunter auf Stereotypisierungen beruhende Annahmen über Situationen und Personen sind in den hier bearbeiteten Daten typisch für Szenarien und werden u. a. auch in den Beispielen 59, 62 und 65 deutlich. Während in diesen jedoch stets fiktive dritte Personen und externe Faktoren zum Infektionsrisiko stilisiert wurden, wird hier der Gesprächspartnerin selbst ein Fehlverhalten unterstellt sowie uneingeschränkt angenommen, sie könne sich nicht an die Regel halten und würde sich damit selbst gefährden. Dies zeigt sich auch im Hinblick auf die Handlungskonfiguration im Sinne des *agency*-Konzepts[94] (vgl. Lucius-Hoene/Deppermann 2002; Kook 2015): Im Kontrast zur Formulierung in Zeile 1470 („man kriegt TROTZdem durchfall"), in welcher die durch das Pronomen „man" entindividualisierte erkrankte Person als passive(r) RezipientIn der Virusinfektion dargestellt ist, wird die durch die direkte Anrede adressierte und sich in der semantischen Rolle des Agens befindende individuelle Kundin im Szenario als aktive Akteurin konfiguriert und die Infektion durch ihr (Fehl-)verhalten verursacht dargestellt.[95] Dies birgt durchaus gesichtsbedrohendes Potenzial[96], da der Kundin somit „vermittelt wird, daß ihr Denken oder Handeln [...] falsch

94 Agency bezeichnet „die Art und Weise [...], in der ein Sprecher die jeweilige Handlungsstruktur einer dargestellten Situation konfiguriert" (Schwabe 2006: 205). Das Konzept wird v. a. in der Erzählforschung und Psychologie eingesetzt, um zu analysieren, wie SprecherInnen sich selbst und andere in einem Handlungssystem positionieren (vgl. dazu u. a. Lucius-Hoene/Deppermann 2002; Schwabe 2006; Kook 2015; Duranti 2001).

95 In der psychologischen Forschung zur Agency werden auch die Themen ‚Schuld' und ‚Verantwortung' diskutiert. Auch linguistische Beiträge befassen sich mit der sprachlichen Zuschreibung von Schuld und Verantwortung, z. B. Knuchel (2019) zur Infektion mit HIV. Wie Duranti (2001) ausführt, ist dies allerdings für gesprächsanalytische Ansätze durchaus problematisch, da die Aspekte ‚Intentionalität' und ‚Bewusstheit' nicht oder nur bedingt auf der sprachlichen Oberfläche rekonstruierbar sind.

96 Der Terminus „gesichtsbedrohend" wird im Rahmen des Face-Konzepts von Brown/Levinson (1978) gebraucht. Dieses geht wiederum auf Goffmans (1986) Begriff von „face" zurück, welches als „der positive soziale Wert definiert werden [kann], den man für sich durch die Verhaltensstrategie erwirbt, von der die anderen annehmen, man verfolge sie in einer bestimmten Interaktion" (Goffman 1986: 10).

oder defizitär ist" (Kotthoff 1995: 59). Dies bleibt in den Daten jedoch – wie auch dieses Beispiel zeigt – durchgehend unproblematisch, da die Gesichtsbedrohung durch den Rahmen des Szenarios abgefedert wird und insofern hypothetisch bleibt, als es sich um die Imagination einer fiktiven zukünftigen Situation handelt, die zu einer Infektion führen könnte. Dadurch, dass der Arzt – mit Stempel (2007) ausgedrückt – den „Wirklichkeitsakzent" durch das Szenario verschiebt, wird kein reales Verhalten der Kundin kritisiert und das gesichtsbedrohende Potenzial abgeschwächt. Die Kundin reagiert überlappend mit dem Bestätigungssignal „hm_MH," (Zeile 1472), wodurch sie in die imaginierte Szene an der Reisedestination einsteigt und dem Arzt signalisiert, dass er im Szenario fortfahren kann.

Dieser greift in Zeile 1471 die Formulierung der vorherigen Äußerung „sie essen DOCH irgendwo" wiederholend auf und ersetzt lediglich die letzte Komponente „am straßenstand" durch „nach lust und laune das was man ihnen vOrsetzt;", wodurch eine zweiteilige Parallelstruktur entsteht, die nach Selting (2004) als Liste[97] beschrieben werden kann: Die Elemente sind syntaktisch parallel angelegt und prosodisch insofern analog gestaltet, als der Fokusakzent jeweils auf dem adversativen Adverb „DOCH" liegt und die Tonhöhenbewegung am A-Ende jeweils fallend ist. Die verfestigte Wendung „nach lust und laune" charakterisiert erneut die Art der Essensaufnahme der Kundin auf ihrer Reise als opportunistisch, was der Mediziner bereits in Zeile 1471 suggeriert und indirekt als Infektionsrisiko deklariert hat. Er expliziert das erwähnte Essen durch eine Relativsatzstruktur als „das, was man ihnen vOrsetzt;" und unterstreicht dadurch, dass auf der Reise häufig nicht selbst gekocht, sondern auswärts gegessen wird, wodurch eine begrenzte Einflussnahme auf die Auswahl der Zutaten bzw. eine eingeschränkte Überprüfbarkeit der Zubereitung besteht, die zu einer erfolgreichen Prophylaxe von Reisedurchfall entsprechend der hier thematisierten lebensmittelhygienischen Regel jedoch vonnöten wäre. Nach einer 1.1-sekündigen Pause setzt er zu einem wissensvermittelnden Einschub zum Thema ‚selbst kochen' an, mit dem er das Szenario kurz unterbricht (nicht abgedruckt) und den die Kundin in Zeile 1488 mit dem *acknowledgement marker* „hm_MH" ratifiziert.

Über die Protasis einer *wenn ... dann*-Struktur eröffnet der Reisemediziner erneut das bereits etablierte Szenario und kehrt zu den in Zeile 1471 eingeführten Straßenständen in Thailand zurück. Er veranschaulicht nun imaginativ in Form einer dreigliedrigen Liste (vgl. Selting 2004), was die Kundin konkret an diesen Ständen isst, nämlich „irgendwas äh exOtisches, ASIAtisches, saLAtiges" (Zeilen 1489 bis 1491). Das Indefinitpronomen „irgendwas" unterstreicht – analog zum lo-

97 Selting (2004) weist darauf hin, dass eine aus drei Komponenten bestehende Liste die präferierte und prototypische Struktur ist. Die hier beschriebene Liste wird nach der zweiten Komponente von einem kurzen wissensvermitteldenden Einschub unterbrochen, bevor das dritte Element geäußert wird, das wiederum eine Liste aus drei Komponenten enthält (Zeilen 1489 bis 1491).

kalen Adverb „irgendwo" – die opportunistische und okkasionelle Verpflegung auf der Reise und die Unkenntnis über die genauen Zutaten und Zubereitungswege der Speisen, was eine erfolgreiche Durchfallprophylaxe nach der Regel „peel it, boil it or forget it" torpediert. Die dreiteilige Liste „EXOtisches, ASIAtisches, saLAtiges" expliziert durch Aktivierung des *Frames* (Goffman 1974) ‚thailändisches Essen' den unbekannten Charakter der Gerichte, die durch ihre frische „saLAtige" Beschaffenheit, d. h. Rohkost, die nicht gekocht oder geschält ist, ein zusätzliches Infektionsrisiko darstellen.

In Zeile 1492 äußert der Arzt in Form einer *dann*-Struktur die Apodosis zur vorherigen über mehrere TCUs expandierten Protasis: „dann is da was DRAN,". Er beginnt – in Überlappung mit dem Bestätigungssignal „hm_MH" der Kundin –, das Indefinitpronomen „was" mit der Relativsatzstruktur „mit DEM sie–" (Zeile 1493) genauer zu bestimmen und damit die Apodosis zu expandieren, bricht die Äußerung jedoch ab und setzt in Zeile 1595 zu einem erneuten Relativsatz an: „was SIE nicht angemacht haben, sondern was der KOCH drangemacht hat;". Anhand des semantischen Gehalts der Aussage wird deutlich, dass es sich hier um eine „Relevanzkonditional-Konstruktion" (vgl. Günthner 1999b) handelt, da das *wenn*-Syntagma keinen „Beitrag zu den Wahrheitsbedingungen" (Günthner 1999b: 214) liefert, sondern die Bedingung beschreibt, unter denen der *dann*-Teil für die Kundin relevant wird: Die Erreger gelangen nicht nur dann an das Essen, wenn die Kundin dieses zu sich nimmt, sondern befinden sich auch ohne den Verzehr auf den Speisen. Jedoch wird der Befall für die Kundin erst dann relevant, wenn sie die kontaminierten Gerichte isst. Die Konsequenz aus dem Essen der nicht selbst zubereiteten, aus unbekannten und rohen Zutaten bestehenden thailändischen Speisen formuliert der Arzt in Zeile 1497: „kriegen se davon DURCHfall;". Charakteristisch für die in der hier bearbeiteten Gesprächsgattung gebrauchten Szenarien ist auch an dieser Stelle die epistemische Sicherheit, mit der der Arzt die Infektion prognostiziert, indem er sie im Indikativ Präsens formuliert und auf jegliche Vagheitsmarker und Modalisierungen verzichtet. Der skizzierte Infektionsweg beruht dabei – wie in Beispiel 59 – auf angenommenen Prämissen, die ebenfalls als gegeben kommuniziert und nicht eingeschränkt werden: Zum einen die Tatsache, dass die Kundin unüberlegt unbekannte rohe Speisen an Straßenständen konsumiert, und zum anderen, dass diese in jedem Fall mit Durchfallerregern kontaminiert sind. Die Kundin ratifiziert die Ausführungen des Arztes mit dem *acknowledgement token* „hm_MH," (Zeile 1498), woraufhin der Reisemediziner die Sequenz mit einem fallend intonierten „so." (Zeile 1499) schließt, das als Scharnierelement fungiert und zu einer neuen Aktivität überleitet (vgl. Stukenbrock 2010).

Die Analyse der beiden Beispiele zeigte, dass beide imaginierten Infektionsszenarien als Elemente von konzessiven Strukturen (vgl. Kapitel 5.3.2.2) auftreten, nämlich dem Teil Y, d. h. dem *Entgegenhalten* (countering), innerhalb des *Monadic*

Concessive Schema nach Couper-Kuhlen/Thompson (2000). Im Beispiel 59 wird das Szenario als (partielles) Entgegenhalten der Behauptung „für hier BRAUchen se_s nich" eingesetzt, in Beispiel 61 fungiert es als (partielles) Entgegenhalten der Behauptung „GEnerell gilt die regel, PEEL it, boil it or forGET it". Dass es sich hier um Konzessivgefüge handelt, wird auch durch die Ausdrücke „aber" (Zeile 689) und „TROTZdem" (Zeile 694) in Beispiel 59 sowie „trOtzdem" (Zeile 1470) und „DOCH" (Zeilen 1471 und 1473) in Beispiel 61 deutlich. Es verwundert nicht, dass ausgerechnet die Gegenargumente in Form von Szenarien veranschaulicht werden, da diese die gewichtigeren Argumente innerhalb von konzessiven Strukturen darstellen (vgl. Günthner 2015: 197) und somit eindringlicher vergegenwärtigt und kleinschrittiger begründet werden. Letzteres wurde an den beiden exemplarischen Beispielen auch dadurch evident, dass die Infektionsszenarien jeweils als *account* für das Entgegenhalten einer Behauptung eingesetzt werden und mit dem kaualen Konjunktor „weil" eingeleitet werden. Dadurch, dass die ÄrztInnen die etwaigen zukünftigen Infektionssituationen durch die Szenarien *accountable* und durch ein Hineinversetzen in die Reisesituation indirekt im Hier und Jetzt erfahrbar machen, können diese von den KundInnen vorausschauend in die aktuell zu treffende Impfentscheidung einbezogen werden. Da gerade Infektionsprozesse und -wege nicht sichtbar sind und für LaiInnen mitunter schwer greifbar sein können, entsteht hier ein Darstellungsdefizit, dem die ÄrztInnen im Beratungsgespräch durch die Veranschaulichungsstrategie der Szenarien nachkommen und somit auch unsichtbare Phänomene wie bspw. die Verteilung von Influenzaerregern durch die Klimaanlage (vgl. Zeile 697 in Ausschnitt 27) illustrieren und kleinschrittig nachzeichnen können.

5.3.3.2 Vergegenwärtigung des Einflusses von Prävention schwerwiegenderer Krankheiten durch Erfolgs- und ‚Schreckensszenarien'

Während das vorherige Unterkapitel die Vergegenwärtigung von vergleichsweise harmlosen Infekten wie Erkältungskrankheiten oder Durchfall thematisierte, die vorrangig die Funktionsfähigkeit auf der Reise gefährden, soll nun untersucht werden, wie die ReisemedizinierInnen schwerwiegendere Krankheiten in Hier und Jetzt der Sprechstunde holen und argumentativ nutzen. Dabei zeigt sich, dass die ÄrztInnen sowohl Erfolgsszenarien bei erfolgter Prophylaxe als auch ‚Schreckensszenarien' bei nicht in Anspruch genommenen Schutzmaßnahmen imaginieren. Welche sprachlichen Verfahren der Darstellung und Vergegenwärtigung dabei rekurrent auftreten, soll anhand von zwei Transkriptausschnitten gezeigt werden.

Das folgende Beispiel stammt aus einem Impfberatungsgespräch anlässlich einer bevorstehenden Reise in den Kongo und setzt ein, nachdem der Arzt AM erläutert hat, dass zur Malariaprophylaxe das Schlafen unter einem imprägnierten Mückennetz in dieser Reiseregion sinnvoll sei. Nach einer 0.5-sekündigen Pause (Zeile 1187), die als Scharnierelement fungiert, wechselt er vom aktuellen Wahrnehmungsraum des Beratungsgesprächs in den Imaginationsraum einer Hütte im Kongo:

Ausschnitt 61: Impfsprechstunde_J_Kongo

```
1188  AM:  und sie schlafen in der HÜTte,
1189       wo sie IMmer schlafen,
1190       und da kommen MÜcken rein,
1191       sie sind unter dem netz der KÖder,
1192       die mücke setzt sich auf das NETZ,
1193       °h ähm m MORgens um;
1194       (0.6)
1195       na (.) EINS,
1196       °h und morgens um DREI liegt die mücke dann tot auf_m bOden,
1197       weil sie nämlich über das nEtz mit ihren [füßen ](.) ein
           insektiZID aufgenom[men hat;]
1198  KM:                                          [hm_MH,]
1199                            [hm_MH,  ]
```

Mit dem Changieren ins Phantasma (vgl. Bühler 1982 [1934]) beginnt der Arzt die Imagination mit der Konjunktion „und" (Zeile 1188), wodurch er an seine bisherige Argumentation für die Verwendung eines Mückennetzes anknüpft und eine Fortführung projiziert. Er schildert zunächst die Ausgangssituation der nächtlichen Szene, nämlich dass der Kunde, der über das direkte Anredepronomen „sie" angesprochen wird, in der Hütte schläft (Zeile 1188). Dadurch wird „die Bühne aufgebaut" (Günthner 2007: 394), auf der der Reisemediziner die Szene stattfinden lässt. Durch den lokalen Relativsatz in Zeile 1189 („wo sie IMmer schlafen,") wird zum einen die in Zeile 1188 mit dem definiten Artikel versehene Hütte näher definiert und zum anderen eine Normalität auf der Reise kontextualisiert: Die sich hier ereignende Szene spielt sich vor dem Hintergrund einer bereits etablierten Routine des Schlafens an einem gewohnten Ort ab. Auffällig ist, dass der Reisemediziner das gesamte Szenario im futurischen bzw. szenischen Präsens entwirft, wodurch die in der Zukunft liegende Reise ins Hier und Jetzt geholt und diese dem Kunden durch die so erreichte Vergegenwärtigung nähergebracht wird (vgl. Sandig 2000; Günthner 2000 analog zum narrativen Präsens). Beginnend mit der für Erzählungen typischen Formulierung „und da" (vgl. Quasthoff 1980: 216) werden in Zeile 1190 Mücken als Protagonisten des Szenarios bzw. als Gefahrenquelle eingeführt („und da kommen MÜCken rein,"). Der lokaldeiktische

Ausdruck „da“ verweist auf den imaginierten Raum und ist innerhalb des deiktischen Systems im Phantasma (vgl. Bühler 1982 [1934]) zu verstehen. Durch diese Formulierung wird auch klar, dass die Szene nicht aus der Perspektive des Kunden geschildert wird, sondern aus einer fiktiven externen Beobachterperspektive: Der Kunde schläft während des gesamten geschilderten Zeitraums, bekommt das erzählte Geschehen also nicht bewusst mit und wird vom Reisemediziner in der Szene weder als handelnder noch als sprechender Akteur eingesetzt. In Zeile 1191 nutzt der Arzt das Stilmittel der Depersonifikation, indem er den Kunden metaphorisch als „KÖder“ bezeichnet und ihn damit in seiner anlockenden Funktion für die repellierende bzw. abtötende Wirkung des imprägnierten Mückennetzes versachlicht. In Zeile 1192 „zoomt“ (vgl. Günthner 2007: 400) der Reisemediziner noch weiter in das Szenario hinein, indem er vom Plural in den Singular wechselt, d. h. den Fokus von mehreren Mücken in Zeile 1190 auf eine einzelne Mücke richtet, die detailliert betrachtet und im zeitlichen Verlauf begleitet wird. Durch den generischen Singular des definiten Artikels (vgl. „der hund“ in Beispiel 65) steht diese Mücke allerdings pars pro toto für alle Mücken, die stricto sensu ‚ins Netz gehen‘. Es folgt eine Detailschilderung in Form einer inkrementellen Ergänzung (vgl. Auer 2006a; 2007), nämlich der genauen Uhrzeit, zu der sich die Mücke auf das Netz setzt. Diese Angabe der Uhrzeit ist durchdrungen von Disfluenzen: ein hörbares Einatmen sowie das Häsitationselement „ähm“ in Zeile 1193, eine 0.6-sekündige Pause (Zeile 1194), eine verzögerte Fortsetzung der Äußerung, die Interjektion „na“ sowie eine Mikropause in Zeile 1195. Im Kontrast zu rekonstruktiven Gattungen (vgl. Bergmann/Luckmann 1995), in denen die Nennung von Details wie der korrekten Uhrzeit dazu beiträgt, Erzählungen glaubhaft wirken zu lassen (vgl. Günthner 2007: 394), ist in der hier bearbeiteten projektiven Gattung klar, dass die Uhrzeit innerhalb der fiktiven Reisewelt rein hypothetischer Natur ist und *in situ* für die momentane Darstellungsaktivität entwickelt wird. Die Funktion der Detaillierungstechnik innerhalb der Darstellung möglicher zukünftiger Reiseszenen weist aber durchaus auch Parallelen zu Erzählungen vergangener realer Ereignisse auf: Sie veranschaulichen die entworfene Situation (vgl. Brünner/Gülich 2002), aktiviert die Vorstellungskraft des Gegenübers (vgl. Günthner 2007: 394) und erleichtert dem Kunden auf diese Weise, sich in die Situation zu imaginieren. Günthner (2007: 394) weist darauf hin, dass Detaillierungsmittel auch in der klassischen Rhetorik als Persuasionsstrategien gelten und die szenische Ausgestaltung in Zusammenhang mit der Überzeugungskraft der beschriebenen Gegebenheit steht.

Der Höhepunkt der Szene wird dann – erneut eingeleitet mit dem für Erzählungen charakteristischen „und“ – in Zeile 1196 beschrieben, indem die Konsequenz aus der Verwendung des Mückennetzes als bewegungsloses Standbild beschrieben wird, nämlich dass „die mücke dann tot auf_m Boden“ liegt. Hier zeigt sich auch eine weitere Funktion der Nennung der genauen Uhrzeiten über den Veranschaulichungseffekt hinaus, nämlich die Möglichkeit, zeitliche Relationen, Zeitsprünge und Zeitdauern innerhalb der entworfenen Szene darzustellen und nachvollziehbar zu machen: Durch die zeitliche Verortung des Höhepunkts der Erzählung als „morgens um DREI“ (Zeile 1196) wird zum einen auf der Darstellungsebene deutlich, dass ein Zeitsprung von zwei Stunden erfolgt ist und zum anderen auf der Inhaltsebene klar, dass der Wirkmechanismus des Imprägniermittels dafür sorgt, dass die Mücken nach zwei Stunden abgetötet sind. Wie der Wirkmechanismus genau funktioniert und was in der übersprungenen Zeitspanne von 1 bis 3 Uhr geschehen ist, löst der Reisemediziner in der darauffolgenden Begründung in Zeile 1197 retraktiv auf, indem er – eingeleitet durch die kausale Konjunktion „weil“ – erklärt, dass die Mücke „über das nEtz mit ihren füßen (.) ein insektiZID aufgenommen hat;“. Neben dem Gebrauch des Perfekts zur Anzeige der Vorzeitigkeit stellt auch das „nämlich“ einen Rückbezug zum vorher artikulierten Resultat her und markiert die „explikative Weiterführung“ (Zifonun et al. 1997: 2435). Der Kunde quittiert diese Erläuterung mit dem zweimaligen überlappenden *acknowledgement token* „hm_MH,“ (Zeilen 1189 und 1199). Analog zu Beispiel 59, in welchem das Szenario dazu eingesetzt wird, den nicht sichtbaren Prozess der Infektion Schritt für Schritt zu veranschaulichen, skizziert das Szenario hier den für den Kunden intransparenten Wirkmechanismus von Repellentien.

Neben solchen ‚Erfolgsnarrativen‘ in Form von imaginierten Szenarien, in denen drohende Gefahren durch präventive Schutzmaßnahmen erfolgreich abgewehrt werden können, sind in den hier bearbeiteten Daten auch Szenarien enthalten, die skizzieren, was passieren könnte, wenn keine Krankheitsprävention in Anspruch genommen werden würde. Diese Fälle von ‚Schreckensszenarien‘ sollen exemplarisch anhand von Beispiel 62 näher beleuchtet werden.

Der Ausschnitt stammt aus einem reisemedizinischen Beratungsgespräch anlässlich einer geplanten Reise nach Thailand und setzt ein, nachdem der Arzt AM den möglichen Off-Label-Use der Cholera-Impfung zur Prävention von Reisedurchfall erläutert hat. Er eröffnet nun ein Szenario, welches einen möglichen Verlauf von Reisedurchfall ohne den prophylaktischen Schutz durch die Cholera-Impfung skizziert:

Ausschnitt 62: Impfsprechstunde_J_Thailand

```
1600  AM:  wenn das nach drei fünf tagen SCHLECHter wird,
1601       und sie rennen zehnmal und NACHTS zur toilette,
1602       müssen se sich überLEgen [dass sie-]
1603  KW:                           [hm_MH,   ]
```

```
1604        (0.5)
1605  AM:   oder dabei WISsen,
1606        dass sie ja (.) pro durchfall zweihundert mililiter
            FLÜSsigkeit ver[lieren;]
1607  KW:                  [hm_MH, ]
1608        (1.0)
1609  AM:   viermal DURCHfall,
1610        fünfmal DURCHfall,
1611        macht n LIter;
1612        den müssen sie TRINken;
1613        s is ja sowieSO heiß;
1614        zwei liter MINdestens trinken,
1615        noch n liter für die HITze,
1616        und noch n liter für n DURCHfall;
1617        [das SCHAFfen se] irgendwann nich mehr,
1618  KW:   [hm_MH,         ]
1619  AM:   und DANN brauchen se-
1620        müssen se zum ARZT,
1621        ins KRANkenhaus,
1622        und brauchen ne i VAU;
1623  KW:   OKEE ja;
```

Der Reisemediziner beginnt das Szenario mit einer Konditionalstruktur, wobei die Protasis in Zeile 1600 als *space builder* (Fauconnier 1994: 16) fungiert und die imaginierte Situation etabliert, dass die Kundin auf der Reise bereits einige Tage an Durchfall leidet und dieser „nach drei fünf tagen SCHLECHter wird". Wie diese Verschlechterung konkret aussieht, verdeutlicht der Arzt in Zeile 1601 durch die Angabe einer genauen Frequenz der beschwerdenbedingten Toilettengänge („zehnmal"), deren Expansion auf die Nacht (durch den Fokusakzent hervorgehoben) sowie die Wahl des Bewegungsverbs „rennen" als Markierung der unaufhaltsamen Dringlichkeit. Die Apodosis der Konditionalstruktur wird im Folgenden expandiert, indem sie sich auf mehrere Schritte inklusive der Vermittlung von Hintergrundwissen erstreckt, in Zeile 1602 beginnt und mit dem detailliert geschilderten Höhepunkt des Szenarios in Zeile 1622 endet. Bei der Äußerung in Zeile 1602 liegt eine „eigentliche Verbspitzenstellung" (vgl. Auer 1993) bzw. die Tatsache vor, dass das für die Apodosis typische „dann" unartikuliert bleibt („müssen se sich überLEgen dass sie–"). Es erfolgt zunächst der Wechsel von der Schilderung der Geschehnisse auf eine explikative Metaebene, da der Arzt zu einem Hinweis ansetzt, was sich die Kundin vor dem Hintergrund des imaginierten Falles überlegen müsse. Dies wird von der Kundin mit einem überlappenden „hm_MH," quittiert. Der Arzt bricht die Formulierung jedoch ab und es kommt zu einer selbstinitiierten Selbstkorrektur, die er nach einer 0.5-sekündigen Pause mit dem lexikalischen Reparaturmarker „oder“ (vgl. Pfeiffer 2015) einleitet. Er substituiert das Reparandum „überLEgen“ durch das verbum sentiendi „WISsen“ und zeigt damit an, dass die Kundin als medizinische Laiin nicht durch den Prozess des selbständigen Überlegens zu der relevanten Information kommen kann, sondern ihr diese nur durch explizite Kenntnis zugänglich wird. In Zeile 1606 äußert der Arzt dann die projizierte Information, nämlich dass pro Durchfall ein Flüssigkeitsverlust von „zweihundert mililiter“ erfolgt. Durch die Modalpartikel „ja“ rahmt er dies als *common ground* bzw. als potenziell *common ground*-fähig (vgl. Reineke 2016). Die Kundin ratifiziert die Information mit dem überlappenden Bestätigungssignal „hm_MH,“ in Zeile 1607.

Nach einer Pause von 1.0 Sekunden reformuliert der Arzt diese Information und bereitet sie für die Kundin anschaulich auf: Die syntaktisch und prosodisch parallellaufenden sowie die durch den Verzicht auf Prädikate verdichteten Äußerungen „viermal DURCHfall,“ (Zeile 1609) und „fünfmal DURCHfall,“ (Zeile 1610) werden in Zeile 1611 zu einem Liter Flüssigkeitsverlust summiert und in Zeile 1612 in eine Handlungskonsequenz transferiert („den müssen sie TRINken;“).

Im Folgenden konkretisiert und illustriert der Reisemediziner den Hinweis zur erhöhten Trinkmenge, indem er – nach dem Hinweis auf die in Thailand vorherrschende Hitze, die er durch die Partikel „ja“ (Zeile 1613) als selbstevident rahmt – in den Zeilen 1613 bis 1616 in einer dreiteiligen Listenstruktur (vgl. Selting 2004) ausführt, wie sich der Wasserbedarf am Reiseort en detail zusammensetzt: Er artikuliert zunächst in Form eines deontischen Infinitivs (vgl. Deppermann 2006b) den menschlichen Grundbedarf an Flüssigkeit („zwei liter MINdestens trinken,“). Der deontische Infinitiv ist in diesem Zusammenhang insofern funktional für die argumentative Sequenzen, als er nach Deppermann (2006b: 20) einen „deliberativ-argumentative[n]“ Charakter hat und typisch für „direktiv-instruierende“ Kontexte ist. Zudem trägt die Konstruktion dazu bei, den Sprecher als Experten und die Kundin als Ratsuchende zu positionieren (Deppermann 2006b: 20) und damit die asymmetrische Experten-Laien-Konstellation des Impfberatungsgesprächs interaktiv herzustellen. Auf rhetorischer Ebene hat der deontische Infinitiv eine „pointierend-verdichtend[e]“ (Deppermann 2006b: 20) Wirkung inne, welche dem Arzt als Ressource zur lebendigen Vergegenwärtigung der imaginierten sich zuspitzenden Situation dient. Der deontische Infinitiv aus dem ersten Listenelement wird auch über die weiteren beiden Listenteile in den Zeilen 1615 und 1616 aufrechterhalten, indem das zweite und dritte Listenelement syntaktisch vom ersten abhängen. Prosodisch wird die Liste u. a. dadurch als solche gerahmt, dass die steigende Intonation am TCU-Ende von Zeile 1614 und 1615 eine Fortführung projiziert (vgl. Selting 2004: 7). Auf semantischer Ebene wird die im ersten Teil begonnene Nennung von Quellen für einen erhöhten Flüssigkeitsbedarfs in der geschilderten Reisesituation fortgeführt, wobei der zweite Listenteil („noch n liter für die HITze,“) an die Äußerung in Zeile 1613 anknüpft und aus dieser eine Handlungskonsequenz ableitet. Der Konnektor „und“ signalisiert die Fortsetzung der Liste um ein drittes Element („und noch n liter für n DURCHfall;“, Zeile 1616), welches syntaktisch parallel zum zweiten Listenelement gestaltet ist. Der fallende Tonhöhenverlauf am Ende des dritten Teils der Liste deutet darauf hin, dass es sich um eine geschlossene Liste (vgl. Selting 2004: 3) handelt, d. h. diese nicht um zusätzliche Komponenten erweiterbar ist.

Listen dienen dem Detaillieren und Darstellen von Sachverhalten, indem sie die Funktion der „Elaboration, Explikation, Exemplifikation, Illustration“ (Selting 2004: 7) in der Interaktion erfüllen. Es verwundert daher nicht, dass diese sprachlichen Strukturen in der hier bearbeiteten Gattung der Impfsprechstunde und innerhalb dieser insbesondere in argumentativen Sequenzen zu beobachten sind: Zum einen sorgt der projektive Charakter (vgl. Ayaß 2021) der Gattung dafür, dass aufgrund der zeitlichen und räumlichen Distanz zwischen Impfgespräch und Reise der drohende Krankheitszustand dargestellt und vergegenwärtigt werden muss, da die gesunden KundInnen in der Impfsprechstunde kein Erfahrungswissen bzgl. Infektionskrankheiten im Reiseland haben und – im Unterschied zu kurativen medizinischen Fachbereichen – in der Situation, in der über medizinische Interventionen entschieden wird, keinen Leidensdruck verspüren. Wie Spranz-Fogasy (2006) ausführt, resultieren argumentative Sequenzen aus einem Darstellungsdefizit, das in diesem Beispiel so beschrieben werden kann, dass intuitiv in der Situation des Beratungsgesprächs evtl. nicht evident wird, warum eine ‚simple‘ Durchfallerkrankung auf der Reise gefährlich werden kann und eine präventive Maßnahme erfordert. Erst durch die Vergegenwärtigung der besonderen Reisekonditionen wie bspw. der Hitze in Thailand, der konkreten Benennung und Quantifizierung des erhöhten Flüssigkeitsbedarfs sowie der genauen Auflistung der kaum bewältigbaren erforderlichen Trinkmenge in Litern wird der Ernst der Erkrankung in der speziellen Reisesituation deutlich und die Sinnhaftigkeit einer Impfprävention nachvollziehbar. Dem Darstellungsdefizit begegnet der Arzt hier u. a. mit den kommunikativen Ressourcen der Listenstruktur und dem deontischen Infinitiv, die in die übergreifende Vergegenwärtigungsstrategie des Szenarios eingebettet werden.

Nach der dreiteiligen Liste artikuliert der Arzt dann explizit den resultierenden Konflikt aus den zuvor angeführten Flüssigkeitsbedarfen, nämlich dass die erforderliche Wassermenge zu groß wird, um diese über das Trinken aufnehmen zu können („das SCHAFfen se irgendwann nich mehr,“, Zeile 1617), was die Kundin überlappend mit einem Bestätigungssignal ratifiziert. In Zeile 1619 setzt der Reisemediziner über den Konnektor „und DANN“ zur finalen Schlussfolgerung an, bricht die geplante Äußerung jedoch ab und schildert in einem eskalierenden Dreierschritt die in der Situation erforderlichen medizinischen Maßnahmen, die durch die Modalverben „müssen" und „brauchen" als zwingend erforderlich gerahmt werden: Der Gang „zum ARZT," (Zeile 1620) spitzt sich durch eine Einweisung „ins KRANkenhaus" (Zeile 1621) zu und resultiert in der Verabreichung von Flüssigkeit in Form von einer „i VAU;" (Zeile 1622). Die fachsprachliche Abkürzung „i. v." für eine intravenöse Flüssigkeitszufuhr wird hier nicht erläutert bzw. als bekannt vorausgesetzt und von der Kundin durch eine zweiteilige Ratifikation („OKEE ja;", Zeile 1623) als verstanden behandelt.

Die Vergegenwärtigung der eskalierenden Situation über das Szenario gipfelt auf diese Weise schließlich in der Evozierung eines Schlussbilds, das die Kundin in einem thailändischen Krankenhaus am Tropf hängend zeigt. Die Vermeidung dieser skizzierten Situation stellt dabei ein Argument für die Schutzimpfung dar, welche von der Kundin im Folgenden auch in Anspruch genommen wird.

Anhand der beiden Ausschnitte wurde deutlich, dass in den reisemedizinischen Impfgesprächen Szenarien nicht nur eingesetzt werden, um mögliche Infektionswege zu skizzieren (vgl. Kapitel 5.3.3.1), sondern auch, um den Nutzen der Krankheitsprophylaxe konkret in der Reisesituation aufzuzeigen. Veranschaulichungsverfahren dieser Art werden in den vorliegenden Daten meist dann eingesetzt, wenn es sich um zunächst harmlos klingende Reisebeschwerden wie bspw. Durchfall oder Mückenstiche handelt, deren gesundheitsgefährdendes Ausmaß für LaiInnen nicht selbstevident auf der Hand liegt. Diesem „Darstellungsdefizit" (Spranz-Fogasy 2006) begegnen die ÄrztInnen, indem sie den Nutzen der Intervention anhand einer konkreten Situation in Szene setzen. Dabei konnte gezeigt werden, dass die ÄrztInnen sich neben dem reinen Wechsel ins Phantasma, der u. a. durch eine veränderte deiktische Verankerung sowie das futurische bzw. szenische Präsens angezeigt wird, auch weiterer sprachlicher Ressourcen bedienen, um das Geschehen innerhalb der Szenarien zu vergegenwärtigen und zu veranschaulichen. Diesbezüglich wurden Verfahren der Konkretisierung und Detaillierung wie bspw. die Angabe genauer Uhrzeiten, exakter Quantifizierungen sowie präziser Schritt-für-Schritt-Schilderungen von Geschehnissen in der Situation evident. Eine sprachliche Struktur, die ebenfalls innerhalb der Szenarien auffällig wurde, ist das dreiteilige Listenformat (vgl. Selting 2004). Diese Listen ermöglichen durch syntaktische und prosodische Parallelität, zusammenhängende Details und aufeinanderfolgende Schritte zu skizzieren, eine Verdichtung innerhalb des Szenarios zu erzielen (vgl. Günthner 2007: 407) und eine Eskalation in der imaginierten Situation darzustellen. Auf syntaktischer Ebene wurde eine Pointierung und Zuspitzung des Szenarios durch die von Auer (1993) beschriebene Verbspitzenstellung (z. B. „müssen se sich überLEgen,", „müssen se zum ARZT,"), deontische Infinitive (vgl. Deppermann 2006b) wie z. B. „zwei liter MINdestens trinken," und verdichtete Äußerungen wie bspw. „viermal DURCHfall,", „fünfmal DURCHfall" deutlich. Solche Verdichtungsverfahren bewirken, dass die geschilderte Situation „lebendiger, expressiver, lebhafter bzw. intensiver wirkt" (Günthner 2007: 402) und tragen dadurch dazu bei, dass sich die KundInnen unmittelbar in die Situation hineinversetzen können und es ihnen ermöglicht wird „to imagine [the] projected scenario as real" (Land et al. 2019: 677).

5.3.3.3 Furchtappelle durch die Vergegenwärtigung von Sterben durch Todesszenarien

Einen besonderen Fall der argumentativen Einbettung von szenischem Sprechen in den Prozess der Impfentscheidung stellen Szenarien dar, die Tod und Sterben als (mögliche) Folge eines Verzichts auf Impfungen darstellen. Solche Todesszenarien werden in den dieser Arbeit zugrundeliegenden Gesprächen von ärztlicher Seite nur dann eingesetzt, wenn sie klar für die Durchführung einer Schutzimpfung plädieren und die KundInnen von der präventiven Maßnahme überzeugen wollen. Perelman/Olbrechts-Tyteca (2004: 497 ff.) führen eine solche argumentative Strategie der Darstellung von singulären Ereignissen als „Begründung durch den Einzelfall" an, welche dann in eine Verallgemeinerung überführt werden. Die Darstellung von Todesszenarien setzt auf der emotionalen Ebene an und kann dementsprechend als Furchtappell[98] (vgl. Betsch/Schmid 2012; Witte/Allen 2000) bzw. Angstargument (*argementum ad metum*) charakterisiert werden, welche von Witte (1992: 329) als „persuasive messages designed to scare people by describing the terrible things that will happen to them if they do not do what the message recommends" definiert werden. Dass der persuasive Charakter den beratenden ReisemedizinerInnen mitunter auch bewusst ist, wird beispielsweise daran deutlich, dass sie die Wirkung von Furchtappellen und den Einfluss der ärztlichen Risikodarstellung auf die Impfentscheidung teilweise zu Beginn der Beratungsgespräche auf einer metakommunikativen Ebene reflektieren, wie folgender Ausschnitt belegt:

Ausschnitt 63: Impfsprechstunde_J_Thailand

```
AM:  °h und wenn ich jetz WILL,
     dass sie den IMPFstoff kaufen;
     [ja     ] dann beschreib ich den SCHAden,
KW:  [hm_MH,]
AM:  und mach ihnen ANGST,
KW:  ((lacht))
```

98 Es sei darauf hingewiesen, dass der aus der Psychologie stammende Terminus *Furchtappell* hier verwendet wird, ohne dass auf kognitiver Ebene nachgewiesen werden kann, ob diese sprachliche Ressource bei den PatientInnen tatsächlich Furcht oder Angst auslöst.

407 AM: °h wenn ich WILL dass ähm-
408 (1.1)
409 dass sie ne pragmatische entSCHEIdung für sich treffen,
410 was sie möchten was sie NICH möchten;
411 ähm dann kucken wir das risiko dass sie das !KRIE!gen an;

Wie solche Furchtappelle durch Todesszenarien im sequenziellen Verlauf der Beratungsgespräche zur Vorbereitung der Impfentscheidung auftreten, soll im Folgenden anhand von zwei Gesprächsausschnitten erläutert werden. Das erste Beispiel stammt aus einem Impfberatungsgespräch anlässlich einer geplanten Reise in den Kongo. Der Ausschnitt setzt ein, während Arzt und Kunde über das Thema *Tollwut* sprechen. Da der Kunde einen Aufenthalt auf dem Land plant, geht der Arzt nun explizit auf das Tollwutrisiko außerhalb des urbanen Raums ein, nachdem er unmittelbar zuvor darauf hingewiesen hat, dass es auch bei einem Aufenthalt in der Stadt Infektionsrisiken gibt:

Ausschnitt 64: Impfsprechstunde_J_Kongo

262 AM: aber so LÄNDlich,
263 (0.6)
264 da STREUNT mal der hund;
265 KM: ja-
266 AM: ja?
267 der BEISST dann;
268 dann ham se ne TOLLwut;
269 KM: ja-
270 AM: oder sie ham jedenfalls einen RIsikokontakt für tollwut,
271 dem man gar nich richtig ANsieht;
272 ob tollwut überTRAgen [wurde,]
273 KM: [hm_MH,]
274 AM: **°h und dann dauert_s n paar MOnate,**
275 **es gibt n unklaren TOdesfall,**
276 **und dann war_s ne TOLLwut;**
277 KM: (0.6)
278 hm_MH,
279 AM: WOLL_mer nich;
280 (0.7)
281 KM: nö;
282 AM: IMPF_mer sie;
283 KM: ja,

In den Zeilen 262 und 263 problematisiert der Reisemediziner das Vorkommen von streunenden Hunden in ruralen Gebieten des Kongo („aber so LÄNDlich, (0.63) da STREUNT mal der hund;") in Form eines Freien Themas (vgl. Selting 1993: 297 ff.). Die erste Konstituente eröffnet dabei das Setting für die nachfolgende narrative Struktur und „erzeugt eine vorgreifende Aufmerksamkeitsfokussierung" (Selting 1993: 310). Ähnlich einer klassischen Erzählweise im Film beginnt die „small story" (Bamberg 2020) mit einer deduktiven Exposition vom Allgemeinen zum Detail (vgl. Wacker 2017: 82), indem zunächst der ländliche Raum im Kongo als Ort der Handlung präsentiert wird, bevor nach einer 0.6-sekündigen Pause der Protagonist – in diesem Fall der streunende Hund – in einer eigenen prosodischen Einheit eingeführt wird. Der generische Singular „der hund" bietet dabei eine „stereotype Vorlage" (Nazarkiewicz 1999: 162) für das entworfene Szenario. Durch die Modalpartikel „mal" in Zeile 264 wird der Zeitpunkt bzw. die Frequenz der Begegnung mit streunenden Hunden „nicht präzisiert, sondern eher ‚verwischt'" (Thurmair 1989: 185), womit der Arzt auch die konkrete Wahrscheinlichkeit eines Hundekontaktes vage lässt. Der Kunde steigt durch das Rückmeldesignal „ja" (Zeile 265) in das Szenario ein, was den Reisemediziner darin bestärkt, in seiner Inszenierung fortzufahren. Der Arzt nutzt im Folgenden den Alignmentmarker „ja?" in Zeile 266 als Scharnierelement, um das zuvor Gesagte intersubjektiv zu verankern, bevor er im szenischen Sprechen fortfährt. Die Äußerung „der BEISST dann;" (Zeile 267) und die daraus resultierende Konsequenz „dann ham se ne TOLLwut;" spitzen die Handlung weiter zu, wobei der frequente Gebrauch von „dann" (Zeilen 267, 268, 274, 276) den Fokus auf die zeitliche Abfolge legt und kontextualisiert, wie die einzelnen Schritte aufeinander folgen. Des Weiteren verstärkt das Präsens – welches nach Koch/Österreicher (1990: 76–79) als „narratives Präsens" und nach Quasthoff (1980) als „szenische[s] Präsens" bezeichnet werden kann – die Nähe und Unmittelbarkeit zur erzählten Handlung, da die Origo in den Erzählraum versetzt wird (vgl. Fienemann 2006: 31). Während sich Beschreibungen des narrativen bzw. szenischen Präsens prototypischerweise auf singulär oder mehrfach erlebte vergangene Geschehnisse beziehen (vgl. Günthner 2007: 395), werden in den hier behandelten Impfgesprächen hypothetische zukünftige Situation durch das futurische Präsens (vgl. Maitz 2013) ins Hier und Jetzt geholt und damit antizipiert.

Nach einem erneuten Rezipientensignal des Kunden (Zeile 269) ist ein Stil- bzw. Registerwechsel im ärztlichen Sprechen zu beobachten, indem der Reisemediziner die eher umgangssprachliche und saloppe Formulierung der Konsequenz „dann ham se ne TOLLwut;" in den Zeilen 270 bis 272 als fachsprachliches Äquivalent reformuliert bzw. einschränkt („oder sie ham jedenfalls einen Risikokontakt für tollwut, dem man gar nich richtig ANsieht; ob tollwut überTRAgen wurde;). Mit dieser selbstinitiierten Selbstkorrektur trägt er der Tatsache Rechnung, dass nicht jeder streunende Hund beißt und nicht jeder Biss zwangsläufig zu einer

Tollwutinfektion führt, obwohl dies aus den bisherigen Darstellungen als logische und stringente Abfolge inferiert werden könnte.

Nachdem der Kunde dies mit einem Bestätigungssignal ratifiziert hat (Zeile 273), verlässt der Arzt den fachsprachlichen Einschub, kehrt zum szenischen Sprechen im umgangssprachlichen Gestus in den Zeilen 262–268 zurück und verdichtet das Szenario bis zu seiner Klimax in Zeile 276. Durch die Äußerung „und dann dauert_s n paar MOnate," (Zeile 274) erhöht sich das Erzähltempo, was an die Zeitraffertechnik beim Film erinnert (vgl. Vogt 1990: 103). Lämmert (1955: 83) charakterisiert diese Art des zeitraffenden Erzählens als „sukzessive Raffung", deren – im Gesprächsausschnitt frequent zu erkennende – Grundformel „dann ... und dann ..." lautet. Dadurch wird die zeitliche Schritt-für-Schritt-Abfolge relevant gesetzt und Spannung erzeugt (vgl. Weixler 2015: 164). Von Lehmann (2011: 312) wird diese *dann ... und dann ...* -Formel sogar als „Grundmodell der Dramatisierung" bezeichnet.

In der nachfolgenden Formulierung „es gibt n unklaren TOdesfall," (Zeile 275) ist auffällig, dass der Tod nicht direkt auf das Gegenüber bezogen wird und der Kunde nicht direkt adressiert wird, sondern das Sterben sehr allgemein gehalten bzw. als geheimnisumwobener Tod eines nicht näher definierten, unbekannten Reisenden gerahmt wird. Dadurch, dass das Agens nicht genannt wird, entsteht eine Distanzperspektive. Dies steht in Kontrast zu den zuvor erfolgten direkten Adressierungen mit dem Anredepronomen „Sie" in „dann ham se ne TOLLwut" (Zeile 268) und „oder sie ham jedenfalls einen Risikokontakt für tollwut" (Zeile 270), die zeigen, dass der Arzt die Person im fiktiven Szenario mit seinem realen Gesprächspartner assoziiert. Nach Land et al. (2019) erlauben generisch formulierte Aussagen in Todesszenarien „patients to make inferences about their own situation without the doctor making this explicit". Obwohl der Tod als Tabuthema gilt, kann er – wie das vorliegende Beispiel belegt – in der Arzt-Patient-Kommunikation durchaus interaktiv bearbeitet werden, wenn bestimmte kommunikative Grenzen eingehalten werden (vgl. Buck/Schopf 2023). Auch an dem hier abgedruckten Ausschnitt zeigt sich, dass das Sprechen über den Tod möglich ist und im sequenziellen Verlauf des Gesprächs keine interaktive Problematik kontextualisiert wird. Von den von Buck/Schopf (2023) beschriebenen drei sprachlichen Ressourcen, die den Tod und das Sterben in der medizinischen Kommunikation in den Rahmen des Sagbaren holen können, sind in Beispiel 65 zwei zu erkennen, nämlich das szenische Sprechen und das generische Sprechen. Durch das szenische Sprechen wird das Sterben nicht im Realzeitraum angesiedelt, sondern als mögliches zukünftiges Ereignis gerahmt, was Distanz zwischen dem Hier und Jetzt und dem Sterben schafft sowie die direkte Bedrohlichkeit des Todes reduziert. Auch Land et al. (2019: 673) haben auf die mitigierende Wirkung von Szenarien hingewiesen: „Their hypotheticality mitigates the potentially distressing impact of topicalising ‚dreaded issues'".

Die erwähnte Distanz wird auf der Form-Seite auch dadurch erzielt, dass durch die Formulierung mit dem leeren Subjekt „es" (vgl. Imo 2016: 90) die Position des sterbenden Subjekts auf semantischer Ebene frei bleibt bzw. lediglich durch einen semantisch leeren Platzhalter gefüllt wird, wodurch der Kunde an keiner Stelle zum sterbenden Subjekt wird. Auch durch das generische Sprechen wird vom Tod des individuellen Kunden abgelenkt, indem das Sterben als allgemein-menschliche Disposition dargestellt wird, die alle (hier: ungeimpften Reisenden) betreffen kann (vgl. Buck/Schopf 2023). Durch seine spezifische Formulierung innerhalb des Szenarios lässt der Reisemediziner den Kunden das Sterben eines Reisenden aus einer externen Zuschauerperspektive betrachten, obwohl aus dem Kontext sehr wohl inferiert werden kann, dass mit „unklarer TOdesfall" der anwesende Kunde selbst gemeint ist. Darüber hinaus trägt auch der indefinite Artikel „einen" bzw. „n" in „n unklaren TOdesfall" zu dieser Distanzierung bei.

Die Tatsache, dass die verstorbene Person als „Todesfall" bezeichnet wird, zeigt, dass der Arzt das Szenario an dieser Stelle aus institutioneller Perspektive auf das Geschehen schildert, da der Tod nicht als privates Schicksal des Kunden bzw. dessen Angehörigen dargestellt wird, sondern als professioneller Untersuchungsgegenstand zur Ermittlung der bis dato unbekannten Todesursache gerahmt wird. Der Gebrauch des Terminus „Fall" in der Arzt-Patient-Kommunikation als Referenz auf eine Person wird in der Forschungsliteratur durchaus kritisch gesehen, was bereits in verschiedenen Definitionen von „Fall" im medizinischen Kontext anklingt. So bezeichnet bspw. Stedman (2012) die Verwendung des Begriffs in diesem Kontext als „inkorrekt", indem „Fall" als „particular instance of disease; sometimes used incorrectly to designate the patient with the disease" definiert wird. Auch die WHO (2015) sieht den Terminus aufgrund seiner inhärenten Vagheit als potenziell problematisch an, wenn sie „Fall" definiert als „occurence or instance of infection or disease. The word is so vague that the type of case should always be specified [...]". Das vorliegende Beispiel zeigt jedoch, dass der Gebrauch einzelner Lexeme nicht per se problematisch ist, sondern vom Kontext sowie dem sequenziellen Gesprächsverlauf abhängt. So wird an diesem Gesprächsausschnitt etwa deutlich, dass dem Arzt genau diese Vagheit und der generalisierende Charakter der Formulierung „Todesfall" für sein Szenario zugutekommt: Zum einen ermöglicht ihm die dadurch erzeugte Distanz zum individuellen Kunden, überhaupt über den Tod sprechen zu können, da dieser auf diese Weise an Bedrohlichkeit verliert. Zum anderen trägt die Formulierung dazu bei, die intendierte Dramatisierung und Inszenierung eines geheimnisumwobenen Todes innerhalb des Szenarios bis zu ihrem Höhepunkt zuspitzen zu können, bevor der „unklare Todesfall" in Zeile 276 schließlich in einem Fazit aufgelöst wird, indem die Tollwut als Todesursache genannt wird („und dann war_s ne TOLLwut;). Diese Äußerung ist ähnlich zu jener in Zeile 268 („dann ham se ne TOLLwut") aufgebaut, allerdings als unpersönlicher und genereller Rekurs auf die Tollwut formuliert. Auffällig ist hier ein erneuter Wechsel der zeitlichen Erzählstruktur, da diese Auflösung nun im Präteritum formuliert ist und somit aus nachzeitiger Perspektive auf das Sterben geblickt wird, während das gesamte Szenario in der Zukunft angesiedelt ist. Diese Auflösung durch das Fazit beendet nicht nur den „Fall" in der erzählten Welt, sondern stellt auch das Ende des Szenarios dar, was durch die fallende Tonhöhenbewegung am Ende der Intonationsphrase, die 0.6-sekündige Pause (Zeile 277) sowie die Ratifizierung durch den Kunden (Zeile 278) deutlich wird.

Mit dem Ausstieg aus dem Szenario beendet der Mediziner auch die damit einhergehende Origoverschiebung (vgl. Bühler 1982 [1934]: 126) und kehrt ins Hier und Jetzt sowie in seine Arztrolle zurück. Mit „WOLL_mer nich;" (Zeile 278) bewertet er das skizzierte Todesszenario retraktiv als nicht wünschenswert und als zu vermeiden, ohne den Tod als Referenzobjekt erneut explizit zu verbalisieren. Durch das Pronomen „wir" bzw. das als Klitikon realisierte „WOLL_mer" markiert er, dass die Gültigkeit der negativen Bewertung des Todes so selbstevident und offensichtlich im *common ground* verankert ist, dass es auch ohne interaktiven Aushandlung intersubjektiv von beiden Gesprächsteilnehmern geteilt wird. Dementsprechend handelt es sich um ein inkludierendes „wir" (vgl. Günthner 2021b), das die als gleichlaufend angenommene Bewertung des Kunden einschließt sowie Arzt und Kunde als gemeinsam evaluierendes Team rahmt. Nach einer 0.7-sekündigen Pause reagiert der Kunde mit einem bestätigendem „nö;" (Zeile 279) und signalisiert dadurch, dass er die Einschätzung des Arztes tatsächlich teilt. Der Reisemediziner zieht dann die Konsequenz aus seiner Argumentation hinsichtlich der Impfentscheidung, indem er mit „IMPF_mer sie;" (Zeile 281) inklusiv fallender Tonhöhenbewegung zum Ende der Intonationsphrase die Verabreichung einer Tollwutimpfung vorgibt. Auffällig ist die parallel angelegte Struktur der beiden Äußerungen in Zeile 278 und 281, die nach einem gleichlaufenden syntaktischen und prosodischen Muster realisiert werden und beide Verbspitzenstellung (vgl. Auer 1993) aufweisen. Während „WOLL_mer nich" durch den Verzicht auf das Objekt eine starke Kohäsion zum Vortext herstellt (vgl. Auer 1993: 200) und die skizzierte Infektion über eine attitudinale Bezugnahme (vgl. Auer 1993: 208) bewertet, stellt „IMPF_mer sie" die Handlungskonsequenz dar, enthält alle notwendigen Ergänzungen und ist „zwar kohäsionsstiftend, aber nur vage oder gar nicht anaphorisch" (Auer 1993: 197). Ähnlichkeit erlangen die beiden Äußerungen auch dadurch, dass sie beide ein Personalpronomen der 1. Person Plural an zweiter Position enthalten, die aber deutliche Bedeutungsunterschiede aufweisen: Während es sich bei „mer" in Zeile 278 um ein inkludierendes „wir" handelt, ist das „mer" in Zeile 281 nach Günthner (2021b: 19–21) als „Pluralis Auctoris-WIR" zu charakterisieren. Dies zeichnet sich dadurch aus, dass „die institutionelle Autoritätsperson eine von ihr durchgeführte Aktivität mittels WIR präsentiert" und somit „eine Art Gemeinsamkeit bei der Bewältigung einer für alle

Teilnehmenden relevanten Handlung“ (Günthner 2021b: 20) erzeugt. Obwohl die Injektion des Impfstoffes nur vom Arzt ausgeführt werden kann und darf, wird das Impfen durch die Wahl des Pronomens trotzdem als gemeinsame Aktivität gerahmt. Während in Zeile 278 lediglich das entworfene Todesszenario als nicht wünschenswert bewertet wird, bezieht sich die Aussage „IMPF_mer sie;“ im Unterschied dazu auf die Handlungsebene und die konkrete Impfentscheidung in der Sprechstundensituation. Der Kunde reagiert anschließend, indem er durch die Partikel „ja“ (Zeile 282) seine Zustimmung zur Tollwutimpfung signalisiert.

Insgesamt zeigt der Ausschnitt exemplarisch auf, dass der Arzt mit einem starken epistemischen *stance* argumentiert, indem das Eintreten des Todes nach einem Hundebiss weder durch lexikalische Elemente abgeschwächt noch als hypothetisch bzw. als *worst case* gerahmt wird, sondern durch das getaktete Muster „dann ... und dann“ sowie den Indikativ Präsens narrativ als normaler Lauf der Dinge dargestellt wird. Diese Abfolge von Schritten mit ihren Konsequenzen für den Krankheitsverlauf wird als unabänderlich dargelegt und damit als nicht mehr zu stoppen modalisiert. Der Arzt dramatisiert – mit Ausnahme des fachsprachlichen Einschubs von Zeile 270 bis Zeile 272 – sowohl die Existenz von streunenden Hunden als auch von Tierbissen und präsentiert den Tod als direkte kausale Folge dieser. Ohne auf konkrete quantitative Angaben zurückzugreifen, stellt der Arzt damit die Wahrscheinlichkeit, nach einem Tierbiss an Tollwut zu sterben, narrativ als sehr hoch bzw. unausweichlich dar. Des Weiteren bleiben Maßnahmen, die auch bei Ungeimpften eine Tollwut nach einem Hundebiss verhindern können, wie bspw. das sofortige Auswaschen der Wunde oder die nachträgliche Verabreichung von Immunglobulinen, hier unerwähnt.

Durch die Inszenierung des Todes als Folge eines Hundebisses bei Verzicht auf die Tollwutimpfung zum einen und die Darstellung der Impfung als einziges Instrument zur Verhinderung des dargestellten Szenarios zum anderen macht der Mediziner jede Aushandlung der Impfentscheidung überflüssig und nutzt das Todesszenario literaliter als „Totschlagargument“ im Abwägungsprozess. Er illustriert dabei „mit negativ-emotionalisierenden visuellen und sprachlichen Mitteln die drohenden Folgen“ (Baumann et al. 2015: 207) eines Verzichts auf die Impfung und schürt damit Angst vor dem skizzierten Tod, wodurch dies als Furchtappell (vgl. Betsch/Schmid 2012; Witte/Allen 2000) bzw. Angstargument (*argumentum ad metum*) angesehen werden kann. Gleichzeitig stellt der Arzt die Impfung als einzigen Weg dar, den dargestellten *worst case* zu verhindern und die inszenierte „feindliche Welt“ (Peräkylä 1993) des Todes auf der Reise in den Kongo abzuwehren. Darüber hinaus wird in der Art und Weise, wie der Arzt die Konsequenz aus der vorangegangenen Argumentation formuliert („IMPF_mer sie;“, Zeile 281), gar kein Raum zur gemeinsamen offenen Abwägung eröffnet, sondern die Entscheidung für die Tollwutimpfung – trotz der Darstellung der Impfung als gemeinsame

Aktivität durch das Pronomen „wir" – sehr direktiv und mit deontischer Autorität kommuniziert. Der Kunde verhält sich im abgedruckten Beispiel als Konsequenz alignierend zur klaren Empfehlung des Arztes und stimmt der Impfung in Zeile 283 zu.

Das zweite Beispiel stammt aus einer Impfsprechstunde, die von der Kundin anlässlich einer geplanten Reise nach Uganda besucht wird. Der Ausschnitt setzt ein, während das Thema Malaria besprochen wird und die Ärztin über das Risiko einer Malariaerkrankung in der Reiseregion aufklärt:

Ausschnitt 65: Impfsprechstunde_L_Uganda

```
845  AW:  AFrika-
846       ja,
847  KW:  hm;
848  AW:  is (-) auch ä:h (-) plasmodium TROpica,
849       also ich sag [mal    ] (.) die (--) BÖ:se malaria[form;      ]
850  KW:               [hm_MH;]
851                                                        [ja hm_MH,]
852  AW:  es: sterben (--) !AUCH! in deutschland,
853       mal patienten an malAria;
854  KW:  hm_MH;
855  AW:  ganz TRAgisch;
856       °h wei:l (.) das is (--) das ganz SCHLIMme;
857       man KENNT_S ja-
858  KW:  hm_MH;
859  AW:  eher so bissl aus_m FILM,
860       hohes FIEber,
861  KW:  hm_MH,
862  AW:  es geht einem SCHLECHT,
863       °h es greift ganz schnell auf die HIRNhäute über;=
864  KW:  =hm_MH;
865  AW:  HIRNmalaria,
866       (---)
867       man STIRBT.
868  KW:  hm;
869  AW:  ja,
```

Unmittelbar vor dem abgedruckten Gesprächsausschnitt fragt die Ärztin ab, ob sich die Kundin im Vorfeld des Beratungsgesprächs schon hinsichtlich einer Malariaprophylaxe entschieden hätte, was die Kundin verneint, aber ergänzt, dass sie diesbezüglich auch einen Termin beim Hausarzt vereinbaren könne. Der Transkriptausschnitt beginnt, indem die Ärztin mit der kommunikativen Minimaleinheit (vgl. Zifonun et al. 1997: 596 ff.) des IP-konstitutiven „AFrika–" (Zeile 845) – ähnlich wie in Beispiel 64 – zunächst den Ort des szenischen Geschehens etabliert. Nach Nothdurft (1996) macht eine solche Hervorhebung das Wort *Afrika* zum Schlüsselwort, welches geläufige Wissensbestände und Assoziationen der InteraktionsteilnehmerInnen abruft. Durch den nachfolgenden mit steigender Tonhöhenbewegung geäußerten Alignmentmarker „ja," (Zeile 846) verankert die Ärztin diese Wissensbestände intersubjektiv und es kommt zu einem Rückmeldesignal von Seiten der Kundin in Zeile 847. In Zeile 848 weist die Reisemedizinerin auf die Existenz des Malaria-Erregers *plasmodium tropica* hin, wobei die Artikulation des lateinischen Fachausdrucks verzögert nach zwei Pausen und dem Häsitationssignal „ähm" erfolgt. Die fachsprachliche Äußerung wird direkt im Anschluss, eingeleitet durch den Explikationsmarker „also" (Groß 2018: 324), für die Kundin erläutert und in die umgangssprachliche sowie bewertende Form „die BÖ::se malariaform" transformiert. Den Registerwechsel in die Laiensprache zeigt die Ärztin durch den metasprachlichen Kommentar mit *verbum dicendi* „ich sag mal" (vgl. Kliche 2013: 54) an, wobei der Vagheitsmarker „mal" darauf hinweist, dass die okkasionelle alternative Beschreibung evtl. mit Einbußen an fachlicher Präzision einhergeht, diese Unschärfe aber zugunsten der Vermittlungssituation an medizinische LaiInnen in Kauf genommen wird (vgl. Brünner/Gülich 2002: 41). Die Kundin quittiert dies mehrmalig und in Überlappung mit dem Redebeitrag der Ärztin (Zeilen 850/851).

In Zeile 852 richtet die Ärztin dann den Fokus darauf, dass „!AUCH! in deutschland mal patienten an malAria" sterben. Der extrastarke Fokusakzent auf „auch" unterstreicht, dass diese Tatsache konträr zu den geläufigen Erwartungen liegt: Ein Tod an Malaria wird gewöhnlicher Weise nicht mit dem Standort Deutschland assoziiert, da es sich bei der Malaria um eine typische Tropenkrankheit handelt (vgl. Frischknecht 2019: 4). Eine genaue Einordnung, um wie viele Todesfälle es sich durchschnittlich handelt und wie groß das Malariarisiko faktisch ist, umgeht die Ärztin, indem sie die Todesfälle an Malaria in Deutschland vage mit der Modalpartikel „mal" quantifiziert und damit „verwischt" (Thurmair 1989: 185). Nachdem die Kundin die Kenntnisnahme der Information mit dem *acknowledgement token* „hm_MH" (Zeile 854) bestätigt, ergänzt die Reisemedizinerin in Zeile 855 mit „ganz TRAgisch;" zunächst eine nachträgliche Bewertung (vgl. Imo 2015: 239 f.) der Todesfälle, bevor sie die Tragik des Sterbens an Malaria explizit aufschlüsselt und dramatisch in Szene setzt.

Mit dem prosodisch desintegrierten Diskursmarker „weil" setzt sie zu einem *account* an, welcher die bereits erfolgte Bewertung mit einer *extreme case formulation* retraktiv begründen soll (vgl. Angell/Bolden 2015). Es folgt eine komplexe Projektorkonstruktion, deren zweiteilige Projektorphrase „zunächst metapragmatische Hinweise zur Interpretation des folgenden Teils“ (Günthner 2008b: 109) und zum Vorhandensein persönlicher Betroffenheit vorausschickt, nämlich dass das Szenario „das ganz SCHLIMme“ (Zeile 855) sei. Des Weiteren sei es „eher so bissl aus_m FILM“ (Zeile 859) bekannt. Von Zeile 860 bis Zeile 867 rekonstruiert die Reisemedizinerin dann die Ereignisse einer schlimmstmöglichen Malaria, ohne diese als *worst case* zu rahmen. Sie inszeniert den Krankheitsverlauf, indem sie verschiedene Dramatisierungsverfahren nutzt, um die Ereignisse von der Infektion bis zum Tod zu rekonstruieren. „Die Referenz auf ein schnelles Sterben stellt dabei die Klimax der vorangehenden elaborierten, sukzessiv emergierenden Argumentationskette und innerhalb dieser wiederum die Klimax des Furchtappels dar“ (Buck/Schopf 2023). Zum einen fällt auf, dass sich das Tempo der Darstellung zunehmend steigert und die Begebenheiten in kondensierter Form sowie beschleunigt dargestellt werden. Dazu tragen z. B. die listenförmige Reihung (vgl. Selting 2004), die fragmentarischen Äußerungsteile und dichten Konstruktionen (vgl. Günthner 2006b; 2007) sowie die syntaktischen Parallelismen von Zeile 860 bis Zeile 867 bei, welche den Eindruck erwecken, dass die Ereignisse Schlag auf Schlag geschehen bzw. sich zunehmend überschlagen. Damit einhergehend erfolgt auch eine syntaktische Verdichtung bis hin zu kommunikativen Minimaleinheiten (vgl. Zifonun et al. 1997: 596 ff.) wie etwa „HIRNmalaria,“ in Zeile 865. Mit Perspektive auf die Lexik sind zum einen verstärkt negativ konnotierte Adjektive wie „BÖ:se“ (Zeile 849), „TRAgisch“ (Zeile 855), „ganz SCHLIMme“ (Zeile 856) und „SCHLECHT“ (Zeile 862) zu bemerken, welche durch einen Fokusakzent hervorgehoben werden. Zum anderen treten mit „sterben“ (Zeile 852) und „man STIRBT“ (Zeile 867) Verben des Wortfelds *Tod* in verschiedenen Konjugationsformen auf. Ebenso ist ein hochfrequenter Gebrauch von *extreme case formulations* (vgl. Pomerantz 1986) – oft in Verbindung mit der Gradpartikel „ganz“ – zu registrieren: „ganz SCHLIMme“ (Zeile 856), „ganz TRAgisch“ (Zeile 855), „ganz schnell“ (Zeile 863) sowie „hohes FIEber“ (Zeile 860). Damit stilisiert die Reisemedizinerin die Malariainfektion als besonders verhängnisvoll und markiert somit gleichzeitig die starke Relevanz einer prophylaktischen Maßnahme. Die dramatische Darstellung des Krankheitsverlaufs stellt für die Ärztin damit auch eine Ressource zum *claim legitimizing* dar, d. h. sie stellt sicher, dass sie es entsprechend ihrer institutionellen Rolle nicht versäumt hat, auf die Risiken einer Malariainfektion und eines damit verbundenen Schadensausmaßes bis hin zum Versterben hinzuweisen. Wie im zuvor analysierten Beispiel 65 wird über den Tod auch hier generisch gesprochen (vgl. Buck/Schopf 2023), indem mit dem unpersönlichen Pronomen „man“ (Zeile 867) nicht auf konkrete KundInnen referiert wird, sondern auf eine „größere ‚Erfahrungsgemeinschaft‘“ (Auer 2000: 167). Dieses Sprechen über den Sterbeprozess und den Tod aus einer Distanzperspektive wird bereits in Zeile 862 mit einem unpersönlichen „einem“ eingeführt. Auf diese Weise wird der Tod an Malaria als Risiko stilisiert, das alle (ungeschützten) Reisenden gleichermaßen betrifft und das zugleich Distanz zwischen dem Tod und der individuellen Kundin bewahrt.

Es zeigte sich anhand der beiden Beispiele, dass *worst case*-Szenarien, in denen die ÄrztInnen einen möglichen klinischen Verlauf der Infektionskrankheit bis zum Versterben skizzieren, mit verschiedenen Darstellungsverfahren dramatisch angereichert werden und unterschiedliche Funktionen im Impfberatungsgespräch erfüllen. Sie werden durchgehend von den MedizinerInnen als selbstinitiierte Sequenzen eingebracht. Während Risiken medizinischer Eingriffe bspw. in präoperativen Aufklärungsgesprächen (vgl. u. a. Jung 2005) i. d. R. sachlich und prosodisch unmarkiert genannt werden, um die PatientInnen nicht zu beunruhigen, sondern diesen Mut zu machen, Hoffnung aufzuzeigen und sie zu trösten (vgl. Imo 2017b), wird das schlimmstmögliche Schadensausmaß eines Verzichts auf präventive Maßnahmen in der hier bearbeiteten Gesprächsgattung emphatisch, dynamisch und lebendig inszeniert dargestellt, um für die Inanspruchnahme der Krankheitsprävention zu argumentieren. Nach Brünner/Gülich (2002: 37) können Szenarien somit als indirekte Handlungsaufforderungen verstanden werden. Die ÄrztInnen „zoomen" durch die Verwendung des futurischen Präsens (vgl. Tannen [1989] und Günthner [2007: 400] analog zum narrativen Präsens) und einem hohen Detaillierungsniveau in den zukünftigen hypothetischen Krankheitsverlauf bis zum Tod hinein und involvieren die GesprächspartnerInnen damit in das skizzierte Geschehen. Das Risikopotenzial einer möglichen Infektion wird in der Interaktion illustriert, ohne dass das Risiko zu versterben präzise quantifiziert wird bzw. konkrete Wahrscheinlichkeitswerte genannt werden. Des Weiteren wird die Gültigkeit des stringent gezeichneten Wegs von der Ansteckung zum Tod nicht eingeschränkt, relativiert oder abgeschwächt, sondern durch den Indikativ Präsens sowie die rhythmische Ausgestaltung als normalen Lauf der Dinge dargestellt. Damit zeigt sich in den hier vorliegenden Gesprächen aus dem Bereich der Präventionsmedizin eine zu Interaktionen mit bereits kranken PatientInnen gegenläufige Gesprächsstrategie: Während in anderen medizinischen Fachbereichen, wie bspw. Günthner (2017b) für onkologische Aufklärungsgespräche oder Buck (2022) für die Palliativmedizin zeigen konnten, durch Relativierung Hoffnung gespendet wird, erfolgt hier ein gezieltes Auslösen von Angst zum Erwirken eines Schutzverhaltens durch Furchtappelle (vgl. Betsch/Schmid 2012; Betsch/Könen 2010). Neben der Tatsache, dass die ReisemedizinerInnen durch die Todesszenarien ihrer institutionell verankerten Verpflichtung zur Aufklärung über mögliche Risiken nachkommen, bewirken die Ärztinnen durch diese kommunikative Ressource, dass die zum Zeitpunkt des Gesprächs gesunden und in ihren Alltag eingespannten KundInnen ein Stück weit in die zukünftige Welt des Reiselands eintauchen können und diese Perspektive für ihre Impfentscheidung berücksichtigen.

5.3.3.4 Antizipation möglicher kundenseitiger Argumente durch animierte Rede

In den dieser Arbeit zugrundeliegenden Gesprächsdaten ist auffällig, dass die ÄrztInnen nicht nur von ihrem Standpunkt aus argumentieren, sondern durch die Wiedergabe einer (hypothetischen) KundInnenrede häufig auch die Perspektive der KundInnen einnehmen und deren mögliche Argumente antizipatorisch ins Gespräch einbringen. Nach Ehmer (2011: 67) ist eine animierte Rede dadurch gekennzeichnet,

> [...] dass der aktuelle Sprecher (der sich in der Welt befindet, in der gesprochen wird) in seine Äußerung einen zweiten Sprecher (eine Figur in der Welt, über die gesprochen wird) einbettet. Dabei wird vom Normalfall des Footings auf der Produzentenseite abgewichen. Die Rolle des Autors und/oder des Prinzipals gehen von der sprechenden Person teilweise auf die eingebettete Figur über. Animierte Rede kann damit [...] in Bezug auf die Theorie mentaler Räume so gefasst werden, dass der aktuelle Sprecher eine Figur animiert, die sich in einem mentalen Raum befindet.

Die folgenden drei Gesprächsausschnitte zeigen exemplarisch, wie ÄrztInnen in den Impfberatungsgesprächen durch animierte Rede mögliche kundenseitige Argumente antizipieren. Um Redundanzen zu vermeiden, wird anschließend nur der dritte Ausschnitt (68) en detail analysiert.[99]

Ausschnitt 66: Impfsprechstunde_J_Ecuador

```
890  AM:  und die die unter EINfacheren bedingungen reisen-
891       so:: landesINnere;
892       RUCKsacktracking;
893       individuALreise.
894  KW:  ja:;
895  AM:  was sie ja AUCH machen;
896       (0.4)
897       DA empfiehlt man_n bisschen mehr.
898       (0.3)
899  KW:  ?HM_hm;
900  AM:  was aber nicht heißt dass sie das auch so MAchen müssen.
901       also wenn sie jetzt sagen so::;
902       (0.4)
```

99 Ein weiterer Gesprächsausschnitt aus den hier bearbeiteten Daten, in welchem ein Arzt eine (hypothetische) patientenseitige Argumentation durch animierte Rede antizipiert, wird in Buck/Schopf (2023) untersucht.

903 **also der empfiehlt mir jetz ne TYphusimpfung;**
904 (0.4)
905 **und typhus werd ich aber mit !SEHR! hoher wahrscheinlichkeit nicht KRIEgen,**
906 KW: ?HM_hm;
907 AM: **und wenn ich_s kriege ja,=**
908 **=dann geh ich halt zum arzt und lass mich beHANdeln.**
909 (0.5)
910 KW: ja.
911 (0.2)

Ausschnitt 67: Impfsprechstunde_BO_Indien

341 AM: und wenn man jetz eher RAtional die risiken abwägt,
342 kann man (.) bei einer äh VIERzehntägigen reise durchaus auch sagen;=
343 **=ja ich hab n RIsiko,**
344 **aber ich kann das kalkuLIEren,**
345 **pass besonders bei der hin und rückreise AUF,**
346 **ähm verlasse mich DORT auf**
347 **[vernünftige]**
348 KW: [ja;]
349 AM: **äh hygienische beDINgungen,**
350 **und verZICHte darauf;**
351 das is (.) MÖGlich.

Ausschnitt 68: Impfsprechstunde_L_Nepal

633 AW: jot e staTIStisch gesehen,
634 das risiko dass sie das beKOMmen,
635 sehr sehr geRING,
636 zum GLÜCK-
637 aber es is auch so wie wer gewinnt im LOTto;
638 **wer sagt ich [möchte wirklich] rundum mich absichern was GEHT,**
639 KW: [hm_MH,]
640 AW: auf alle FÄLle,
641 **wenn sie sagen naJA,**
642 **h° ich muss auch n BISSchen mal kucken hm finanziell,**
643 kann man DIE vielleicht zurückstellen;
644 KW: ach ich glaub ich bin lieber (.) lieber ABgesichert;

```
AW:  lieber ABgesichert [ne,      ]
KW:                     [ja des is] mir is mir LIEber also-
AW:  okee;
     (2.6)
```

Der Gesprächsausschnitt 68 setzt ein, während die Ärztin das Risiko, dass sich die Kundin auf der Reise nach Nepal mit japanischer Enzephalitis infiziert, absteckt. Ihre Ausführungen resultieren darin, dass sie das Infektionsrisiko in Zeile 635 schließlich als „sehr sehr geRING“ bewertet. Das aus der klassischen Rhetorik bekannte Stilmittel der *repetitio* bzw. der *geminatio* (vgl. Quintilian IX, 3, 28), also der Verdopplung eines Wortes – in diesem Fall des zweifach hintereinander geäußerten Gradadverbs „sehr“ –, bewirkt dabei eine Steigerung des Grades (vgl. Mau 2002; Schwitalla 2011: 179 ff.) an Unwahrscheinlichkeit einer Infektion sowie einer erhöhten Expressivität des Gesagten (vgl. Drescher 2003: 172). Mau (2002: 202 ff.) zählt diese Art der Gemination zur Gruppe von Wiederholungen, die eine persuasive Funktion haben und eine emotionale Involviertheit anzeigen. Diese emotionale Ebene wird ebenfalls durch die nachträgliche Bewertung (vgl. Imo 2015: 239 f.) „zum Glück“ (Zeile 636) adressiert, welche geteilte Freude als Reaktion auf die Information über das geringe Infektionsrisiko für die Kundin signalisiert. Dann erfolgt eine – wie in Kapitel 5.2.4 beschriebene – Einschränkung der zuvor vollzogenen Risikobewertung, welche in Zeile 637 durch die adversative Konjunktion „aber“ eingeleitet wird. Dabei bleibt die Ärztin im Wortfeld *Glück* und vergleicht eine Infektion mit Japanischer Enzephalitis mit dem Glückspiel „Lotto“, wobei der sehr unwahrscheinliche Fall eines Hauptgewinns hier mit dem sehr unwahrscheinlichen Fall einer Erkrankung assoziiert wird. Durch diesen Vergleich verdeutlicht sie, dass allein die geringe statistische Wahrscheinlichkeit nicht ausschließt, sich dennoch mit dem Erreger zu infizieren und weist qua ihrer institutionellen Rolle auf das nie auszuschließende Restrisiko hin.

Im Folgenden argumentiert sie nicht aus ihrer eigenen Perspektive für oder gegen die Durchführung der Impfung, sondern bringt zwei Argumentationspfade ins Gespräch ein, die aus KundInnensicht formuliert sind. In Zeile 638 leitet die Reisemedizinerin durch eine Indefinitkonstruktion mit *verbum dicendi* („wer sagt ich möchte wirklich rundum mich absichern was GEHT,“) eine animierte hypothetische Rede bzw. Pseudoquotation (vgl. Sams 2007) ein. In dieser zeichnet sie die Argumentation eines/einer fiktiven Kunden/Kundin nach, wobei durch das Indefinitpronomen „wer“ nicht näher definiert ist, wessen Stimme sie sich hier genau leiht. Ayaß (2013) beschreibt Äußerungen in einem solchen *wer ... der*-Format als „kategorische Formulierungen“, welche eine „konversationelle Indirektheit“ (Ayaß 2013: 120) in der erfolgenden Zuschreibung von Eigenschaften bewirken. Mit Beginn der animierten Rede erfolgt ein Origo-Wechsel ins Phantasma (vgl. Bühler 1982

[1934]: 123 f.; Ehmer 2011: 68), indem die Sprecherdeixis („ich") in der Redewiedergabe nicht mehr auf die Ärztin selbst verweist, sondern auf die/den imaginierte(n) SprecherIn. Skizziert wird die prototypische Argumentation eines musterhaften Kundentypus mit sehr stark ausgeprägtem Sicherheitsbedürfnis und Wunsch nach umfassender Krankheitsprävention. Dabei verstärken die Adverbien „wirklich" und „rundum" den Eindruck des kundenseitigen Anliegens eines möglichst vollständigen Impfschutzes zusätzlich, ebenso die Formulierung „was GEHT". Die Kundin reagiert auf diese animierte Rede mit einem überlappenden Bestätigungssignal in Zeile 639, bevor die ÄrztIn die Konsequenz der eindeutig skizzierten Einstellung auf die – in diesem Fall ebenso klare – Impfentscheidung äußert, nämlich dass eine Impfung dann „auf alle FÄLle" (Zeile 640) durchgeführt werden sollte.

Im Folgenden kontrastiert die Ärztin diesen Argumentationspfad mit einer zweiten animierten Rede, welche sie mit einer Konditionalstruktur inkl. *verbum dicendi* („wenn sie sagen", Zeile 641) einleitet. Dabei dient die Protasis der *wenn ... dann*-Konstruktion als *space builder* (Fauconnier 1994: 16). Im Kontrast zum zuvor entworfenen hypothetischen Redebeitrag, bei dem durch das Indefinitpronomen „wer" die Identität der/des Sprechers/Sprecherin intransparent blieb, bezieht die Ärztin diese Perspektive durch das direkte Anredepronomen „Sie" (Zeile 641) direkt auf ihre Gesprächspartnerin. Auch hier erfolgt eine Verschiebung der Origo (vgl. Bühler 1982 [1934]: 123 f.), indem sich das Pronomen „ich" nun auf die Kundin bezieht. Die Ärztin entwirft dann eine zögerliche bzw. ambivalent ausgerichtete Perspektive, die durch die vorangestellte Diskurspartikel „naJA," (Zeile 641) eingeleitet bzw. projiziert wird. In Zeile 642 äußert sie dann das kundenseitige Argument gegen die Impfung, indem die Kosten der präventiven Maßnahme bzw. die begrenzten finanziellen Ressourcen der Kundin als Kriterium relevant gesetzt werden („ich muss auch n BISSchen mal kucken hm finanziell,"). Die Konstruktion „mal kucken" liegt hier nicht wie in der von Imo (2007) beschriebenen Bedeutung von „abwarten" vor, sondern legt die Lesart von Schumacher et al. (2004: 620) nahe, nämlich dass jemand feststellen oder prüfen muss, „ob oder wie etwas getan werden kann". Hier betrifft es die Überprüfung, ob hinsichtlich des Reisebudgets der Kundin eine weitere Impfung möglich ist oder nicht. Daneben schwingt auch die von Wegner (2016: 357 ff.) formulierte Funktion der Verantwortungszuschreibung durch die „mal kucken"-Konstruktion mit: Dadurch, dass die Ärztin das Argument aus der Perspektive der Kundin formuliert, führt sie ihr vor, dass das Argument der finanziellen Ressourcenknappheit ein legitimes ist, das an dieser Stelle als Entscheidungsgrundlage geäußert werden darf und sowohl die Impfentscheidung als auch das Haushalten mit dem Reisebudget im Verantwortungsbereich der Kundin liegt. Insgesamt fällt auf, dass das Argument sehr zögerlich geäußert wird, indem es zum einen erst nach einem deutlichen Einatmen artikuliert wird und zum anderen dem Schlüsselwort „finanziell" (vgl. Nothdurft 1996) ein Häsitationselement („hm") vorangeht. Der tentative Charakter des Arguments wird auch an durch den einschränkenden quantitativen Zusatz „n BISSchen" deutlich, wodurch das Ausmaß der finanziellen Ressourcenknappheit nicht explizit gemacht und das Gesicht der Kundin geschont wird.

In Zeile 643 erfolgt dann die Apodosis der *wenn ... dann*-Konstruktion („kann man DIE vielleicht zurückstellen;"), wobei die Ärztin das „dann" unartikuliert lässt. An dieser Stelle erfolgt ein Wechsel zurück in die ursprüngliche Origo und die Ärztin nimmt wieder ihre eigene Perspektive als Expertin ein, wodurch die Sequenz insgesamt einen polyphonen Charakter (vgl. Bachtin 1979) durch die Überlagerung von Stimmen (vgl. Günthner 1997) bzw. durch das *double voicing* (vgl. Deppermann 2007a) erhält. Sie äußert, dass ein Verzicht auf bzw. ein „Zurückstellen" der Impfung dann aus ihrer Sicht möglich wäre, was durch das Modalverb „können" (vgl. Kapitel 5.3.2.1) deutlich wird. Ihre Einschätzung wird durch das Adverb „vielleicht" jedoch abgeschwächt und ein Zurückstellen der Impfung nicht als ultimative Handlungsempfehlung gerahmt. Dadurch kann das geäußerte Argument als Entscheidungsgrundlage „notfalls ohne Gesichtsverlust oder Gesichtsbedrohung [...] abgelehnt oder überarbeitet werden" (Imo 2013: 239) und die Ärztin verdeutlicht, dass die finale Impfentscheidung im Verantwortungsbereich der Kundin liegt. Daraufhin ergreift die Kundin das Rederecht und äußert in Zeile 644 – eingeleitet durch die Interjektion „ach" –, mit welcher der beiden animierten KundInnenperspektiven sie sich eher identifizieren kann, nämlich mit dem zuerst skizzierten Prototyp des sicherheitsbedürftigen ‚Vollkaskoimpfers' („ach ich glaub ich bin lieber (.) lieber ABgesichert;"). Durch die „prepositioned epistemic hedge" (Weatherall 2011) „ich glaube" reduziert sie die Gewissheit ihrer Selbsteinschätzung und markiert durch die wiederholt verbalisierte Komparativform „lieber" ihre tendenzielle Präferenz auf Grundlage der beiden skizzierten Argumentationspfade. Die Ärztin äußert in Zeile 645 mit „lieber ABgesichert ne," ein Rezipientenecho[100], was nach Brown/Levinson (1978: 112 f.) sowohl Verstehen des Gesagten als auch emotionale Zustimmung zur geäußerten Position demonstriert. Diese intersubjektive Verankerung wird durch den äußerungsfinalen Alignmentmarker „ne," zusätzlich verstärkt, welcher außerdem kundenorientiert ausdrückt, dass „die/der Bewertende nicht die alleinigen Bewertungsrechte für sich beansprucht" (König 2017: 245 ff.). Die Kundin wiederholt dann in Zeile 646 teilweise überlappend ihre Präferenz für die Impfung erneut in einem Rezipientenecho („ja des is mir is mir LIEber also"), wobei sie im Vergleich zu Zeile 644 auf einschränkende und abschwächende Elemente verzichtet und ihre Präferenz für die Durchführung der Impfung nun mit Gewissheit ausdrückt. Dies quittiert die Ärztin mit einem „okee;" in Zeile 647, was

100 Zu Echostrukturen siehe auch Du Bois (2010) und Auer (1993: 202).

nach Schegloff (1992) und Deppermann (2007b: 77 f.) der Manifestation einer (handlungsrelevanten) gemeinsamen Basis zwischen Ärztin und Kundin dient und zudem eine sequenzschließende Funktion innehat.

Dass letztendlich die Impfentscheidung allein dadurch getroffen wird, dass die Kundin mit „des is mir is mir LIEber" (Zeile 646) ihre persönliche Präferenz äußert und diese auf einen individuellen Wunsch nach Sicherheit zurückgeht, zeigt erneut die charakteristische Zugehörigkeit der hier bearbeiteten Gesprächsgattung zum Bereich der Präferenz- bzw. der wunscherfüllenden Medizin (vgl. Kettner 2006).

Anhand der hier abgedruckten Gesprächsausschnitte und der Analyse eines Beispiels konnte exemplarisch gezeigt werden, dass die ÄrztInnen mithilfe der animierten Kundenrede Argumentationspfade veranschaulichen und mögliche Denkwege verfügbar machen. Diese können den KundInnen dann als Grundlage für ihre Impfentscheidung dienen und den ÄrztInnen gleichzeitig ermöglichen, „to test patients' views and commitment to treatment" (Land et al. 2019: 677). Dabei skizziert die Ärztin in Beispiel 69 zwei Kundentypen, die unterschiedliche Prioritäten setzen und verschiedene Argumentationsgrundlagen an den Tag legen: Während der erste Typus mit seinem Sicherheitsbedürfnis und dem Wunsch nach einem vollständigen Impfschutz auf der emotionalen Ebene argumentiert, sind für den zweiten Typus finanzielle Aspekte ausschlaggebend. Deutlich wurde auch, dass dabei prototypische Einstellungen und Kundentypen entworfen werden, die Ärztin diesen in der animierten Rede mitunter „durch Überzeichnung näher [kommt]" (Bergmann 1998: 121) und sie somit kontrastiert. Deppermann (2007a: 336) bezeichnet dies als *category animation*: „By this I understand cases in which an utterance is framed as indexing some category of persons". Dadurch, dass sie sich die Stimme eines/einer nicht näher definierten KundIn leiht bzw. die kundenseitige Argumentation durch die Konditionalstruktur als hypothetisch rahmt, erfolgt in der animierten Rede die „Präsentation eines allgemeinen Falltyps statt eines persönlichen Problems" (Kallmeyer 2001: 239). Die Ärztin verdeutlicht durch die Veranschaulichung beider kundenseitiger Argumentationspfade und ihrer jeweiligen Auswirkungen auf die Impfentscheidung zum einen, dass die Impfentscheidung präferenzorientiert von der Kundin getroffen werden muss, d. h. sie lässt ihr den deontischen Status einer aktiven Entscheidungsträgerin zukommen. Zum anderen liefert sie konkrete Argumente als mögliche Entscheidungsgrundlage, die bereits aus KundInnenperspektive formuliert sind. Die KundInnen hören sich in dieser Appräsentation des inneren Monologs quasi selbst sprechen und können sich in dem Gesagten wiederfinden, indem sie als „potenzielle Perspektivträger[Innen]" (Bredel 1999: 132) adressiert werden. Auf diese Weise müssen die KundInnen nicht mehr selbständig argumentieren, sondern nur noch entscheiden, welche Argumente bei ihnen auf Resonanz stoßen und mit welcher Einstellung bzw. welchen Prioritäten sie sich eher identifizieren können. Charakteristisch für individuelle Gesundheitsleistungen

(IGeL) ist hier, dass es sich um eine „Werteentscheidung“ (Medizinischer Dienst Bund 2022) und um keine Abwägung medizinischer Faktoren handelt, was die Ärztin durch die Auswahl der auf der Werteebene angesiedelten skizzierten Argumente signalisiert. In diesem Sinne dient die Antizipation von kundenseitigen Argumenten in Form einer prospektiven Dokumentation von Werten und Impfeinstellungen, die in der animierten Rede geäußert werden, als Hilfestellung zu einer selbstbestimmten präferenzorientierten Entscheidungsfindung.

5.3.3.5 Perspektiveinnehmende Empfehlungen nach dem Muster „ich würd(e) X“

Gerade am Ende von Abwägungs- und Entscheidungssequenzen, wenn die KundInnen bereits über die nötigen epistemischen Grundlagen verfügen, verschiedene argumentative Pfade beleuchtet wurden und von den Reisenden nun eine präferenzbasierte Wahl einer Handlungsoption zu treffen ist, sind in den vorliegenden Daten ärztliche Empfehlungen[101] nach dem Muster „ich würd(e) X“ zu beobachten. Diese wurden von Perelman/Olbrechts-Tyteca (2004: 432 ff.) als „Autoritätsargumente“ oder „Argumente des Prestige“ beschrieben und dadurch definiert, dass „als Beweismittel zugunsten einer These lediglich gewisse Handlungen oder Urteile einer Person oder Gruppe“ angeführt werden. Auch Perelman/Olbrechts-Tyteca (2004: 435) weisen auf die sequenzielle Position gegen Ende von argumentativen Sequenzen hin: „Meist tritt das Autoritätsargument nicht als alleiniger Beweis auf, sondern vervollständigt eine reichhaltige Argumentation“. In Anlehnung an Groß (2018: 391) können diese Äußerungen auch als „perspektiveinnehmende Empfehlungen“ beschrieben werden, da die ÄrztInnen ausdrücken, was sie tun würden, wenn sie in derselben Situation wie die KundInnen wären und auf diese Weise die Perspektive der Interaktionspart-

101 In Anlehnung an Groß (2018) wähle ich hier den Terminus ‚Empfehlung‘ in Abgrenzung zu ‚Ratschlag‘, da das hier beschriebene Muster „ich würd(e) X“ im unmittelbaren sequenziellen Kontext von Impfentscheidungen steht, während Ratschläge „zumeist nicht in eine verbindliche Therapieentscheidung münden“ (Groß 2018: 276). Empfehlungen können nach Becker/Spranz-Fogasy (2017: 171) definiert werden als „persönliche und fachliche Einschätzungen, Beurteilungen und Bewertungen bezüglich verschiedener therapeutischer Maßnahmen, durch welche die Ärzte als medizinische Experten den Patienten eine solche Maßnahme nahelegen bzw. von dieser abraten. Ärztliche Empfehlungen beinhalten in der Regel die Favorisierung einer Behandlungsmethode, können sich aber auch auf den Zeitpunkt des Therapiebeginns, die Planung der nächsten Behandlungsschritte oder die grundsätzliche Frage, ob überhaupt eine Therapie eingeleitet werden soll, beziehen“. Im Kontext der Interaktion mit gesunden KundInnen müssen die Begriffe „Therapie“ und „therapeutisch“ in dieser Definition jedoch jeweils um „bzw. präventive Maßnahme/Impfung“ erweitert werden.

nerInnen einnehmen.[102] Dieses Argument ist weniger auf einer sachlichen Inhaltsebene angesiedelt, sondern zielt auf die Beziehungs- und Vertrauensebene zwischen ÄrztInnen und KundInnen ab, indem die ÄrztInnen ihre subjektiven Präferenzen teilen. Das folgende Beispiel, das aus einer Impfsprechstunde anlässlich einer geplanten Reise in den Kongo stammt, zeigt dies auf:

Ausschnitt 69: Impfsprechstunde_J_Kongo

```
433  AM:  so und DANN müss_wer noch (.) ähm beantworten,
434       typhus ja NEIN.
(...)
437       (0.4)
450       ähm: (.) man kann dagegen was TUN,
451       und wenn man aber SACHT so-
452       also des wi die wahrSCHEINlichkeit dass des ereignis eintritt,
453       is sehr geRING;
454       [ähm und-]
455  KM:  [hm_MH,  ]
456  AM:  darauf stellen wer uns gar nich EIN,
457       °h das kann GUTgehen,
458       meistens [GEHT_S gut,]
459  KM:           [ja,        ]
460  AM:  und (.) des kAnn aber auch SCHIEFgehen;
461  KM:  hm_MH,
462       (1.8)
463  AM:  ich würd_s MAchen;
464       (0.8)
465  KM:  dann MAchen wir_s;
466  AM:  <<p> so (.) GUT >.
467       (2.0)
468       dann (.) machen wer DIE,
469       (1.2)
```

102 Durch den hypothetischen Charakter der Empfehlung und den imaginativen Perspektivwechsel wurde diese sprachliche Ressource im Bereich der imaginationsorientierten Argumentation angesiedelt, doch enthält sie auch Facetten der evidenzbasierten Argumentation, da die kommunizierte subjektive Präferenz auch vor dem Hintergrund von offiziellen Empfehlungen, Erfahrungen und Hintergrundwissen generiert wird. Dadurch stellt sie eine Schnittstelle zwischen retrospektivem und prospektivem bzw. evidenzbasiertem und imaginationsorientiertem Argumentieren dar.

Der Ausschnitt setzt ein, nachdem das Thema „Hepatitis B“ abgeschlossen wurde und der Arzt nach einer Pause von 1.8s (Zeile 432) mittels der Projektorphrase „so uns DANN müss_wer noch (.) ähm beantworten,“ (Zeile 433) auf einer kommunikativen Metaebene anspricht, dass nun eine Entscheidung hinsichtlich der Frage nach einer Immunisierung gegen Typhus zu treffen sei. Dabei zeigt er durch das „so“ (Zeile 433) einen „change in activity“ (Barske/Golato 2010: 261 f.) an, nimmt durch den akzentuierten Konsekutivmarker „DANN“ (Zeile 433) und das Modalverb „müssen“ (Zeile 433) Bezug auf die routinisierte Gesprächsagenda sowie die Liste an Entscheidungen, die in der reisemedizinischen Impfberatung notwendigerweise zu treffen sind. Der Gebrauch des Personalpronomens in der 1. Pers. Pl. markiert die Entscheidungsfindung dabei als „joint activity“ (Maynard 2001: 333), wobei „wir“ bzw. „wer“ hier prototypischerweise auf „self and person addressed“ (Boas 1911: 39) referiert. Die projizierte Entscheidungsfrage „typhus ja NEIN“ (Zeile 434) stellt dabei eine gattungsspezifische komprimierte Form dar, in welcher „typhus“ nicht für die Krankheit Typhus, sondern für die Immunisierung gegen ebendiese Krankheit steht und der Alternativen anzeigende Konjunktor „oder“ unrealisiert bleibt. Ebenso signalisiert diese komprimierte Form, dass es im Bereich der Impfmedizin einer absoluten Entscheidung für oder gegen die Vakzine bedarf und keine Kompromisslösung wie in anderen medizinischen Fachbereichen möglich ist.[103]

Mit „man kann dagegen was TUN“ (Zeile 450) konstatiert der Reisemediziner mithilfe des Modalverbs „können“ aus Expertenperspektive, dass eine präventive Schutzmaßnahme gegen Typhus generell möglich ist. Die Generalität der Information spiegelt sich dabei auch im Gebrauch des unpersönlichen Pronomens „man“ wider, welches sich auf eine Gruppe indefiniter Akteure bezieht (vgl. Imo/Ziegler 2019: 101) und die *agency* hinsichtlich der präventiven Intervention vage lässt.

Die Konjunktion „und“ in Zeile 451 projiziert eine Weiterführung dieser Äußerung, welche – wie durch den Adversativmarker „aber“ deutlich wird – in der

103 Dies wird auch von den Ärztinnen und Ärzten explizit formuliert, wie folgender Ausschnitt aus dem Datensatz Impfsprechstunde_J_Ecuador exemplarisch zeigt:

```
AM:  tja;
     (1.8)
     impfung LIGHT hab ich nich.
     (0.6)
     ich hab nur entweder JA oder NEIN.
     (4.1)
KW:  ((flüstert unverständlich))
     (4.2)
     ja::.
```

Anführung eines Gegenarguments besteht. Dabei handelt es sich um einen unverbundenen *wenn*-Satz mit komplexem A-Teil und komplexen B-Teil (vgl. Auer 2000; Wegner 2010: 26 ff.; Günthner 2021a). Die Komplexität des A-Teils führt nach Wegner (2016) zu einer „pragmatischen Relevanzhochstufung", d. h. der A-Teil liefert neben der Tatsache, dass die Aufmerksamkeit des Gegenübers gefordert wird, auch relevante bzw. neue Informationen, die für das Verständnis der Gesamtargumentation von Bedeutung sind. Der Arzt leitet mit diesem A-Teil in Form einer Konditionalstruktur inklusive *verbum dicendi* („und wenn man aber SACHT") eine hypothetische Rede bzw. Pseudoquotation (vgl. Sams 2007) ein. Die Protasis der Konditionalstruktur fungiert dabei als *space builder* (Fauconnier 1994: 16) für den Raum einer hypothetischen Kundenaussage, welche bis Zeile 456 reicht. In dieser inszeniert der Arzt eine mögliche Impfeinstellung, wobei er durch das Pronomen „man" intransparent lässt, um wessen Argumentation es sich konkret handelt. Die hier vorliegende Konstruktion „wenn man X ... (dann)"[104] erfüllt laut Imo/Ziegler (2019: 97) die Funktion, „Szenarien einer Allgemeingültigkeit oder Prototypikalität herzustellen, die argumentativ genutzt werden". Wegner (2010; 2016) beschreibt diese *wenn*-Sätze in Verbindung mit dem Pronomen *man* des Weiteren als Merkmal für Beratungsaktivitäten im institutionellen Kontext. Im hier untersuchten Ausschnitt besteht die skizzierte Perspektive darin, dass bei einer Infektionswahrscheinlichkeit, die als „sehr geRING" (Zeile 453) eingestuft wird, das vorhandene Restrisiko außer Acht gelassen und demnach auf eine Impfung verzichtet wird. Dass solche Pseudoquotationen (vgl. Sams 2007) häufig eingesetzt werden, um einer (möglichen) „Wahrheit durch Überzeichnung näher [zu] kommen" (Bergmann 1998: 121), ist hier etwa an der *extreme case formulation* (Pomerantz 1986) „gar nich" in der Äußerung „darauf stellen wer uns gar nich EIN," (Zeile 456) zu erkennen.

Im Folgenden verlässt der Reisemediziner die hypothetische Kundenrede und kehrt zu seiner angestammten Arztperspektive zurück, indem er in Zeile 457–460 die skizzierte Einstellung gegenüber der Typhusimpfung aus Expertensicht dahingehend bewertet, was ein solcher risikofreudige Verzicht auf die Vakzine für das Infektionsrisiko während der Reise bedeuten würde. Die potenziell positive Prognose „das kann GUTgehen," (Zeile 457), die hier nach der komplexen Protasis als Apodosis fungiert, wird dabei in Zeile 458 expandierend aufgegriffen bzw. inkrementell erweitert (vgl. Auer 2006a; 2007), indem der Arzt durch den Hinweis „meistens GEHT_S gut," – den er aufgrund seines Erfahrungs- und Exper-

104 Imo/Ziegler (2019: 96) unterscheiden vier verschiedene Formen dieser Konstruktion: Protasis (mit *wenn*) + Apodosis (mit *dann*), Protasis (mit *wenn*) + Apodosis (ohne *dann*), Apodosis (ohne *dann*) + Protasis (mit *wenn*), Protasis mit Abbruch. Im hier angeführten Beispiel liegt eine Protasis (mit *wenn*) + Abbruch vor.

tenwissens aussprechen kann – eine relative quantitative Angabe hinsichtlich der überwiegenden Mehrheit an unproblematischen Reisen ungeimpfter Personen ergänzt. Diese zweiteilige positive Einschätzung wird dann in Zeile 460 jedoch durch die adversative Struktur „und (.) des kann aber auch SCHIEFgehen;" kontrastiert. Damit zeigt er – wie es für die projektive Gattung (vgl. Ayaß 2021) der reisemedizinischen Impfsprechstunde typisch ist – an, dass er keine sicheren Aussagen über zukünftige Erkrankungen treffen kann und auch keine Verantwortung für etwaige Infektionen, die bei einem Verzicht auf die Schutzimpfung auftreten könnten, übernimmt. Durch diese epistemische Unsicherheit, die daraus resultiert, dass niemand die Zukunft vorhersagen kann (vgl. Schütz/Luckmann 2017 [1979/1984]: 271), positioniert sich der Arzt als seriöser und vertrauenswürdiger Mediziner (vgl. Perelman/Olbrechts-Tyteca 1969: 488).

Nachdem der Kunde die Einschätzung in Zeile 461 lediglich mit einem Bestätigungssignal quittiert und eine verhältnismäßig lange Pause von 1.8 Sekunden entsteht, äußert der Reisemediziner schließlich die perspektiveinnehmende Empfehlung „ich würd_s MAchen;". Dass diese in der sequenziellen Umgebung von kundenseitiger Passivität hinsichtlich der Entscheidungsfindung geäußert wird, kann nach Couper-Kuhlen/Thompson (2020: 299) wie folgt rekonstruiert werden: Die Empfehlung fordert vom Gesprächspartner ein, dass er „Stellung nimmt und gegebenenfalls in Aussicht stellt, die empfohlene Handlung bzw. Handlungsabfolge auszuführen". Die Empfehlung dient dem Arzt an dieser Stelle demnach als Ressource, den Kunden zu einer Entscheidung bzw. einer Stellungnahme zu aktivieren. Im Gegensatz zu Becker (2015), die perspektiveinnehmende Empfehlungen als responsive Reaktion auf kundenseitige Fragen des Formats „Was würden Sie tun?" in nephrologischen Therapieplanungsgesprächen beschreibt, bringt der Arzt dieses Muster hier eigeninitiativ in die Entscheidungsfindung ein und drückt damit erstmalig seine deutliche Präferenz für die Durchführung der Impfung aus. Dadurch, dass der Reisemediziner die Empfehlung jedoch als sehr subjektiv kontextualisiert, macht er deutlich, dass die Entscheidung des Kunden durchaus von seiner persönlichen Einschätzung abweichen kann und die Wahl der Handlungsalternative auch im Verantwortungsbereich des Kunden liegt (vgl. Groß 2018: 353). Des Weiteren modalisiert er seine Äußerung durch den Konjunktiv und rahmt diese so als tentativ und hypothetisch, da er sich nicht real in der Entscheidungssituation befindet, sondern sich nur in die Situation des Kunden hineinversetzen kann. Im Rahmen der Beratungskonstellation kann somit „durch die nicht vorhandene Handlungsanweisung eine potenziell gesichtsbedrohende Handlung [...] abgeschwächt" werden (Günthner 2013: 236), da PatientInnen – wie Groß (2018: 356) beschreibt – auf Empfehlungen dieser Form ohne Gesichtsverlust durchaus disalignierend reagieren können. Durch die subjektive und tentative Art und Weise der perspektiveinnehmenden Empfehlung verdeutlicht der Arzt zum einen, dass in diesem Fall keine eindeutige medizinische Indikation vorliegt und die Entscheidung deshalb auf persönlichen Präferenzen beruht. Zum anderen zeigt er an, dass er – gemäß dem dienstleistungsorientierten Setting der reisemedizinischen Impfberatung – dem Verantwortungsbereich sowie dem deontischen Status des Kunden Raum gibt und seine persönliche Einschätzung nicht als apodiktische Handlungsanweisung zu verstehen ist.

Der Kunde reagiert in Zeile 465 alignierend auf die hypothetische persönliche Entscheidung des Arztes und äußert seine Entscheidung für die Vakzine mit der Formulierung „dann MAchen wir_s“. Der Turnanschluss durch den Konsekutivkonnektor „dann“ (vgl. Helmer 2011) verdeutlicht, dass er die subjektive Einschätzung des Arztes als Entscheidungsgrundlage annimmt, sich daran orientiert und in Konsequenz eine entsprechende Entscheidung für die Typhusimpfung trifft. Dabei transferiert er den vom Arzt in Zeile 463 gebrauchten Konjunktiv („ich würd_s MAchen;“) in den Indikativ („dann MAchen wir_s“) und leitet die zunächst hypothetisch formulierte Entscheidung somit in eine reale Entscheidung über. Durch das inkludierende Pronomen „wir“ (vgl. Günthner 2021b: 19 f.) zeigt der Kunde an, dass er die Impfung als gemeinsame Aktivität („joint activity“; Maynard 2001: 333) ansieht. Der Arzt greift diese Formulierung auf und gestaltet seine Äußerung „dann (.) machen wer DIE“ (Zeile 565) fast identisch als Fremdwiederholung, indem er lediglich „s“ durch „DIE“ ersetzt.

Dass die beschriebenen perspektiveinnehmenden Empfehlungen jedoch nicht nur in der sequenziellen Umgebung von Entscheidungssituationen im Impfberatungsgespräch auftreten, sondern auch nach bereits getroffener bzw. vertagter Entscheidung argumentativ eingesetzt werden, zeigt nachfolgender Transkriptausschnitt. Hier ist das Beratungsgespräch zwischen der Ärztin und der Kundin, die eine Reise nach Uganda plant, bereits beendet. Darin wurde u. a. thematisiert, dass eine medikamentöse Malariaprophylaxe möglich und empfehlenswert wäre. Die Kundin war der Malariaprophylaxe gegenüber jedoch skeptisch eingestellt und wollte die Entscheidung noch einmal überdenken. Der abgedruckte Ausschnitt setzt ein, während die Ärztin die Injektion mit dem Meningokokken-Impfstoff aufzieht und somit die im Beratungsgespräch getroffene Entscheidung für eine Meningokokken-Impfung in die Tat umsetzt. Während die Ärztin den Impfstoff aufzieht und den Oberarm der Kundin desinfiziert, entsteht ein Smalltalk über die ideale Reisezeit für Uganda.

Ausschnitt 70: Impfsprechstunde_L_Uganda

```
1801  KW:  vielleicht eher im HERBST.
1802       weil das KLIma is ja eh (-) fast gleich;
1803  AW:  ja,
```

1804	KW:	das is dann (.) wahrSCHEINlich-
1805	AW:	**aber ich verRAte ihnen-**
1806		**ich würde IMmer malariaprophylaxe machen;**
1807		**[UNbedingt.]**
1808	KW:	[((lacht)]
1809	AW:	es PIEKST einmal,
1810	KW:	DANke;
1811	AW:	ja,
1812	KW:	jajajaJA;
1813	AW:	denken sie WIRKlich drüber nAch;
1814		äh (-) das is_es SPAren an der falschen stElle;
1815		und die wird gut verTRAgen;
1816		das muss man SAgen.
1817	KW:	ja ich HOFfe es.

Die Kundin siedelt die optimale Reisezeit in Zeile 1801 tentativ im Herbst an, modalisiert ihre Einschätzung jedoch durch das epistemische Satzadverb „vielleicht" sowie die Partikel „eher" und positioniert sich so als epistemisch unsicher. In Zeile 1802 liefert sie mit „weil das KLIma is dann eh (–) fast gleich" einen *account* für die vorherige Wahl des Herbstes als beste Reisezeit. Nach einem „ja" (Zeile 1803) als *acknowledgement token* der Ärztin setzt sie – wie aus dem Kontext inferiert werden kann – mit „das is dann (.) wahrscheinlich-" – zu einer weiteren vorsichtigen Annahme über die Vorteile einer Ugandareise im Herbst an, bricht diese jedoch ab und es kommt zu einem Sprecherwechsel, indem die Ärztin durch Selbstwahl das Rederecht für sich beansprucht. Eingeleitet durch den Adversativmarker „aber" rahmt sie über die Projektorphrase „ich verRAte ihnen" (Zeile 1805) die nachfolgende Äußerung als Geheimnis, das sie nun exklusiv mit der Kundin teilt. Sie spricht mit „ich würde IMmer Malariaprophylaxe machen" (Zeile 1806) eine perspektiveinnehmende Empfehlung aus und vollzieht damit auch einen *topic shift* (vgl. Gardner 1987) vom Thema „ideale Reisezeit" zum Thema „Malariaprophylaxe", welches zu einem früheren Zeitpunkt des Gesprächs bereits interaktiv bearbeitet und abgeschlossen wurde (nicht abgedruckt). Durch das akzentuierte Temporaladverb „IMmer" bringt sie diese beiden Themen jedoch in Zusammenhang miteinander, indem sie herausstellt, dass die Malaria in Uganda unabhängig vom Reisezeitpunkt und der Jahreszeit ein Risiko darstellt. Gleichzeitig unterstreicht sie mit „IMmer" als *extreme case formulation* (Pomerantz 1986) die entsprechende Notwendigkeit zur Einnahme einer medikamentösen Malariaprophylaxe. Diese wird in Zeile 1807 durch die inkrementelle Ergänzung (vgl. Auer 2006a; 2007) „UNbedingt." elaboriert und verstärkt. Die Kundin reagiert auf die perspektiveinnehmende Empfehlung bzw. den *topic shift* (vgl. Gardner 1987) zurück zur Malariaprophylaxe mit überlappendem Lachen (Zeile 1808).

Die (erneute) Bearbeitung des Themas „Malariaprophylaxe" wird dann unterbrochen durch den Hinweis der Ärztin auf die nun erfolgende Injektion durch die Warnung „es PIEKST einmal," (Zeile 1809), woraufhin sich die Kundin bedankt.[105]

Mittels des Alignmentmarkers „ja," (Zeile 1811), welcher als Scharnierelement zwischen der Kommunikation bezüglich der gerade erfolgenden Impfung und dem Sprechen über die Malariaprophylaxe fungiert, führt die Ärztin das Gespräch dann erneut auf die Malariaprophylaxe zurück und verankert das zuvor Gesagte intersubjektiv. Die Kundin stimmt der Ärztin mit einem vierfach geäußerten „jajajaJA;" (Zeile 1812) zu und markiert damit gleichzeitig, dass es sich um eine selbstevidente und bereits bekannte Information handelt (vgl. Barth-Weingarten 2011; Golato/Fagyal 2008: 249).

Während die perspektiveinnehmende Empfehlung in Zeile 1806 subjektiv und durch den Konjunktiv hypothetisch formuliert war, wird sie in ihrem Empfehlungsverhalten nun direktiver. So verleiht sie ihrer Argumentation mit dem Hinweis „DENken sie wirklich drüber nach" (Zeile 1813) sowohl durch den Imperativ als auch das verstärkende Adverb „wirklich" Nachdruck. Im Folgenden führt sie noch zwei weitere Argumente an, welche etwaige unausgesprochene Einstellungen oder Bedenken der Kundin aufgreift und eigeninitiativ entkräftet. Mit „das is SPAren an der falschen stelle" (Zeile 1814) bewertet sie die Ansicht, durch einen Verzicht auf die Malariaprophylaxe Geld zu sparen, als unangebracht, auch wenn die Kundin an keiner Stelle geäußert hat, dass ihre Entscheidungen zur Krankheitsprophylaxe auf finanziellen Grundlagen basieren. Mittels der Konjunktion „und" (Zeile 201) projiziert sie eine Fortführung der Argumentation für die medikamentöse Vorsorgebehandlung und wechselt dann die Argumentationsgrundlage von der finanziellen Ebene hin zur guten Verträglichkeit der Chemoprophylaxe („und die wird gut verTRAgen"; Zeile 201). Äußerungsfinal fügt sie schließlich die metapragmatische Phrase „das muss man SAgen" (Zeile

105 Da medizinische und psychologische Forschung im experimentellen Setting zeigen konnte, dass die Ankündigung von Schmerz bereits die Schmerzmatrix im Gehirn aktiviert und es so zu einer Verstärkung des Schmerzempfindens kommt (vgl. u. a. Richter et al. 2010; Michalska et al. 2018), wird in Ratgebern und Kommunikationsleitfäden für MedizinerInnen regelmäßig empfohlen, auf solche Hinweise vor Injektionen zu verzichten und die PatientInnen eher abzulenken: „Wer einem Patienten eine Injektion ankündigt mit den Worten: ‚Jetzt piekst es gleich', muss damit rechnen, eine neurobiologische Kaskade in dessen Gehirn anzustoßen, die zu einer deutlichen Verstärkung des Injektionsschmerzes führt", warnt beispielsweise Oberhofer (2018). In den der vorliegenden Arbeit zugrundeliegenden Daten zeigt sich jedoch zum einen, dass ÄrztInnen im Alltag der reisemedizinischen Impfsprechstunden diese Warnungen trotzdem vor annähernd jeder Impfung aussprechen. Zum anderen wird im sequenziellen Verlauf der Interaktion auch evident, dass die PatientInnen durchwegs positiv auf diese Hinweise reagieren, wie sich auch im hier abgedruckten Beispiel zeigt, in welchem die Patientin in Zeile 1810 ihren Dank ausspricht.

1816) an, mit der sie ihre vorherige „drastische[...] Formulierungsweise" (Stein 1995: 239) kennzeichnet und diese exkulpiert bzw. sich von ihr distanziert. Durch das Modalverb „müssen" in deontischer Verwendung erfolgt eine „Rücknahme der Eigenverantwortung mit Verweis auf das [sic!] eine Verpflichtung, etwas sagen zu müssen" (Imo 2007: 120). Die Wahl des unpersönlichen Pronomens „man" in der Korrelatskonstruktion verstärkt dabei (im Kontrast zum ebenfalls in der Konstruktion gebräuchlichen „ich") die Distanz zur Äußerung und der Äußerungsverantwortung (vgl. Imo 2007: 120). Diese finale Distanzierung sowie die fallende Tonhöhenbewegung am Ende der IP zeigt an, dass die Ärztin ihre Kaskade an verschiedenen aufeinanderfolgenden Argumenten abschließt und das Thema „medikamentöse Malariaprophylaxe" erneut beendet.

Die Kundin reagiert im Folgenden jedoch nicht mit dem von der Ärztin präferierten Entschluss für die Chemoprophylaxe, sondern verzichtet mit dem floskelhaften „ja ich HOFfe es." (Zeile 1817) auf konkrete Absprachen zum aktuellen Zeitpunkt. Des Weiteren reagiert sie damit ausschließlich auf eines der von der Ärztin angeführten Argumente, nämlich jenes zu den geringen Nebenwirkungen des Medikaments in Zeile 1815.

An den beiden angeführten Beispielen zeigt sich exemplarisch, dass perspektiveinnehmende Empfehlungen nach dem Muster „ich würde X" eine sprachliche Ressource darstellen, mit denen ÄrztInnen ihre klare Präferenz für (oder gegen) eine Impfung ausdrücken. Im Gegensatz zu anderen medizinischen Settings (vgl. bspw. Becker 2015 zur Nephrologie und Groß 2018 zur HIV-Ambulanz) wurden solche perspektiveinnehmenden Empfehlungen in der hier analysierten Gesprächsgattung der reisemedizinischen Impfsprechstunde ausschließlich eigeninitiativ von den ÄrztInnen in die Interaktion eingebracht und nicht von den KundInnen erfragt. Dadurch, dass diese Empfehlungen zum einen sehr subjektiv formuliert und zum anderen – angezeigt durch den Konjunktiv – hypothetischer Natur sind, wird verdeutlicht, dass die Impfentscheidung klar im Verantwortungsbereich der KundInnen liegt. Des Weiteren wird durch die subjektive Formulierung evident, dass die Impfentscheidung hier auf persönlichen Präferenzen beruht und nicht etwa durch eine Impfpflicht oder eindeutige medizinische Indikation bestimmt wird. In Ausschnitt 69 zeigte sich auf der einen Seite, dass solche perspektiveinnehmenden Empfehlungen im Beratungsgespräch zur Vorbereitung einer kundenseitigen Entscheidung geäußert werden und diese auf der anderen Seite aus Kundensicht auch unmittelbar als Entscheidungsgrundlage dienen und Impfentscheidungen evozieren können. Die Empfehlungen bieten den ÄrztInnen nach Couper-Kuhlen/Thompson (2020: 299) eine Ressource, die KundInnen hinsichtlich der Entscheidungsfindung zu aktivieren, indem sie eine Stellungnahme bzw. eine Handlung der Beratenen relevant setzen. Dadurch, dass Empfehlungen des Formats „ich würde X" einen subjektiven Charakter innehaben, geraten die KundInnen insofern in Zugzwang, da „mit der Ablehnung nicht nur eine Sachverhaltsdarstellung, sondern auch eine Selbst- und Gefühlsdarstellung zurückgewiesen werden würde" (Deppermann/Lucius-Hoene 2006: 132). In Ausschnitt 70 wurde evident, dass perspektiveinnehmende Empfehlungen auch nach einem bereits erfolgten Beratungsgespräch, in welchem die Impfentscheidung vertagt wurde, geäußert werden – hier etwa während der Verabreichung einer Injektion. Der Transkriptausschnitt verdeutlichte zudem exemplarisch, dass ÄrztInnen mit den zurückhaltend formulierten perspektiveinnehmenden Empfehlungen beginnen und – falls daraufhin keine kundenseitige Entscheidung folgt – dann zu deutlich direktiver formulierten Argumenten, Bewertungen und Anweisungen wie bspw. Äußerungen im Imperativ übergehen.

5.3.4 Zwischenfazit

In diesem Kapitel wurden verschiedene Facetten der Argumentation für und gegen Impfungen beleuchtet, indem zunächst auf Argumentationspfade auf der medizinischen Evidenzebene eingegangen wurde und dann verschiedene Verfahren der Veranschaulichung in der Argumentation herausgearbeitet wurden.

Zunächst wurde deutlich, dass Modalverben eingesetzt werden, um den Notwendigkeitsgrad bzw. die Entscheidungsgrundlage für die argumentative Aushandlung über präventive Maßnahmen abzustecken und eine grobe Tendenz für oder gegen die Impfung zu kommunizieren: Durch die Modalverben *müssen* und *sollen* wird auf externe Faktoren wie offizielle Impfempfehlungen und Einreisebestimmungen referiert, *können* rahmt Impfungen als fakultativ und *wollen* sowie *mögen* setzen individuelle Präferenzen als gültige Argumente in der Impfentscheidung relevant. Die Modalverben eröffnen damit ein grundlegendes Spektrum, innerhalb dessen detailliertere Argumentationspfade folgen können.

Die Tatsache, dass es in der hier bearbeiteten Gesprächsgattung in den seltensten Fällen ausschließlich Pro- oder Contraargumente bzgl. der Impfungen gibt, sondern immer ein individueller Abwägungsprozess erfolgen muss, schlägt sich in den Gesprächen durch rekurrent auftretende Konzessivstrukturen nieder. Durch *zwar ... aber*-Konstruktionen sowie Formulierungen mit „trotzdem" und „doch" können die Interagierenden Argumente abwägen, auf Gegenargumente eingehen und Argumente insofern gewichten, als der zweite bzw. *aber*-Teil das stärkere Argument darstellt (vgl. Günthner 2015: 197). Dies erzielen die ReisemedizinerInnen u. a. dadurch, dass diese Teile der Konzessivstrukturen durch *accounts* kleinschrittiger begründet und durch Veranschaulichungsverfahren wie Szenarien und Listen expandiert und den InteraktionspartnerInnen nähergebracht werden. Indem durch die Konzessivstrukturen Abwägungsprozesse im Gespräch transparent und *accountable* gemacht werden, können die KundInnen zu einer fundierten individuellen Impfentscheidung im Sinne eines *Informed Shared Decision Making* (ISDM; vgl. Charles et al. 1997) gelangen, welches in vielen S3-Leitlinien verankert ist (vgl. Berger-Höger/Steckelberg 2019).

Konzessive Strukturen wurden auch im Rahmen des ärztlichen Abblockens von solchen kundInnenseitigen Argumenten evident, die eher impfkritisch ausgerichtet sind. Diese werden von den Interagierenden insofern als dispräferiert behandelt, als die KundInnen sie durch *accounts* expandieren und von den ÄrztInnen auf der kommunikativen Metaebene abgeblockt werden. Ein solches Abblocken spiegelt – trotz des Dienstleistungscharakters der Gesprächsgattung – die Institutionalität der Impfberatungen wider, qua derer es den ÄrztInnen als InhaberInnen der deontischen Autorität vorbehalten ist, Gesprächsthemen auszuwählen (vgl. Toerin/Shaw/Reuber 2013; Lindström/Weatherall 2015; Stivers et al. 2017), die Abfolge der Gesprächaktivitäten vorzugeben sowie auch Argumente abwählen bzw. abblocken zu dürfen, die in der Gesprächsgattung bzw. den institutionellen Vorgaben nicht vorgesehen sind. Mit Referenz auf solche Vorgaben bzw. die institutionelle Zielsetzung rahmen die ÄrztInnen das Abblocken von kundenseitigen Argumenten als strukturell begründet und nicht willkürlich, wodurch die gesichtsbedrohende Wirkung abgeschwächt wird. Des Weiteren lässt sich rekonstruieren, dass das Abblocken dadurch mitigiert wird, dass der besondere Kontext einer (Fern-)Reise andere Bewertungsraster und eine besondere Gewichtung von Argumenten erfordert, indem unter diesen Bedingungen ggf. Nachteile in Kauf genommen werden, die im normalen Alltag anders bewertet und durchaus stärker berücksichtigt werden würden (z. B. kritische Betrachtung der Grippeschutzimpfung oder höhere Priorität von Umweltschutzaspekten). Dadurch erzielen die ÄrztInnen einen Konsens in Bezug auf die spezielle Reisesituation, räumen den Argumenten auf einer allgemeinen Ebene aber durchaus ihre Berechtigung ein.

Im Rahmen der folgenden Kapitel wurde dann die Ressource der Imagination von Szenarien beleuchtet, die eine mögliche Infektion (Kapitel 5.3.3.1), (abgewehrte) Krankheitsverläufe (Kapitel 5.3.3.2) und das Sterben an diesen Infektionskrankheiten (Kapitel 5.3.3.3) veranschaulichen. Zusammenfassend können die Szenarien auf der formalen Seite so beschrieben werden, dass sie durchgehend indikativisch formuliert sind und keine mitigierenden Elemente wie *hedges*, Modalisierungen oder abschwächende Partikeln enthalten. Dadurch kann ein hoher Grad an epistemischer Sicherheit über erfolgende Infektionen transportiert werden, ohne dass sicheres Wissen über die Zukunft besteht. Nach Peräkylä (1993: 313) besteht der Mehrwert des des geschützten Imaginationsraumes darin, dass „assertions can be made about the clients' future without the participants openly commiting themselves to them accurate descriptions of what will happen". Allaussagen und Allquantoren wie bspw. in „dann ham ALle passagiere hierher grIppe" (Ausschnitt 59, Zeile 698) rahmen die skizzierten Infektionen als unumgänglich, unterstreichen den ansteckenden Charakter der imaginierten Krankheiten und skalieren die Infektionswahrscheinlichkeit als sehr hoch. Die Szenarien sind durchgehend im szenischen bzw. futurischen Präsens gehalten, wodurch die zukünftigen Situationen „als gerade stattfindende" (Spiegel 2006: 123) entwickelt werden und den KundInnen so erleichtert wird, sich in die Reisesituationen hineinzuversetzen und „to imagine [the] projected scenario as real" (Land et al. 2016: 677; vgl. dazu auch Peräkylä 1993: 313). Charakteristisch ist – mit Ausnahme der Todesszenarien – auch, dass die ÄrztInnen mit Eröffnung der Szenarien häufig zur addresatendeiktischen Anredeform der direkten Anrede mit „sie" wechseln und diese innerhalb der imaginierten Welt beibehalten, während vor und nach den skizzierten Infektionssituationen primär generische Formulierungen mit dem Pronomen „man" zu beobachten sind. Nach Jackob (2004) und Frommert (2012: 147) sind direkte Anredeformen stärker und eindringlicher, was der argumentativen Kraft und persuasiven Wirkung der Szenarien zugutekommt. Zudem wurden innerhalb der Szenarien diverse Verfahren der Konkretisierung und Detaillierung wie bspw. die Angabe genauer Uhrzeiten, exakter Quantifizierungen, präziser Schritt-für-Schritt-Schilderungen von Geschehnissen sowie dreiteilige Listen (vgl. Selting 2004) evident. Letztere ermöglichen durch parallel angelegte Strukturen, zusammenhängende Details und aufeinanderfolgende Schritte zu skizzieren, eine Verdichtung innerhalb des Szenarios zu erzielen (vgl. Günthner 2007: 407) und eine Eskalation in der imaginierten Situation darzustellen. Auf syntaktischer Ebene wurde eine Pointierung und Zuspitzung des Szenarios durch die von Auer (1993) beschriebene Verbspitzenstellung (z. B. „müssen se sich überLEgen," und „müssen se zum ARZT,"), deontische Infinitive (vgl. Deppermann 2006b) wie z. B. „zwei liter MINdestens trinken," und verdichtete Äußerungen wie bspw. „viermal DURCHfall,", „fünfmal DURCHfall" in Beispiel 63 deutlich. Solche Verdichtungsverfahren bewirken, dass die geschilderte Situation „lebendiger, expressiver, lebhafter bzw. intensiver wirkt" (Günthner 2007: 402) und tragen dadurch dazu bei, dass sich die KundInnen unmittelbar in die Situation hineinversetzen können und ihnen ermöglicht wird, „to imagine [the] projected scenario as real" (Land et al. 2019: 677), indem bestimmte *Frames* (vgl. Goffman 1974) bzgl. der Reise aktiviert werden. Diese grammatischen Phänomene treten in der hier bearbeiteten Gattung keineswegs zufällig rekurrent auf: "Es handelt sich um Verfahren der szenischen Appräsentation zeitlich und örtlich verschobener Ereignisse bzw. um Dramatisierungsmittel" (Günthner 2000: 373), die die Interagierenden zur gemeinsamen Vergegenwärtigung der Reisesituation einladen.

Sequenziell betrachtet eröffnen die ReisemedizinerInnen Szenarien in der Interaktion, nachdem sie allgemeine Informationen zu den Krankheiten und präventiven Maßnahmen mit den KundInnen geteilt haben (vgl. Brünner/Gülich 2002: 36). Durch die Imagination werden diese abstrakten Informationen zum einen veranschaulicht und erfahrbar gemacht und zum anderen auf eine praktische Handlungsebene gebracht, die für die KundInnen hinsichtlich der Reise relevant ist. Brünner und Gülich (2002: 37) beschreiben Szenarien als „allgemeine Handlungsaufforderung", d. h. hier konkret als starke Argumente für die Inanspruchnahme der präventiven Maßnahmen. Gerade Infektionsprozesse und -wege sowie Wirkmechanismen von präventiven Maßnahmen, die unsichtbar und für LaiInnen u. U. mitunter schwer vorstellbar sind, können innerhalb des Phantasmas (vgl. Bühler 1982 [1934]) Schritt für Schritt nachgezeichnet und vor dem inneren Auge sichtbar gemacht werden. Auch das gesundheitsgefährdende Ausmaß von zunächst harmlos klingenden Reisebeschwerden wie bspw. Durchfall oder Mückenstiche (vgl. u. a. Beispiele 61 und 62), das für LaiInnen nicht selbstevident auf der Hand liegt, werden in den Daten durch Szenarien veranschaulicht. Exemplarisch wurde anhand der analysierten Beispiele auch deutlich, dass die Szenarien zudem als *accounts* eingesetzt werden, um zunächst aus der Alltagsperspektive kontraintuitiv klingende Aussagen und Empfehlungen – wie etwa die Grippe-Impfung im Sommer oder Durchfallerkrankungen trotz Wissen um lebensmittelhygienische Regeln (vgl. Beispiele 58 und 60) – im speziellen Reisekontext nachvollziehbar zu machen und somit ein Darstellungsdefizit (vgl. Spranz-Fogasy 2006) in der Argumentationslinie aufzulösen. Durch die Szenarien werden demnach spezifische Situationen, Umstände und infektiologische Hintergründe ins Hier und Jetzt geholt, die sich für die KundInnen möglicherweise erst auf der Reise als problematisch herausstellen würden. Durch die Imagination werden die KundInnen in das skizzierte Geschehen involviert und sie erfahren bereits im Beratungsgespräch indirekt Situationen, die dann vorausschauend in die in die Impfentscheidung einbezogen werden können: „In this way, the doctor informs and prepares the patient [...] for a possible crisis of which they may have been unaware" (Land et al. 2019: 672). Vor diesem Hintergrund münden die Szenarien sequenziell, wie auch Brünner (1987: 325 ff.) beschrieben hat, in einem Rückbezug auf eine allgemeinere Aussage, d. h. in diesem Fall die Impfentscheidung.

Aus rhetorischer Perspektive beruht die persuasive Kraft der Szenarien zum einen darin, dass angenommene Voraussetzungen in der Imagination als gegeben behandelt werden, über deren tatsächliches Eintreten die ReisemedizinerInnen im aktuellen Wahrnehmungsraum keine gesicherten Aussagen treffen können (etwa die Tatsache, dass der Pilot Influenza hat in Ausschnitt 27 oder dass alle Straßenhunde tollwütig sind in Ausschnitt 33). Werden diese Prämissen als wahr behandelt, fällt der logische Schluss, dass präventive Schutzmaßnahmen benötigt werden, eindeutig aus. Zum anderen evozieren die ReisemedizinerInnen Stereotype (vgl. Spiegel 2006: 126), die ebenfalls als Prämissen für argumentative Schlüsse herangezogen werden und Vorlagen für prototypische Reisesituationen bieten. Diese Stereotype können Schablonen für das aus infektiologischer Sicht problematische Verhalten bzw. die Eigenschaften anderer sein (z. B. „weil Piloten so sind" in Ausschnitt 28) oder sich direkt auf das Gegenüber beziehen (z. B. „sie essen DOCH irgendwo nach lust und laune“ in Ausschnitt 29). Die Gesichtsbedrohung des unterstellten Fehlverhaltens wird durch den hypothetischen Charakter des Szenarios, das einen anderen „Wirklichkeitsakzent“ (Stempel 2007) bzw. andere „accents of reality“ (Schütz/Luckmann 1974) aufweist, jedoch abgefedert. Der Argumentation über skizzierte Infektionsszenarien liegt dabei der Induktionsschluss zugrunde, d. h. es wird von einem imaginierten Einzelfall auf „eine allgemeinere, diese Fälle transzendierende Conclusio geschlossen“ (Deppermann/Lucius-Hoene 2002: 131). Sowohl die als gegeben angenommenen Prämissen als auch der Induktionsschluss von einer imaginierten Einzelsituation auf die generelle Impfentscheidung wird von den KundInnen in keinem einzigen Fall in den hier bearbeiteten Daten beanstandet und führt durchgehend zu einer klaren Impfentscheidung.

Funktional betrachtet bieten die Szenarien für die Interagierende eine Möglichkeit, bereits in der Beratungssituation in die Reisewelt einzutauchen und dort schon vor der Reise indirekt mögliche Infektionsrisiken und reisetypische Begebenheiten zu erleben, welche dann im Rahmen der Impfentscheidung berücksichtigt werden können, um die bestmögliche „in-the-moment-dicision“ (Land et al. 2019: 677) zu treffen. Der geschützte Rahmen des Phantasmas erlaubt es den ReisemedizinerInnen zudem, Aussagen über zukünftige Situationen machen zu können, ohne dass sie ihre institutionelle Vertrauenswürdigkeit verlieren und sich als ÄrztInnen angreifbar machen, sollte der skizzierte Fall anders oder gar nicht eintreten. Anders als bei der Bewertung von Infektionsrisiken im aktuellen Wahrnehmungsraum (vgl. Kapitel 5.2), welche von zahlreichen Mitigationselementen durchdrungen sind, um die Unprognostizierbarkeit der Zukunft zu unterstreichen, ist das Eröffnen von Szenarien „one way of managing this unavoidable uncertainty“ (Land et al. 2019: 677), die der hier bearbeiteten projektiven Gesprächsgattung durchgehend zugrunde liegt. Im Gegensatz zu Gesprächen aus kurativen medizinischen Fachbereichen, in denen durch Relativierung Hoffnung und Trost gespendet wird (vgl. Imo 2017b; Günthner 2017b), wird in dieser präventivmedizinischen Gesprächsgattung das schlimmstmögliche Schadensausmaß eines Verzichts auf präventive Maßnahmen emphatisch, dynamisch und lebendig inszeniert dargestellt, um für die Inanspruchnahme der Krankheitsprävention zu argumentieren. Damit können auf der einen Seite die KundInnen alle möglichen Eventualitäten in ihrer Impfentscheidung berücksichtigen und die ÄrztInnen auf der anderen Seite ihrer institutionell verankerten Pflicht zur Aufklärung über mögliche Risiken (vgl. Heudorf et al. 2005) nachkommen.

In den Kapiteln 5.3.3.4 und 5.3.3.5 wurden schließlich zwei sprachliche Ressourcen aufgezeigt, mit denen die ÄrztInnen Argumentationslinien und daraus resultierende Impfentscheidungen skizzieren, an denen sich die KundInnen dann in ihrer individuellen Entscheidung orientieren können. Zum einen betrifft das die animierte Kundenrede, in welcher ÄrztInnen die Perspektiven und Argumente fiktiver

KundInnen wiedergeben. Es zeigte sich, dass hier prototypische Einstellungen und Kundentypen entworfen werden, denen die ÄrztInnen „durch Überzeichnung näher [kommen]“ (Bergmann 1998: 121) und nach Deppermann (2007a: 336) als *category animation* bezeichnet werden können. Zum anderen wurden perspektiveinnehmende Empfehlungen der ÄrztInnen selbst nach dem Muster „ich würde X“ als wiederkehrendes Argument evident, die ebenfalls eine Orientierung im Abwägungsprozess darstellen und die KundInnen in den hier bearbeiteten Daten durchgehend zu einer Entscheidung aktivieren, indem sie eine Stellungnahme bzw. eine Handlung der Beratenen relevant setzen (vgl. Couper-Kuhlen/Thompson 2020: 299). Beide Verfahren lassen den KundInnen den deontischen Status aktiver EntscheidungsträgerInnen zukommen und markieren, dass die finale Entscheidung auf subjektiven Präferenzen beruht. Durch die vorgefertigten Argumentationslinien müssen die KundInnen nicht mehr selbständig argumentieren, sondern nur noch entscheiden, welche Argumente bei ihnen auf Resonanz stoßen und mit welcher Einstellung bzw. welchen Prioritäten sie sich eher identifizieren können.

Es zeigte sich, dass das Argumentieren für und gegen Impfungen in der Impfsprechstunde dazu genutzt wird, um zu einer fundierten, argumentativ gestützten Impfentscheidung zu gelangen (vgl. Hannken-Illjes 2018: 25) und die zeitliche und räumliche Distanz zwischen Beratungsgespräch und Reise insofern zu überwinden, als individuelle Risiken bestmöglich antizipiert und diesen durch die Inanspruchnahme präventiver Maßnahmen entgegengewirkt werden kann. Es zeigte sich aber auch, dass nicht das ‚vernünftigere‘ oder ‚stichhaltigere‘ Argument im Sinne wissenschaftlicher Evidenz gewinnt, sondern die subjektiven Präferenzen und Wünsche der KundInnen in dieser Gesprächsgattung stets Vorrang haben. Diese dienstleistungsorientierte Facette, die konstitutiv für die Gesprächsgattung der Impfsprechstunde ist, wird auch an dieser Stelle deutlich und schließt den Kreis der empirischen Analysen, die in Kapitel 5.1 mit ebendiesem dienstleistungsorientierten Charakter begonnen haben.

6 Fazit und Ausblick

Die Zielsetzung der vorliegenden Arbeit bestand darin, anhand authentischer Gesprächsdaten zu eruieren, wie und mit welchen sprachlich-kommunikativen Mitteln die Teilnehmenden Impfgespräche interaktiv herstellen und welche spezifischen Charakteristika diese Gesprächsgattung prägen. In methodischer Hinsicht erwies sich die Kombination der linguistischen Gesprächsanalyse mit der Gattungsanalyse als fruchtbar zur Bearbeitung des oben genannten Forschungsdesiderats: Das Vorgehen ermöglichte, sowohl gattungstypische, mikrostrukturelle sprachliche Ressourcen im lokalen Prozess der Interaktion (z. B. *wenn* ... *dann*-Konstruktionen [vgl. Kapitel 5.2.4.1], litotetische Formulierungen [vgl. Kapitel 5.2.3.3] oder Skalaritätsmarker [vgl. Kapitel 5.2.3.4]) als auch Makrostrukturen wie den institutionellen Kontext oder Routinewissen der Gesprächsteilnehmenden (z. B. Bezahlaktivitäten [vgl. Kapitel 5.1.1] oder das Sich-Bedanken der institutionellen AkteurInnen als kommunikatives Muster [vgl. Kapitel 5.1.1.3]) als Teil der interaktional konstituierten Wirklichkeit in Institutionen in der Analyse berücksichtigen zu können. Auf der Interaktionsebene zeigte sich bspw., dass die ReisemedizinerInnen die KundInnen explizit zur aktiven Partizipation an der Impfentscheidung auffordern (vgl. Kapitel 5.1.4.1) oder die ÄrztInnen animierte KundInnenrede insofern als Ressource zur Fremdwahl nutzen, als sie damit eine Positionierung der KundInnen zu der animierten Rede konditionell relevant setzen (vgl. Kapitel 5.3.3.4).

Die Untersuchung von reisemedizinischen Impfgesprächen stand u. a. deshalb im Forschungsinteresse, da mit dieser Gesprächsgattung erstmalig die kommunikativen Spezifika im Bereich der präventiven Dienstleistungsmedizin sowie der individuellen Gesundheitsleistungen (IGeL) systematisch aus linguistischer Perspektive in den Blick genommen wurden. Dieser institutionelle Hintergrund bewirkt, dass die Erkenntnisse aus (gesprächslinguistischen) Forschungsbeiträgen zur medizinischen Kommunikation im kurativen Bereich, d. h. im Zuge der Behandlung akuter und chronischer Erkrankungen, nicht oder nur bedingt auf Gespräche in der Präventionsmedizin übertragen werden können. Vielmehr nehmen die hier untersuchten Impfgespräche eine Sonderstellung in der medizinischen Kommunikation ein, weil sie als „Zwittergattung" einerseits zwischen Arzt-Patient-Kommunikation und Verkaufsgespräch sowie andererseits zwischen fürsorgender und wunscherfüllender Medizin changieren. Da Gespräche aus der Präventions- und Dienstleistungsmedizin in gesprächsanalytischen Untersuchungen bislang vernachlässigt wurden, sollte diese Forschungslücke geschlossen werden, indem es systematisch zu analysieren galt, wie diese „Zwittergattung" kommunikativ umgesetzt wird. Deshalb war von besonderem Interesse, wie die Interaktion zwischen ÄrztInnen als „service supplier" (Heritage/Lindström 2012) und gesunden KundInnen im Kontext

https://doi.org/10.1515/9783111518923-006

von fakultativen Selbstzahlerleistungen verläuft und wie der dienstleistungsorientierte Charakter die Gespräche prägt.

Eine weitere Zielsetzung der Arbeit bestand dann darin, die Ergebnisse der empirischen Analysen authentischer Impfgespräche zu didaktisieren und für die Implementierung in der Aus- und Weiterbildung von medizinischem Personal nachhaltig nutzbar zu machen. Dieser Bogen in die Praxis ist aus zwei Perspektiven innovativ: Zum einen bleiben die meisten bisherigen linguistischen Analysen medizinischer Kommunikation bei den sprachwissenschaftlichen Erkenntnissen stehen und werden in der Medizin(didaktik) in der Regel nicht wahrgenommen. Die wenigen Trainingsformate, die auf Basis gesprächsanalytischer Forschung für die medizinische Aus- und Weiterbildung konzipiert wurden (bspw. Coussios/Imo/Korte 2019), weisen zudem Formate auf, die im aktuellen Kern-Curriculum des Medizinstudiums nur schwer zu platzieren sind bzw. nicht direkt einsetzbar sind, da sie methodisch bedingt eine aufwändige Einarbeitung der Lehrenden und Studierenden erfordern, um etwa das Lesen von Transkripten überhaupt zu ermöglichen. Zum anderen haben medizindidaktische Trainingsformate, die die kommunikative Kompetenz von Medizinstudierenden fördern soll, in der Regel keinen fundierten sprachwissenschaftlichen Unterbau und basieren nicht auf der empirischen Auswertung eines Korpus von authentischen Gesprächen, die an unterschiedlichen Standorten im deutschsprachigen Raum aufgezeichnet wurden. Die vorliegende Arbeit setzt hier an und bietet Lehrmaterialien, die zum einen auf gesprächsanalytischen Erkenntnissen auf Grundlage authentischer Gesprächsdaten beruhen und zum anderen mit dem Format der Simulationsgespräche eine Methode aufgreifen, die im regulären Lehrbetrieb der Medizindidaktik fest verankert ist und somit *ready-to-use* eingesetzt werden kann.

Die gattungskonstituierenden Merkmale bzw. Aktivitäten wurden im empirischen Teil der Arbeit herausgearbeitet und in drei Kapiteln (5.1, 5.2 und 5.3) zusammengefasst. Diese fokussieren den **dienstleistungsorientierten Charakter**, die **Bewertung von Infektionsrisiken** und das **Argumentieren für und gegen die Inanspruchnahme von Reiseimpfungen**. Da die genannten Kapitel jeweils mit einem Zwischenfazit schließen, soll an dieser Stelle darauf verzichtet werden, die Analyseergebnisse nochmals zusammenzufassen. Stattdessen sollen die Erkenntnisse hier auf einer übergeordneten Ebene zusammengeführt und Anknüpfungsmöglichkeiten für Anschlussforschung aufgezeigt werden.

Aus einer sozialtheoretischen Perspektive betrachtet zeigt sich, dass die Interagierenden im sozialen Feld (*social field*, Hanks 1996) der Impfsprechstunde z. T. andere Feldinteressen verfolgen als in bislang untersuchten, meist kurativ ausgerichteten, medizinischen Settings: Das Ziel ist hier nicht die Heilung oder Therapie von Krankheiten, sondern die Krankheitsprävention und der Erhalt einer optimalen Reisequalität im Sinne einer Freiheit von gesundheitsbedingten

Einschränkungen. Der institutionelle Hintergrund, die Zielgruppe (gesunde Menschen mit Reiseplänen) sowie die dienstleistungsorientierte Ausrichtung konstituieren die sprachlichen Merkmale und die Handlungsschritte in der Gesprächsgattung mit. Dadurch wird dann wiederum der spezifische institutionelle Kontext der Gattung hergestellt bzw. der „Fingerabdruck der Institution" (vgl. Heritage/Greatbatch 1991: 95 f.) geprägt. Daneben ist für die hier bearbeitete Gattung charakteristisch, dass sowohl das „soziale Kapital" (Hanks 1996: 232) der ÄrztInnen, welches etwa Impfempfehlungen legitimiert, aber auch das „ökonomische Kapital" (vgl. Bourdieu 1983) im Sinne von Impfungen als Selbstzahlerleistungen von Bedeutung sind. Dies erklärt erneut, warum die Gattung als **„Zwittergattung" aus medizinischer Kommunikation und Verkaufsgespräch** (vgl. Kapitel 5.1.1.1) beschrieben werden kann.

Auf einer übergeordneten Ebene erlauben die Untersuchungsergebnisse eine exemplarische Vergleichs- bzw. Abgrenzungsperspektive zwischen der Arzt-Patient-Kommunikation in Bereichen der **Krankheitsprävention** und der – bereits vielfach gesprächsanalytisch untersuchten – Arzt-Patient-Interaktion in **kurativ ausgerichteten Feldern der Medizin**. Gemeinsam haben beide Bereiche medizinischer Kommunikation, dass jeweils die zeitliche und ggf. räumliche Distanz zwischen der gegenwärtigen Interaktion und dem Zeitpunkt des Auftretens gesundheitlicher Probleme überwunden werden muss: In der kurativen Medizin betrifft dies die Distanz zwischen Vergangenheit und Gegenwart[106], in der Präventionsmedizin die Distanz zwischen Gegenwart und Zukunft. Zur Bewältigung dieser rekurrent zu bearbeitenden zentralen kommunikativen Aufgabe erweist sich die sprachliche Ressource der **narrativen Vergegenwärtigung** für die ÄrztInnen und PatientInnen bzw. KundInnen als adäquates Mittel. Jedoch unterscheiden sich Interaktionen in der kurativen Medizin von Interaktionen in der Präventionsmedizin hinsichtlich verschiedener narrativer Formate und bezüglich der Frage, wer sie initiiert und äußert (vgl. Abb. 2).

Im Bereich der kurativen Medizin werden narrative Gesprächsbeiträge in der Regel von PatientInnen geäußert, wenn sie im Kontext der Anamnese und Diagnostik den Verlauf ihrer Erkrankung und ihr subjektives Krankheitserleben rekonstruieren. Diese Form der Narration erfuhr sowohl auf medizinischer als auch auf linguistischer Seite viel Aufmerksamkeit (vgl. Koerfer/Albus 2018: 406 ff.); es gab eine Entwicklung vom „interrogativen zu einem narrativen Interviewstil" (Gülich 2020: 97) und die *Narrative based Medicine* (NbM) etablierte sich als Kontrastfolie zur evidenzbasierten Medizin (vgl. Kalitzkus/Wilm/Matthiessen 2009). Eine solche patientInnenseitige Rekonstruktion von real erlebter Krankheit unterscheidet sich

106 Dies betrifft auch Fälle, in denen die in der Vergangenheit manifest gewordenen Symptome bis in die Gegenwart andauern.

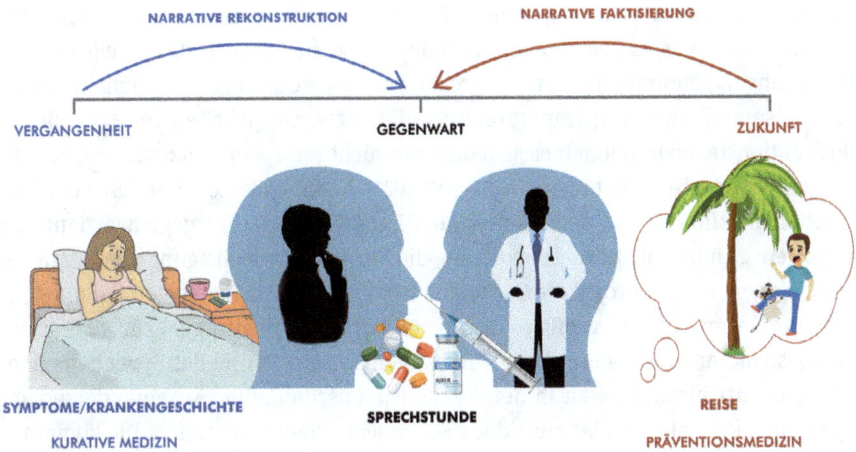

Abbildung 2: Narrative Vergegenwärtigungs-Formate in der kurativen Medizin und Präventionsmedizin.

in mehreren Facetten vom narrativen Format in der Präventionsmedizin, das ich als „narrative Faktisierung"[107] (vgl. Abb. 2) bezeichne: Wie die Analysen in der vorliegenden Arbeit zeigen, initiieren und äußern hier nicht die PatientInnen, sondern die ÄrztInnen die narrativen Sequenzen. Auch beziehen sich diese nicht auf real existierende Situationen, sondern vergegenwärtigen narrativ hypothetische bzw. in der Zukunft nur möglicherweise eintreffende Eventualitäten. Dabei werden – etwa durch die Verwendung des Präsens oder dem Vollziehen eines Origo-Wechsels in die imaginierte Szene – Situationen, die eventuell in der Zukunft zu gesundheitlichen Problemen für die KundInnen führen könnten, als Fakt dargestellt und so ins Hier und Jetzt geholt, dass die Planung der präventiven Maßnahmen daran ausgerichtet werden kann. Betrachtet man Definitionen von narrativer Vergegenwärtigung in der medizinischen Kommunikation, ist bislang nur erstere Form aus der kurativen Medizin berücksichtigt: Gülich (2020: 103) beschreibt diese bspw. als patientInnenseitige „Methode, vergangene Ereignisse und Erfahrungen sprachlich bzw. kommunikativ zu rekonstruieren". Auch Forschungsbeiträge, die sich mit narrativer Vergegenwärtigung außerhalb des medizinischen Kontextes beschäftigen, fokussieren ausschließlich den vergangenheitsbezogenen rekonstruktiven Charakter. So definieren Gülich/Heisendorf (2000: 373) narrative Sequenzen ganz allgemein als „die in Form einer Diskurseinheit realisierte verbale Rekonstruktion eines Ablaufs

107 Ich danke den TeilnehmerInnen am Netzwerktreffen Linguistik & Medizin im Februar 2023 in Innsbruck und v. a. Alexandra Groß für die Diskussion zu dieser Abgrenzung und Begriffsbestimmung.

realer oder fiktiver Handlungen oder Ereignisse, die im Verhältnis zum Zeitpunkt des Erzählens zurückliegen oder zumindest als zurückliegend dargestellt werden. Erzählungen gehören damit zu den ‚rekonstruktiven Gattungen' (Luckmann 1986)." Bei reisemedizinischen Impfsprechstunden bzw. Gesprächen im Bereich der Präventionsmedizin handelt es sich dagegen nicht um rekonstruktive, sondern um projektive Gesprächsgattungen (vgl. Ayaß 2021). Nach Ayaß (2023) ist dabei der konzeptionelle Unterschied vor allem in den Funktionen der Vergegenwärtigung zu verorten: „Anders als Rekonstruktionen, die der Vergegenwärtigung von Vergangenem dienen, dienen projektive Gattungen der Vergegenwärtigung von Zukunft".

Im Gegensatz zur großen Anzahl an Forschungsbeiträgen zur narrativen Rekonstruktion ist der Bereich der projektiven Gattungen und des **Sprechens über die Zukunft** bislang selten in den Fokus wissenschaftlicher Auseinandersetzung geraten. Zu nennen ist hier etwa das DFG-Projekt „Planing-in-Action. Die kommunikative Verfestigung von Zukunft in projektiven Gattungen" (2021–2024) unter der Leitung von Ruth Ayaß an der Universität Bielefeld. Dieses Projekt ist im Kontrast zur vorliegenden Untersuchung zum einen auf die Analyse informeller Alltagsgespräche, wie etwa Kommunikation in der Familie, ausgerichtet und untersucht zum anderen, wie Interagierende ihre gemeinsame Zukunft bearbeiten bzw. kommunikativ aushandeln. Die Analysen reisemedizinischer Impfgespräche liefern dagegen Erkenntnisse aus dem Bereich der institutionellen Kommunikation und können ebenfalls zeigen, wie Interagierende über eine Zukunft sprechen, die sie nicht gemeinsam erleben werden, da nur die KundInnen die besprochenen Reisepläne umsetzen. Aufschlussreich wären hier kontrastive Analysen, die ein Sprechen über die Zukunft in informellen und institutionellen Kontexten vergleichend betrachten. Auch kommunikativen Unterschiede hinsichtlich der Frage, ob eine gemeinsame Zukunft besprochen wird oder die im Gespräch vergegenwärtigte Zukunftssituation nur von einem/einer GesprächspartnerIn erlebt wird, böten interessante Einblicke in kontextspezifische, von Parametern wie Formalitätsgrad, Verbindlichkeit oder *agency* abhängige kommunikative Strategien beim Sprechen über Zukunft.

Des Weiteren ermöglicht die vorliegende Arbeit durch ihren **interdisziplinär ausgerichteten Ansatz** aus gesprächsanalytischen und medizindidaktischen Anteilen, dass aktuelle medizinische und medizindidaktische Diskursgenstände aufgegriffen und aus gesprächsanalytischer Perspektive im sequenziellen Gesprächsverlauf linguistisch greifbar gemacht werden konnten. Dies betrifft bspw. den Bereich des *human enhancement* (vgl. Kapitel 5.1.2) oder das Konzept der *uncertainty* (vgl. Kapitel 5.3.3). Während medizinisch und medizinethisch orientierte Forschungsbeiträge zum *human enhancement* bislang prototypische Fachgebiete wie etwa die Schönheitschirurgie oder Reproduktionsmedizin (vgl. Kettner 2006) in den Fokus nahmen und die Rolle der ÄrztInnen als primär marktwirtschaftlich handelnde „unparteiische Wunscherfüller" (Maio 2007: 2085) kritisch reflektierten, können die Analysen in vorliegender Arbeit aufzeigen, wie Facetten von *human enhancement* auch in „Zwittergattungen" wie reisemedizinischen Impfsprechstunden evident werden, da diese Anteile von Fürsorge und Krankheitsvorsorge auf der einen Seite und Dienstleistung auf der anderen Seite aufweisen. Bemerkenswerterweise wurden bspw. Sequenzen zu leistungssteigernden Maßnahmen und einem bestmöglichen Funktionieren auf der Reise in den hier bearbeiteten Daten ausschließlich von den MedizinerInnen initiiert und an keiner Stelle von KundInnen als Wunsch formuliert (vgl. Kapitel 5.1.2), wie es der Terminus „wunscherfüllende Medizin" (vgl. Kettner 2006) impliziert. Die Analyse der Gattung ‚reisemedizinische Impfsprechstunde' zeigte auch, dass kurative und wunscherfüllende Medizin durchaus Schnittstellen haben und nicht völlig getrennt voneinander gedacht werden können, was auch anwendungsorientiert für die Aus- und Weiterbildung von medizinischem Personal von Relevanz ist, indem bspw. der Umgang mit IGeL-Behandlungen oder patientenseitigen Wünschen nach Symptomfreiheit auch in traditionellen medizinischen Fachbereichen wie der Gynäkologie oder Allgemeinmedizin von Bedeutung ist (vgl. Hucklenbroich 2012).

In der medizinischen Forschung wurde ein Umgang mit *uncertainty*, die als allgegenwärtiger und wichtiger Faktor in jeglicher medizinischen Interaktion beschrieben wird, bislang hauptsächlich dahingehend erforscht, dass MedizinerInnen Unsicherheiten nicht explizit thematisieren oder sie gar überspielen, um nicht als „schwach" zu gelten (vgl. Wray/Loo 2015: 523; Lingard et al. 2003). Dies kann wiederum mit einem erhöhten Stresslevel (vgl. Iannello et al. 2017), höheren Raten an Burnouts und Depressionen (vgl. Bachmann/Freeborn 1999) sowie weniger Zufriedenheit im Beruf einhergehen (vgl. Bovier/Perneger 2007). Dagegen wurde hier auf linguistischer Ebene aufgezeigt, wie *in situ* im Gespräch mit PatientInnen bzw. KundInnen mit Momenten von *uncertainty* umgegangen wird, nämlich u. a. mit *wenn … dann*-Konstruktionen (vgl. Kapitel 5.3.2), Szenarien (vgl. Kapitel 5.3.3) oder dem Einsatz entsprechender Modalverben (vgl. Kapitel 5.3.2). Diese sprachlichen Ressourcen ermöglichen den Interagierenden, vor einem von *uncertainty* geprägten Hintergrund, nämlich der Unsicherheit, welche Infektionsrisiken und Gefahren für die Gesundheit auf der Reise drohen werden, Handlungsfähigkeit herzustellen und in der Sprechstunde Impfentscheidungen treffen zu können. Mithilfe dieser sprachlichen Formate reduzieren die Interagierenden Ungewissheit bzw. Unsicherheit und machen die Zukunft antizipierbar (vgl. Ayaß 2023). In diesem Sinne konnten die medizin(didakt)ischen Termini auch für die Linguistik fruchtbar gemacht werden und zur Beschreibung der Gesprächsgattung ‚Impfsprechstunde' herangezogen werden.

Da die Ergebnisse dieser Arbeit ausschließlich auf der Analyse von Audio-Daten basiert und damit visuelle Ausdrucksressourcen wie etwa Gestik, Mimik und Blickrichtungen unbeachtet blieben, stellt die **multimodale Analyse von reiseme-**

dizinischen Impfsprechstunden einen möglichen Anknüpfungspunkt für zukünftige Forschung dar. Gerade der empraktische Vorgang des Impfens selbst könnte auf diese Weise detaillierter und holistischer beschrieben werden. Da diese Arbeit – aus den in Kapitel 4 beschriebenen Gründen – ausschließlich die Gattung der REISEMEDIZINISCHEN Impfgespräche in den Fokus nahm, wäre des Weiteren auch von Interesse, wie Impfgespräche interaktiv hergestellt werden, die nicht im Reisekontext geführt werden. Gerade **Gespräche zu Standardimpfungen** im Bereich der Allgemeinmedizin und Pädiatrie oder zu besonderen Impfungen wie der **COVID-19-Vakzine** wären hier relevant. Linguistische Untersuchungen zu Impfgesprächen in unterschiedlichen Kontexten und deren Didaktisierung stellen auch insofern ein anwendungsorientiertes Forschungsdesiderat dar, als angehende MedizinerInnen somit Erfahrungen mit verschiedenen Formen von Impfgesprächen sammeln könnten und das empirisch fundierte Training dadurch eine umfassendere Vorbereitung auf die Berufspraxis bieten könnte.

Die Anknüpfungspunkte für Anschlussforschung zeigen bereits, dass das gesellschaftlich relevante Feld der medizinischen Kommunikation keinesfalls eine „over-researched area“ (Sarangi/Roberts 1999: 12) darstellt, sondern noch viele Forschungsdesiderate – insbesondere im Bereich der Präventions- und Dienstleistungsmedizin – bestehen. Vor dem Hintergrund der bereits lange geforderten Vernetzung der einzelnen Forschungsdisziplinen ermöglicht die vorliegende Arbeit, linguistische Untersuchungsergebnisse für die Medizin sowie die medizinische Aus- und Weiterbildung anwendbar zu machen und zielt somit auf eine nachhaltige Nutzbarkeit des Erkenntnisfortschritts für beide Disziplinen.

7 Literaturverzeichnis

Aaltonen, Tarja und Minna Laakso (2010): Halting aphasic interaction: creation of intersubjectivity and spousal relationship in situ. In: Communication & Medicine 7(2), 95–106.

Abel, Thomas, Petra Kolip, Lotte Habermann-Horstmeier, Thomas E. Dorner, Ueli Grüninger, Matthias Egger und Marcel Zwahlen (2017): Gesundheitsförderung und Prävention. In: Egger, Matthias, Oliver Razum und Anita Rieder (Hrsg.): Public Health Kompakt. Berlin/Boston: De Gruyter, 161–230.

Abholz Heinz-Harald (2005): IGEL-Leistungen. Was kann dies sein? In: Zeitschrift für Allgemeinmedizin 81, 163–165.

Alm, Maria (2007): Also darüber lässt sich ja streiten! Die Analyse von *also* in der Diskussion zu Diskurs- und Modalpartikeln. Stockholm: Almqvist & Wiksell International.

Androutsopoulos, Jannis und Gurly Schmidt (2002): SMS-Kommunikation: Ethnografische Gattungsanalyse am Beispiel einer Kleingruppe. In: Zeitschrift für Angewandte Linguistik 36, 49–80.

Angell, Beth und Galina B. Bolden (2015): Justifying medication decisions in mental health care: Psychiatrists' accounts for treatment recommendations. In: Social Science & Medicine 138, 44–56.

Antaki, Charles (2011): Six Kinds of Applied Conversation Analysis. In: Antaki, Charles (Hrsg.): Applied Conversation Analysis. Intervention and Change in Institutional Talk. Basingstoke: Palgrave Macmillan, 1–14.

Antaki, Charles und Margaret Wetherel (1999): Show Concessions. In: Discourse Studies 1(1), 7–27.

Antaki, Charles, Hanneke Houtkoop-Steenstra und Mark Rapley (2000): „Brilliant. Next question …“: High-grade assessment sequences in the completion of interactional units. In: Research on Language and Social Interaction 33(3), 235–262.

Anthonissen, Christine und Bernd Meyer (2008): Ärzte fragen – Patienten antworten (nicht immer). Kommunikation in einem südafrikanischen Gesundheitsposten für Antiretrovirale Therapie (ART). In: Bischoff, Alexander und Bernd Meyer (Hrsg.): Die fremden Krankheiten, die fremden Kranken. Dolmetschen im medizinischen Kontext. In: Curare – Zeitschrift für Ethnomedizin 31(2), 221–230.

Antoniou, Antonios et al. (2003): Average risks of breast and ovarian cancer associated with BRCA1 or BRCA2 mutations detected in case Series unselected for family history: a combined analysis of 22 studies. In: American Society of Human Genetics 72, 1117–1130.

Antos, Gerd (2002): Mythen, Metaphern, Modelle. Konzeptualisierung von *Kommunikation* aus dem Blickwinkel der Angewandten Diskursforschung. In: Brünner, Gisela, Reinhard Fiehler und Walther Kindt (Hrsg.): Angewandte Diskursforschung. Band 2: Methoden und Anwendungsgebiete. Radolfzell: Verlag für Gesprächsforschung, 93–119.

Apeltauer, Ernst (1977): Drohen. In: Sprengel, Konrad, Wolf-Dietrich Bald und Heinz Viethen (Hrsg.): Semantik und Pragmatik. Akten des 11. Linguistischen Kolloquiums Aachen 1976. Tübingen: Max Niemeyer Verlag, 187–198.

Arbeitsgemeinschaft in Norddeutschland tätiger Notärzte (AGNN, 2015): Therapieempfehlungen für die Notfallmedizin. Lübeck: Schmidt-Römhild Kongressgesellschaft.

Arens, Katja (2014): WhatsApp: Kommunikation 2.0. Eine qualitative Betrachtung der multimodalen Möglichkeiten. In: König, Katharina und Nils Bahlo (Hrsg.): SMS, WhatsApp & Co. Gattungsanalytische, kontrastive und variationslinguistische Perspektiven zur Analyse mobiler Kommunikation. Münster: Monsenstein und Vannerdat, 81–106.

https://doi.org/10.1515/9783111518923-007

Arens, Katja (2023): Strukturieren und Evaluieren im Gespräch. Lexikalische Diskurspartikeln als Ressourcen der Gesprächsorganisation. Heidelberg: Universitätsverlag Winter.

Arminen, Ilkka (2005). Institutional Interaction. Studies of Talk at Work. Aldershot: Ashgate.

Auer, Peter (1986): Kontextualisierung. In: Studium Linguistik 19, 22–47.

Auer, Peter (1990): Rhythmic integration in phone closings. In: Human Studies 13, 361–392.

Auer, Peter (1992): Introduction: John Gumperz' Approach to Contextualization. In: Auer, Peter und Aldo di Luzio (Hrsg.): The contextualization of language. Amsterdam: John Benjamins, 1–37.

Auer, Peter (1993): Zur Verbspitzenstellung im Gesprochenen Deutsch. In: Deutsche Sprache 21, 193–222.

Auer, Peter (2000): Pre- and post-positioning of *wenn*-clauses in spoken and written German. In: Couper-Kuhlen, Elizabeth und Bernd Kortmann (Hrsg.): Cause – Cognition – Concession – Contrast. Cognitive and Discourse Perspectives. Berlin/New York: De Gruyter, 173–204.

Auer, Peter (2000): Was sich ändert und was bleibt: Vorläufiges zu stilistischen Konvergenzen Ost → West am Beispiel von Interviews. In: Auer, Peter und Heiko Hausendorf (Hrsg.): Kommunikation in gesellschaftlichen Umbruchsituationen. Mikroanalytische Aspekte des sprachlichen und gesellschaftlichen Wandels in den Neuen Bundesländern (RGL 219). Tübingen: Niemeyer, 151–176.

Auer, Peter (2006a): Increments and more. Anmerkungen zur augenblicklichen Diskussion über die Erweiterbarkeit von Turnkonstruktionseinheiten. Untersuchungen zum Zusammenhang von grammatischen Strukturen und Gesprächsprozessen. In: Deppermann, Arnulf, Reinhard Fiehler und Thomas Spranz-Fogasy (Hrsg.): Grammatik und Interaktion. Radolfzell: Verlag für Gesprächsforschung, 279–294.

Auer, Peter (2006b): Construction Grammar Meets Conversation: Einige Überlegungen am Beispiel von ‚so'-Konstruktionen. In: Günthner, Susanne und Wolfgang Imo (Hrsg.): Konstruktionen in der Interaktion. Berlin: De Gruyter, 291–314.

Auer, Peter (2007): Why are increments such elusive objects? An afterthought. In: Pragmatics 17(4), 647–658.

Auer, Peter (2013): Sprachliche Interaktion. Eine Einführung anhand von 22 Klassikern. Berlin/Boston: De Gruyter.

Auer, Peter (2021): Genau! Der auto-reflexive Dialog als Motor der Entwicklung von Diskursmarkern. In: Weidner, Beate, Katharina König, Wolfgang Imo und Lars Wegner (Hrsg.): Verfestigungen in der Interaktion: Konstruktionen, sequenzielle Muster, kommunikative Gattungen. Berlin/Boston: De Gruyter, 263–294.

Auer, Peter und Susanne Uhmann (1982): Aspekte der konversationellen Organisation von Bewertungen. In: Deutsche Sprache 1, 1–32.

Auer, Peter und Elizabeth Couper-Kuhlen (1994): Rhythmus und Tempo konversationeller Alltagssprache. In: Zeitschrift für Literaturwissenschaft und Linguistik 96, 78–106.

Auer, Peter und Aldo di Luzio (1992): The contextualization of language. Amsterdam: John Benjamins.

Ayaß, Ruth (1999): Form und Funktion kategorischer Formulierungen. In: Bergmann, Jörg und Thomas Luckmann (Hrsg.): Kommunikative Konstruktion von Moral. Band 1. Struktur und Dynamik der Formen moralischer Kommunikation. Opladen: Westdeutscher Verlag, 106–124.

Ayaß, Ruth (2021): Projektive Gattungen. Die kommunikative Verfestigung von Zukunft. In: Weidner, Beate, Katharina König, Wolfgang Imo und Lars Wegner (Hrsg.): Verfestigungen in der Interaktion: Konstruktionen, sequenzielle Muster, kommunikative Gattungen. Berlin/Boston: De Gruyter, 57–82.

Ayaß, Ruth (2023): Die gemeinsame Zukunft planen in projektiven Gattungen. In: Knoblauch, Hubert und Ajit Singh (Hrsg.): Kommunikative Gattungen und Events. Wiesbaden: Springer VS, 77–97.

Bachman, Keith H. und Donald K. Freeborn (1999): HMO physicians' use of referrals. In: Social Science & Medicine 48(4), 547–557.

Bachtin, Michail (1979): Die Ästhetik des Wortes. Frankfurt: Suhrkamp.

Bakhtin, Michael M. (1981): Discourse in the Novel. In: Holquist, Michael (Hrsg.): The Dialogic Imagination. Austin: University of Texas Press, 259–422.

Baldauf-Quilliatre, Heike und Wolfgang Imo (2020): „Pff". In: Imo, Wolfgang und Jens Philipp Lanwer (Hrsg.): Prosodie und Konstruktionsgrammatik. Berlin/Boston: De Gruyter, 201–232.

Bales, Robert F. (1950): Interaction Process Analysis: A Method for the Study of Small Groups. Cambridge/Massachusetts: Addison-Wesley.

Balint, Michael (1957): The doctor, the patient and his illness. London: Pitman.

Bamberg, Gunter und Klaus Spremann (1989): Agency Theory. Information, and Incentives. Berlin u. a.: Springer.

Bamberg, Michael (2020): Big stories ou small stories: Les raisons de s'y intéresser. In: Patron, Sylvie (Hrsg.): Small stories: Un nauveau paradigme pour les recherches sur les récit. Paris: Herman, 295–307.

Bangerter, Adrian und Herbert H. Clark (2003): Navigating joint projects with dialogue. In: Cognitive Science 27, 195–225.

Barske, Tobias und Andrea Golato (2010): German *so*: Managing sequence and action. In: Text & Talk 30(3), 245–266.

Barth-Weingarten, Dagmar (2002): Weil die Hälfte eben erst die Hälfte ist – zur prosodischen Gestaltung als Projektionsmittel bei konzessiven Konstruktionen im Englischen. In: Zeitschrift für angewandte Linguistik 37, 77–105.

Barth-Weingarten, Dagmar (2006): Parallel-opposition-Konstruktionen – zur Realisierung einer spezifischen Kontrastrelation. In: Günthner, Susanne und Wolfgang Imo (Hrsg.): Konstruktionen in der Interaktion. Berlin/New York: De Gruyter, 153–179.

Barth-Weingarten, Dagmar (2008): Interactional Linguistics. In: Antos, Gerd, Eija Ventola, Tilo Weber (Hrsg.): Handbook of Applied Linguistics. Band 2: Interpersonal Communication. Berlin/New York: De Gruyter, 77–105.

Barth-Weingarten, Dagmar (2011): Double sayings of German JA – more observations on their prosodic-phonetic make-up and alignment Function. In: Research on Language and Social Interaction 44(2), 1–29.

Barth, Jürgen und Jürgen Bengel (1998): Prävention durch Angst? Stand der Furchtappellforschung. Köln: Bundeszentrale für gesundheitliche Aufklärung. Forschung und Praxis der Gesundheitsförderung. Band 4.

Bauer, Angelika (2009): Miteinander im Gespräch bleiben. Partizipation in aphasischen Alltagsgesprächen. Mannheim: Verlag für Gesprächsforschung.

Bauer, Nathalie und Isabella Buck (2021): „nur dass sie_s mal geHÖRT ham;" – Eine Konstruktion zum Zwecke des Wissensmanagements in medizinischen Interaktionen. In: Iakusevich, Marina, Yvonne Ilg und Theresa Schnedermann (Hrsg.): Linguistik und Medizin. Berlin/Boston: De Gruyter, 93–112.

Bauer, Nathalie und Jens P. Lanwer, (i.V.): „is ja nIch so dass es VÖLlig außer reichweite wäre" – Zum Management von common ground mit *nicht so dass*.

Baumann, Eva, Matthias R. Hastall und Constanze Rossmann (2015): Persuasionsstrategien zur Alkoholprävention im Straßenverkehr. In: Klimmt, Christoph, Marcus Maurer, Hardy Holte und Eva Baumann (Hrsg.): Verkehrssicherheitskommunikation: Beiträge der empirischen Forschung zur strategischen Unfallprävention. Wiesbaden: Springer VS, 201-2019.

Beach, Wayne A. (1993): Transitional regularities for ‚casual' ‚okay' usages. In: Journal of Pragmatics 19, 325–352.
Beck, Ulrich (2007): Weltrisikogesellschaft. Frankfurt a.M.: Suhrkamp.
Becker, Maria (2015): Ärztliche Empfehlungen in Therapieplanungsgesprächen. Eine gesprächsanalytische Untersuchung. Mannheim: Verlag für Gesprächsforschung.
Becker, Maria und Thomas Spranz-Fogasy (2017): Empfehlen und Beraten: Ärztliche Empfehlungen im Therapieplanungsprozess. In: Pick, Ina (Hrsg.): Beraten in Interaktion. Eine gesprächslinguistische Typologie des Beratens. Frankfurt am Main: Lang, 163–184.
Becker-Mrotzek, Michael (1999): Diskursforschung und Kommunikation in Institutionen. 2. Heidelberg: Julius Groos Verlag.
Bendel Larcher, Sylvia (2018): Angewandte Gesprächsforschung. In: Habscheid, Stephan, Andreas Müller, Britta Thörle und Antje Wilton, (Hrsg.): Handbuch Sprache in Organisationen. Berlin: De Gruyter, 364–381.
Berger-Höger, Birte und Anke Steckelberg (2019): Gemeinsam informiert entscheiden. Wie bezieht man Patientinnen und Patienten in die Entscheidungsfindung ein? In: KVH-Journal 1/2019.
Berger, Peter und Thomas Luckmann (1966/74): Die gesellschaftliche Konstruktion der Wirklichkeit. Eine Theorie der Wissenssoziologie. Frankfurt M.: Fischer Verlag.
Bergmann, Jörg (1981): Ethnomethodologische Konversationsanalyse. In: Schröder, Peter und Hugo Steger (Hrsg.): Dialogfoschung. Jahrbuch 1980 des Instituts für deutsche Sprache. Düsseldorf: Schwann, 9–51.
Bergmann, Jörg (1987): Klatsch. Zur Sozialform des diskreten Indiskreten. Berlin/New York: De Gruyter.
Bergmann, Jörg (1988): Ethnomethodologie und Konversationsanalyse. Kurseinheit 2: Der Untersuchungsansatz der ethnomethodologischen Konversationsanalyse. Hagen: Fernuniversität GHS Hagen.
Bergmann, Jörg (1994): Ethnomethodologische Konversationsanalyse. In: Fritz, Gerd und Franz Hundsnurscher (Hrsg.): Handbuch der Dialoganalyse. Tübingen: Niemeyer, 3–16.
Bergmann, Jörg (1996): „Ein Engländer, ein Franzose und ein Bayer ...". Über ethnische Stereotypen in der Alltagskommunikation. In: Bredella, Lothar und Herbert Christ (Hrsg.): Begegnung mit dem Fremden. Gießen: Ferber, 1–20.
Bergmann, Jörg (2001): Das Konzept der Konversationsanalyse. In: Brinker, Klaus et al. (Hrsg.): Text- und Gesprächslinguistik: Ein internationales Handbuch zeitgenössischer Forschung, 2. Halbband. Berlin/New York: De Gruyter, 919–927.
Bergmann, Jörg (2010a): Harold Garfinkel und Harvey Sacks. In: Flick, Uwe, Ernst von Kardorff und Ines Steinke (Hrsg.): Qualitative Forschung. Ein Handbuch. Reinbek: Rowohlt, 51–62.
Bergmann, Jörg (2010b): Ethnomethodologische Konversationsanalyse. In: Hoffmann, Ludger (Hrsg.): Sprachwissenschaft. Ein Reader (3. erweiterte Auflage). Berlin/New York: De Gruyter, 258–274.
Bergmann, Jörg und Thomas Luckmann (1995): Reconstructive Genres of Everyday Communication. In: Quasthoff, Uta (Hrsg.): Aspects of Oral Communication. Berlin: De Gruyter, 289–304.
Bergmann, Pia (2017): Gebrauchsprofile von *weiß nich* und *keine Ahnung* im Gespräch – Ein Blick auf nicht-responsive Vorkommen. In: Blühdorn, Hardarik, Arnulf Deppermann, Henrike Helmer und Thomas Spranz-Fogasy (Hrsg.): Diskursmarker im Deutschen. Reflexionen und Analysen. Göttingen: Verlag für Gesprächsforschung, 157–182.
Bethmann, Stephanie, Cornelia Helfferich, Heiko Hoffmann und Debora Nierman (2012): Agency. Die Analyse von Handlungsfähigkeit und Handlungsmacht in qualitativer Sozialforschung und Gesellschaftstheorie. Weinheim/Basel: Beltz Juventa.

Betsch, Cornelia (2010): Das Internet und seine Auswirkung auf die Wahrnehmung von Impfrisiken. In: Kinderärztliche Praxis 5, 282–286.

Betsch, Cornelia, Robert Böhm, Philipp Schmid, Lars Korn, Lisa Steinmeyer, Dorothee Heinemeier, Sarah Eitze und Nora K. Küpke (2019): Impfverhalten psychologisch erklären, messen und verändern. In: Bundesgesundheitsblatt 62, 400–409.

Betsch, Cornelia und Tanja Könen (2010): Der Einfluss von Furchtappellen im Kontext impfkritischer Internetseiten: die Angst schlägt zurück. In: Kinder- und Jugendmedizin 10, 159–166.

Betsch, Cornelia und Philipp Schmid (2012): Angst essen Impfbereitschaft auf. Der Einfluss kognitiver und affektiver Faktoren auf die Risikowahrnehmung im Ausbruchsgeschehen. In: Bundesgesundheitsblatt 56, 124–130.

Betsch, Cornelia, Philipp Schmid, Lars Korn, Lisa Steinmeyer, Dorothee Heinemeier, Sarah Eitze, Nora Katharina Küpke und Robert Böhm (2019): Impfverhalten psychologisch erklären, messen und verändern. In: Bundesgesundheitsblatt (4), 400–409.

Betsch, Cornelia, Eckart von Hirschhausen und Vera Zylka-Menhorn (2019): Impfberatung in der Praxis: Professionelle Gesprächsführung – wenn Reden Gold wert ist. In: Deutsches Ärzteblatt International 116(11), A520–A527.

Betz, Emma und Arnulf Deppermann (2021): OKAY in responding and claiming understanding. In: Betz, Emma, Arnulf Deppermann, Lorenza Mondada und Marja-Leena Sorjonen (Hrsg.): OKAY across Languages: Toward a comparative approach to its use in talk-in-interaction. Amsterdam/ Philadelphia: Benjamins, 56–92. (=Studies in Language and Social Interaction 34).

Biller-Andorno, Nikola und Michelle Salathé, (2012): Human Enhancement: Einführung und Definition. In: Akademien der Wissenschaft Schweiz (Hrsg.): Medizin für Gesunde? Analysen und Empfehlungen zum Umgang mit Human Enhancement. Bern: Köniz, 10–18.

Birkner, Karin (2001): Bewerbungsgespräche mit Ost- und Westdeutschen. Eine kommunikative Gattung in Zeiten gesellschaftlichen Wandels. Tübingen: Niemeyer.

Birkner, Karin, Peter Auer, Angelika Bauer, Helga Kotthoff (2020): Einführung in die Konversationsanalyse. Berlin/Boston: De Gruyter.

Birkner, Karin und Christina Burbaum (2016): Nichtwissen als interaktive Ressource in Therapiegesprächen. In Groß, Alexandra und Inga Harren (Hrsg.): Wissen in institutioneller Interaktion. Frankfurt a. M.: Peter Lang, 83–112.

Blühdorn, Hardarik, Ad Foolen und Óscar Loureda, (2017): Diskursmarker: Begriffsgeschichte – Theorie – Beschreibung. Ein bibliographischer Überblick. In: Blühdorn, Hardarik, Arnulf Deppermann, Henrike Helmer und Thomas Spranz-Fogasy (Hrsg.): Diskursmarker im Deutschen. Reflexionen und Analysen. Göttingen: Verlag für Gesprächsforschung, 7–47.

Boas, Franz (1911): Introduction. Handbook of American Indian Languages. In: Bureau of American Ethnology. Bulletin 40(1). Washington: Government Print Office (Smithsonian Institution, Bureau of American Ethnology). S. 1–83.

Boden, Deidre (1994): The Business of Talk. Organizations in Action. Cambridge: Polity Press.

Boettcher, Wolfgang, Anika Limburg, Dorothee Meer und Vera Zegers (2005): Sprechstundengespräche an der Hochschule. Ein Transkriptband. Mannheim: Verlag für Gesprächsforschung.

Borowski, Damaris (2018): Sprachliche Herausforderungen ausländischer Anästhesist(inn)en bei Aufklärungsgesprächen. Eine gesprächsanalytische Studie zu „Deutsch als Zweitsprache im Beruf". Forum für Fachsprachen-Forschung. Vol. 145. Berlin: Frank & Timme.

Bourdieu, Pierre (1983): Ökonomisches Kapital – Kulturelles Kapital – Soziales Kapital. In: Kreckel, Reinhard (Hrsg.): Soziale Ungleichheiten. Göttingen: Verlag Otto Schwartz & Co., 183–198.

Bourdieu, Pierre (1993): The Field of Cultural Production. Essays on Art and Literature. New York: Columbia University Press.

Bovier, Patrick A. und Thomas V. Perneger (2007): Stress from uncertainty from graduation to retirement – a population-based study of Swiss physicians. In: Journal of General Internal Medicine 22(5), 632–638.

Bredel, Ursula (1999): Erzählen im Umbruch. Studie zur narrativen Verarbeitung der ‚Wende' 1989. Tübingen: Stauffenburg.

Breindl, Eva, Anna Volodina und Ulrich H. Waßner, (2014): Handbuch der deutschen Konnektoren 2. Semantik der deutschen Satzverknüpfer. Berlin/Boston: De Gruyter.

Breuer, Joseph und Sigmund Freud (1937): Studies in Hysteria. Authorized Translation with an Introduction by A. A. Brill. (Nervous and Mental Disease Monograph Series No. 61). New York: Nervous and Mental Disease Publishing.

Brinker, Klaus (1971): Das Passiv im heutigen Deutsch. Form und Funktion. München (= Heutiges Deutsch, Reihe I, 2).

Brown, Penelope und Stephen Levinson (1978): Universals in Language Usage: Politeness Phenomena. In: Goody, Esther (Hrsg.): Questions and Politeness: Strategies in Social Interaction. Cambridge: Cambridge University Press, 56–310.

Brünner, Gisela (2013): Vermittlungsstrategien in Gesundheitssendungen: Die Rolle von Metaphern, Vergleichen und anderen Verfahren der Veranschaulichung. In: Birkner, Karin und Oliver Ehmer (Hrsg.): Veranschaulichungsverfahren im Gespräch. Mannheim: Verlag für Gesprächsforschung, 18–43.

Brünner, Gisela (2014): Expertise im Gespräch. Kommunikative Anforderungen in Verkaufsgesprächen im Fachhandel. In: Hyvärinen, Irma, Ulrike Richter-Vapaatalo und Jouni Rostila (Hrsg.): Finnische Germanistentagung 2012. Einblicke und Aussichten. Frankfurt am Main: Peter Lang, 95–112.

Brünner, Gisela und Elisabeth Gülich (2002): Krankheit verstehen. Interdisziplinäre Beiträge zur Sprache in Krankheitsdarstellungen. Bielefeld: Aisthesis Verlag.

Brünner, Gisela und Johanna Lalouschek (2010): Gesundheitsinformation im Fernsehen: Gesunde Ernährung in klassischen und neuen Sendungsformaten. In: Dausendschön-Gay, Ulrich, Christine Domke und Sören Ohlhus (Hrsg.): Wissen in (Inter-)Aktion. Berlin: De Gruyter, 315–346.

Brünner, Gisela und Angelika Redder (1983): Studien zur Verwendung der Modalverben. Tübingen: Gunter Narr.

Büchter, Roland Brian, Dennis Fechtelpeter, Marco Knelangen, Martina Ehrlich und Andreas Waltering (2014): Words or numbers? Communicating risk of adverse effects in written consumer health information: a systematic review and meta-analysis. In: BMC Medical Informatics and Decision Making 14/76, 1–11.

Buck, Isabella und Juliane Schopf (2021): Sprachliche Ressourcen zur Vorbereitung von Patientenentscheidungen in dienstleistungsorientierten medizinischen Settings. In: Iakusevich, Marina, Yvonne Ilg und Theresa Schnedermann (Hrsg.): Linguistik und Medizin. Sprachwissenschaftliche Zugänge und interdisziplinäre Perspektiven. Berlin/Boston: De Gruyter, 113–130.

Buck, Isabella und Juliane Schopf (2023): Der Tod als Grenze des Sagbaren? Sprachlich-interaktive Praktiken des Sprechens über Sterben und Tod in der medizinischen Interaktion. Erscheint in: Merten, Marie et al. (Hrsg.): Sprachliche Grenzziehungspraktiken. Münster: Waxmann.

Bücker, Jörg (2005): Argumentationstheorie und interaktionale Linguistik. Münster. (=SASI Heft 1). URL: http://arbeitspapiere.sprache-interaktion.de/stud/arbeitspapiere/arbeitspapier1.pdf. [aufgerufen am 10.03.2022].

Bücker, Jörg (2015): Selbstbeantwortete Fragen in der Mündlichkeit – ein Fall für die Konstruktionsgrammatik? In: Bücker, Jörg, Susanne Günthner und Wolfgang Imo (Hrsg.): Konstruktionsgrammatik V. Konstruktionen im Spannungsfeld von sequenziellen Mustern, kommunikativen Gattungen und Textsorten. Tübingen: Stauffenburg, 221–246.

Bücker, Jörg (2021): Gesprächsgrammatik: Entwicklung – Konzepte – Methoden. In: Hess-Lüttich, Ernest W.B. (Hrsg.): Handbuch Gesprächsrhetorik. Berlin/Boston: De Gruyter, 173–194.

Bühler, Karl (1982 [1934]): Sprachtheorie: Die Darstellungsfunktion der Sprache. Jena: Fischer.

Bührig, Kristin (1996): Reformulierende Handlungen. Zur Analyse sprachlicher Adaptierungsprozesse in institutioneller Kommunikation. Tübingen: Narr.

Bührig, Kristin und Bernd Meyer (2009): Gespräche zwischen Patienten und Ärzten – ein- und mehrsprachige Anamnesen im Krankenhaus. In: Klusen, Norbert und Andreas Meusch (Hrsg.): Informiert und selbstbestimmt. Der mündige Bürger als mündiger Patient. Beiträge zum Gesundheitsmanagement 27. Baden-Baden: Nomos Verlag, 189–205.

Bührig, Kristin und Juana Duarte (2013): Zur Rolle lebensweltlicher Mehrsprachigkeit für das Lernen im Fachunterricht – ein Beispiel aus einer Videostudie der Sekundarstufe II. In: Gruppendynamik und Organisationsberatung 44(3), 245–275.

Bührig, Kristin und Juliane House (2007): Linking Constructions in Discourse across Languages. In: Rehbein, Jochen et al. (Hrsg): Connectivity in Grammar and Discourse. Philadelphia/Amsterdam: Benjamins, 345–365.

Bührig, Kristin und Bernd Meyer (2007): Unterschriften und ihre diskursive Vorgeschichte: wie Patienten in die Durchführung medizinischer Methoden einwilligen. In: Redder, Angelika (Hrsg.): Diskurse und Texte. Tübingen: Stauffenburg, 641–650.

Bührig, Kristin und Bernd Meyer (2018): Die ärztliche Aufforderung zur Unterschrift: Ein rhetorisches Verfahren im Spannungsfeld rechtlicher und medizinischer Erfordernisse. In: Rhetorik 37(1), 160–175.

Bundesamt für Gesundheit (2020): Ärzte mit Bewilligung für Gelbfieberimpfung und Impfstellen für Reisende. URL: https://www.bag.admin.ch/bag/de/home/krankheiten/krankheiten-im-ueberblick/gelbfieber.html [aufgerufen am 14.04.2020].

Bundesapothekenkammer (2021): Leitlinie der Bundesapothekenkammer zur Qualitätssicherung: Durchführung von Grippeschutzimpfungen in öffentlichen Apotheken. URL: https://www.abda.de/fileadmin/user_upload/assets/Praktische_Hilfen/Leitlinien/Grippeschutzimpfung__Modellvorhaben_/LL_Grippeschutzimpfung_Apotheke.pdf [abgerufen am 27.08.2022].

Bundesministerium für Soziales, Gesundheit, Pflege und Konsumentenschutz (2020): Autorisierte Gelbfieberimpfstellen in Österreich. URL: https://www.sozialministerium.at/Themen/Gesundheit/Impfen/Gelbfieberimpfung-und-Gelbfieberimpfstellen.html. [aufgerufen am 14.04.2020].

Button, Graham (1987): Moving out of closings. In: Button, Graham und John R.E. Lee (Hrsg.): Talk and social organization. Multilingual Matters, 101–151.

Byrne, Patrick S. und Barrie E. Long (1976): Doctors talking to patients. A study of the verbal behaviour of general practitioners consulting in their surgeries. London: Her Majesty's Stationery Office.

Caplan, Gerald (1964): Principles of preventive psychiatry. New York: Basic Books.

Centrum für Reisemedizin (2020): Beratungsstellen. URL: https://www.crm.de/beratungsstellen/index.asp. [abgerufen am 14.04.2020]

Charité Universitätsmedizin Berlin (2018): Studienordnung des Modellstudiengangs Medizin. URL: https://www.charite.de/fileadmin/user_upload/portal/charite/presse/publikationen/amtl-mitteilungsblatt/2018/AMB180508-210.pdf [22.02.2020].

Charles, Cathy, Amiram Gafni und Tim Whelan (1997): Shared decision-making in the medical encounter: What does it mean? (or it takes at least two to tango). In: Social Science & Medicine 44(5), 681–692.

Clift, Rebecca (2007): Getting there first: non-narrative reported speech in interaction. In: Holt, Elizabeth und Rebecca Clift (Hrsg.): Reporting Talk. Reported Speech in Interaction. Cambridge: Cambridge University Press, 120–149.

Couper-Kuhlen, Elizabeth (1996): Intonation and clause combining in discourse: the case of because. In: Pragmatics 6(3), 389–426.

Couper-Kuhlen, Elizabeth und Margret Selting (2018): Interactional Linguistics. Studying Language in Social Interaction. Cambridge: Cambridge University Press.

Couper-Kuhlen, Elizabeth und Sandra A. Thompson (2000): Concessive patterns in conversation. In: Couper-Kuhlen, Elizabeth und Bernd Kortmann (Hrsg.): Cause, Condition, Concession, Contrast. Cognitive and Discourse Perspectives. Berlin/New York: De Gruyter Mouton, 381–410.

Couper-Kuhlen, Elizabeth und Marja Etelämäki (2017): Linking clauses for linking actions: Transforming requests and offers into joint ventures. In: Laury, Ritva, Marja Etelämäki, und Elizabeth Couper-Kuhlen (Hrsg.): Linking Clauses and Actions in Social Interaction. Helsinki: Finnish Literature Society, 175–200.

Couper-Kuhlen, Elizabeth und Tsuyoshi Ono (2007a): ‚Incrementing' in conversation. A comparision of practices in English, German and Japanese. In: Pragmatics 17(4), 513–552.

Couper-Kuhlen, Elizabeth und Tsuyoshi Ono (2007b): Increments in cross-linguistic perspective: Introductory remarks. In: Pragmatics. Special Issue 17(4), 505–512.

Couper-Kuhlen, Elizabeth und Margret Selting (2018): Interactional linguistics. Studying language in social interaction. Cambridge: Cambridge University Press.

Couper-Kuhlen, Elizabeth und Sandra A. Thompson, (2005): A linguistic practice for retracting overstatements: "concessive repair". In: Syntax and Lexis in Conversation: Studies on the Use of Linguistic Resources in Talk-in-Interaction (Auli Hakulinen, Margret Selting, eds.), Amsterdam / Philadelphia, John Benjamins, 257–288.

Couper-Kuhlen, Elizabeth und Sandra A. Thompson (2020): Ratschläge in der Alltagskommunikation: Zur Verwendung einer sedimentierten Form im Englischen. In: Weidner, Beate, Katharina König, Wolfgang Imo und Lars Wegner (Hrsg.): Verfestigungen in der Interaktion: Konstruktionen, sequenzielle Muster, kommunikative Gattungen. Berlin/Boston: De Gruyter, 295–318.

Couper-Kuhlen, Elizabeth und Sandra A. Thompson (1999): On the Concessive Relation in Conversational English. In: Neumann, Fritz-Wilhelm und Sabine Schülting (Hrsg.): Anglistentag 1998 Erfurt. Proceedings. Trier: Wissenschaftlicher Verlag, 29–39.

Couper-Kuhlen, Elizabeth und Sandra A. Thompson (2000): Concessive patterns in conversation. In: Couper-Kuhlen, Elizabeth und Bernd Kortmann (Hrsg.): Cause, Condition, Concession, Contrast. Berlin/New York: De Gruyter, 381–410.

Coussios, Georgios, Wolfgang Imo und Lisa Korte (2019): Kommunikation mit Krebspatient/innen: Ein gesprächsanalytisch fundiertes Trainings- und Übungshandbuch für die medizinische Aus- und Weiterbildung. Göttingen: Verlag für Gesprächsforschung.

Covello, Vincent T. und Miley W. Merkhofer (1993): Risk Assessment Methods. Boston: Springer.

Deppermann, Arnulf (2000): Ethnographische Gesprächsanalyse. Zum Nutzen einer ethnographischen Erweiterung für die Konversationsanalyse. In: Gesprächsforschung – Online-Zeitschrift zur verbalen Interaktion 1, 96–124.

Deppermann, Arnulf (2005): Glaubwürdigkeit im Konflikt. Rhetorische Techniken in Streitgesprächen. Prozessanalysen von Schlichtungsgesprächen. Radolfzell: Verlag für Gesprächsforschung.

Deppermann, Arnulf (2006a): Desiderata einer gesprächsanalytischen Argumentationsforschung. In: Deppermann, Arnulf und Martin Hartung (Hrsg.): Argumentieren in Gesprächen. Gesprächsanalytische Studien. Tübingen: Stauffenburg, 10–26.

Deppermann, Arnulf (2006b): Deontische Infinitivkonstruktionen: Syntax, Semantik, Pragmatik und interaktionale Verwendung. In: Günthner, Susanne und Wolfgang Imo (Hrsg.): Konstruktionen in der Interaktion. (= Linguistik – Impulse & Tendenzen 20). Berlin/New York: De Gruyter, 239–262.

Deppermann, Arnulf (2007a): Playing with the voice of the Other: Stylized ‚Kanaksprak' in conversations among German adolescents. In: Auer, Peter (Hrsg.): Style and social identities – Alternative approaches to linguistic heterogeneity. Berlin/New York: De Gruyter, 325–360.

Deppermann, Arnulf (2007b): Grammatik und Semantik aus gesprächsanalytischer Sicht. (= Linguistik – Impulse & Tendenzen 14). Berlin/New York: De Gruyter.

Deppermann, Arnulf (2008): Gespräche analysieren. Eine Einführung. 4. Aufl. Wiesbaden: VS Verlag für Sozialwissenschaften.

Deppermann, Arnulf (2009): Verstehensdefizit als Antwortverpflichtung: Interaktionale Eigenschaften der Modalpartikel *denn* in Fragen. In: Günthner, Susanne und Jörg Bücker (Hrsg.): Grammatik im Gespräch. Konstruktionen der Selbst- und Fremdpositionierung. Berlin/New York: De Gruyter, 23–56.

Deppermann, Arnulf (2011): Notionalizations: The transformation of descriptions into categorizations. In: Human Studies 34(2), 155–181.

Deppermann, Arnulf (2014): Konversationsanalyse. Elementare Interaktionsstrukturen am Beispiel der Bundespressekonferenz. In: Staffeldt, Sven und Jörg Hagemann (Hrsg.): Pragmatiktheorien. Analysen im Vergleich. Tübingen: Stauffenburg, 19–47.

Deppermann, Arnulf (2015): Agency in Erzählungen über Gewalterfahrungen in Kindheit und Jugend. Sprachliche Praktiken der Zuschreibung von Schuld und Verantwortung an Täter und Opfer. In: Scheidt, Carl Eduard, Gabriele Lucius-Hoene, Anja Stukenbrock und Elisabeth Waller (Hrsg.): Narrative Bewältigung von Trauma und Verlust. Stuttgart: Schattauer.

Deppermann, Arnulf und Hardarik Blühdorn (2013): Negation als Verfahren des Adressatenzuschnitts: Verstehenssteuerung durch Interpretationsrestriktionen. In: Deutsche Sprache 41(1), 6–30.

Deppermann, Arnulf und Martin Hartung (2006): Argumentieren in Gesprächen. Gesprächsanalytische Studien. (= Stauffenburg Linguistik 28). 2. Auflage. Tübingen: Stauffenburg.

Deppermann, Arnulf und Henrike Helmer (2013): Zur Grammatik des Verstehens im Gespräch: Inferenzen anzeigen und Handlungskonsequenzen ziehen mit also und dann. In: Zeitschrift für Sprachwissenschaft 32(1), 1–39.

Deppermann, Arnulf und Gabriele Lucius-Hoene (2002): Rekonstruktion narrativer Identität: Ein Arbeitsbuch zur Analyse narrativer Interviews. Wiesbaden: Springer Fachmedien.

Deppermann, Arnulf und Gabriele Lucius-Hoene (2006): Argumentatives Erzählen. In: Deppermann, Arnulf und Martin Hartung (Hrsg.): Argumentieren in Gesprächen. Gesprächsanalytische Studien. 2. Auflage. Tübingen: Stauffenburg, 130–144.

Deppermann, Arnulf und Reinhold Schmitt (2008): Verstehensdokumentation: Zur Phänomenologie von Verstehen in der Interaktion. In: Deutsche Sprache 08(3), 220–245.

Deppermann, Arnulf und Thomas Schmidt (2014): Gesprächsdatenbanken als methodisches Instrument der Interaktionalen Linguistik – Eine exemplarische Untersuchung auf Basis des Korpus FOLK in der Datenbank für Gesprochenes Deutsch (DGD2). In: Mitteilungen des Deutschen Germanistenverbandes 61(1), 4–17.

Digitales Wörterbuch der deutschen Sprache (DWDS): „kaputtmachen", bereitgestellt durch das Digitale Wörterbuch der deutschen Sprache. URL: https://www.dwds.de/wb/kaputtmachen [abgerufen am 14.03.2022].

Digitales Wörterbuch der deutschen Sprache (DWDS): „soso", bereitgestellt durch das Digitale Wörterbuch der deutschen Sprache. URL: https://www.dwds.de/wb/soso [abgerufen am 27.08.2022].

Dittmar, Norbert (2002): Lakmustest für funktionale Beschreibungen am Beispiel von *auch* (Fokuspartikel, FP), *eigentlich* (Modalpartikel, MP) und *also* (Diskursmarker, DM). In: Cathrine Fabricius-Hansen, Oddleif Leirbukt und Ole Letnes (Hrsg.): Modus, Modalverben, Modalpartikeln. Trier: Wissenschaftlicher Verlag, 142–177.

Ditz, Susanne (2005): Die Mitteilung der Diagnose Bruskrebs. In: Neises, Mechthild, Susanne Ditz und Thomas Spranz-Fogasy (Hrsg.): Psychosomatische Gesprächsführung in der Frauenheilkunde. Stuttgart: Wissenschaftliche Verlagsgesellschaft, 224–241.

Drescher, Martina (2003): Sprachliche Affektivität. Darstellung emotionaler Beteiligung am Beispiel von Gesprächen aus dem Französischen. Tübingen: Max Niemeyer Verlag.

Drew, Paul (2001): Spotlight on the patient. In: Text – Interdisciplinary Journal for the Study of Discourse 21(1-2), 261–268.

Drew, Paul (2003): Comparative analysis of talk-in-interaction in different institutional settings. In: Glenn, Phillip J., Curtis D. LeBaron und Jennifer Mandelbaum (Hrsg.): Studies in language and social interaction. Milton Park u. a.: Routledge, 293–308.

Drew, Paul und John Heritage (1992): Analyzing Talk at Work: An Introduction. In: Drew, Paul und John Heritage (Hrsg.): Talk at work. Cambridge: Cambridge University Press, 3–65.

Drew, Paul und John Heritage (2001): Analyzing talk at work: an introduction. In: Drew, Paul und John Heritage (Hrsg.): Talk at work. Interaction in institutional settings. Cambridge: Cambridge University Press, 3–65.

Drosten, Christian (2021): Das Coronavirus-Update. Folge 97. Hamburg: NDR Info. URL: https://www.ndr.de/nachrichten/info/Coronavirus-Update-Drosten-Erste-Podcast-Folge-nach-der-Sommerpause-,coronavirusupdate204.html [abgerufen am 13.10.2021].

Du Bois, John W. (2010): Towards a Dialogic Syntax. Unveröffentlichtes Manuskript.

Duranti, Alessandro (2001): Performance and Encoding of Agency in Historical-Natural Languages. In: Texas Linguistic Forum 44, 266–287.

Edwards, Derek und Jonathan Potter (1992): The chancellor's memory: Rhetoric and truth in discursive remembering. In: Journal for applied cognitive psychology 6, 187–215.

Eemeren, Frans H. van und Rob Grootendorst (1992): Argumentation, Communication and Fallacies. A pragma-dialectical Perspective. Hillsdale: Erlbaum.

Egbert, Maria (2016): Epistemik in der Hörgeräteberatung: Das subtile Ausblenden klienten-initiierter Relevanzen. In: Groß, Alexandra und Inga Harren (Hrsg.): Wissen in institutioneller Interaktion. Frankfurt a.M.: Peter Lang, 27–56.

Ehlich, Konrad (2014): Argumentieren als sprachliche Ressource des diskursiven Lernens. In: Hornung, Antonie, Gabriella Carobbio und Daniela Sorrentino (Hrsg.): Diskursive und textuelle Strukturen in der Hochschuldidaktik. Deutsch und Italienisch im Vergleich. Münster: Waxmann, 41–54.

Ehlich, Konrad, Armin Koerfer, Angelika Redder und Rüdiger Weingarten (1989): Medizinische und therapeutische Kommunikation. Diskursanalytische Untersuchungen. Opladen: Westdeutscher Verlag.

Ehmer, Oliver (2011): Imagination und Animation. Die Herstellung mentaler Räume durch animierte Rede. Berlin/New York: De Gruyter.

Ehmer, Oliver (2013): Veranschaulichungsverfahren im Gespräch. In: Ehmer, Oliver und Karin Birkner (Hrsg.): Veranschaulichungsverfahren im Gespräch. Mannheim: Verlag für Gesprächsforschung, 2–17.

Eibach, Richard P. und Steven E. Mock (2010): The vigilant parent: Parental role salience affects parents' risk perceptions, risk-aversions, and trust in strangers. In: Journal of Experimental Social Psychology (47), 694–697.

Emanuel, Ezekiel J. und Linda L. Emanuel (1992): Four Models of the Physician-Patient Relationship. In: Journal of the American Medical Association (16), 2221–2226.

Fauconnier, Gilles ([1985] 1994): Mental spaces: Aspects of meaning construction in natural language. 2. Auflage. Cambridge: Cambridge University Press.

Fauconnier, Gilles (1997): Mappings in thought and language. Cambridge: Cambridge University Press.

Fichtner, Andreas (2013): Lernen für die Praxis: Das Skills Lab. In: St. Pierre, Michael und Georg Breuer (Hrsg.): Simulation in der Medizin. Grundlegende Konzepte – Klinische Anwendung. Berlin/Heidelberg: Springer.

Fiehler, Reinhard (1999): Kann man Kommunikation lehren? Zur Veränderbarkeit von Kommunikationsverhalten durch Kommunikationstrainings. In: Brünner, Gisela, Reinhard Fiehler und Walther Kindt (Hrsg.): Angewandte Diskursforschung. Band 2. Opladen: Westdeutscher Verlag, 18–35.

Fienemann, Jutta (2006): Erzählen in zwei Sprachen. Münster/New York/München/Berlin: Waxmann.

Finucane, Melissa L., Paul Slovic, C.K. Mertz, James Flynn und Theresa A. Satterfield (2010): Gender, race, and perceived risk: the ‚white male' effect. In: Slovic, Paul (Hrsg.): The feeling of risk: New Perspectives on Risk Perception. London/New York: Earthscan, 125–140.

Fischhoff, Baruch, Noel T.Brewer und Julie S. Downs (2011): Communicating Risks and Benefits. An Evidence-Based User`s Guide. Silver Spring: US Department of Health and Human Services, Food and Drug Administration.

Ford, Cecilia E., Barbara A. Fox und Sandra A. Thompson (2002): Constituency and the Grammar of Turn Increments. In: Ford, Cecilia E., Barbara A. Fox und Sandra A. Thompson, (Hrsg.): The Language of Turn and Sequence. Oxford: Oxford University Press, 14–38.

Ford, Cecilia E. und Sandra A. Thompson (1996): Interactional units in conversation: syntactic, intonational, and pragmatic resources for the management of turns. In: Ochs, Elenor, Emanuel Schegloff und Sandra A. Thompson (Hrsg.): Interaction and grammar. Cambridge: Cambridge University Press, 134–184.

Forschungsdatenbank API-on © Online URL: http://www.univie.ac.at/linguistics/florian/api-on/ [Stand: 03.10. 2019].

Franke, Alexa (2012): Modelle von Gesundheit und Krankheit. Bern: Huber.

Frankel, Richard M. (1984): From sentence to sequence: Understanding the medical encounter through microinteractional analysis. In: Discourse Processes 7(2), 135–170.

Franz, Elisa (2015): Eine gattungsanalytische Untersuchung kommunikativer Verfahren in Speeddatinggesprächen. Dissertation. Universität Münster. URL: https://nbn-resolving.org/urn:nbn:de:hbz:6-84249480122 [abgerufen am 28.02.2023].

Franzkowiak, Peter (2022): Präventionsparadox. In Bundeszentrale für gesundheitliche Aufklärung (Hrsg.), Leitbegriffe der Gesundheitsförderung und Prävention. Glossar zu Konzepten, Strategien und Methoden. https://leitbegriffe.bzga.de/alphabetisches-verzeichnis/praeventionsparadox/

Freud, Sigmund ([1912] 1999): Ratschläge für den Arzt bei der psychoanalytischen Behandlung. In: Gesammelte Werke – Chronologisch geordnet, Bd. VIII: Werke aus den Jahren 1909 – 1913. Frankfurt a. M.: Fischer.

Frischknecht, Friedrich (2019): Malaria. Tödliche Parasiten, spannende Forschung und keine Impfung. Wiesbaden: Springer Spektrum.

Frommert, Susanne (2012): Sprachliche Persuasionsstrategien in der Teleshoppingkommunikation. Eine qualitative Analyse von TV-Ausschnitten des reinen Verkaufsfernsehens aus dem Themenbereich „Küche & Kochen". Tübingen: Narr Francke Attempto Verlag.

Füeßl, Hermann und Martin Middeke (2018): Anamnese und klinische Untersuchung. 6. Auflage. Stuttgart: Thieme.

Gardner, Roderick (1987): The identification and role of topic in spoken interaction. In: Semiotica 65 (1/2), 129–141.

Garfinkel, Harold (1967): Studies in Ethnomethodology. Englewood Cliffs: Prentice Hall.

Garfinkel, Harold (1973): Das Alltagswissen über soziale und innerhalb sozialer Strukturen. In: Arbeitsgruppe Bielefelder Soziologen (Hrsg.): Alltagswissen, Interaktion und gesellschaftliche Wirklichkeit. Opladen: Westdeutscher Verlag, 189–262.

Garfinkel, Harold und Harvey Sacks, (1970): On formal structures of practical action. In: McKinney, John C. und Edward A. Tiryakian (Hrsg.): Theoretical Sociology. Perspec-tives and Developments. New York: Appleton-Century-Crofts, 338–366.

Geisler, Linus (1989): Arzt und Patient – Begegnung im Gespräch. Frankfurt: Pharma Verlag.

Gerwinski, Jan und Christine Hrncal (2021): Zu einer Rhetorik von Theaterpausengesprächen. In: Hess-Lüttich, Ernest W.B. (Hrsg.): Handbuch Gesprächsrhetorik. Berlin: De Gruyter.

Gigerenzer, Gerd, Wolfgang Gaissmaier, Elke Kurz-Milcke, Lisa M. Schwartz und Steven Woloshin (2007): Helping doctors and patients make sense of health statistics. In: Psychological Science in the Public Interest 8, 53–96.

Gill, Virginia T. und Felicia Roberts (2013): Conversation Analysis in Medicine. In: Sidnell, Jack/ Tanya Stivers (Hrsg.): The Handbook of Conversation Analysis. Chichester: Wiley-Blackwell, 575–592.

Glässel, Andrea, Peter Zumstein, Theresa Scherer, Emanuel Feusi und Nikola Biller-Andorno, (2021): Case vignettes for simulated patients based on real patient experiences in the context of OSCE examinations: workshop experiences from interprofessional education. In: GMS Journal for Medical Education 38(5), 8–14.

Goffman, Erving (1967): Interaction Ritual. Essays in Face to Face Behavior. Garden City: Doubleday.

Goffman, Erving (1978): Erwiderungen und Reaktionen. In: Kölner Zeitschrift für Soziologie und Sozialpsychologie. Sonderheft 20, 121–176.

Goffman, Erving (1981): Forms of Talk. 1. Auflage. Oxford: Blackwell.

Goffman, Erving (1983): The interaction order. American Sociological Review 48, 1–17.

Goffman, Erving (1986): Interaktionsrituale. Über Verhalten in direkter Kommunikation. Frankfurt a. M.: Suhrkamp.

Goffman, Irving (1974): Frame Analysis. An Essay on the Organization of Experience. Harvard: University Press.

Golato, Andrea und Zsuzsanna Fagyal (2008): Comparing Single and Double Sayings of the German Response Token *ja* and the Role of Prosody: A Conversation Analytic Perspective. In: Research on Language & Social Interaction 41(3), 241–270.

Goll, Michaela (2002): Arbeiten im Netz. Studien zur Sozialwissenschaft, vol 216. Wiesbaden: VS Verlag für Sozialwissenschaften.

Goodwin, Charles (1992): Rethinking Context: Language as an Interactive Phenomenon. Cambridge: Cambridge University Press, 229–252.

Goodwin, Charles (1995): Co-constructing Meaning in Conversations with an Aphasic Man. Research on Language and Social Interaction 28(3), 233–260.

Goodwin, Charles (2003): Conversational Frameworks for the Accomplishment of Meaning in Aphasia. In: Goodwin, Charles (Hrsg.): Conversation and Brain Damage. New York: Oxford University Press, 90–116.

Goodwin, Charles und Marjorie Harness Goodwin (1987): Concurrent Operations on Talk: Notes on the Interactive Organization of Assessments. In: IPrA Papers in Pragmatics 1(1), 1–52.

Gordon, Robert S. (1983): An Operational Classification of Disease Prevention. In: Public Health Reports 98 (2), 107–109.

Göttert, Karl-Heinz (2011): Argumentation: Grundzüge ihrer Theorie im Bereich theoretischen Wissens und praktischen Handelns. Berlin/New York: Max Niemeyer Verlag.

Groß, Alexandra (2015): Asymmetrie und (Patienten-)Expertise in der HIV-Sprechstunde. In: Spranz-Fogasy, Thomas und Albert Busch (Hrsg.): Handbuch Sprache in der Medizin. Berlin: De Gruyter, 282–299.

Groß, Alexandra (2018): Arzt-Patient-Gespräche in der HIV-Ambulanz. Facetten einer chronischen Gesprächsbeziehung. Göttingen: Verlag für Gesprächsforschung.

Gülich, Elisabeth (2020): Medizin: Zur narrativen Rekonstruktion von Krankheitserfahrungen in Arzt-Patient- Gesprächen. In: Pfänder, Stefan, Carl Eduard Scheidt und Elke Schumann (Hrsg.): Mündliches Erzählen: Verfahren narrativer Rekonstruktion im Gespräch. Berlin/Boston: De Gruyter, 97–112.

Gülich, Elisabeth (2021): „Ich dachte, Sie stellen Fragen." Irritationen und Aushandlungsprozesse im Zusammenhang mit Gattungserwartungen. In: Weidner, Beate, Katharina König, Wolfgang Imo und Lars Wegner (Hrsg.): Verfestigungen in der Interaktion: Konstruktionen, sequenzielle Muster, kommunikative Gattungen. Berlin/Boston: De Gruyter, 83–110.

Gülich, Elisabeth und Elizabeth Couper-Kuhlen (2007): Zur Entwicklung einer Differenzierung von Angstformen im Interaktionsverlauf. Verfahren der szenischen Darstellung. In: Schmitt, Reinhold (Hrsg.): Koordination: Analysen zur multimodalen Interaktion. Tübingen, 293–337.

Gülich, Elisabeth und Heiko Hausendorf (2000): Vertextungsmuster Narration. In: Brinker, Klaus et al. (Hrsg.): Text- und Gesprächslinguistik. Ein internationales Handbuch zeitgenössischer Forschung. 1. und 2. Halbband. Berlin/New York: De Gruyter, 373.

Gülich, Elisabeth und Lorenza Mondada (2008): Konversationsanalyse. Ein Einführung am Beispiel des Französischen. Tübingen: Niemeyer.

Gülich, Elisabeth und Martin Schöndienst (1999): „Das ist unheimlich schwer zu beschreiben". Formulierungsmuster in Krankheitsbeschreibungen anfallskranker Patienten: differentialdiagnostische und therapeutische Aspekte. In: Psychotherapie und Sozialwissenschaft 1, 199–227.

Gülich, Elisabeth, Martin Schöndienst und Volker Surmann, (2002): Wie Anfälle zur Sprache kommen. In: Psychotherapie & Sozialwissenschaft, Themenheft 4.

Gumperz, John(1992): Contextualization and understanding. In: Duranti, Alessandro und Charles Goodwin (Hrsg.): Rethinking Context: Language as an interactive phenomenon. Cambridge: Cambridge University Press, 229–252.

Gumperz, John (1982): Discourse Strategies. Cambridge: Cambridge University Press.

Gumperz, John (1989): Contextualization cues and metapragmatics: the retrieval of cultural knowledge. In: CLS 25/2, 77–88.

Günthner, Susanne (1993): ‚... weil – man kann es ja wissenschaftlich untersuchen' – Diskurspragmatische Aspekte der Wortstellung in WEIL-Sätzen. In: Linguistische Berichte 143, 37–59.

Günthner, Susanne (1995): Gattungen in der sozialen Praxis. Die Analyse „kommunikativer Gattungen“ als Textsorten mündlicher Kommunikation. In: Deutsche Sprache 23, 193–217.

Günthner, Susanne (1997): Stilisierungsverfahren in der Redewiedergabe. Die ‚Überlagerung von Stimmen‘ als Mittel der moralischen Verurteilung in Vorwurfsrekonstruktionen. In: Sandig, Barbara und Margret Selting (Hrsg.): Sprech- und Gesprächsstile. Berlin/New York: De Gruyter, 94–122.

Günthner, Susanne (1999a): Vorwürfe in der Alltagskommunikation. In: Bergmann, Jörg und Thomas Luckmann (Hrsg.): Kommunikative Konstruktion von Moral. Band 1: Struktur und Dynamik der Formen moralischer Kommunikation. Opladen: Westdeutscher Verlag, 206–241.

Günthner, Susanne (1999b): Wenn-Sätze im Vor-Vorfeld: Ihre Formen und Funktionen in der gesprochenen Sprache. In: Deutsche Sprache 3, 209–235.

Günthner, Susanne (2000): Vorwurfsaktivitäten in der Alltagsinteraktion. Grammatische, prosodische, rhetorisch-stilistische und interaktive Verfahren bei der Konstitution kommunikativer Muster und Gattungen. Tübingen: Max Niemeyer Verlag.

Günthner, Susanne (2006a): Doing vs. Undoing Gender? Zur Konstruktion von Gender in der kommunikativen Praxis. In: Bischoff, Doerte und Martina Wagner-Egelhaaf (Hrsg.): Mitsprache, Rederecht, Stimmgewalt: Genderkritische Strategien und Transformationen der Rhetorik. Heidelberg: Winter, 35–58.

Günthner, Susanne (2006b): Grammatische Analysen der kommunikativen Praxis – ‚Dichte Konstruktionen‘ in der Interaktion. In: Deppermann, Arnulf, Reinhard Fiehler und Thomas Spranz-Fogasy (Hrsg.): Grammatik und Interaktion – Untersuchungen zum Zusammenhang von grammatischen Strukturen und Gesprächsprozessen. Radolfzell: Verlag für Gesprächsforschung, 95–122.

Günthner, Susanne (2006c): Von Konstruktionen zu kommunikativen Gattungen: Die Relevanz sedimentierter Muster für die Ausführung kommunikativer Aufgaben. In: Deutsche Sprache 34(1–2), 173–190.

Günthner, Susanne (2007): Techniken der ‚Verdichtung‘ in der alltäglichen Narration – Kondensierungsverfahren in Beschwerdegeschichten. In: Bär, Jochen und Thorsten Roelcke (Hrsg.): Sprachliche Kürze. Konzeptuelle, strukturelle und pragmatische Aspekte. Berlin/New York: De Gruyter, 391–412.

Günthner, Susanne (2008a): Projektorkonstruktionen im Gespräch: Pseudo-Clefts, die Sache ist-Konstruktionen und Extrapositionen mit es. In: Gesprächsforschung – Online-Zeitschrift zur verbalen Interaktion 9, 86–114.

Günthner, Susanne (2008b): ‚Die Sache ist … ‘: eine Projektorkonstruktion im gesprochenen Deutsch. In: Zeitschrift für Sprachwissenschaft 27(1), 39–72.

Günthner, Susanne (2008c): ‚weil – es ist zu spät‘. Geht die Nebensatzstellung im Deutschen verloren? In: Denkler, Markus, Susanne Günthner und Wolfgang Imo (Hrsg.): Frischwärts und Unkaputtbar. Sprachverfall oder Sprachwandel im Deutschen? Münster: Aschendorff, 103–128.

Günthner, Susanne (2009): Extrapositionen mit *es* im gesprochenen Deutsch. In: Zeitschrift für germanistische Linguistik 37(1), 15–46.

Günthner, Susanne (2012): Die Schriftsprache als Leitvarietät, die gesprochene Sprache als Abweichung? ‚Normwidrige‘ wenn-Sätze im Gebrauch. In: Günthner, Susanne, Wolfgang Imo, Dorothee Meer und Jan Schneider (Hrsg.): Kommunikation und Öffentlichkeit: Sprachwissenschaftliche Potenziale zwischen Empirie und Norm. Berlin/Boston: De Gruyter, 61–84.

Günthner, Susanne (2013): Vom schriftsprachlichen Standard zur pragmatischen Vielfalt? Aspekte einer interaktional fundierten Grammatikbeschreibung am Beispiel von *dass*-Konstruktionen. In:

Hagemann, Jörg, Wolf Peter Klein und Sven Staffeldt (Hrsg.): Pragmatischer Standard. Tübingen: Stauffenburg, 223–243.

Günthner, Susanne (2014): Discourse genres in linguistics: The concept of „Communicative Genres". In: Fludernik, Monika und Daniel Jacob (Hrsg.): Linguistics and literary studies: Interfaces, encounters, transfers. (= Linguae & Litterae 31). Berlin: De Gruyter, 307–332.

Günthner, Susanne (2015): Zwar ... aber-Konstruktionen im gesprochenen Deutsch: Die dialogische Realisierung komplexer Konnektoren im Gespräch. In: Deutsche Sprache 43, 193–219.

Günthner, Susanne (2017a): Diskursmarker in der Interaktion – Formen und Funktionen univerbierter *guck mal-* und *weißt du-*Konstruktionen. In: Blühdorn, Hardarik, Arnulf Deppermann, Henrike Helmer und Thomas Spranz-Fogasy (Hrsg.): Diskursmarker im Deutschen. Reflexionen und Analysen. Göttingen: Verlag für Gesprächsforschung, 103–130.

Günthner, Susanne (2017b): Sprachliche Verfahren bei der Übermittlung schlechter Nachrichten – sedimentierte Praktiken im Kontext onkologischer Aufklärungsgespräche. In: SpIn (Arbeitspapierreihe Sprache und Interaktion) 73. Online verfügbar unter: http://arbeitspapiere.sprache-interaktion.de/arbeitspapiere/arbeitspapier73.pdf. [abgerufen am 22.02.2023].

Günthner, Susanne (2021a): Wenn-Konstruktionen im Gespräch: Zur Verwobenheit kognitiver und interaktionaler Faktoren bei der Realisierung grammatischer Muster. In: Binanzer, Anja, Jana Gamper und Verena Wecker (Hrsg.): Prototypen – Schemata – Konstruktionen: Untersuchungen zur deutschen Morphologie und Syntax. Berlin/Boston: De Gruyter, 93–124.

Günthner, Susanne (2021b): WIR im interaktionalen Gebrauch: Zur Verwendung des Pronomens der 1. Person Plural in der institutionellen Kommunikation – am Beispiel onkologischer Aufklärungsgespräche. In: Zeitschrift für germanistische Linguistik 49(2), 292–334.

Günthner, Susanne und Katharina König (2016): Kommunikative Gattungen in der Interaktion: Kulturelle und grammatische Praktiken im Gebrauch. In: Deppermann, Arnulf, Helmuth Feilke und Angelika Linke (Hrsg.): Sprachliche und kommunikative Praktiken. Berlin/ Boston: De Gruyter, 177–204.

Günthner, Susanne und Hubert Knoblauch (1994): „Forms are the food of faith": Gattungen als Muster kommunikativen Handelns. In: Kölner Zeitschrift für Soziologie und Sozialpsychologie 46(4), 693–723.

Günthner, Susanne und Hubert Knoblauch (1996): Die Analyse kommunikativer Gattungen in Alltagsinteraktionen. In: Michaelis, Susanne und Doris Tophinke, (Hrsg.): Texte – Konstitution, Verarbeitung, Typik. München: Lincom, 35–57.

Günthner, Susanne und Hubert Knoblauch (1997): Gattungsanalyse. In: Hitzler, Ronald und Anne Honer (Hrsg.): Qualitative Methoden und Forschungsrichtungen in den Sozialwissenschaften. Opladen: Leska & Budrich (UTB), 281–308.

Günthner, Susanne und Hubert Knoblauch (2007): Wissenschaftliche Diskursgattungen –PowerPoint et al. In: Auer, Peter und Harald Baßler (Hrsg.): Reden und Schreiben in der Wissenschaft. Frankfurt am Main: Campus, 53–65.

Günthner, Susanne und Gurly Schmidt (2002): Stilistische Verfahren in der Welt der Chat Groups. In: Keim, Inken und Winfried Schütte (Hrsg.): Soziale Welten und kommunikative Stile. Festschrift für Werner Kallmeyer zum 60. Geburtstag. (= Studien zur deutschen Sprache 22). Tübingen, 315–338.

Gurm, Hitinder S. und David G. Litaker (2000): Framing Procedural Risks to Patients: Is 99% Safe the same as a Risk of 1 in 100? In: Academic Medicine 75, 840–842.

Hale, Jerold L. und James P. Dillard (1995): Fear appeals in health promotion campaigns: Too much, too little, or just right? In: Maibach, Edward und Roxanne R. Parrott (Hrsg.): Designing health messages: Approaches from communication theory and public health practice. Thousands Oaks, CA: Sage.

Hanks, William F. (1996): Language and Communicative Practices. Boulder: Westview Press.

Hanks, William F. (2005): Explorations in the Deictic Field. In: Current Anthropology 46 (2), 191–212.

Hannken-Illjes, Kati (2018): Argumentation: Einführung in die Theorie und Analyse der Argumentation. Tübingen: Narr Francke Attempto.

Hartmann, Heinz (1972): Arbeit, Beruf, Profession. In: Luckmann, Thomas und Walter M. Sprondel (Hrsg.): Berufssoziologie. Köln: Kiepenheuer & Witsch, S. 36–52.

Hartog, Jennifer (1996): Das genetische Beratungsgespräch. Institutionalisierte Kommunikation zwischen Experten und Nicht-Experten. Tübingen: Gunter Narr Verlag.

Hartung, Martin (1998): Ironie in der Alltagssprache – Eine gesprächsanalytische Untersuchung. Opladen: Westdeutscher Verlag.

Hartung, Martin (2002): Ironie in der Alltagssprache. Eine gesprächsanalytische Untersuchung. Radolfzell: Verlag für Gesprächsfoschung.

Hauptstock, Amelie, Katharina König und Qiang Zhu (2010): Kontrastive Analyse chinesischer und deutscher SMS-Kommunikation – ein interaktionaler und gattungstheoretischer Ansatz. In: Networx 58. URL: www.mediensprache.net/networx/networx-58.pdf [abgerufen am 27.02.2023].

Hawkins, John A. (1978): Definiteness and Indefiniteness: A study in reference Grammaticality Prediction. London/Atlantic Highlands, NJ: Croom Helm.

Heath, Christian (1986): Body Movement and Speech in Medical Interaction. Cambridge: Cambridge University Press.

Hee, Katrin (2012): Polizeivernehmungen von Migranten. Eine gesprächsanalytische Studie interkultureller Interaktionen in Institutionen. Heidelberg: Universitätsverlag Winter.

Heilinger, Jan-Christoph (2010): Anthropologie und Ethik des Enhancements. Berlin/New York: De Guyter.

Hein, Norbert, Ulrike Hoffmann-Richter, Johanna Lalouschek, Peter Nowak und Ruth Wodak (1985): Kommunikation zwischen Arzt und Patient: Anamnesen auf einer internen Krankenhausstation. In: Wiener Linguistische Gazette. Sonderheft 4/1985.

Helbig, Gerhard (1999): Deutsche Grammatik. Grundfragen und Abriß. München: Iudicium.

Helfferich, Cornelia (2012): Einleitung: Von roten Heringen, Gräben und Brücken. Versuche einer Kartierung von Agency-Konzepten. In: Bethmann, Stephanie, Cornelia Helfferich, Heiko Hoffmann und Debora Nierman (Hrsg.): Agency. Die Analyse von Handlungsfähigkeit und Handlungsmacht in qualitativer Sozialforschung und Gesellschaftstheorie. Weinheim/Basel: Beltz Juventa.

Helmer, Henrike (2011): Die Herstellung von Kohärenz in der Interaktion durch Turnanschlüsse mit *dann*. Mannheim: Verlag für Gesprächsforschung.

Helmer, Henrike (2020): How do speakers define the meaning of expressions? The case of German x heißt y („x means y"). In: Discourse Processes 57(3), 278–299.

Helmer, Henrike, Silke Reineke und Arnulf Deppermann (2016): A range of uses of negative epistemic constructions in German: ICH WEIß NICHT as a resource for dispreferred actions. In: Journal of Pragmatics 106, 97–114.

Helmer, Henrike und Jörg Zinken (2019): Das Heißt („That Means") for Formulations and Du Meinst („You Mean") for Repair? Interpretations of Prior Speakers' Turns in German. In: Research on Language and Social Interaction 52(2), 159–176.

Heritage, John et al. (2007): Reducing patients' unmet concerns in primary care: the difference one word can make. In: Journal of General Internal Medicine 22(10), 1429–1433.

Heritage, John und Steven Clayman (2010): Talk in Action: Interactions, Identities and Institutions. Malden: Wiley-Blackwell.

Heritage, John und Steven E. Clayman (2014): Benefactive status and stance in the management of offers and requests. In: Couper-Kuhlen, Elizabeth und Paul Drew (Hrsg.): Requesting in Social Interaction. Amsterdam/Philadelphia: Benjamins, 55–86.

Heritage, John und David Greatbatch (1991): On the institutional character of institutional talk: the case of news interviews. In: Boden, Deirdre und Don H. Zimmerman (Hrsg.): Talk and Social Structure: Studies in Ethnomethodology and Conversation Analysis. Cambridge: Polity Press, 93–137.

Heritage, John und Anna Lindström (2012): Knowledge, Empathy, and Emotion in a Medical Encounter. In: Peräkylä, Anssi und Marja-Leena Sorjonen (Hrsg.): Emotion in Interaction. Oxford u. a.: Oxford University Press, 256–273.

Heritage, John und Douglas Maynard (2006): Introduction. Analysing Interaction between Doctors and Patients in Primary Care Encounters. In: Maynard, Douglas und John Heritage (Hrsg.): Communication in Medical Care: Interaction between Primary Care Physicians and Patients. Cambridge: Cambridge University Press, 1–21.

Heritage, John und Douglas W. Maynard (2006): Communication in Medical Care. Interaction between primary care physicians and patients. Cambridge: Cambridge University Press.

Heritage, John und Jeffrey D. Robinson (2006): Accounting for the visit: giving reasons for seeking medical care. In: Heritage, John und Douglas Maynard (Hrsg.): Communication in Medical Care: Interactions between Primary Care Physicians and Patients. Cambridge: Cambridge University Press, 48–85.

Hess-Lüttich, Ernest W.B. (2021): Handbuch Gesprächsrhetorik. Berlin/Boston: De Gruyter.

Heudorf, Ursel, Sonja Stark und Petra Tiarks-Jungk (2005): Reisemedizinische Beratungen und Impfungen als infektionspräventive Aufgabe – Daten der Sprechstunde des Stadtgesundheitsamtes Frankfurt am Main 2002–2003. In: Das Gesundheitswesen 2005, 67–54.

Hielscher, Martina (2004): Comprehension of emotional information in patients with aphasia. In: Folia Phoniatrica et Logopaedica. Folia Phoniatrica et Logopaedica. no.56 KARGER, 14–26.

Hoffrage, Ulrich (2003): Risikokommunikation bei Brustkrebsfrüherkennung und Hormonersatztherapie. In: Zeitschrift für Gesundheitspsychologie 11, 76–86.

Hofman, Friedrich (1994): Akzeptanz von Impfungen. In: Spiess, Heinz (Hrsg.): Impfkompendium. Stuttgart/New York: Georg Thieme Verlag, 86-88.

Hucklenbroich, Peter (2012): Der Krankheitsbegriff als Unterscheidungskriterium zwischen Therapie und Enhancement. In: Joerden, Jan C., Eric Hilgendorf, Natalia Petrillo und Felix Thiele (Hrsg.): Menschenwürde in der Medizin: Quo vadis? Baden-Baden: Nomos, 395–422.

Hurrelmann, Klaus, Matthias Richter, Theodor Klotz und Stephanie Stock (2018): Krankheitsprävention und Gesundheitsförderung. In: Hurrelmann, Klaus, Matthias Richter, Theodor Klotz und Stephanie Stock (Hrsg.): Referenzwerk Prävention und Gesundheitsförderung. Grundlagen, Konzepte und Umsetzungsstrategien. Bern: Hogrefe, 23–33.

Hutchby, Ian und Robin Wooffitt (2008): Conversation analysis. 2. Aufl. Cambridge: Polity Press.

Hüttemann, Joachim (1990): Sprachstörung und Kommunikation aus handlungstheoretischer Sicht. Diagnose und therapeutische Aspekte eines handlungsorientierten Konzepts zur Patholinguistik. Tübingen: Gunter Narr Verlag.

Iannello, Paola, Anna Mottini, Simone Tirelli, Silvia Riva und Alessandro Antonietti (2017): Ambiguity and uncertainty tolerance, need for cognition, and their association with stress: a study among Italian practicing physicians. In: Medical Education Online 22 (1), 1–10.

Iedema, Rick und Eamon Merrick, (2016): Analysing teamwork in healthcare: What matters when clinicians negotiate the continuity of clinical tasks and care responsibility? In: Communication & Medicine 13(1), 85–97.

Imo, Wolfgang (2007): Construction Grammar und Gesprochene-Sprache-Forschung: Konstruktionen mit zehn matrixsatzfähigen Verben im gesprochenen Deutsch. Tübingen: Niemeyer.

Imo, Wolfgang (2011): Cognitions are not observable but their consequences are. Mögliche Aposiopese-Konstruktionen in der gesprochenen Alltagssprache. In: Gesprächsforschung. Online-Zeitschrift zur verbalen Interaktion 12, 265–300.

Imo, Wolfgang (2012): Construction Grammar und Gesprochene-Sprache-Forschung: Konstruktionen mit zehn matrixsatzfähigen Verben im gesprochenen Deutsch. Berlin/Boston: Max Niemeyer Verlag.

Imo, Wolfgang (2013): Sprache-in-Interaktion: Analysemethoden und Untersuchungsfelder. Berlin: De Gruyter.

Imo, Wolfgang (2014): Interaktionale Linguistik. In: Staffeldt, Sven und Jörg Hagemann (Hrsg.): Pragmatiktheorien: Vergleichende Analysen. Tübingen: Stauffenburg, 49–82.

Imo, Wolfgang (2015): Nachträge im Spannungsfeld von Medialität, Situation und interaktionaler Funktion. In: Vinckel-Roisin, Hélène (Hrsg.): Das Nachfeld im Deutschen: Theorie und Empirie. Berlin: De Gruyter, 231–253.

Imo, Wolfgang (2016): Grammatik. Eine Einführung. Stuttgart: Metzler.

Imo, Wolfgang (2017a): Das Problem der zweiten Meinung: Vom Umgang mit Misstrauen in onkologischen Therapieplanungsgesprächen. In: Zeitschrift für Angewandte Linguistik 67, 25–49.

Imo, Wolfgang (2017b): Trösten: eine sprachliche Praktik in der Medizin. In: Muttersprache 3, 197–225.

Imo, Wolfgang und Jens Philipp Lanwer (2019): Interaktionale Linguistik. Eine Einführung. Heidelberg/Berlin: J.B. Metzler.

Imo, Wolfgang und Evelyn Ziegler (2019): Situierte Konstruktionen: das Indefinitpronomen *man* im Kontext der Aushandlung von Einstellungen zu migrationsbedingter Mehrsprachigkeit. In: de Knop, Sabine und Jürgen Erfurt (Hrsg.): Konstruktionsgrammatik und Mehrsprachigkeit. Duisburg: UVRR [OBST], 75–104.

International Pharmaceutical Federation (FIP) (2022): Advocating expansion of the pharmacist's role in immunisation: A focus on diphteria-tetanus-pertussis booster, COVID-19 and meningitis vaccinations. The Hague: International Pharmaceutical Federation. URL: https://www.fip.org/file/5137 [abgerufen am 27.08.2022].

Iser, Wolfgang (Hrsg.): Funktionen des Fiktiven (Poetik und Hermeneutik, Bd. X), 2. Aufl. München: Fink. S. 331–356.

Jackob, Nikolaus (2004): Der Tod planscht mit. Furchtappelle als Instrument der Gesundheitskommunikation. In: Fachjournalist 13, 15–19.

Jackson, Sally und Scott Jacobs (1980): Structure of Conversational Argument: Pragmatic Bases for the Enthymeme. In: Quaterly Journal of Speech 66, 251–265.

Jacobs, Scott und Sally Jackson (1982): Conversational Argument: A Discourse-Analytic Approach. In: Cox, J. Robert und Charles A. Willard (Hrsg.): Advances in Argumentation Theory and Research. Carbondale: Southern Illinois University Press, 205–237.

Jacobs, Scott und Sally Jackson (1989): Building a Model of Conversational Argument. In: Dervin, Brenda, Larry Grossberg, Barbara J. O'Keefe und Ellen Wartella (Hrsg.): Rethinking Communication. Vol. 2: Paradigm Exemplars. Thousand Oaks: SAGE Publications, 153–171.

Jamoulle, Marc (2015): Quaternary prevention, an answer of family doctors to overmedicalization. In: International Journal of Health Policy and Management 4, 1–4.

Jefferson, Gail (1984): Notes on a systematic deployment of the acknowledgement tokens „Yeah“ and „Mm hm“. In: Papers in Linguistics 17, 197–206.

Jefferson, Gail (1988): On the Sequential Organization of Troubles-Talk in Ordinary Conversation. In: Social Problems 35/4, 418–441.

Juengst, Eric T., Robert H. Binstock, Maxwell Mehlman Steven G. Post und Peter Whitehouse (2003): Biogerontology, „anti-aging medicine“, and the challenges of human enhancement. In: Hastings Center Report 33(4), 21– 30.

Jung, Sybille (2005): Das präoperative Gespräch – Patientenorientierung und gemeinsame Entscheidungsfindung. In: Neises, Mechthild, Susanne Ditz und Thomas Spranz-Fogasy (Hrsg.): Psychosomatische Gesprächsführung in der Frauenheilkunde. Stuttgart: Wissenschaftliche Verlagsgesellschaft, 242–255.

Junker, Iris und Matthias Kettner (2009): Konsequenzen der wunscherfüllenden Medizin für die Arzt-Patient-Beziehung. In: Kettner, Matthias (Hrsg.): Wunscherfüllende Medizin. Ärztliche Behandlung im Dienst von Selbstverwirklichung und Lebensplanung. Frankfurt/New York: Campus, 55–74.

Kaiser, Julia (2017): Reformulierungsindikatoren im gesprochenen Deutsch: Die Benutzung der Ressourcen DGD und FOLK für gesprächsanalytische Zwecke. In: Gesprächsforschung – Online-Zeitschrift zur verbalen Interaktion 17, 196–230.

Kalitzkus, Vera, Stefan Wilm und Peter F. Matthiessen (2009): Narrative Medizin – was ist es, was bringt es, wie setzt man es um? In: Zeitschrift für Allgemeinmedizin 85(2), 60–66.

Kallmeyer, Werner (1982): Aspekte der Analyse verbaler Interaktion. Zwischenbilanz eines Forschungsprogramms. Unveröffentlichter Forschungsbericht. Mannheim.

Kallmeyer, Werner (2001): Beraten und Betreuen. Zur gesprächsanalytischen Untersuchung von helfenden Interaktionen. In: Zeitschrift für Qualitative Bildungs-, Beratungs- und Sozialforschung 2, 227–252.

Kallmeyer, Werner (2005): Konversationsanalytische Beschreibung. In: Ammon, Ulrich, Norbert Dittmar, Klaus J. Mattheier und Peter Trudgill (Hrsg.): Soziolinguistik. Ein internationales Handbuch zur Wissenschaft von Sprache und Gesellschaft.2. Teilband. (= Handbücher zur Sprach- und Kommunikationswissenschaft 3/2). Berlin/New York: De Gruyter, 1212–1225.

Karger, Cornelia R. und Bärbel Hüsing (2011): Personalisierte Medizin im Gesundheitssystem der Zukunft. Einflussfaktoren und Szenarien. In: Schriften des Forschungszentrums Jülich, Reihe Gesundheit/Health (44).

Kassenärztliche Vereinigung Hamburg (2017): Glückssache? Wie man seinen Patienten statistische Risiken erklärt. In: KVH-Journal (3).

Kaufhold, Julia (2005): Interaktion zwischen Prüfenden und Deutschlernenden in mündlichen Sprachprüfungen – Eine Untersuchung zum Lachverhalten. Münster: Studentische Arbeitspapiere zu Sprache und Interaktion (SASI). Heft 6. URL: http://arbeitspapiere.sprache-interaktion.de/stud/arbeitspapiere/arbeitspapier6.pdf [abgreufen am 05.09.2022].

Keppler, Angela (1994): Tischgespräche. Über Formen kommunikativer Vergemeinschaftung am Beispiel der Konversation in Familien. Frankfurt a.M.: Suhrkamp.

Kettner, Matthias (2006): „Wunscherfüllende Medizin“ zwischen Kommerz und Patientendienlichkeit. In: Ethik in der Medizin 18, 81–91.

Kettner, Matthias (2009): Wunscherfüllende Medizin. Ärztliche Behandlung im Dienst von Selbstverwirklichung und Lebensplanung. Frankfurt/New York: Campus.

Kienpointner, Manfred (1983): Argumentationsanalyse. Innsbruck: Verlag des Instituts für Sprachwissenschaft.

Kienpointner, Manfred (1992): Alltagslogik. Struktur und Funktion von Argumentationsmustern. Stuttgart/ Bad Cannstatt: Frommann-Holzboog.

Kindt, Walther (1988): Zur Logik von Alltagsargumentationen. In: Fachberichte Informatik 3. Koblenz: EWH Rheinland-Pfalz.

Kindt, Walther (1992): Organisationsformen des Argumentierens in natürlicher Sprache. In: Paschen, Harm und Lothar Wigger (Hrsg.): Pädagogisches Argumentieren. Weinheim: Deutscher Studien Verlag, 95–120.

Kindt, Walther (2001): Argumentationsanalyse: Ein Stiefkind der Diskursforschung. Warum die Rekonstruktion von Argumentation zu den Standardaufgaben in Kommunikationsuntersuchungen gehören sollte. In: Iványi, Zsuzsanne und András Kertész (Hrsg.): Gesprächsforschung. Frankfurt a.M.: Peter Lang, 169–184.

Kitzinger, Celia. (2005): Speaking as a Heterosexual: (How) Does Sexuality Matter for Talk-in-Interaction? In: Research on Language and Social Interaction 38(3), 221–265.

Klein, Josef (1987): Die konklusiven Sprechhandlungen. Studien zur Pragmatik, Semantik, Syntax und Lexik von BEGRÜNDEN, ERKLÄREN-WARUM, FOLGERN und RECHTFERTIGEN. Tübingen: Niemeyer.

Klemperer, David (2014): Sozialmedizin – Public Health – Gesundheitswissenschaften: Lehrbuch für Gesundheits- und Sozialberufe. 3., überarb. Auflage. Bern: Hogrefe.

Kliche, Ortrun (2012): „Sie müssen sich das ja vorstellen ...“ (und ich mir auch!) – Erklären und Beschreiben im ärztlichen kommunikativen Handeln. Qualitative Analyse zweier Simulationsgespräche aus dem Kölner Lehrmodul PJSTArT-Block. In: Fachsprache/International Journal of Specialized Communication 35, 125–145.

Kliche, Ortrun (2013): Von *ne, kennen Sie ja* bis zu *ganz blöd mal gesprochen*: kontextuelle Anschlussverfahren von Metaphern in Begriffserklärungen von Medizinstudierenden. In: Ehmer, Oliver und Karin Birkner (Hrsg.): Veranschaulichungsverfahren im Gespräch. Mannheim: Verlag für Gesprächsforschung, 44–65.

Klüber, Maike (2015): Verstehenssicherung zwischen Anästhesist und Patient im Aufklärungsgespräch. In: Busch, A. und Thomas Spranz-Fogasy (Hrsg.): Handbuch Sprache in der Medizin. Berlin/ Boston: De Gruyter, 208–224.

Klüber, Maike, Johann Motsch und Thomas Spranz-Fogasy (2012): „wenn sie sonst jetzt zum eingriff keine fragen mehr haben dann unterschreiben (.) sie nochmal hier“. Verständigungssicherung in anästhesiologischen Aufklärungsgesprächen – Arztangebote und Patientenfragen. In: Zeitschrift für Theorie, Praxis und Dokumentation 3/12, 240–268.

Knapp, Karlfried (2004): Angewandte Linguistik. Ein Lehrbuch. Tübingen/Basel: A. Francke Verlag.

Knoblauch, Hubert (1995): Kommunikationskultur. Berlin: De Gruyter.

Knoblauch, Hubert (2000): Workplace Studies und Video. Zur Entwicklung der Ethographie von Technologie und Arbeit. In: Götz, Irene und Andreas Wittel (Hrsg.): Arbeitskulturen im Umbruch. Münster, 159–173.

Knoblauch, Hubert (2004): Video-Interaktionsanalyse. In: Sozialer Sinn 1, 123–139.

Knuchel, Daniel (2019): „Aids bekommt man nicht, man holt es sich.“ Die Verhandlung von Schuld und Verantwortung in Postings zu HIV/AIDS in Webforen. Vortrag im Rahmen der Tagung „Linguistik und Medizin. Sprachwissenschaftliche Zugänge und interdisziplinäre Perspektiven“ am 28.02.2019.

Knutsen, Karen P., Sigmund Kvam, Peter Langemeyer, Anastasia Parianou und Kåre Solfjeld (2012): Narratives of Risk. Interdisciplinary Studies. Münster/New York/München/Berlin: Waxmann.

Koch, Peter und Wulf Österreicher (1990): Gesprochene Sprache in der Romania: Französisch, Italienisch, Spanisch. Tübingen: Niemeyer (= Romanistisches Arbeitsheft, 31).

Koenig, Christopher J. (2011): Patient resistance as agency in treatment decisions. In: Social Science Medicine. 72(7), 1105–1114.

Koerfer, Armin (2013): Institutionelle Kommunikation. Zur Methodologie und Empirie der Handlungsanalyse. Mannheim: Verlag für Gesprächsforschung.

Koerfer, Armin und Christian Albus (2018): Aufklärungs- und Entscheidungsdialoge. In: Koerfer, Armin und Christian Albus (Hrsg.): Kommunikative Kompetenz in der Medizin. Ein Lehrbuch zur Theorie, Didaktik, Praxis und Evaluation der ärztlichen Gesprächsführung. Göttingen: Verlag für Gesprächsforschung, 467–560.

Koerfer, Armin und Christian Albus (Hrsg., 2018): Kommunikative Kompetenz in der Medizin. Ein Lehrbuch zur Theorie, Didaktik, Praxis und Evaluation der ärztlichen Gesprächsführung. Göttingen: Verlag für Gesprächsforschung.

Koerfer, Armin, Christian Albus, Rainer Obliers, Walter Thomas und Karl Köhle (2008): Kommunikationsmuster der medizinischen Entscheidungsfindung. In: Niemeier, Susanne und Hans-Joachim Diekmannshenke (Hrsg.): Profession & Kommunikation. Frankfurt a. M..: Lang, 121–156.

Koerfer, Armin, Rainer Obliers und Karl Köhle (2005): Das Visitengespräch – Chancen einer dialogischen Medizin. In: Neises, Mechthild, Susanne Ditz und Thomas Spranz-Fogasy (Hrsg.): Psychosomatische Gesprächsführung in der Frauenheilkunde. Ein interdisziplinärer Ansatz zur verbalen Intervention. Stuttgart: Wissenschaftliche Verlagsgesellschaft, 256–284.

König, Ekkehard (1991): Konzessive Konjunktionen. In: Stechow, Arnim von/Wunderlich, Dieter (Hrsg.): Semantik. Ein internationales Handbuch der zeitgenössischen Forschung. Berlin/New York: de Gruyter, 631–639.

König, Katharina (2014): Spracheinstellungen und Identitätskonstruktion. Eine gesprächsanalytische Untersuchung sprachbiographischer Interviews mit Deutsch-Vietnamesen. Berlin: De Gruyter.

König, Katharina (2015): „Muss leider absagen. Muss noch nen referat fertig machen." – Zur Dialogizität von Absagen und Verabredungsablehnungen in der SMS-Kommunikation. In: Linguistik online 70, 143–166.

König, Katharina (2017): Question tags als Diskursmarker? – Ansätze zu einer systematischen Beschreibung von ne im gesprochenen Deutsch. In: Blühdorn, Hardarik, Arnulf Deppermann, Henrike Helmer und Thomas Spranz-Fogasy (Hrsg.): Diskursmarker im Deutschen. Reflexionen und Analysen. Mannheim: Verlag für Gesprächsforschung, 233–258.

Kook, Jiyeon (2015): Agency in Arzt-Patient-Gesprächen: zur interaktionistischen Konzeptualisierung von Agency. Bern/Berlin/Bruxelles/Frankfurt a. M./New York/Oxford/Wien: Lang.

Kopperschmidt, Josef (1993): Argumentation als Sprachspiel der Vernunft. Oder: Ein Versuch, J. Habermas' „Theorie des kommunikativen Handelns" argumentationstheoretisch zu beerben. In: Sandig, Barbara und Ulrich Püschel (Hrsg.): Stilistik, Band III: Argumentationsstile. Hildesheim/ New York: Olms, 13–44.

Kotthoff, Helga (1999): Die Kommunikation von Moral in georgischen Lamentos. In: Jörg Bergmann/ Thomas Luckmann (Hrsg.): Von der Moral zu den Moralen. Opladen: Westdeutscher Verlag, 50–80.

Kotthoff, Helga (2012): Lehrer(inne)n und Eltern in Sprechstunden an Grund- und Förderschulen. Zur interaktionalen Soziolinguistik eines institutionellen Gesprächstyps. In: Gesprächsforschung – Online-Zeitschrift zur verbalen Interaktion 13, 290–321.

Koyuncu, Adem (2006): Prävention und Eigenverantwortung. In: Kirch, Wilhelm und Bernhard Badura (Hrsg.): Prävention. Ausgewählte Beiträge des Nationalen Präventionskongresses. Heidelberg: Springer, 121–139.

Kozicki, Markus, Robert Steffen und Meinrad Schär (1985): «Boil it, cook it, peel it or forget it»: does this rule prevent travellers' diarrhoea? In: International Journal of Epidemiology 14, 169–172.

Krappitz, Norbert (2010): Handbuch reisemedizinische Gesundheitsberatung: Reiserisiken, Prophylaxe, Geomedizin, Management. Köln: Deutscher Ärzte-Verlag.

Kuhn, Thomas S. (1976): Die Struktur Wissenschaftlicher Revolutionen. Zweite revidierte Auflage. Frankfurt am Main: Suhrkamp.

Laaser, Ulrich und Klaus Hurrelmann (2000): Gesundheitsförderung und Krankheitsprävention. In: Hurrelmann, Klaus und Ulrich Laaser (Hrsg.): Handbuch Gesundheitswissenschaften. Weinheim: Juventa, 395–434.

Labov, William (1971): Das Studium der Sprache im sozialen Kontext. In: Klein, Wolfgang und Dieter Wunderlich (Hrsg.): Aspekte der Soziolinguistik. Frankfurt a. M.: Athanaeum, 111–194.

Labov, William (1978): Sociolinguistic Patterns. Philadelphia: University of Pennsylvania Press.

Lacher, Ute Karoline (1989): Verkaufsgespräche in der Apotheke. Eine konversationsanalytische Studie. Magisterarbeit (Soziologie) Universität Konstanz.

Lakoff, George (1973): Hedges: A Study in Meaning Criteria and the Logic of Fuzzy Concepts. In: Journal of Philosophical Logic 2, 458–508.

Lakoff, George und Mark Johnson (1980): Metaphors we live by. Chicago: University of Chicago.

Lalouschek, Johanna (2005): Medizinische Konzepte und ärztliche Gesprächsführung – am Beispiel der psychosomatischen Anamnese. In: Neises, Mechthild, Susanne Ditz und Thomas Spranz-Fogasy (Hrsg.): Psychosomatische Gesprächsführung in der Frauenheilkunde. Ein interdisziplinärer Ansatz zur verbalen Intervention. Stuttgart: Wissenschaftliche Verlagsgesellschaft mbH, 48–72.

Lalouschek, Johanna (2013): Anliegensformulierung im ärztlichen Gespräch –Patientenbeteiligung und neue Formen medizinischer Kommunikation. In: Menz, Florian (Hrsg.): Migration und medizinische Kommunikation. Linguistische Verfahren der Patientenbeteiligung und Verständnissicherung in ärztlichen Gesprächen mit Migranten. Göttingen: V&R unipress, 353–445.

Lalouschek, Johanna und Florian Menz (1987): Das programmierte Chaos: Arzt-Patient-Gespräche auf einer internistischen Ambulanz. In: Sprachreport 4/1987. Mannheim: Institut für Deutsche Sprache.

Lämmert, Eberhard (1955): Bauformen des Erzählens, Stuttgart: Metzlersche Verlagsbuchhandlung.

Lammert, Karina (2018): Niederdeutsch im Gespräch. Konversationelle Funktionen von Varietätenwechseln im sauerländischen Raum. Heidelberg: Winter.

Land, Victoria, Marco Pino, Laura Jenkins, Luke Feathers und Christina Faul (2019): Addressing possible problems with patients' expectations, plans and decisions for the future: One strategy used by experienced clinicians in advance care planning conversations. In: Patient Education and Counseling 102, 670–679.

Landmark, Anne Marie D., Pål Gulbrandsen und Jan Svennevig (2015): Whose decision? Negotiating epistemic and deontic rights in medical treatment decisions. In: Journal of Pragmatics 78, 54–69.

Lanwer, Jens Philipp (2019): Alignmentmarker in norddeutscher Alltagssprache (AINA). In: Niederdeutsches Wort 59, 33–75.

Lehmann, Hans-Thies (2011): Das postdramatische Theater. Frankfurt a. M.: Weixler.

Lenk, Christian (2002): Therapie und Enhancement. Ziele und Grenzen der modernen Medizin. Münsteraner Bioethik-Studien, Bd. 2., Münster, Hamburg, London: LIT Verlag.

Leppin, Anja (2018): Konzepte und Strategien der Prävention. In: Hurrelmann, Klaus, Matthias Richter, Theodor Klotz und Stephanie Stock (Hrsg.): Referenzwerk Prävention und Gesundheitsförderung. Grundlagen, Konzepte und Umsetzungsstrategien. 5. Auflage. Bern: Hogrefe, 47–56.

Lerner, Gene (1993): „Collectivities in in action: Establishing the relevance of conjoined participation in conversation." In: Text 13 (2), 213–245.

Levinson, Stephen C. (2000): Pragmatik. Neu übersetzt von Martina Wiese. 3. Auflage. Tübingen: Niemeyer.

Lewandowsky, Stephan, John Cook, Philipp Schmid, Dawn L. Holford, Adam Finn, Julie Leask, Angus Thomson, Doug Lombardi, Ahmed K. Al-Rawi, Michelle A. Amazeen, Emma C. Anderson, Konstantinos D. Armaos, Cornelia Betsch, Hendrik H. B. Bruns, Ullrich K. H. Ecker, Teresa Gavaruzzi, Ulrike Hahn, Stefan Herzog, Marie Juanchich, Panayiota Kendeou, Eryn J. Newman, Gordon Pennycook, David N. Rapp, Sunita Sah, Gale M. Sinatra, Katy Tapper und Emily K Vraga (2021): The COVID-19 Vaccine Communication Handbook. A practical guide for improving vaccine communication and fighting misinformation. Verfügbar unter: https://sks.to/c19vax [abgerufen am 26.02.2023].

Ley, Sigrid (1987): Impfverhalten in der Bevölkerung – Impfmotivation und Impfbarrieren. In: Bundesvereinigung für Gesundheitserziehung e.V. (Hrsg.): Impfen nützt – Impfen schützt. Bonn: Bad Godesberg, 207–211.

Limberg, Holger und Miriam Locher, (2012): Introduction to advice in discourse. In: Limberg, Holger und Miriam Locher (Hrsg.): Advice in Discourse. Amsterdam/Philadelphia: Benjamins, 1–27.

Lindström, Anna und Ann Weatherall (2015):Orientations to epistemics and deontics in treatment discussions. In: Journal of Pragmatics 78, 39–53.

Lingard, Lorelai, Kim Garwood, Catherine Schryer und Marlee M. Spafford (2003): A certain art of uncertainty: case presentation and the development of professional identity. In: Social Science & Medicine 56 (3), 603–613.

Lippert, Herbert (1979): Sprachliche Mittel in der Kommunikation im Bereich der Medizin. In: Mentrup, Wolfgang (Hrsg.): Fachsprachen und Gemeinsprachen. Jahrbuch 1978 des Instituts für deutsche Sprache. [Schriften des Instituts für deutsche Sprache, Band 46]. Düsseldorf: Schwann Verlag, 84–100.

Löning, Petra (1993): Psychische Betreuung als kommunikatives Problem. Elizitierte Schilderung des Befindens und „ärztliches Zuhören" in der onkologischen Fachpraxis. In: Löning, Petra und Jochen Rehbein (Hrsg.): Arzt-Patienten-Kommunikation. Analysen zu interdisziplinären Problemen des medizinischen Diskurses. Berlin/New York: De Gruyter, 191–250.

Löning, Petra (2001): Gespräche in der Medizin. In: Brinker, Klaus, Gerd Antos, Wolfgang Heinemann und Sven F. Sager (Hrsg.): Text- und Gesprächslinguistik. Berlin/New York: De Gruyter, 1576–1588.

Lucius-Hoene, Gabriele (2012): „Und dann haben wir's operiert" – Ebenen der Textanalyse narrativer Agency-Konstruktionen. In: Bethmann, Stephanie, Cornelia Helfferich, Heiko Hoffmann und Debora Niermann (Hrsg): Agency. Weinheim: Beltz Juventa, 40–70.

Lucius-Hoene, Gabriele und Arnulf Deppermann (2002): Rekonstruktion narrativer Identität. Ein Arbeitsbuch zur Analyse narrativer Interviews. (2. Aufl. 2004 im Verlag für Sozialwissenschaften, Wiesbaden). Opladen: Leske und Budrich.

Luckmann, Thomas (1984): Das Gespräch. In: Stierle, Karlheinz und Rainer Warning (Hrsg.): Das Gespräch. München: Fink, 49–63.

Luckmann, Thomas (1986): Grundformen der gesellschaftlichen Vermittlung des Wissens: kommunikative Gattungen. In: Kölner Zeitschrift für Soziologie und Sozialpsychologie, Sonderheft 27: Kultur und Gesellschaft, 191–211.

Luckmann, Thomas (1988): Kommunikative Gattungen im kommunikativen „Haushalt“ einer Gesellschaft. In: Gisela Smolka-Koerdt, Peter M. Spangenberg und Dagmar Tillmann-Bartylla (Hrsg.): Der Ursprung von Literatur. Medien, Rollen, Kommunikationssituationen zwischen 1450 und 1650. München: Fink, 279–288.

Luckmann, Thomas (1992): Theorie des sozialen Handelns. Berlin: De Gruyter.

Luckmann, Thomas (1995): Der kommunikative Aufbau der sozialen Welt und die Sozialwissenschaften. In: Annali di Sociologia, 11, 45–71.

Luckmann, Thomas (2002): Zur Methodologie (mündlicher) kommunikativer Gattungen. In: Knoblauch, Hubert, Jürgen Raab und Bernt Schnettler (Hrsg.): Thomas Luckmann: Wissen und Gesellschaft. Ausgewählte Aufsätze 1981–2002. Konstanz: UVK, 183–200.

Luhmann, Niklas (1990): Gefahr und Risiko. In: ders. Soziologische Aufklärung. 5. Konstruktivistische Perspektiven. Opladen: Westdeutscher Verlag, 183–195.

Lütten, Jutta (1979): Die Rolle der Partikeln *doch, eben* und *ja* als Konsens-Konstitutiva in gesprochener Sprache. In: Weydt, Harald (Hrsg.): Die Partikeln der deutschen Sprache. Berlin: De Gruyter, 30–38.

Maio, Giovanni (2007): Medizin auf Wunsch? Eine ethische Kritik der präferenzorientierten Medizin, dargestellt am Beispiel der Ästhetischen Chirurgie. In: Deutsche Medizinische Wochenschrift 132, 2278–2281.

Maitz, Péter (2013): Futurisches Präsens. In: Schierholz, Stefan J. et al. (Hrsg.): Wörterbücher zur Sprach- und Kommunikationswissenschaft (WSK) Online [online]. Berlin/Boston: De Gruyter.

Markwalder, Kurt (2001): Grundsätze der reisemedizinischen Beratung. In: Schweizerisches Medizin Forum 13, 331–336.

MarMed (2020): Weiterbildung zur IGeL-PraxisberaterIn. URL: https://www.mar-med.de/leistungen/fortbildungen/coaching/30-00-000-00-00-00-weiterbildung-zur-igel-praxis-b.html [abgerufen am 07.01.2019]

Mata, Rui, Anika K. Josef und Ralph Hertwirg (2016): Propensity for risk taking across the life span and around the globe. In: Psychological Science (27), 231–243.

Matic, Igor, Sandra Hanselmann und Ulla Kleinberger (2016): „SOME tablets they say that I don’t get anyMORE.“ – Wissensaushandlungen in der mehrsprachigen häuslichen Pflege. In: Groß, Alexandra und Inga Harren (Hrsg.): Wissen in institutioneller Interaktion. Frankfurt a. M.: Peter Lang, 57–82.

Mau, Thorsten (2002): Form und Funktion sprachlicher Wiederholungen. Frankfurt a. M./ Berlin/ Bern/Bruxelles/New York/Oxford/Wien: Lang (Forum Linguisticum 38).

Maynard, Douglas (1997): How to tell patients bad news: the strategy of „forecasting“. In: Cleveland Clinic journal of medicine 64.

Maynard, Douglas (2001): On Clinicians Co-implicating Recipients’ Perspective in the Delivery of Diagnostic News. In: Drew, Paul und John Heritage (Hrsg.): Talk at work. Interaction in institutional settings. Cambridge: Cambridge University Press, 331–358.

Maynard, Douglas (2005): Bad News, Good News: Conversational Order in Everyday Talk and Clinical Settings. Bibliovault OAI Repository: the University of Chicago Press 34.

Maynard, Douglas (2016): Delivering bad news in emergency care medicine. In: Acute Medicine & Surgery 4, 3–11.

Medizinischer Dienst Bund (2022): IGeL-Monitor. URL: https://www.igel-monitor.de. [aufgerufen am 10.03.2022].

Medizinischer Fakultätentag der Bundesrepublik Deutschland e. V. (2021): Nationaler Kompetenzbasierter Lernzielkatalog Medizin (NKLM). URL: http://www.nklm.de [abgerufen am 02.03.2023].
Meerwein, Fritz (1969): Das ärztliche Gespräch. Bern: Huber.
Meier, Christoph (2002): Arbeitsbesprechungen. Interaktionsstruktur, Interaktionsdynamik und Konsequenzen einer sozialen Form. Radolfzell: Verlag für Gesprächsforschung.
Meier, Simon (2021): Gesprächsrhetorik im 19. und 20. Jahrhundert. In: Hess-Lüttich, Ernest W.B. (Hrsg.): Handbuch Gesprächsrhetorik. Berlin/Boston: De Gruyter, 117–140.
Menz, Florian (1991): „Zucker! Des Hams ma gar net gsagt!" Zur Kommunikation zwischen Arzt und Patient im Krankenhaus. In: Tüchler, Heinz und Dieter Lutz (Hrsg.): Lebensqualität und Krankheit. Auf dem Weg zu einem medizinischen Kriterium Lebensqualität. Köln: Deutscher Ärzteverlag, 33–43.
Menz, Florian und Johanna Lalouschek (2005): Geschlechtsspezifische Unterschiede bei der Beschreibung von akutem Thoraxschmerz. In: Neises, Mechthild, Susanne Ditz und Thomas Spranz-Fogasy (Hrsg.): Psychosomatische Gesprächsführung in der Frauenheilkunde. Ein interdisziplinärer Ansatz zur verbalen Intervention, 174–185.
Menz, Florian, Johanna Lalouschek und Andreas Gstettner (2008): Effiziente ärztliche Gesprächsführung. Optimierung kommunikativer Kompetenz in der ambulanten medizinischen Versorgung. Ein gesprächsanalytisches Trainingskonzept. Berlin/Münster/London/Wien/Zürich: LIT Verlag.
Menz, Florian, Johanna Lalouschek, Claudia Stöllberger und Julia Vodopiutz (2002): Geschlechtsspezifische Unterschiede bei der Beschreibung von Brustschmerzern. Ergebnisse einer medizinisch-linguistischen transdisziplinären Studie. In: Linguistische Berichte (191), 343–366.
Michalska, Kalina J., Julia S. Feldman, Rany Abend, Andrea L. Gold, Troy C. Dildine, Esther E. Palacios-Barrios, Ellen Leibenluft, Kenneth E. Towbin, Daniel S. Pine und Lauren Y. Atlas (2018): Anticipatory effects on perceived pain: Associations with development and anxiety. In: Psychosomatic Medicine 80(9), 853–860.
Mihatsch, Wiltrud (2010): „Wird man von hustensaft wie so ne art bekifft?": Approximationsmarker in romanischen Sprachen. Frankfurt a. M.: Klostermann.
Mondada, Lorenza (2002): Die interaktive Formulierung der medizinischen Beschreibung. In: Psychoth.Soz. 4(4), 341–353.
Mondada, Lorenza (2009): The Embodied and Negotiated Production of Assessments in Instructed Actions. In: Research on Language and Social Interaction 42(4), 329–361.
Mondada, Lorenza (2013): The conversation analytic approach to data collection. In: Sidnell, Jack und Tanya Stivers (Hrsg.): The handbook of conversation analysis. Malden: Wiley-Blackwell, 32–56.
Mondada, Lorenza und Marja-Leena Sorjonen (2021): OKAY in closings and transitions. In: Betz, Emma, Arnulf Deppermann, Lorenza Mondada und Marja-Leena Sorjonen (Hrsg.): OKAY across languages: Toward a comparative approach to its use in talk-in-interaction. Amsterdam/ Philadelphia: John Benjamin Publishing Company, 94–127.
Moore, Andrew und Henry J. McQuay (2008): Was ist die Number Needed to Treat (NNT)? In: Zeitschrift für Allgemeinmedizin. 84/4, 161–164.
Morek, Miriam (2012): Kinder erklären. Interaktionen in Familie und Unterricht im Vergleich. Tübingen: Stauffenburg.
Mortsiefer, Achim (1996): Das Problem des Risikos in der Medizin und seine ethische Relevanz. Münster: Univ. Diss.

Naess, Arne (1975): Kommunikation und Argumentation. Eine Einführung in die angewandte Semantik. Kronberg: Scriptor.

Nazarkiewicz, Kirsten (1996): Ethnische Stereotypisierungen als reflexive Form moralischer Kommunikation. In: Zeitschrift für Soziologie 26(3), 181–201.

Nazarkiewicz, Kirsten (1999): Moralmanagement in Trainings zur interkulturellen Kommunikation. In: Bergmann, Jörg und Thomas Luckmann (Hrsg.): Kommunikative Konstruktion von Moral, Bd. 2: Von der Moral zu den Moralen, Opladen: Westdeutscher Verlag, 141–168.

Nerlich, Brigitte und David D. Clarke (2001): Ambiguities we live by: Towards a pragmatics of polysemy. In: Journal of Pragmatics 33, 1–20.

Neuhaus, Laura (2019): Linguistik der Litotes im Deutschen. Syntax, Semantik und Pragmatik einer ‚nicht uninteressanten' Redefigur. Berlin/Boston: de Gruyter.

Nothdurft, Werner (1996): Schlüsselwörter. Zur rhetorischen Herstellung von Wirklichkeit. In: Kallmeyer, Werner (Hrsg.): Gesprächsrhetorik. Tübingen: Narr, 351–418.

Nowak, Peter (2010): Eine Systematik der Arzt-Patienten-Interaktion. Systemtheoretische Grundlagen, qualitative Synthesemethodik und diskursanalytische Ergebnisse zum sprachlichen Handeln von Ärztinnen und Ärzten. Frankfurt a. Main: Peter Lang Verlag.

Nowak, Peter und Thomas Spranz-Fogasy (2008): Medizinische Kommunikation – Arzt und Patient im Gespräch. In: Bogner, Andrea, Konrad Ehlich, Ludwig M. Eichinger, Andreas F. Kelletat, Hans-Jürgen Krumm, Willy Michel, Alois Wierlacher und Barbara Dengel, (Hrsg.): Jahrbuch Deutsch als Fremdsprache. Intercultural German Studies. Band 34. München: iudicum, 80–96.

Oberhofer, Elke (2018): Placeboeffekte – die Macht des ärztlichen Wortes. In: Ärztezeitung. URL: https://www.aerztezeitung.de/Medizin/Placeboeffekte-die-Macht-des-aerztlichen-Wortes-310021.html [abgerufen am 02.03.2023].

Oloff, Florence (2017): *Genau* als redebeitragsinterne, responsive, sequenzschließende oder sequenzstrukturierende Bestätigungspartikel im Gespräch In: Blühdorn, Hardarik, Arnulf Deppermann, Henrike Helmer und Thomas Spranz-Fogasy (Hrsg.): Diskursmarker im Deutschen. Reflexionen und Analysen. Göttingen: Verlag für Gesprächsforschung, 207–232.

Oppenrieder, Wilhelm und Maria Thurmair (1989): Kategorie und Funktion einer Partikel. Oder: Was ist eigentlich ‚eigentlich' EIGENTLICH? In: Deutsche Sprache 17, 26–39.

Park, Yujong (2013): Negotiating last-minute concerns in closing korean medical encounters: the use of gaze, body and talk. In: Social Science & Medicine 97, 176–191.

Parry, Ruth Helen (2004): The interactional management of patients' physical incompetence: a conversation analytic study of physiotherapy interactions. In: Sociology of health & illness 26(7), 976–1007.

Patientenprojekte GmbH. URL: patientenprojekte.de [aufgerufen am 28.09.2019]

Paul-Ehrlich-Institut und Robert-Koch-Institut (2006): Grippeschutzimpfung ab Oktober – für Ältere, chronisch Kranke und Medizinpersonal. URL: https://www.pei.de/DE/newsroom/pm/jahr/2006/08-grippeschutzimpfung-oktober-fuer-aeltere-chronisch-kranke-medizinpersonal.html;jsessionid=428850867087C6CE063EF12F660DACE7.intranet242 [abgerufen am 10.02.2022].

Pawlack, Birte (2017): Widerstände in der Arzt-Patienten-Kommunikation. Eine diskursanalytische Untersuchung von medizinischen Aufklärungsgesprächen. Dissertationsschrift publ. an der Hamburg Staats- und Universitätsbibliothek.

Pech, Ramona (2016): creo que e:s=si no me equivoco=el VI:rus (–) de SIda – Zur interaktiven Wissensaushalndlung im dominikanischen HIV/AIDS-Aufklärungsgespräch. In: Groß, Alexandra und Inga Harren: Wissen in institutioneller Interaktion. Frankfurt a. M.: Peter Lang, 207–241.

Pech, Ramona (2018): HIV/AIDS-Aufklärungsgespräche in der Dominikanischen Republik. Eine gesprächsanalytische Untersuchung. Berlin: Logos.

Peräkylä, Anssi (1993): Invoking a hostile world: Discussing the patient's future in AIDS counselling. In: Interdisciplinary Journal for the Study of Discourse 13/2, 291–316.

Peräkylä, Anssi (1998): Authority and Accountability: The Delivery of Diagnosis in Primary Health Care. In: Social Psychology Quarterly 61 (4), 301–320.

Peräkylä, Anssi (2013): CA in psychotherapy. In: Stivers, Tanya und J. Sidnell (Hrsg.): The Handbook of Conversation Analysis. Oxford: Blackwell, 551–574.

Perelman, Chaïm (1979a): Logik und Argumentation. Königstein: Athenäum.

Perelman, Chaïm (1979b): Juristische Logik als Argumentationslehre. München: Alber.

Perelman, Chaim und Lucie Olbrechts-Tyteca (1958): Traité de l'argumentation: La nouvelle rhétorique. Paris: Presses Universitaires de France.

Perelman, Chaim und Lucie Olbrechts-Tyteca (1969): A new rhetoric: A treatise on argumentation. Notre Dame: University of Notre Dame Press.

Perelman, Chaim und Lucie Olbrechts-Tyteca (2004): Die neue Rhetorik. Eine Abhandlung über das Argumentieren. Bd. 1. hrsg. v. Josef Kopperschmidt. Stuttgart-Bad Cannstatt: frommann-holzboog.

Peters, Tim (2008): Macht im Kommunikationsgefälle – Der Arzt und sein Patient. Berlin: Franck und Timme.

Peters, Tim (2015): „Sie können sich das quasi aussuchen, welches sie nehmen." Die interaktionale Aushandlung der therapeutischen Entscheidungsfindung in der medizinischen Ausbildung. Mannheim: Verlag für Gesprächsforschung.

Pfeiffer, Martin (2015): Selbstreparaturen im Deutschen. Syntaktische und interaktionale Analysen. Berlin/Boston: De Gruyter.

Piitulainen, Marja-Leena, Ewald Reuter und Liisa Tiittula (2007): Einleitung. In: Tiittula, Liisa, Marja-Leena Piitulainen und Ewald Reuter (Hrsg.): Die gemeinsame Konstitution professioneller Interaktion. Tübingen: Narr (Forum für Fachsprachen-Forschung 77), 9–24.

Pillet-Shore, Danielle (2003): „Doing okay": On the multiple metrics of an assessment. In: Research on Language and Social Interaction 36(3), 285–319.

Poethko-Müller, Christina, Ronny Kuhnert, Sofie Gillesberg Lassen und Anette Siedler (2019): Durchimpfung von Kindern und Jugendlichen in Deutschland: Aktuelle Daten aus KiGGS Welle 2 und Trends aus der KiGGS-Studie. Bundesgesundheitsblatt 2019.

Pomerantz, Anita (1978): Compliment responses: Notes on the co-operation of multiple constraints. In: Schenkein, Jim (Hrsg.): Studies in the organization of conversational interaction. New York: Academic Press, 79–112.

Pomerantz, Anita (1984): Agreeing and disagreeing with assessments: Some features of preferred/dispreferred turn shapes. In: Atkinson, J. Maxwell/Heritage, John (Hrsg.): Structures of Social Action. Studies in Conversation Analysis. Cambridge: Cambridge University Press, 57–101.

Pomerantz, Anita (1986): Extreme Case Formulations: A Way of Legitimizing Claims. In: Human Studies 9, 219–229.

Posenau, André (2014): Analyse der Kommunikation zwischen dementen Bewohnern und dem Pflegepersonal während der Morgenpflege im Altenheim. Mannheim: Verlag für Gesprächsforschung.

Posenau, André (2018): Kommunikation mit Menschen mit Demenz. CNE Fortbildung 12(01).

Posenau, André und Tim Peters (2016): Communicative positioning of one's own profession in interprofessional settings. In: GMS Journal for Medical Education. Vol. 33(2), Doc. 27.

Pothmann, Achim (1997): Diskursanalyse von Verkaufsgesprächen. Opladen: Westdeutscher Verlag GmbH.

Quasthoff, Uta (1973): Soziales Vorurteil und Kommunikation – eine sprachwissenschaftliche Analyse des Stereotyps: ein interdisziplinärer Versuch im Bereich von Linguistik, Sozialwissenschaften und Psychologie. Frankfurt a.M.: Fischer Athenäum.

Quasthoff, Uta (1980): Erzählen in Gesprächen, Tübingen: Narr.

Quintilian (1976): Institutio Oratoria. 9. Buch. Loeb: Classical Library.

Quintilian (1995): Institutio oratoria X. Lehrbuch der Redekunst, 10. Buch, hrsg. von Franz Loretto. Stuttgart: Reclam.

Quintilianus, Marcus Fabius: Institutionis Oratoriae (1975): Herausgegeben und übersetzt von Helmut Rahn. Darmstadt: Wissenschaftliche Buchgesellschaft.

Redder, Angelika (1994): Eine alltägliche klinische Anamnese. In: Redder, Angelika und Ingrid Wiese (Hrsg.): Medizinische Kommunikation. Diskurspraxis, Diskursethik, Diskursanalyse. Opladen: Westdeutscher Verlag, 171–198.

Redder, Angelika und Ingrid Wiese (1994): Medizinische Kommunikation: Diskurspraxis, Diskursethik, Diskursanalyse. Opladen: Westdeutscher Verlag.

Rehbein, Jochen (1994): Zum Klassifizieren ärztlichen Fragens. In: Redder, Angelika und Ingrid Wiese (Hrsg.): Medizinische Kommunikation. Diskurspraxis, Diskursethik, Diskursanalyse. Opladen: Westdeutscher Verlag, 147–170.

Rehbein, Jochen und Petra Löning (1993): Arzt-Patienten-Kommunikation. Analysen zu interdisziplinären Problemen des medizinischen Diskurses. Berlin: De Gruyter.

Reineke, Silke (2016): Wissenszuschreibungen in der Interaktion: eine gesprächsanalytische Untersuchung impliziter und expliziter Formen der Zuschreibung von Wissen. Heidelberg: Winter.

Reineke, Silke und Thomas Spranz-Fogasy (2013): Arzt-Patient-Kommunikation: Allgemeine Merkmale und Besonderheiten bei Brustkrebspatienten. In: Nittel, Dieter und Astrid Seltrecht (Hrsg.): Krankheit: Lernen im Ausnahmezustand? Brustkrebs und Herzinfarkt aus interdisziplinärer Perspektive. Berlin/Heidelberg: Springer, 443–454.

Reisach, Ulrike (2017): Das Gesundheitswesen in China. Strukturen, Akteure, Praxistipps. Berlin: Medizinisch Wissenschaftliche Verlagsgesellschaft.

Reitemeier, Ulrich (1994): Beraten und institutioneller Kontext. Zum Einfluß institutioneller Handlungsbedingungen auf die Interaktionsbeziehung zwischen Ratsuchendem und Berater. In: Nothdurft, Werner, Ulrich Reitemeier und Peter Schröder: Beratungsgespräche. Analyse asymmetrischer Dialoge. Tübingen: Gunter Narr Verlag, 230–258.

Renner, Britta, Martina Panzer und Andries Oeberst (2007): Gesundheitsbezogene Risikokommunikation. In: Six, Ulrich et al. (2007): Kommunikationspsychologie und Medienpsychologie. Weinheim: Beltz, 251–270.

Richter, Maria, Judith Eck, Thomas Straube, Wolfgang H.R. Miltner und Thomas Weiss (2010): Do words hurt? Brain activation during the processing of pain-related words. In: Pain. The Journal of the international Association for the study of Pain 148(2), 198–205.

Ripke, Thomas (1994): Patient und Arzt im Dialog. Praxis der ärztlichen Gesprächsführung. Stuttgart/ New York: Thieme.

Robert Koch-Institut (2016): Antworten des Robert Koch-Instituts und des Paul-Ehrlich-Instituts zu den 20 häufigsten Einwänden gegen das Impfen. URL: https://www.rki.de/DE/Content/Infekt/Impfen/Bedeutung/Schutzimpfungen_20_Einwaende.html#doc2378400bodyText2 [abgerufen am 27.08.2022].

Robert-Koch-Institut (2021): Grippeimpfung. URL: https://www.rki.de/SharedDocs/FAQ/Impfen/Influenza/faq_ges.html [abgerufen am 08.09.2022].

Robinson, Jeffrey D. (2001): Closing Medical Encounters. In: Social Science & Medicine 53 (5), 639–656.

Rost-Roth, Martina (2006): Nachfragen. Formen und Funktionen äußerungsbezogener Interrogationen. Berlin: De Gruyter.

Roter, Debra L. und Judith A. Hall (1989): Studies of Doctor-Patient Interaction. In: Annual Review of Public Health 10, 163–180.

Roter, Debra L. und Susan M. Larson (2002): The Roter Interaction Analysis System (RIAS): Utility and Flexibility for Analysis of Medical Interactions. In: Patient Education and Counseling 46 (4), 243–251.

Roth, Marita (2005): Stereotype in gesprochener Sprache. Narrative Interviews mit Ost- und Westberliner Sprechern 1993 – 1996. Tübingen: Stauffenburg.

Rothe, Camilla et al. (2019): Reiseimpfungen – Hinweise und Empfehlungen des Ständigen Ausschusses für Reisemedizin (StAR) der DTG (2), 58–79.

Rothe, Camilla et al. (2020): Reiseimpfungen – Hinweise und Empfehlungen des Ständigen Ausschusses für Reisemedizin (StAR) der DTG. URL: https://www.dtg.org/images/Startseite-Download-Box/2020_DTG_Empfehlungen_Reiseimpfungen.pdf [zuletzt abgerufen am 02.09.2024].

Rothe, Camilla et al. (2021a): DTG/StAR: Reiseimpfungen – Hinweise und Empfehlungen. In: AMBOSS GmbH. Kapitel: Reiseimpfungen. Sektion: Einführung. [abgerufen am 04.03.2023].

Rothe, Camilla et al. (2021b): Reiseimpfungen – Hinweise und Empfehlungen. In: Flugmedizin. Tropenmedizin. Reisemedizin. 28/02. Stuttgart: Georg Thieme Verlag. S. 47–80.

Sacks, Harvey (1984a): Notes on methodology. In: Atkinson, J. Maxwell und John Heritage (Hrsg.): Structures of Social Action. Cambridge: Cambridge UP, 21–27.

Sacks, Harvey (1984b): On doing ‚being ordinary'. In: Atkinson, Maxwell J. und John Heritage (Hrsg.): Structures of social action: Studies in conversation analysis. London: Cambridge University Press, 413–429.

Sacks, Harvey (1987): On preferences for agreement and continuity in sequences in conversation. In: Button, Graham und John R.E. Lee (Hrsg.): Talk and social organization. Clevedon: Multilingual Matters, 54–69.

Sacks, Harvey, Emanuel A. Schegloff und Gail Jefferson (1974): A simplest systematics for the organization of turn-taking in conversation. In: Language 50(4), 696–735.

Sams, Jessie (2007): Quoting the Unspoken. An analysis of quotations in spoken discourse. In: Colorado Research in Linguistics 20(1), 1–16.

Sandig, Barbara (2000): Zu einer Gesprächs-Grammatik: Prototypische elliptische Strukturen und ihre Funktionen in mündlichem Erzählen. In: Zeitschrift für Germanistische Linguistik 28(3), 291–318.

Sarangi, Srikant und Celia Roberts (1999): The dynamics of interactional and institutional orders in work-related settings. In: Sarangi, Srikant und Celia Roberts (Hrsg.): Talk, Work, and Institutional Order. Discourse in Medical, Mediation, and Management Settings. Berlin/New York: De Gruyter Mouton, 1–57.

Sator, Marlene und Elisabeth Gülich (2013): Familiendolmetschung vs. Professionelle Dolmetschung II: Eine Systematisierung von Formen der Patientenbeteiligung. In: Menz, Florian (Hrsg.): Migration und Medizinische Kommunikation. Linguistische Verfahren der Patientenbeteiligung und Verständnissicherung in ärztlichen Gesprächen mit MigrantInnen. Göttingen: V&R unipress, 147–310.

Sator, Marlene und Thomas Spranz-Fogasy (2011): Medizinische Kommunikation. In: Knapp, Karlfried, Michael Becker-Mrotzek und Gerd Antos (Hrsg.): Angewandte Linguistik. Ein Lehrbuch. 3. Aufl. Tübingen/Basel: Francke, 376-393.

Scarvaglieri, Claudio (2013a): Sprachliches Veranschaulichen und Kuratives Verstehen in derPsychotherapie. In: Birkner, Karin und Oliver Ehmer (Hrsg.): Veranschaulichungsverfahren im Gespräch. Mannheim: Verlag für Gesprächsforschung, 66–92.

Scarvaglieri, Claudio (2013b): „Nichts anderes als ein Austausch von Worten". Sprachliches Handeln in der Psychotherapie. Berlin/New York: De Gruyter (Reihe Germanistische Linguistik 298).

Schaar, Peter (2016): Schutz der Privatsphäre im Gesundheitswesen. Zu den rechtlichen Grenzen der Überwachung in der Medizin. In: Zeitschrift für medizinische Ethik 62, 31–39.

Schank, Gerd und Gisela Schoenthal (1976): Gesprochene Sprache. Tübingen: Max Niemeyer Verlag (= Germanistische Arbeitshefte 18).

Schegloff, Emanuel A. (1972): Sequencing in conversational openings. In: Laver, John und Sandy Hutcheson (Hrsg.): Communication in face to face interaction. Selected readings. Harmondsworth: Penguin Books, 374–405.

Schegloff, Emanuel A. (1979): The relevance of repair to syntax-for-conversation. In: Givón, Talmy (Hrsg.): Syntax and semantics. Vol. 12: Discourse and syntax. New York u. a.: Academic Press, 261–286.

Schegloff, Emanuel A. (1980): Preliminaries to Preliminaries: „Can I Ask You a Question?". In: Sociological Inquiry 50, 104–152.

Schegloff, Emanuel A. (1982): Discourse as an interactional achievement: some uses of „uh huh" and other things that come between sentences. In: Tannen, Deborah (Hrsg.): Georgetown University Roundtable on Languages and Linguistics. Washington, D.C.: Georgetown University Press, 71–93.

Schegloff, Emanuel A. (1984): On some questions and ambiguities in conversation. In: Atkinson, J. Maxwell und John Heritage (Hrsg.): Structures of Social Action. Studies in Conversation Analysis. Cambridge u. a.: Cambridge Univ. Press, 28–52.

Schegloff, Emanuel A. (1986): The routine as achievement. In: Human Studies 9, 111–151.

Schegloff, Emanuel A. (1987): Between Micro and Macro: Context and other Connections. In: Jeffrey, C. Alexander (Hrsg.) The Micro-Macro Link. Berkeley: University of California Press, 207–204.

Schegloff, Emanuel A. (1992): Repair after next turn. The last structurally provided defense of intersubjectivity in conversation. In: American Journal of Sociology 97(5), 1295–1345.

Schegloff, Emanuel A. (1997): Whose text? Whose context? In: Discourse & Society 8 (2), 165–187.

Schegloff, Emanuel A. (1998): „Reflections on studying prosody in talk-in-interaction". In: Language and Speech 41, 235–263.

Schegloff, Emanuel A. (2007): Sequence organization in interaction: A primer in conversation analysis (Vol.1). Cambridge: Cambridge University Press.

Schegloff, Emanuel A. und Harvey Sacks (1973): Opening closings. In: Semiotica 8, 289–327.

Schenkein, Jim (1978): Sketch of an Analytic Mentality for the Study of Conversational Interaction. In: Schenkein, Jim (Hrsg.): Studies in the Organization of Conversational Interaction. New York: Academic Press, 1–6.

Schmidt, Thomas und Wilfried Schütte (2010): FOLKER. An annotation tool for efficient transcription of natural, multi-party interaction. Proceedings of the 7th international conference on language resources and evaluation (LREC 2010). S. 2091–2096. URL: http://www.lrec-conf.org/proceedings/lrec2010/pdf/18_Paper.pdf [abgerufen am 03.05.2023].

Schmidt, Thomas und Wilfried Schütte (2011): FOLKER – Transkriptionseditor für das ‚Forschungs- und Lehrkorpus gesprochenes Deutsch' (FOLK). Transkriptionshandbuch. URL: http://agd.ids-mannheim.de/download/FOLKER-Transkriptionshandbuch.pdf [abgerufen am 28.02.2023].

Schoeb, Veronika (2009): „The goal is to be more flexible" – Detailed analysis of goal setting in physiotherapy using a conversation analytic approach. In: Manual Therapy 14(6), 665–670.

Schöne-Seifert, Bettina (2007): Grundlagen der Medizinethik. Stuttgart: Kröner Verlag.

Schumacher, Helmut et al. (2004): VALBU – Valenzwörterbuch deutscher Verben. Tübingen: Narr.

Schüssler, B. (o. V.) (2005): Im Dialog: Ist Risiko überhaupt kommunizierbar, Herr Prof. Gigerenzer? Frauenheilkunde aktuell (14), 25–31.

Schütz, Alfred (I97I): Gesammelte Aufsätze. Band I. Den Haag: Nijhoff.

Schütz, Alfred und Thomas Luckmann (1974): The Structures of the Life-World. London: Heinemann.

Schütz, Alfred und Thomas Luckmann (1975): Strukturen der Lebenswelt. Neuwied/Darmstadt: Luchterhand.

Schütz, Alfred und Thomas Luckmann (2017 [1979/1984]). Strukturen der Lebenswelt. 2., überarbeitete Aufl. Konstanz: UVK.

Schwab, Robert, Christoph Thomas Germer und Hauke Lang (2019): Notfälle in der Allgemein- und Viszeralchirurgie. Kurze Wege zur Therapieentscheidung. Berlin: Springer.

Schwabe, Meike (2006): „Ich weiß das ja jetzt am besten auch„. Agency im Sprechen anfallskranker Kinder und Jugendlicher. In: Gesprächsforschung – Online-Zeitschrift zur verbalen Interaktion 7, 201–223.

Schwartz, Friedrich W. und Ulla Walter (2003): Prävention. Institutionen und Strukturen. In: Schwartz, Friedrich W., Rainer Leidl, Ulla Walter, Bernhard Badura, Heiner Raspe, Reinhard Busse, Johannes Siegrist (Hrsg.): Public Health. Gesundheit und Gesundheitswesen. München: Urban & Fischer, 254–268.

Schwitalla, Johannes (2011): Gesprochenes Deutsch. Eine Einführung. 4., überarbeitete Auflage. Berlin: Erich Schmidt (Grundlagen der Germanistik 33).

Searle, John R. (1976): A Taxonomy of Illocutionary Acts. Minneapolis: University of Minnesota Press.

Sedlmeier, Peter und Gerd Gigerenzer (2001): Teaching Bayesian reasoning in less than two hours. In: Journal of Experimental Psychology: General 130, 380-400.

Selting, Margret (1993): Voranstellungen vor den Satz: zur grammatischen Form und interaktiven Funktion von Linksversetzung und Freiem Thema in Deutschland. In: Zeitschrift für germanistische Linguistik 21, 291–319.

Selting, Margret (2004): Listen: Sequenzielle und prosodische Struktur einer kommunikativen Praktik – eine Untersuchung im Rahmen der Interaktionalen Linguistik. In: Zeitschrift für Sprachwissenschaft 23, 1–46.

Selting, Margret et al. (2009): Gesprächsanalytisches Transkriptionssystem 2 (GAT 2). In: Gesprächsforschung 10. S. 353–402. URL: http://www.gespraechsforschungonline.de/fileadmin/dateien/heft2009/px-gat2.pdf [abgerufen am 28.02.2023].

Selting, Margret und Elizabeth Couper-Kuhlen (2000): Argumente für die Entwicklung einer ‚interaktionalen Linguistik'. In: Gesprächsforschung - Online-Zeitschrift zur verbalen Interaktion (1), 76–95.

Selting, Margret und Elizabeth Couper-Kuhlen (2001): Forschungsprogramm Interaktionale Linguistik. In: Linguistische Berichte 187, 257–287.

Silverman, David (1998): Harvey Sacks. Social Science and Conversation Analysis. New York: Oxford UP.

Skelton, John R., Andy M. Wearn and F.D. Richard Hobbs (2002): ‚I' and ‚we': a concordancing analysis of how doctors and patients use first person pronouns in primary care consultations. In: Family Practice 19, 484–488.

Slovic, Paul (2006): The perception of risk. In: Science Vol. 236, 280–285.

Spiegel, Carmen (2006): „zum beispiel es gibt ja leute ...“ – Das Beispiel in der Argumentation Jugendlicher. In: Deppermann, Arnulf und Martin Hartung (Hrsg.): Argumentieren in Gesprächen. Gesprächsanalytische Studien. Tübingen: Stauffenburg, 111–129.

Spiegel, Carmen (2011): Streit. Eine linguistische Untersuchung verbaler Interaktionen in alltäglichen Zusammenhängen. Mannheim: Verlag für Gesprächsforschung.

Spranz-Fogasy, Thomas (1987): Alternativen der Gesprächseröffnung im ärztlichen Gespräch. In: Zeitschrift für germanistische Linguistik 15.3. Deutsche Sprache in Gegenwart und Geschichte. Berlin/New York: De Gruyter, 293–302.

Spranz-Fogasy, Thomas (2005): Kommunikatives Handeln in ärztlichen Gesprächen. Gesprächseröffnung und Beschwerdenexploration. In: Neises, Mechthild, Susanne Ditz und Thomas Spranz-Fogasy (Hrsg.): Psychosomatische Gesprächsführung in der Frauenheilkunde. Ein interdisziplinärer Ansatz zur verbalen Intervention. Stuttgart: Wissenschaftliche Verlagsgesellschaft mbH, 17–47.

Spranz-Fogasy, Thomas (2006): Alles Argumentieren, oder was? Zur Konstitution von Argumentation in Gesprächen. In: Deppermann, Arnulf und Martin Hartung (Hrsg.): Argumentieren in Gesprächen. Gesprächsanalytische Studien. Tübingen: Stauffenburg, 27–39.

Spranz-Fogasy, Thomas (2010): Verstehensdokumentation in der medizinischen Kommunikation: Fragen und Antworten im Arzt-Patient-Gespräch. In: Deppermann, Arnulf, Ulrich Reitemeier, Reinhold Schmitt und Thomas Spranz-Fogasy (Hrsg.): Verstehen in professionellen Handlungsfeldern. [Studien zur Deutschen Sprache, Band 52]. Tübingen: Narr Verlag, 27–116.

Spranz-Fogasy, Thomas, Maria Becker, Florian Menz und Peter Nowak (2014): Literatur zur Medizinischen Kommunikation. URL: http://hypermedia.ids-mannheim.de/pragdb/Literatur_zur_Medizinischen_Kommunikation_Version2014.pdf [abgerufen am 03.10.2019].

Spranz-Fogasy, Thomas, Maike Klüber und Johann Motsch (2012): Patientenbeteiligung im Prämedikationsgespräch – „Falls Sie jetzt keine Fragen mehr haben ...". In: Anästhesiologie Intensivmedizin Notfallmedizin Schmerztherapie 47, 656–659.

Spranz-Fogasy, Thomas und Jenny Winterscheid (2018): Kommunikation mit Kindern und Eltern. In: Koerfer, Armin und Christian Albus (Hrsg.): Kommunikative Kompetenz in der Medizin. Ein Lehrbuch zur Theorie, Didaktik, Praxis und Evaluation der ärztlichen Gesprächsführung. Göttingen: Verlag für Gesprächsforschung, 1686–1711.

Stedman, Thoma L. (2012): Stedman's medical dictionary for the health professions and nursing. Philadelphia: Wolters Kluwer Health/Lippincott Williams & Wilkins.

Stegmüller, Wolfgang (2013): ‚Statistische Begründung und statistische Analyse' statt ‚statistische Erklärung`. Indeterminismus vom zweiten Typ. Das Repräsentationstheorem von de Finetti. Metrisierung qualitativer Wahrscheinlichkeitsfelder. Berlin/Heidelberg/New York: Springer.

Stempel, Wolf-Dieter (2007): Fiktion in konversationellen Erzählungen. In: Henrich, Dieter/Iser, Wolfgang (Hrsg.): Funktionen des Fiktiven (Poetik und Hermeneutik). München: Wilhelm Fink Verlag. 331–356.

Sternberg, Lars (2011): Führungskommunikation zwischen Konsens und Dissens. Führung, Kommunikation und Beratung. Frankfurt a. M. et al.: Peter Lang.

Stevanovic, Melisa und Anssi Peräkylä (2012): Deontic Authority in Interaction: The Right to Announce, Propose, and Decide. In: Research on Language and Social Interaction 45 (3), 297–321.

Stevanovic, Melisa und Anssi Peräkylä (2014): Three orders in the organization of human action: On the interface between knowledge, power, and emotion in interaction and social relations. In: Language in Society 43 (2), 185–207.

Stivers, Tanya (2002): Presenting the problem in pediatric encounters: „symptoms only" versus „candidate diagnosis" presentations. In: Health Communication 14 (3), 299–338.

Stivers, Tanya (2005): Parent resistance to physicians' treatment recommendations: one resource for initiating a negotiation of the treatment decision. In: Health Communication 18(1), 41–74.

Stivers, Tanya und Stefan Timmermans (2017): Always Look on the Bright Side of Life: Making Bad News Bivalent. In: Research on Language and Social Interaction 50 (4), 404–418.

Stivers, Tanya, John Heritage, Rebecca Barnes, Rose McCabe, Laura Thompson und Merran Toerien (2017): Treatment Recommendations as Actions. In: Health Communication 33(11), 1335–1344.

Strametz, Reinhard und Michael Bayeff-Filloff (2019): Risikomanagement in der Notaufnahme. Stuttgart: Kohlhammer.

Stöppler, Melissa M. (2021): Uncertainty. In: Medterms. Medical Dictionary a-z list. URL: https://www.medicinenet.com/medterms-medical-dictionary/article.htm [aufgerufen am 23.05.2022].

Stukenbrock, Anja (2010): Überlegungen zu einem multimodalen Verständnis der gesprochenen Sprache am Beispiel deiktischer Verwendungsweisen des Ausdrucks „so". In: InLiSt – Interaction and Linguistic Structures 47, 1-23. URL: www.inlist.uni-bayreuth.de/issues/47/InLiSt47.pdf [aufgerufen am 30.06.2022].

Stukenbrock, Anja (2013): Sprachliche Interaktion. In: Auer, Peter (Hrsg.): Sprachwissenschaft. Grammatik – Interaktion – Kognition. Stuttgart/Weimar: J.B. Metzler, 217–259.

Sutton, Stephen R. (1982): Fear arounsing communications: A critical examination of theory and research. In: Eiser, J. Richard (Hrsg.): Social psychology and behavioral medicine. New York: Wiley, 303–338.

Szatmári, Petra (2004): Das heterogene ‚sich lassen'. Zur syntaktischen und funktional-semantischen Aspekten passivisch interpretierbarer „sich-lassen"-Konstruktionen. Hamburg: Buske.

Tannen, Deborah (1989): Talking Voices. Repetition, dialogue, and imagery in conversational discourse. Cambridge: Cambridge University Press.

ten Have, Paul (1989): The consultation as a genre. In: Torode, Brian (Hrsg.): Text and talk as social practice. Dordrecht/Providence: Foris Publications, 115–135.

ten Have, Paul (1991): Talk and institution: a reconsideration of the „asymmetry" of doctor-patient-interaction. In: Boden, Deirdre und Don H. Zimmerman: Talk and social structure: Studies in ethnomethodology and conversation analysis. Los Angeles: University of California Press, 138–163.

ten Have, Paul (2007): Doing conversation analysis. A practical guide. 2. Aufl. London: Sage Publications.

Thimm, Caja (2002): Alter als Kommunikationsproblem? Eine exemplarische Analyse von Gesprächsstrategien in intergenerationeller Kommunikation. In: Fiehler, Reinhard (Hrsg.): Verständigungsprobleme und gestörte Kommunikation. Radolfzell: Verlag für Gesprächsforschung, 177–197.

Thurmair, Maria (1989): Modalpartikeln und ihre Kombinationen. Berlin/Boston: De Gruyter.

Toerien, Merran, Rebecca Shaw, Roderick Duncan und Markus Reuber (2011): Offering patients choices: A pilot study of interactions in the seizure clinic. In: Epilepsy & Behavior 20, 312–320.

Toerien, Merran, Rebecca Shaw und Markus Reuber (2013): Initiating decision-making in neurology consulatations: ‚recommending' vs. ‚option-listing' and the implications for medical authority. In: Sociology of Health & Illness 35, 873-890.

Toulmin, Stephen (1958): The uses of argument. Cambridge: Cambridge University Press.

Tsuda, Aoi (1984): Sales Talk in Japan and the United States. An Ethnographic Analysis of Contrastive Speech Events. Georgetown: University Press.

Ueding, Gert (2005): Historisches Wörterbuch der Rhetorik. Tübingen: Niemeyer.

Ueding, Gert und Bernd Steinbrink (1986): Grundriß der Rhetorik. Geschichte, Technik, Methode. Stuttgart: Metzler.

Uhmann, Susanne (2010): Bitte einmal nachfassen. Professionelles Wissen und seine interaktive Vermittlung – Empraktische freie Infinitive im Operationssaal. In: Dausendschön-Gay, Ulrich,

Christine Domke und Sören Uhlhus: Wissen in (Inter-)Aktion. Verfahren der Wissensgenerierung in unterschiedlichen Praxisfeldern. Berlin/New York: De Gruyter, 37–70.

Uniklinikum Saarland: Klassifikation von Krankheiten. Lernprogramm Kap. 3. URL: http://www.uniklinikum-saarland.de/fileadmin/UKS/Einrichtungen/Fachrichtungen_Theor_und_Klin_Medizin/IMBEI/instvers/lernprogramm/kapitel-3/kapitel-3.html [aufgerufen am 15.01.2020].

Vargas, Elodie (2002): Die paraphrastische Reformulierung mit explizierender Funktion: Versuch einer semantischen Typologie. In: Bastian, Sabine und Francoise Hammer (Hrsg): „Aber, wie sagt man doch so schön.“. Beiträge zu Metakommunikation und Reformulierung in argumentativen Texten. Frankfurt a. M: Peter Lang, 97–106.

Vater, Heinz (1984): Determinantien und Quantoren im Deutschen. In: Zeitschrift für Sprachwissenschaft 3, 19–42.

Viljoen, EN, Marlize Terblanche-Smit und Nic S. Terblanche (2009): Good idea, bad idea: A study of young adults`opinions on anti-drunken driving campaigns. In: South African Journal for Communication Theory and Research. 35(1), 119–137.

Vogel, Annette (2000): Die Professionalisierung soziologischer Beratung. In: Sozialwissenschaften und Berufspraxis 23(4), 323–337.

Vogt, Jochen (1990): Aspekte erzählender Prosa: eine Einführung in Erzähltechnik und Romantheorie, 7., neubearb. und erw. Auflage. Opladen: Westdeutscher Verlag (WV-Studium Band 145).

Wacker, Kristina (2017): Filmwelten verstehen und vermitteln. Das Praxisbuch für Unterricht und Lehre. Konstanz/München: UVK Verlagsgesellschaft.

Walter, Ulla, Bernt-Peter Robra und Friedrich W. Schwartz (2012): Prävention. In: Schwartz, Friedrich W., Ulla Walter, Johannes Siegrist, Petra Kolip, Reiner Leidl, Marie Luise Dierks und Reinhard Busse (Hrsg.): Public Health. Gesundheit und Gesundheitswesen. 3. Auflage, 196–223.

Walther, Sabine (2005): Erstgespräche zwischen Pflegepersonal und Patienten im Krankenhausalltag. Ein Transkriptband. Radolfzell: Verlag für Gesprächsforschung.

Watzlawick, Paul, Janet B. Bavelas und Don D. Jackson (1967): Pragmatics of Human Communication: A Study of Interactional Patterns, Pathologies and Paradoxes. New York: W.W. Norton & Co.

Weatherall, Ann (2011): *I don't know* as a prepositioned epistemic hedge. In: Research on Language and Social Interaction 44(4), 317–337.

Weber, Keith, Megan R. Dillow und Kelly A. Rocca (2011): Developing and Testing the Anti-Drinking and Driving PSA. In: Communication Quarterly 59(4), 415–427.

Weber, Max (1930): Wissenschaft als Beruf. München: Duncker & Humblot.

Weber, Peter (2014): Verkaufsgespräche im Gartencenter und in der Schule. Ein Transkriptband. Mannheim: Verlag für Gesprächsforschung.

Wegner, Lars (2010): Unverbundene WENN-Sätze in der gesprochenen Sprache – zur zeitlichen Emergenz syntaktischer Konstruktionen im Interaktionsprozess. In: Arbeitspapierreihe „Grammatik in der Interaktion“ (GIDI), Nr. 28. URL: https://arbeitspapiere.sprache-interaktion.de/arbeitspapiere/arbeitspapier28.pdf [abgerufen am 03.03.2022].

Wegner, Lars (2016): Lehrkraft-Eltern-Interaktionen am Elternsprechtag. Eine gesprächs- und gattungsanalytische Untersuchung. Berlin/Boston: De Gruyter.

Wegwarth, Odette (2015): Statistical literacy in medicine. Physicians' and patients' understanding of health statistics in cancer screening and prevention. Berlin: Habilitationsschrift am Charité Centrum für Human- und Gesundheitswissenschaften.

Wegwarth, Odette und Gerd Gigerenzer (2011): „There is nothing to worry about“: Gynecologists' counseling on mammography. In: Patient Education and Counseling 84(2), 251–256.

Wegwarth, Odette und Gerd Gigerenzer (2018): The barrier to choice in cancer screening: Statistical Illiteracy in Physicians and Patients. In: Goerling, Ute und Anja Mehnert (Hrsg.): Psycho-Oncology. Cham: Springer. S. 207–221.

Weidner, Beate (2015): Das funktionale Spektrum von *ja* im Gespräch – ein Didaktisierungsvorschlag für den DaF-Unterricht. In: Imo, Wolfgang und Sandro M. Moraldo (Hrsg.): Sprache-in-Interaktion: Ansätze der Erforschung interaktionaler Sprache und Überlegungen zu deren Didaktisierung im DaF-Unterricht. Tübingen: Stauffenburg, 165–196.

Weidner, Beater (2017): Kommunikative Herstellung von Infotainment. Gesprächsanalytische und Multimodale Analysen einer TV-Kochsendung. Berlin/Boston: De Gruyter.

Weiger, Lucia (2018): Sprachliche Verfahren der Fremddarstellung und Positionierung in Erzählungen von Lehrkräften über ihre Erfahrungen mit interkulturellen Eltern-Lehrer-Gesprächen. Göttingen: Verlag für Gesprächsforschung.

Weinhold, Christine (2002): „Ich hab bloß gesagt gnä' Frau ich brauch vier Binden." Eine gesprächsanalytische Untersuchung von Kommunikationsstörungen zwischen einer Krankenschwester und einer Patientin. In: Fiehler, Reinhard (Hrsg.): Verständigungsprobleme und gestörte Kommunikation. Radolfzell: Verlag für Gesprächsforschung. 116–133.

Weixler, Antonius (2015): Zeit im Drama. Max Frischs *Die Chinesische Mauer* als ein Spiel mit Präzipitation, Gegenwärtigkeit und Simultaneität. In: Weixler, Antonius und Lukas Werner (Hrsg.): Zeiten erzählen: Ansätze – Aspekte – Analysen. Berlin/München/Boston: De Gruyter, 153–178.

Weltgesundheitsorganisation (WHO): Internationale statistische Klassifikation der Krankheiten und verwandter Gesundheitsproblem (ICD-10). URL: https://www.dimdi.de/static/de/klassifikationen/icd/icd-10-who/kode-suche/htmlamtl2019/block-d50-d53.htm#D50 [aufgerufen am 15.01.2020].

Wenzel, Angelika (1978). Stereotype in gesprochener Sprache: Form, Vorkommen und Funktion in Dialogen. München: Hueber.

West, Candace (1984): Routine Complications: Troubles with Talk Between Doctors and Patients. Bloomington: Indiana Univ. Press.

West, Candace (2006): Coordinating closings in primary care visits: producing continuity of care. In: Heritage, John und Douglas Maynard (Hrsg.): Communication in Medical Care: Interaction between Primary Care Physicians and Patients. Cambridge: Cambridge University Press, 379–415.

White, Jocelin, Connie Rosson, John Christensen, Rosemary Hart und Wendy Levinson (1997): Wrapping things up: A qualitative analysis of the closing moments of the medical visit. In: Patient Education and Counselling 30, 155–165.

White, Sarah (2015): Closing clinical consultations. In: Busch, Albert und Thomas Spranz-Fogasy (Hrsg.): Handbuch Sprache in der Medizin. (Handbücher Sprachwissen, Band 11). Berlin/Boston: De Gruyter, 170–187.

Wiemer, Patricia (2017): Die kommunikative Rolle dritter Personen und ihre sprachlichen Beteiligungsverfahren im onkologischen Aufklärungsgespräch – Eine gesprächsanalytische Untersuchung. SpIn Arbeitspapier Nr. 28. URL: http://arbeitspapiere.sprache-interaktion.de/stud/arbeitspapiere/arbeitspapier28.pdf [abgerufen am 02.11.2022].

Wiese, Ingrid (1984): Fachsprache der Medizin. Eine linguistische Analyse. Leipzig: Enzyklopädie.

Willard, Charles Arthur (1989): A Theory of Argumentation. Tuscaloosa/Alabama: UAP.

Willard, Charles Arthur (1996): Liberalism and the Problem of Knowledge. A new Rhetoric for modern Democracy. Chicago: UCP.

Winterscheid, Jenny und Thomas Spranz-Fogasy (2018): Kommunikation mit Kindern und Eltern. In: Koerfer, Armin und Christian Albus (Hrsg.): Kommunikative Kompetenz in der Medizin. Ein

Lehrbuch zur Theorie, Didaktik, Praxis und Evaluation der ärztlichen Gesprächsführung. Göttingen: Verlag für Gesprächsforschung, 1687–1711.

Witte, Kim (1992): Putting the fear back into fear appeals: The extended parallel process model. In: Communication Monographs 59(4), 329–349.

Witte, Kim und Mike Allen (2000): A Meta-Analysis of Fear Appeals: Implications for Effective Public Health Campaigns. In: Health Education & Behavior 27(5), 591–615.

Wolf, Ricarda (2009): Gesprächsführung in der Renten-Beratung – Ein gesprächsanalytisch fundiertes Training. In: Meer, Dorothee und Carmen Spiegel (Hrsg.): Kommunikationstrainings im Beruf. Erfahrungen mit gesprächsanalytisch fundierten Fortbildungskonzepten. Mannheim: Verlag für Gesprächsforschung, 72–107.

Word Health Organization (2012): Communication for behavioral impact. URL: http://apps.who.int/iris/bitstream/10665/75170/1/WHO_HSE_GCR_2012.13_eng.pdf [aufgerufen am 15.01.2020].

World Health Organization (WHO; 2015): Defining the term „malaria case“. URL: https://www.who.int/malaria/mpac/mpac-sept2015-terminology-annex1.pdf?ua=1 [abgerufen am 14.03.2022].

World Health Organization (WHO; 2017): Assessment Report of the Global Vaccine Action Plan – Strategic Advisory Group of Experts on Immunisation. Geneva: World Health Organization.

World Health Oragnization (WHO; 2024): COVID-19 dashboard. COVID-19 vaccination, World data. URL: https://data.who.int/dashboards/covid19/vaccines [abgerufen am 30.09.2024].

Wray, Charlie M. und Lawrence K. Loo (2015): The Diagnosis, Prognosis and Treatment of Medical Uncertainty. In: Journal of graduate medical education 7 (4), 523–527.

Zifonun, Gisela, Ludger Hoffmann und Bruno Strecker (1997): Grammatik der deutschen Sprache. Berlin/New York: De Gruyter.

Zima, Elisabeth (2021): Die Theorie der mentalen Räume. In: Zima, Elisabeth (Hrsg.): Einführung in die gebrauchsbasierte Kognitive Linguistik. Berlin/Boston: De Gruyter, 103-124.

Zok, Klaus (2019): Private Zusatzleistungen in der Arztpraxis. Ergebnisse einer bundesweiten Repräsentativ-Umfrage unter gesetzlich Versicherten. In: WIdO-monitor 16(1), 1–12.

8 Anhang

8.1 Abkürzungsverzeichnis

1. Pers. Pl.	1. Person Plural
IDS	Institut für Deutsche Sprache
IGeL	Individuelle Gesundheitsleistung
IP	Intonationsphrase
KA	Konversationsanalyse
NbM	*Narrative based Medicine*
NKLM	Nationaler Kompetenzbasierter Lernzielkatalog Medizin
StAR	Ständiger Ausschuss Reisemedizin
TCU	*turn-constructional unit*
WHO	*World Health Organisation*

8.2 Abbildungsverzeichnis

8.3 Tabellenverzeichnis

https://doi.org/10.1515/9783111518923-008

Register

https://doi.org/10.1515/9783111518923-009

www.ingramcontent.com/pod-product-compliance
Lightning Source LLC
LaVergne TN
LVHW010546300926
849162LV00002B/248